バイオメカニクス
人体運動の力学と制御 ［原著第4版］
Biomechanics
and Motor Control of Human Movement　4th edition

David A. Winter

訳：

長野明紀

吉岡伸輔

有限会社ラウンドフラット

To my wife and children, and to my colleagues, graduate and undergraduate students, all of whom have encouraged, challenged, and influenced me over the years.

This book is printed on acid-free paper. ∞

Copyright © 2009 by John Wiley & Sons, Inc. All rights reserved.

Published by John Wiley & Sons, Inc., Hoboken, New Jersey
Published simultaneously in Canada.

No part of this publication may be reproduced, stored in a retrieval system, or transmitted in any form or by any means, electronic, mechanical, photocopying, recording, scanning, or otherwise, except as permitted under Section 107 or 108 of the 1976 United States Copyright Act, without either the prior written permission of the Publisher, or authorization through payment of the appropriate per-copy fee to the Copyright Clearance Center, Inc., 222 Rosewood Drive, Danvers, MA 01923, (978) 750-8400, fax (978) 750-4470, or on the web at www.copyright.com. Requests to the Publisher for permission should be addressed to the Permissions Department, John Wiley & Sons, Inc., 111 River Street, Hoboken, NJ 07030, (201) 748-6011, fax (201) 748-6008, e-mail: permcoordinator@wiley.com.

Limit of Liability/Disclaimer of Warranty: While the publisher and author have used their best efforts in preparing this book, they make no representations or warranties with respect to the accuracy or completeness of the contents of this book and specifically disclaim any implied warranties of merchantability or fitness for a particular purpose. No warranty may be created or extended by sales representatives or written sales materials. The advice and strategies contained herein may not be suitable for your situation. You should consult with a professional where appropriate. Neither the publisher nor author shall be liable for any loss of profit or any other commercial damages, including but not limited to special, incidental, consequential, or other damages.

For general information on our other products and services or for technical support, please contact our Customer Care Department within the United States at (800) 762-2974, outside the United States at (317) 572-3993 or fax (317) 572-4002.

Wiley also publishes its books in a variety of electronic formats. Some content that appears in print may not be available in electronic books. For more information about Wiley products, visit our web site at www.wiley.com.

Library of Congress Cataloging-in-Publication Data:
Winter, David A., 1930-
  Biomechanics and motor control of human movement / David A. Winter.—4th ed.
    p. cm.
  Includes bibliographical references and index.
  ISBN 978-0-470-39818-0 (cloth)
  1. Human mechanics. 2. Motor ability. 3. Kinesiology. I. Title.
  QP303.W59 2009
  612.7′6—dc22
                                                                              2009019182

Printed in the United States of America
10 9 8 7 6 5 4 3 2 1

原著第4版　序文

　本書は、バイオメカニクスの発展の方向性を反映させて、第3版に2つの章を追加するために改訂を加えたものである。1979年に発行された第1版 "Biomechanics of Human Movement" は、1990年に第2版が発行された際、タイトルが Biomechanics and Motor Control of Human Movement に変更された。これは1980年代に見出だされた新しい方向性に対応するためであった。この第2版では、全8章のうち5章で筋と運動機能系のさまざまな側面を扱った。第3版は2004年に発行された。この版では3次元の運動学と動力学について大幅な追加がなされ、運動制御の分野にも引き続き重点がおかれた。

　本書の目的は、これまでの3版と同様に人体運動学の分野に存在するギャップを埋めることである。この分野では近代の科学技術を解剖学、筋の生理学、筋電図学と融合して人間の運動を理解しようと試みている。特に強調するのはダイナミックな運動と、現実の実験で取得することになるデータの処理・理解についてである。広い範囲のデータ計測・分析の技術を紹介しており、高いレベルの定量評価にも対応できるようになっている。本書は実務に携わる方にも研究者にも読んで頂けるよう、また取り扱う対象としても障碍のある方、トップレベルの運動選手、労働現場で働く方などに対応できるよう構成している。

　この第4版には新たに2つの章が加えられている。それは第2章の"信号処理"と第11章の"協同的な運動生成"である。第3版までは、周波数解析とデジタルフィルターについて運動学の章で解説をしていた。第4版ではこれらの題材のほとんどを一旦取り除き、従来の版では取り扱わなかった有用な信号処理手法とともに再構成した。自己相関、相互相関、アンサンブル平均などの手法がこれ

に含まれる。これまでの版の第2章"運動学"は第4版では第3章になっているが、前の版と同様、位相のずれなしに運動学的データを平滑化するためのデジタルフィルターの技術解説を含んでいる。後に続く章は基本的に全て1つずつ後ろへずれている。例外は"3次元の運動学と動力学"と"順動力学解析"で、これらについては順序を入れ替えた。これは、順動力学解析についての複雑な題材を取り扱う前に、3次元の運動学と動力学について厳密な解説をしておくべきだと判断したためである。第6章の"力学的仕事、エネルギー、パワー"では多くの題材をアレンジしなおした。その結果、より発展したエネルギーとパワーの概念と方程式を導出する前に、多くの新たな用語やメカニズムを定義・説明することになった。最後に、第11章"協同的な動作生成"が追加された。ここで、ハードウェアとソフトウェアを活用して身体運動を3次元解析するというバイオメカニクス独特の視点を紹介している。付録は第2版で大幅な追加をしたが、これは第4版でもそのまま残している。多くの要望に応えて、付録A"運動学、動力学、エネルギー学のデータ"として収録されている数値データは次に示すウェブサイトにも掲載することとした。http://www.wiley.com/go/biomechanics

以前の版でも述べたとおり、読者は解剖学、力学、解析学、電磁気学の基礎を修得していることを前提としている。本書が関係している学問領域はキネシオロジー、生体工学（リハビリテーション工学）、体育学、エルゴノミクス、理学療法、作業療法などである。また、本書は整形外科、筋の生理学、リハビリテーション療法などの研究者にとっても役立つはずである。

2009年1月　カナダ・ウオータールーにて
David A. Winter

第4版日本語訳　序文

　この度第4版日本語訳版への序文を依頼され、喜んでお引き受け致させて頂いた。この本の初版が1979年に発行された少し後、1981年に名古屋で開催されたInternational Society of Biomechanics (ISB) に参加した時のことを思い出す。私にとって日本を訪れるのは初めてだったが、日本でバイオメカニクスのコミュニティが活発に活動していることを知る機会となった。我々ウォータールーのグループは、1983年開催の次回ISBのためにブースを設けて宣伝を行ったのだが、多くの研究者や熱心な大学院生と会い、話をすることができ、また、多くの方々に初版テキストにサインをして欲しいと頼まれた。

　第4版は第1版から引き続き発展してきているもので、過去30年間におけるバイオメカニクス分野の急速な進歩を反映している。フォースプレート、EMGアンプ、テレビ、光電システム、初歩的な画像デジタイズシステム等、1970年代には多くの計測装置が手作りだった。1980年代には商品化されたシステムが発達し、研究者はそれぞれの研究課題そのものに労力と時間を集中できるようになった。本書第4版では、第1版に含まれていた7つの章を発展させるだけではなく、4つの新しい章を追加している。運動学的解析については、従来は2次元で、身体の片側や1本の脚のみを計測していたが、現在では全身の3次元計測が行われている。床反力は1つのフォースプレートを用いて計測するのが普通であったが、現在は複数のフォースプレートを用いることも多い。例えば私の研究室では、1990年には3枚のフォースプレートを用いて、歩行開始と停止の際の荷重支持期を3回分連続で計測した。筋電図計測では複数チャンネルの無線計測が可能になり、筋電図の生物物理学と筋電計測法（クロストークの問題を含む）に

ついての新たな知識をもたらした。これらの筋電図についての新たな知識、そして3次元の運動学・動力学についての解説が第3版で加えられた。

　本書第4版では新たに2つの章を追加している。新たな章のうちの1つでは、信号処理の技術について系統的な解説を行っている。これらの技術はバイオメカニクスで取り扱う運動学、動力学、EMG等の時系列データの比較を行うために用いることができる。バイオメカニクスで取り扱う変数のうち、床反力やEMG等は直接計測が可能である。一方で大多数の変数はバイオメカニクス的解析やモデルから導かれるものである。これらは並進・回転の速度や加速度、セグメントと全身のエネルギー、関節反力、モーメント、力学的パワーなどを含む。これら多くの信号を処理する際には、デジタルフィルタ、フーリエ解析、自己相関、相互相関、アンサンブル平均などの技術を用いることができる。これらの技術は全て、それ以降の章でも用いられている。新たに加えられた第2の章は、本書第4版の最後の章であり、バイオメカニクスの新たな方向性を示すものである。これは近年発達した技術を用いて人体の全身運動を計測することで可能になった。神経筋系は非常に相互作用が強く形成されているので、ある単一の関節における単一変数の役割を個別に解釈することはほとんど不可能である。隣接する関節を経由する筋と、離れた位置にある関節を経由する筋が共通の目的のために協力する場合もある。このような協力的な運動パターンを協同動作と呼ぶ。このテキストでは協同動作の例を5つ、歩行および静止立位保持中に得られたデータを用いて示した。

　学部学生と大学院生にとって、本書が、新たな学際領域であるバイオメカニクスの良き入門書となることを願う。また、学生諸君が将来のバイオメカニクス分野の更なる進歩に貢献することを願う。本書は、私が40年の間バイオメカニクスの発展に関わってきた足跡となるものである。その間多くの素晴らしい同僚や友人達からたくさんの問題提起を頂き、さまざまな機会を頂いてきたことに、改めて感謝の意を表したい。また、この日本語版を発行されたラウンドフラット社、訳者の長野・吉岡両先生が費やしてくださった時間と労力に対しても感謝の意を表したい。

2011年3月
David A. Winter, PhD, PEng, FIEEE, FCSB
Distinguished Professor Emeritus.
University of Waterloo,
Waterloo, Ontario, Canada

訳者　序文

　本書はバイオメカニクス分野の名著中の名著、Winter博士による"Biomechanics and Motor Control of Human Movement"第4版の日本語訳である。私自身は今から15年前、大学院修士課程で身体運動科学の研究に取り組み始めた折に、第2版を使って勉強した事を鮮明に覚えている。初学者にも通読できる程解りやすく丁寧で、それでいてバイオメカニクス分野の奥深さを感じさせる内容に深く感銘を受けた。以来この分野の魅力にとりつかれる様になったきっかけでもある。この度は縁あってこの名著の翻訳をさせて頂き、心から名誉なことであり、幸運であったと思っている。翻訳に際しては原書の親しみやすさと明解さを損なわないよう最大限の努力をした。また、訳出の正確さを保ちつつ、より日本語らしい文章にできるよう推敲を繰り返した。必要に応じて意訳した箇所もあるが、原書の意図を正しく伝える表現になっていると思う。より多くの研究者や学生の方々が本書に触れ、バイオメカニクスの分野に興味を持ち、この分野の研究や勉強に精力的に取り組んでくださる事を願う。翻訳は長野・吉岡2名で協力して行った。最初の段階では奇数章を長野、偶数章を吉岡が訳出した。その後お互いが訳文を交換してチェック・再チェックするという手順を繰り返したので、全ての章において我々2名が50％ずつ貢献した形になっている。翻訳に際してはバイオメカニクス分野の広範な知識が要求された。これに対処することができたのは、ひとえにこれまで我々をご指導くださった皆様方のお陰と感謝している。東京大学身体運動科学教室、アリゾナ州立大学バイオメカニクス研究室、理化学研究所生体力学シミュレーション特別研究ユニット、神戸大学計算ロボティクス研究室では多くの皆様にお世話になり、知的刺激を頂いた。特に深

代千之先生、Karin Gerritsen 先生、Philip Martin 先生、Gary Yamaguchi 先生、Richard Hinrichs 先生、姫野龍太郎先生、羅志偉先生から頂いたご指導が本書にも深く活かされている。また、第3章の翻訳では株式会社ナックイメージテクノロジーの古田誠朗様にご協力頂いた。最後に、本書の翻訳のみならず出版に関する全てのプロセスにおいて、有限会社ラウンドフラットの大内実様、有限会社ブックハウス・エイチディの浅野将志様に多大なご尽力を頂いた。お世話になった皆様方にこの場を借りて厚く御礼を申し上げたい。

平成23年3月　神戸・六甲台にて
長野明紀

　人体運動のバイオメカニクスは学際的な学問分野である。そのため、広範な知識が必要とされる。初学者は、何を学んだら良いのか？　何から学び始めれば良いのか？　各分野をどの程度まで学んでおく必要があるのか？　と大いに悩む。本書では必要となる基礎知識が絶妙のバランスで収録されている。内容が一部の分野に偏っていたり、勉強意欲を保てないほどに分量が多過ぎたり、広い範囲を扱う反動で内容のレベルが低くなり過ぎたりするといったようなことがない。また、理論や内容の説明だけに終わらず、実際の計算過程を例示するなどの配慮がなされている。そのため、実際に自分で手を動かす段階で困るようなことがない。知識や技術を習得し易い教科書であると言える。私自身、バイオメカニクスの専門書として初めて読んだ本が本書であり、習得のし易さを実際に体験している。自信をもって推薦できる本である。ところで、何故これほどまでにバランスが取れているのか疑問が生じる。その答えの1つが各章最後の引用文献の中にある。いずれの章でも良いので引用文献の項を開いてみて頂きたい。"Winter, D. A." を確認することができる（第一著書でない場合もある）。Winter博士の名前は全章で確認できる。これは、バイオメカニクスの基礎的な知識や手法の確立にWinter博士自身が携わってきたことを示している。確立に尽力し、知識や手法を知り尽くした研究者自身が本書全体の構成を考え、各知識や手法の解説を行っていることが本書のバランスの良さの所以かと思われる。30年間にわたって改訂されながら販売され続けてきた実績もその点を裏付けている。是非とも本文をご覧になり、Winter博士の授業をご堪能頂きたい。読者の皆様が本書を読み終えた時、良い本に出会えたと思ってくださるのなら訳者としてこの上ない幸せである。

平成23年3月　立命館大学びわこ・くさつキャンパスにて
吉岡伸輔

目次

原著第4版　序文　　iii
第4版日本語訳　序文　　v
訳者　序文　　vii

1 学際領域としてのバイオメカニクス　　1
- 1.0 イントロダクション　1
- 1.1 計測、記述、分析、評価　2
    - 1.1.1 計測、記述、モニタリング　3
    - 1.1.2 分析　5
    - 1.1.3 評価と解釈　6
- 1.2 バイオメカニクスと生理学、解剖学の関係　7
- 1.3 本書の取り扱う範囲　9
    - 1.3.1 信号処理　9
    - 1.3.2 運動学　10
    - 1.3.3 動力学　10
    - 1.3.4 人体計測学　11
    - 1.3.5 筋と関節のバイオメカニクス　11
    - 1.3.6 筋電図　11
    - 1.3.7 人体運動の統合　12
    - 1.3.8 バイオメカニクス的協同運動　12
- 1.4 引用文献　12

2 信号処理　　14

- 2.0 イントロダクション　14
- 2.1 自己相関および相互相関解析　15
    - 2.1.1 ピアソン相関との類似点　15
    - 2.1.2 自己相関および相互相関係数を求める公式　16
    - 2.1.3 自己相関関数の4つの特性　17
    - 2.1.4 相互相関関数の3つの特性　20
    - 2.1.5 信号から平均バイアス値を差し引くことの重要性　21
    - 2.1.6 自己相関および相互相関関数のデジタル実装　22
    - 2.1.7 自己相関の応用　23
    - 2.1.8 相互相関の応用　23
        - 2.1.8.1 表面筋電図におけるクロストークの定量化　23
        - 2.1.8.2 生理学的信号間の遅れの測定　23
        - 2.1.8.3 筋電図における協同活性と同時活性の測定　26
- 2.2 周波数解析　26
    - 2.2.1 イントロダクション−時間領域 vs. 周波数領域　26
    - 2.2.2 離散的フーリエ（ハーモニック）解析　27
    - 2.2.3 高速フーリエ変換（FFT）　30
    - 2.2.4 スペクトル解析の応用　31
        - 2.2.4.1 アナログからデジタルへの変換（Analog-to-Digital 変換）　31
        - 2.2.4.2 サンプリングレートの決定 - サンプリング定理　32
        - 2.2.4.3 記録長の決定　33
        - 2.2.4.4 信号のアナログおよびデジタルフィルタ処理−ノイズと動作アーティファクト　35
        - 2.2.4.5 元信号へのフーリエ再構成　39
        - 2.2.4.6 ホワイトノイズのフーリエ解析　41
- 2.3 反復的な波形のアンサンブル平均　41
    - 2.3.1 アンサンブル平均の結果例　42
    - 2.3.2 時間基準の100%への正規化　43
    - 2.3.3 平均波形周りの平均変動の測定　43
- 2.4 引用文献　44

3 運動学　　45

- 3.0 歴史的な発展と問題の複雑さ　45
- 3.1 運動学における語法　46
    - 3.1.1 絶対座標系　46
    - 3.1.2 空間内の身体セグメントの完全な記述　47
- 3.2 直接計測の技術　48

3.2.1　ゴニオメータ　48
3.2.2　特殊な関節角度計測システム　50
3.2.3　加速度計　50
3.3　画像計測の技術　53
3.3.1　レンズの復習　54
3.3.2　ｆストップの設定と被写界深度　54
3.3.3　シネマトグラフィ　55
3.3.3.1　ムービーから座標データへの変換　57
3.3.4　テレビジョン　58
3.3.4.1　テレビカメラ　58
3.3.4.2　テレビ画像デジタイジングシステムの発展　59
3.3.4.3　テレビ画像変換の技術　61
3.3.5　光電センサを用いた技術　61
3.3.6　光学的システムの長所と短所　63
3.3.7　さまざまな運動学的システムについてのまとめ　64
3.4　運動学的生データの処理　64
3.4.1　未処理の画像データの性質　64
3.4.2　運動学的データ中の信号とノイズ　65
3.4.3　速度と加速度を計算する際の問題　66
3.4.4　データの平滑化と曲線回帰　67
3.4.4.1　曲線回帰　67
3.4.4.2　デジタルフィルタ：ローパスフィルタによる位相のずれを除去するための双方向フィルタリング　68
3.4.4.3　カットオフ周波数の選択：残差分析　70
3.4.4.4　最適カットオフ周波数　73
3.4.5　平滑化技術の比較　74
3.5　その他の運動学的変数の計算　76
3.5.1　体肢と身体セグメントの角度　76
3.5.2　関節角度　77
3.5.3　並進速度と回転速度　77
3.5.4　並進加速度と回転加速度　78
3.6　運動学的データに基づいた問題　79
3.7　引用文献　80

4　人体測定学　82

4.0　身体運動のバイオメカニクスに関わる人体測定学の領域　82
4.0.1　セグメントの大きさ　82
4.1　密度、質量、慣性の性質　83
4.1.1　全身の密度　84

- 4.1.2 セグメントの密度 84
- 4.1.3 セグメント質量および質量中心 85
- 4.1.4 多数のセグメントからなる系の質量中心 88
- 4.1.5 慣性モーメントおよび回転半径 89
- 4.1.6 平行軸の定理 90
- 4.1.7 人体測定表および運動学データの使用 91
  - 4.1.7.1 セグメント質量および質量中心の計算 91
  - 4.1.7.2 全身の質量中心の計算 92
  - 4.1.7.3 慣性モーメントの計算 93
- 4.2 実験的実測 95
  - 4.2.1 身体の解剖学的質量中心 95
  - 4.2.2 遠位セグメントの質量計算 96
  - 4.2.3 遠位セグメントの慣性モーメント 96
  - 4.2.4 関節の回転軸 98
- 4.3 筋の人体測定学 99
  - 4.3.1 筋横断面積 100
  - 4.3.2 動作中の筋長変化 100
  - 4.3.3 単位断面積あたりの力（応力） 102
  - 4.3.4 筋のモーメントアーム 102
  - 4.3.5 多関節筋 102
- 4.4 人体測定データに基づいた問題 104
- 4.5 引用文献 106

5 動力学：力とモーメント　　　　108

- 5.0 バイオメカニクス的モデル 108
  - 5.0.1 リンク・セグメント・モデルの作成 109
  - 5.0.2 リンク・セグメント・モデルに作用する力 110
  - 5.0.3 関節反力と関節面接触力 111
- 5.1 リンク・セグメント・モデルの基本的な方程式：フリー・ボディー・ダイアグラム 112
- 5.2 フォーストランスデューサとフォースプレート 117
  - 5.2.1 多成分フォーストランスデューサ 117
  - 5.2.2 フォースプレート 118
  - 5.2.3 特殊な圧力計測センサシステム 121
  - 5.2.4 フォースプレートと運動学的データの同期 122
  - 5.2.5 フォースプレートのデータと運動学的データの統合 123
  - 5.2.6 関節におけるモーメントの解釈 124
  - 5.2.7 力のモーメントを計算する誤った方法 125
  - 5.2.8 質量中心と圧力中心の相違 127

5.2.9　逆さ振り子モデルの運動学と動力学　129
5.3　動的な状況における関節面接触力　131
　5.3.1　筋力推定問題の不定性　131
　5.3.2　例題（ScottとWinter、1990）　132
5.4　動力学的・運動学的データに基づく問題　135
5.5　引用文献　136

6　力学的仕事、エネルギー、パワー　138

6.0　イントロダクション　138
　6.0.1　力学的エネルギーおよび仕事　138
　6.0.2　エネルギー保存則　139
　6.0.3　内的仕事と外的仕事の比較　140
　6.0.4　筋の正の仕事　142
　6.0.5　筋の負の仕事　142
　6.0.6　筋の力学的パワー　143
　6.0.7　筋の力学的仕事　144
　6.0.8　外部負荷に対してなされる力学的仕事　145
　6.0.9　セグメント間の力学的エネルギーの移動　146
6.1　効率　148
　6.1.1　非効率な動作の要因　150
　　6.1.1.1　共収縮（Cocontraction）　150
　　6.1.1.2　重力に抗した等尺性収縮　151
　　6.1.1.3　関節におけるエネルギーの生成と吸収　152
　　6.1.1.4　ぎこちない動作　153
　6.1.2　エネルギーフローのまとめ　153
6.2　エネルギー蓄積の形態　154
　6.2.1　身体セグメントのエネルギーおよびセグメント内エネルギー交換　156
　　6.2.1.1　セグメント内エネルギー交換の近似式　158
　　6.2.1.2　セグメント内エネルギー交換の厳密な式　159
　6.2.2　複数のセグメントからなる系の総エネルギー量　159
6.3　内的仕事および外的仕事の計算　161
　6.3.1　内的仕事の計算　161
　　6.3.1.1　セグメントにおけるエネルギー増加からのアプローチ　161
　　6.3.1.2　質量中心からのアプローチ　162
　　6.3.1.3　セグメントエネルギーの和からのアプローチ　162
　　6.3.1.4　関節パワーおよび仕事からのアプローチ　163
　　6.3.1.5　筋パワーおよび仕事からのアプローチ　164
　　6.3.1.6　仕事の計算手法のまとめ　164
　6.3.2　外的仕事の計算　166

6.4 関節およびセグメント内におけるパワーバランス　166
 6.4.1　筋を介したエネルギー移動　166
 6.4.2　セグメント内のパワーバランス　167
6.5 動力学および運動学データに基づく問題　172
6.6 引用文献　173

7　3次元の運動学と動力学　176

7.0 イントロダクション　176
7.1 座標系　176
 7.1.1　グローバル座標系　177
 7.1.2　ローカル座標系と軸の回転　177
 7.1.3　回転の順序　179
 7.1.4　内積と外積　179
7.2 マーカ座標系と解剖学的座標系　180
 7.2.1　運動学的データの例　182
  7.2.1.1　キャリブレーション－マーカ座標系から解剖学的座標系への変換行列　182
  7.2.1.2　トラッキング用マーカ：グローバル座標系からマーカ座標系への変換行列の計算　185
  7.2.1.3　グローバル座標系から解剖学的座標系への変換行列　186
7.3 セグメントの角速度と角加速度の同定　187
7.4 反力とモーメントの動力学的分析　188
 7.4.1　セグメントの3次元運動のニュートン方程式　189
 7.4.2　セグメントの3次元運動のオイラー方程式　189
 7.4.3　動力学データセットの例　191
 7.4.4　関節における力学的パワー　194
 7.4.5　モーメントとパワー曲線の例　194
7.5 参考文献　198
7.6 引用文献　198

8　順動力学解析　199

8.0 イントロダクション　199
 8.0.1　順動力学解析モデルの仮定と制約　200
 8.0.2　順動力学シミュレーションの可能性　201
8.1 順動力学解析モデルのレビュー　201
8.2 数学的定式化　203
 8.2.1　ラグランジュの運動方程式　204
 8.2.2　一般化座標と自由度　204
 8.2.3　ラグランジュ関数 L　206

8.2.4　一般化力 [Q]　206
　　　8.2.5　ラグランジュの運動方程式　207
　　　8.2.6　点および座標系　207
　　　8.2.7　変位および速度ベクトル　209
　　　　　　8.2.7.1　2次元の系　209
　　　　　　8.2.7.2　3次元の系　211
　8.3　系のエネルギー　213
　　　8.3.1　セグメントのエネルギー　213
　　　8.3.2　バネのポテンシャルエネルギーと散逸エネルギー　214
　8.4　外力および外トルク　215
　8.5　関節の取扱い　216
　8.6　実例　216
　8.7　結論　220
　8.8　引用文献　220

9　筋の力学的特性　222
　9.0　イントロダクション　222
　　　9.0.1　モーターユニット　222
　　　9.0.2　モーターユニットの動員　223
　　　9.0.3　サイズの原理　224
　　　9.0.4　モーターユニットの種類：速筋線維と遅筋線維　226
　　　9.0.5　筋の単収縮　227
　　　9.0.6　張力発揮時の時間遅れ　228
　9.1　筋の力-長さ関係　229
　　　9.1.1　収縮要素の力-長さ関係　229
　　　9.1.2　並列弾性要素の影響　230
　　　9.1.3　直列弾性要素　231
　　　9.1.4　In vivo の力-長さ関係測定　233
　9.2　力-速さ関係　234
　　　9.2.1　コンセントリックな張力発揮　234
　　　9.2.2　エキセントリックな張力発揮　236
　　　9.2.3　力-長さ-速さ関係　237
　　　9.2.4　筋の特性と負荷のつりあい　237
　9.3　筋のモデリング　240
　　　9.3.1　モデルの例：EMG 駆動モデル　241
　9.4　引用文献　244

10　運動学的筋電図　247
　10.0　イントロダクション　247

10.1 筋収縮の電気生理学　247

　　10.1.1　運動終板　248

　　10.1.2　単収縮までの一連の化学的現象　248

　　10.1.3　筋活動電位の発生　248

　　10.1.4　モーターユニット活動電位の持続時間　252

　　10.1.5　段階的収縮中の筋電図からのモーターユニット活動電位の検出　254

10.2 筋電図の記録　254

　　10.2.1　増幅器の利得　255

　　10.2.2　入力インピーダンス　256

　　10.2.3　周波数応答特性　257

　　10.2.4　同相信号除去　259

　　10.2.5　表面筋電図のクロストーク（混信）　262

　　10.2.6　推奨される表面筋電図の結果報告方法と電極配置手順　266

10.3 筋電図信号の処理　266

　　10.3.1　全波整流　267

　　10.3.2　包絡線　268

　　10.3.3　真の数学的積分器　269

10.4 筋電図とバイオメカニクス的変数間の関係　270

　　10.4.1　筋電図と等尺性筋張力の関係　270

　　10.4.2　筋の短縮／伸長中の筋電図　272

　　10.4.3　疲労時の筋電図変化　273

10.5 引用文献　274

11　協同的な運動生成　278

11.0 イントロダクション　278

11.1 サポートモーメント　279

　　11.1.1　サポートモーメントと床反力垂直成分の関係　281

11.2 立位中の左右方向・前後方向のバランス　282

　　11.2.1　静的立位　282

　　11.2.2　労働現場での作業中の左右方向バランス　284

11.3 歩行中の動的バランス　286

　　11.3.1　定常歩行におけるヒトの逆さ振り子モデル　286

　　11.3.2　歩行の開始　288

　　11.3.3　歩行の停止　289

11.4 引用文献　291

付録   **294**

A 運動学、動力学、エネルギー学のデータ   **294**

   図 A.1   歩行実験におけるマーカ位置・身体質量・フレームレート情報 294

   表 A.1   未処理の座標データ 295

   表 A.2（a） フィルタ処理後のマーカ運動学データ － 胸郭・大転子（股関節） 299

   表 A.2（b） フィルタ処理後のマーカ運動学データ － 大腿骨外側上顆（膝関節）・腓骨頭 304

   表 A.2（c） フィルタ処理後のマーカ運動学データ － 外果（足関節）・踵 309

   表 A.2（d） フィルタ処理後のマーカ運動学データ － 第5中足骨・爪先 314

   表 A.3（a） 並進・回転の運動学データ － 足部 319

   表 A.3（b） 並進・回転の運動学データ － 下腿 324

   表 A.3（c） 並進・回転の運動学データ － 大腿 329

   表 A.3（d） 並進・回転の運動学データ－1／2HAT（上半身） 334

   表 A.4   関節の運動学データ － 足関節・膝関節・股関節 339

   表 A.5（a） 関節反力と関節モーメント － 足関節・膝関節 344

   表 A.5（b） 関節反力と関節モーメント － 股関節 348

   表 A.6   セグメントの位置エネルギー（PE）・並進の運動エネルギー（TKE）・回転の運動エネルギー（RKE）・全エネルギー － 足部・下腿・大腿・1／2HAT（上半身） 351

   表 A.7   パワーの産生（GEN）・吸収（ABS）・移動速度・セグメントの角速度 － 足関節・膝関節・股関節 356

B バイオメカニクス的計測値および筋電図計測値に関する単位と定義   **359**

   表 B.1   SI 単位系の基本単位 359

   表 B.2   SI 単位系の組立単位 360

索引   **365**

1

学際領域としての
バイオメカニクス

1.0 イントロダクション

　ヒトの運動のバイオメカニクスは、運動を記述、分析、評価する学際領域である。この分野では身体運動を幅広く取り扱う。身体面でハンディキャップのある方の歩行、工場で働く方の荷物の持ち上げ動作、一流運動選手の動作など様々である。どの場合でも適用する物理学的・生物学的原理は同じである。取り扱う対象によって変わるのは、個別の運動課題と、要求される運動パフォーマンスの繊細さである。

　ヒトの身体運動の応用的側面は、様々な職種において興味の対象となっている。整形外科医、スポーツ競技のコーチ、リハビリテーション工学者、療法士、キネシオロジーの専門家、義肢装具士、精神科医、スポーツ用具の開発者等である。ヒトの身体運動の基礎的側面を幅広く取り扱う科学分野をキネシオロジーと呼ぶ。この分野は現在発展途上であり、心理学、運動学習、運動生理学、バイオメカニクス等の分野を含む。バイオメカニクスは生命科学と自然科学から派生した分野で、物理学、化学、数学、生理学、解剖学を基礎として成り立っている。驚くべきことに、バイオメカニクスの分野を切り拓いたのはレオナルド・ダ・ビンチ、ガリレオ、ラグランジュ、ベルヌーイ、オイラー、ヤング等、大昔の科学者たちである。これらの科学者たちは基本的に、生物学的な問題に力学の手法を適用する姿勢であった。

1.1　計測、記述、分析、評価

　バイオメカニクス分野における科学的な取り組みには多くの混乱が伴ってきた。身体運動の「記述」をしたものが「評価」と捉えられてきたり、「計測」のみを行った研究が「分析」として公表されたり、といった類の混乱である。そのためこれらの用語について明確な定義を行う必要がある。ヒトの身体運動を定量的に評価するためには、それに先だって計測と記述を行う必要がある。そして通常、より有意義な診断のためには分析を行う必要がある。この本のほとんどの部分では、計測と記述のための方法論と、分析に必要なモデリングの手法を取り扱っている。最終段階の解釈、評価、診断については個別の動作に大きく依存するため、限られた例のみを示してある。

　図1.1は身体的なハンディキャップのある方の評価のために作成したものであるが、評価に際しての各段階間の関係を説明している。評価の全ての段階において人間（観察者）が関与しており、観察者が被験者・患者を目で見た印象、記録したデータ、バイオメカニクス的分析の結果などに基づいた評価を行う。第1段階の評価は直接観察によるもので、経験のある観察者にとっても非常に負担の大きい仕事である。全ての観察結果は主観的なものであり、過去に得られた結果と比較することはほぼ不可能である。さらにその後、観察結果を記述・記録する、経時的な変化をモニターする、情報を分析する、動作変化の原因を診断する、といったことを行わなくてはならない。患者が運動している際に計測が行えれば、

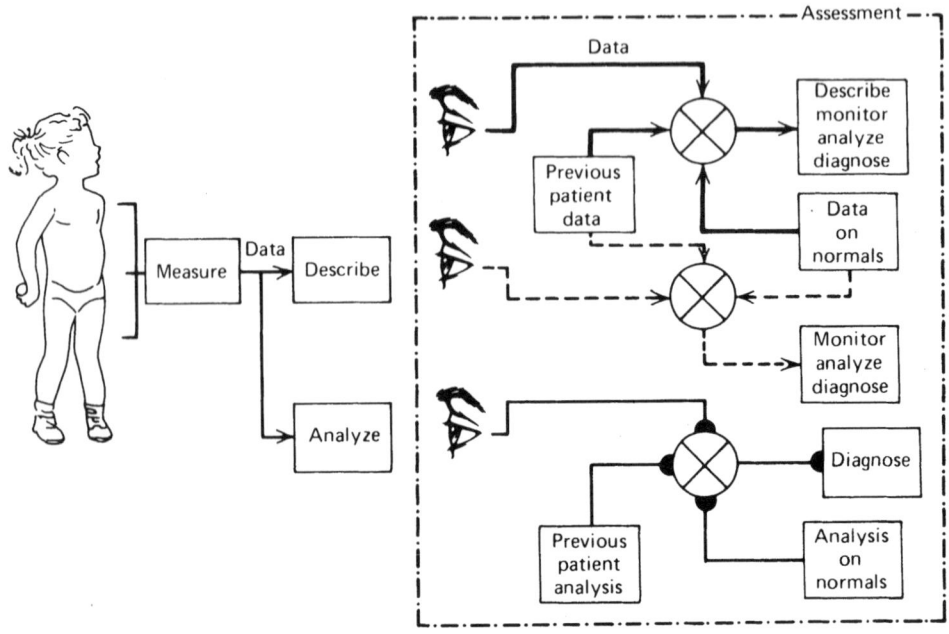

図1.1　ヒトの運動を評価する際の3つのレベルを示す模式図。

運動の定量的な記述に適した形でデータを提示できる。この場合評価者の負担は大きく軽減される。評価者は変化を定量し、簡潔な分析を行い、より客観的な診断を試みることができるのである。最も高いレベルの評価では、観察者は強力なバイオメカニクス的分析を用いて、問題の正確な原因を診断し、分析結果を健常者のものと比較し、経時的な変化を詳細にモニターすることができる。

運動競技の計測と分析に用いる手法は、体肢切断者の歩行の評価に用いるものと同じである。しかし、運動選手のエネルギー消費の最適化に関する評価と、体肢切断者の動作安定性の評価とは大きく異なる。運動選手は繊細な、小さな変化を通じて自分のパフォーマンスを数パーセント向上させ、4位から1位へと競技成績を向上させることを望む。トレーニング計画は長期にわたり、その中で再評価も行われる。一方で体肢切断者は、例えば歩行の安全性について大幅な改善を求めており、繊細な変化は求めていない。この場合は歩行に際して最大能力を発揮できなくても特に問題はないだろう（ただし、体肢切断者にトレーニングを施し、義肢に再調整を繰り返して歩行能力を最適化する技術は存在する）。エルゴノミクスの分野では、ある動作を行っている際に特定の組織に掛かる最大ストレスを調べ、その組織が安全な範囲内で活動しているかどうかを評価するだろう。もし安全性が確保されていない場合、作業環境や作業課題を変えてストレスや疲労を軽減する可能性を検討するだろう。

1.1.1　計測、記述、モニタリング

計測と記述を分けて考えることは難しい。しかしここで明確にしておくべきことは、ある計測機器から得られるデータはさまざまな方法で提示し得るということである。逆に複数の異なる計測機器からのデータに基づいて1つの記述を行うこともある。

初期のバイオメカニクスにおいては唯一の目的が動作を記述することであり、全ての評価はデータを目で見て観察することによってなされた。データの記述はさまざまな方法でなし得る。例えばペンレコーダの描画、身体の座標のプロット、スティック・ダイアグラム、あるいは歩行速度、持ち上げた重量、跳躍高などの計測値である。ムービー・カメラそのものも計測器であり、そこから得られたプロットにより時間・空間的な事象を記述することができる。図1.2は1つのシネ・カメラと2つの記述的なプロットを組み合わせた例である。主要な解剖学的ランドマークの座標を一定の時間間隔で抽出し、プロットすることができる。1つあるいは複数の座標の経時的な変化により、特定のランドマークの詳細な挙動を記述することができる。また良く訓練された観察者には、速度や加速度の変化を見いだすこともできる。動作面における全体的な記述はスティック・ダイアグラムによってなされ、ここではそれぞれの身体セグメントが線分で表現される。線分をつなぐことで、その瞬間の全ての身体セグメントの向きがわかる。これを一定の時間間隔で繰り返すことで動作のダイナミクスを視覚的に、解剖学的に記述す

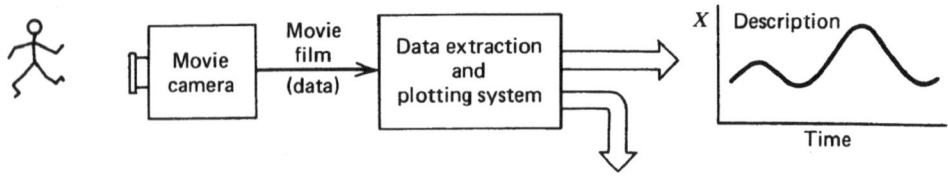

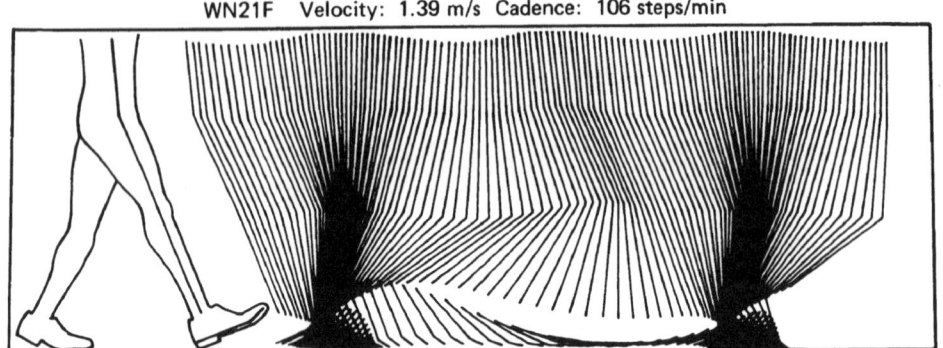

図1.2 カメラシステムからのデータの流れと、2つの形式でのデータのプロット。同一の事象についての異なる記述が可能である。

ることができる。これにより軌跡、速度、加速度などが視覚的に表現できる。スティック・ダイアグラムに含まれるデータの量について簡単に説明すると、ある動作を完全に記述するプロットを作成するためには、1ページを埋め尽くす位の座標データが必要となる。この座標データはいかなる分析にもそのまま用いることができる。反力、筋モーメント、エネルギー変化、効率等が分析できる。逆に、記述内容から直接評価を行える場合もある。例えば、良く訓練された観察者であれば、スティック・ダイアグラムを眺めて、トレーニングや理学療法の方針を立てたり、研究者に動作の基本的メカニズムについての洞察を与えるような有用な情報を抽出することができる。

「モニター」という言葉は「記述」という言葉と一緒に導入する必要がある。「モニター」とは経時的な変化を記録することを意味する。そのため理学療法士は、処置を行っているハンディキャップのある方一人一人について経時的な進歩（あるいは進歩がないこと）をモニターする。計測が精確で信頼性高くできてこそ、状況の改善をモニターして、その時行っている処置の効果を洞察することができる。一方でモニターするだけではなぜ改善が起こっているのか、あるいは起こっていないのかはわからない。モニタリングでは変化の度合いを記録するのみである。多くのコーチや療法士が、変化を記録する際に、彼らの処置が変化の原因であったことを前提としている。一方でその前提には科学的な根拠がない。詳細な分析がなされない限りは、理学療法やトレーニングの効果を反映した運動機能の変化として記録をすることはできない。

1.1.2 分析

　計測システムを用いることで、分析に適したデータを得ることができる。これはデータのキャリブレーションが済んでおり、できる限りノイズやアーティファクトが除去されていることを意味する。「分析」とは、数学的な処理を用いてデータセットを別の形に変換したり、複数の種類のデータを統合して直接には計測できないデータを得たりすることである。分析されたデータに基づいて、評価の段階で用いる情報を抽出することもできる。例えば筋の電気的活動から包絡線を描く時のように、処理が非常に簡単な場合もある（図1.3）。ここでは2段階の数学的な処理を行う。最初は全波整流（絶対値を出力する回路を意味する電気工学的用語）である。2番目の段階ではローパスフィルタをかける。これは式の形としては、筋に対するパルス状の刺激入力とそれに対する単収縮の応答と同じ伝達

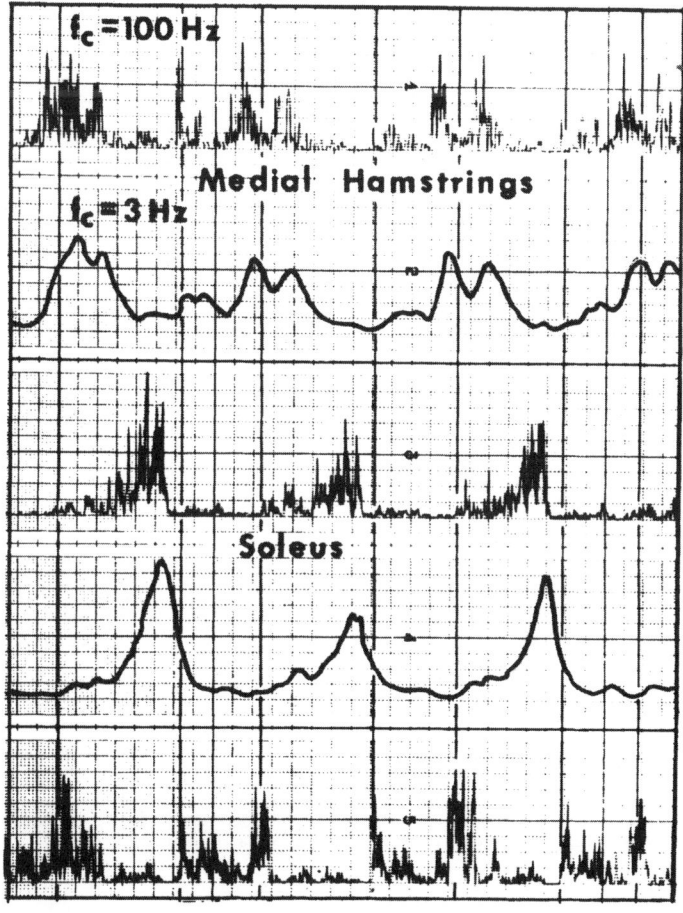

図1.3 EMGの計測波形を別の形式にする際の処理。1段目（最上段）と3段目の波形は歩行動作中のハムストリングス内側（Medial Hamstrings）とヒラメ筋（Soleus）のEMGを全波整流したもの。この波形のカットオフ周波数（f_c＝100Hz）が記述されているが、これはペンレコーダの帯域によって決められたものである。2段目と4段目の波形については包絡線（f_c＝3Hzでローパスフィルタを掛けた）が示されている。

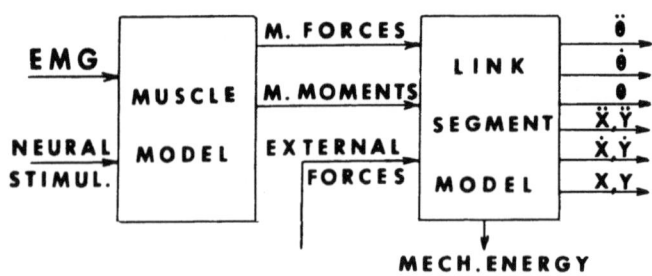

図1.4 ヒトの運動を記述・分析する際に用いる神経系、動力学、運動学の変数間の関係を示す模式図。

関数である。より複雑な分析の例としては、リンク・セグメント・モデルと、適切な運動学的、人体計測学的、動力学的出力データに基づいて、さまざまな変数の時間的変化を計算することができる。例えば図1.4はこれらの変数間の関係を示している。動作のアウトプットは我々の目に見えるものである。それはさまざまな運動学的変数で記述することができる。例えば変位、関節角度、速度、加速度などが挙げられる。人体計測学的に高精度な身体モデルがあれば、信頼性の高いリンク・セグメント・モデルを作成できる。このリンク・セグメント・モデルと高精度な運動学的データから、観察した動作を生成した力や筋モーメントを計算することができる。この種の手法は逆ダイナミクスと呼ばれている。この手法により関節反力や力のモーメントを求めることができるので、これは非常に有用な手法であるといえる。これらの変数は直接計測が不可能である。同様に、神経からの刺激入力、長さ、速度、生理学的断面積などを入力とする筋の数学モデルを構築することで、それぞれの筋の張力も計算することができる。

1.1.3 評価と解釈

どんな場合であれ、評価を行う目的は身体の動きについて積極的な判断をすることである。運動競技のコーチは「新しいトレーニングプログラムを使った際、運動の力学的エネルギーは上昇したのか、低下したのか、そしてその原因は何か？」と問いかけるだろう。あるいは整形外科医は、手術1ヶ月後に患者の膝関節筋モーメントが改善しているかどうかを知りたいと思うだろう。あるいは基礎的な研究を行う研究者は、ある干渉を与えた際の運動の変化を解釈し、神経制御についての理論を確認したり棄却したりしたいと思うだろう。どの場合でも、設定した問題が何の答えも生み出さなければ、その解析には何の情報もなかったといえる。評価の結果、コーチング、手術、理学療法は正しく行われており、そのまま変更なく続けるべきだという積極的な判断に至るかも知れない。あるいは、これが最初の評価の場合には、分析から得た新たな情報に基づき、確固たる計画

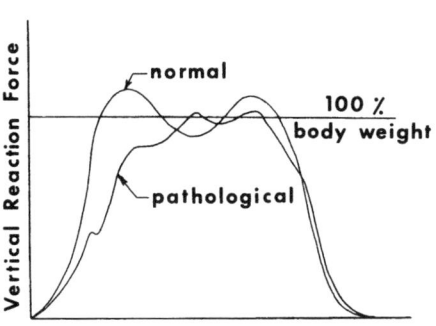

図 1.5 床反力の例。病的な歩行の診断にこの種の波形が用いられることもある。

に従って以後の手順を進めるという決定をするかも知れない。あるいは消極的な決断が行われる場合もあり得る。例えば計画していた手術を取りやめて理学療法を処方する等が、これにあたる。

バイオメカニクスの評価では記述されたデータそのものに注目し、分析結果をあまり見ないこともある。例えばフォースプレートを用いて計測した床反力を観察することがある。フォースプレートは下向きに掛けられた力に比例する電気信号を出力する。図 1.5 はその例である。熟練した観察者には、病的な歩行に起因するパターンの変化を見付けることができ、患者の状態が改善しているかどうかを結論づけることができるかも知れない。しかしその場合にもその理由を評価することはできない。このアプローチは上手く行っても推測的なものに過ぎず、観察されたパターンを生じた背景にある理由についてはほとんど何の知見ももたらさない。

1.2 バイオメカニクスと生理学、解剖学の関係

バイオメカニクスは新しい研究分野である。そのため、既存の神経生理学、運動生理学、解剖学などの分野との関係を明らかにしておく必要がある。神経・筋システムはエネルギー代謝を制御して、腱に対して制御された張力発揮をする。その張力の波形は筋線維組成などの生理学的な特性と、休息が足りている・疲労している等の代謝状態の関数である。腱の力は受動的な解剖学的構造の存在下で発揮される。例えば靱帯、関節面、骨格などの構造がこれにあたる。図 1.6 は我々が分析する感覚器、神経伝達経路、筋、骨格系、リンク・セグメント・モデル等の関係を示すものである。このシステム全体の重要な特徴は、それが収束する特性を持っていることである。神経系の構造の中には興奮性・抑制性のシナプス結合が多数あるが、それらの制御信号は脊髄の最後のシナプス結合に全て加算されてそれぞれのモーターユニットを制御する。①の α モーターニューロンは

8 バイオメカニクス　人体運動の力学と制御

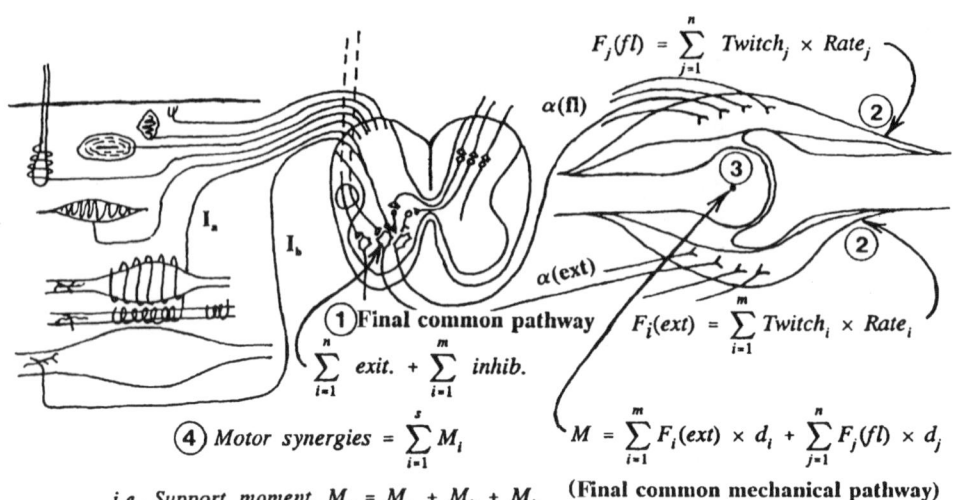

図1.6　神経筋骨格系における4つのレベルの統合によりヒトの運動が制御される。①最初のレベルではαモーターニューロンへの興奮性・抑制性の入力が神経細胞で統合される。②2番目のレベルではモーターユニットの動員により発生した単収縮が筋で統合され、腱張力として観測される。③3番目のレベルでは関節の回転中心において主働筋と拮抗筋の筋モーメントが合算される。④4番目のレベルではモーメント同士が協同的に作用して共通の目的に貢献する。

しばしば最終共通路と表現されるが、この神経は筋のモーターユニットの運動終板にシナプス結合する。2番目のレベルの収束は、全ての活動中のモーターユニットによる単収縮が腱②のレベルで加算される時に起こる。この加算はサイズの原理に基づいたモーターユニットの動員によって起こる（DeLucaら、1982；HennemanとOlson、1965）。結果として得られる張力は活動中のモーターユニットの単収縮を時間的に加算したもので、筋の長さと速度の影響も受ける。3番目のレベルの収束は関節③で起こる。ここでは関節をまたぐ全ての筋の筋モーメント（筋張力とモーメントアームの積）と、関節における受動的な解剖学的構造のモーメントが加算される。我々がしばしば計算するモーメントは関節をまたぐ全ての主働筋と拮抗筋の活動を加算したもので、単関節筋の貢献も二関節筋の貢献もどちらも含む。こうして得られるモーメントは力学的な単位（N・m）を持つ量であるが、モーメントの信号は中枢神経系（CNS）が発する最終的な制御信号を反映しているので、神経系的な信号として捉える必要がある。最終的に、2つかそれ以上の関節のモーメントが同一の目的に向かってセグメント間で協同的に統合される場合もある。この種の協力的な作用は協同作用とよばれる。歩行の"サポートモーメント"と呼ばれるものはそのような協同作用の一例である④。これは歩行中に重力の影響で転倒してしまうことを防ぐための、統合された下肢の筋活動を定量的に表現したものである（Winter、1980、1984）。

Bernstein（1967）は principle of equal simplicity を提唱した際に、中枢神経系

は運動制御を関節レベルか協同動作のレベルで行っていると予測した。これはそれぞれの筋を個別に制御することは途方もなく複雑な問題になるためである。複数のレベルの統合が行われる副産物として、筋運動レベルの多様性よりも神経レベル（EMG）の多様性の方が遙かに大きく、運動学的レベルの多様性よりも筋運動レベルの多様性の方がはるかに大きくなる。この多様性は神経レベル（EMG）の研究者を困らせるが、一方でこの冗長性のため神経筋システムには非常に高い適応性があるという長所もある（Winter、1984）。この適応性は病的な歩行において非常に重要で、これによって運動器や骨格系におけるハンディキャップを補償することができる。変形性関節症のため膝関節置換手術を行った患者の大幅な適応が例として挙げられる（Winter、1989）。手術前の数年間、この患者は歩行中の支持脚期に大腿四頭筋を使うのを避けていた。その結果、骨と骨の間に働く反力は大きくなり、関節炎を起こした膝関節に痛みが発生していた。この患者は膝関節伸展筋の代わりに股関節伸展筋を使い、ほぼ正常な歩行動作を維持していた。この動作様式は、膝関節置換によって膝の痛みが消失した後にも中枢神経系によってずっと保持された。そのためこの力のモーメントのパターンは中枢神経系が最終的に要求する制御パターンであると考える必要がある。あるいは病的な動作の場合には、正常から乱された動作であるか、乱されたパターンに対する中枢神経系の適応であると考える必要がある。この適応性については第5章の動力学についての章で詳しく論ずる。

1.3　本書の取り扱う範囲

　科学的な書物の扱う範囲を概説する最善の方法は、それぞれのトピックを説明することである。本書ではヒトの運動のバイオメカニクスを、運動スキルのパフォーマンスに関する筋骨格系の力学と生物物理学と定義する。神経系についても取り扱いに含めるが、筋電図と筋の力学的ふるまいとの関係に限定する。動作の記述と分析に用いる変数は以下のとおりの分野に分類できる。すなわち運動学、動力学、人体計測学、筋の力学、そして筋電図である。これらの要約とそれぞれの関係を以下に述べる。

1.3.1　信号処理

　この第4版の大きな追加項目は、信号処理の章である。これ以前の版でも信号処理についていくつかの説明をしてきた。それらを1つの章にまとめてより厳密な説明をすることにした。なぜ信号処理についてこのような扱いをしたのかについて説明すると、我々が計測や分析する結果はほとんど全て時間領域の変数として得られる。EMG、力、変位、加速度、エネルギー、パワー、モーメント等がその例である。そのためこれらの信号は、その他多くの信号と同じように処理す

ることができる。これらの信号は周波数成分を分析したり、デジタル化したり、アナログ又はデジタルフィルタをかけ、それらの波形の相関関係を評価したり平均値を求めたりすることができる。これらの信号の特性に基づいてサンプリング周波数、最小のデータ長、フィルタのカットオフ周波数などを決定できる。また、相関分析や共分散の分析により体肢全体や全身の複雑な運動パターンを調べることができる。

1.3.2 運動学

　運動学的な変数は動作の記述に用いられるが、これは運動を生み出す力とは独立したものである。これには並進・回転の変位、速度、加速度などが含まれる。変位のデータは解剖学的ランドマークから得られる。例えば体肢の重心位置、関節の回転中心、身体セグメントの端点、主要な解剖学的突起などからである。空間の座標系は相対座標系を用いても絶対座標系を用いてもよい。前者ではセグメント毎に異なる解剖学的座標系に基づいて座標値を記述する。後者では外部の座標系を参照して座標値を記述する。回転に関するデータについても同じことがいえる。相対角度は関節角度に相当し、絶対角度は外部の座標系を参照して記述する。例えば2次元（2D）で角度変位を記述する際には、水平右向きが0度で反時計回りが正の向きである。

　本書では運動学の基本的な概念は2次元で、1つの平面内で解説する。全ての運動学的変位や回転に関する変数はベクトルである。しかし変位や回転の向きが定まっている際にはこれらはスカラーと見なして扱える。3次元（3D）の分析ではベクトルの向きを1つ追加する。その結果、3つの平面を分析することが必要になる。3次元ではそれぞれのセグメントが固有の座標系を持つ。そのため3次元におけるセグメントの平面と座標系の向きは、隣のセグメントのものと必ずしも同じではなくなる。

1.3.3 動力学

　力により運動が生み出される過程を一般に動力学と呼ぶ。この際の力には内力と外力が含まれる。内力は筋活動、靱帯、その他筋や関節の摩擦から生じる。外力は床、外的な負荷、他の運動している物体（フットボールのタックラーからの力など）、受動的な力発生源（空気抵抗など）から来る。さまざまな動力学的分析が可能である。筋による力のモーメント、それらの筋から授受される力学的パワー、それらのパワーの流れに由来するエネルギーの変化は動力学の一部と考えられる。この本の大きな焦点はこの動力学に置かれている。それは動力学を用いることで運動の因果関係がわかり、運動のメカニズム、運動の戦略、神経系による補償について洞察することができるからである。バイオメカニクスの将来は動力学的な分析に依拠すると考えられる。これは動力学的な分析によって得られる

情報を用いて断定的な評価と解釈をすることができるからである。

運動学と同様に、動力学の基本的な概念も2次元で詳細に説明する。3次元の分析では絶対座標系において力ベクトルが1つ追加されるが、扱う平面が2つ増えるためモーメントベクトルは2つ追加される。3次元の分析手法は2次元よりも大幅に複雑になる。しかしそれぞれの平面内においては、全ての解釈は2次元の場合と同じである。

1.3.4 人体計測学

身体や体肢の測定を含む初期の解剖学的研究のほとんどは、バイオメカニクスとあまり関連がないと考えられてきた。しかし体肢の質量、質量中心の位置、セグメントの長さ、回転中心の位置、筋の張力発揮の角度、筋の質量と断面積、慣性モーメント等のデータがなくてはバイオメカニクス的なモデルを構築することはできない。いかなる分析においても、その精度は人体計測学、運動学、動力学的な質の高さと完成度に依存する。

1.3.5 筋と関節のバイオメカニクス

これまでに述べたカテゴリーのどれにも入っていない事項の1つに筋そのものの力学的な特性がある。その張力発揮は長さと速度に応じてどのように変わるのか？ 筋の質量・弾性・粘性などの受動的な特性はどのようなものか？ 関節はどのような特性を持っているか？ 二関節筋を持つ利点は何か？ 伸長時と収縮時では筋の活動はどう異なるか？ 神経系の動員は筋張力にどう影響するか？ 筋に最適な数学的モデルとはどのようなものか？ 関節の回転中心の位置はどのように求められるか？ 多くの動作の最終的な評価においては、筋の能動的・受動的特性を無視することはできない。同様に関節面の受動的特性が関節を安定化させたり可動域を制限したりする働きも考慮に入れる必要がある。

1.3.6 筋電図

運動を考える際には神経系からの制御入力を考慮する必要がある。筋電図(EMG)ではそれぞれの筋に到達する最終的な制御信号に関する情報を得られる。EMGは筋に対する入力を記述する主要な信号である。これによってどの筋や筋群が筋モーメントを発生しているか、拮抗的な筋活動が起こっているか等に関する情報を得ることができる。筋のEMGと発揮張力の間には関係があり、多くのバイオメカニクス的モデルが作られてきた。EMGからは異なるタイプの筋線維の動員や筋疲労に関する情報も得ることができる。

1.3.7 人体運動の統合

多くのバイオメカニクス的モデリングでは、反力、力のモーメント、力学的エネルギー、パワー等を計算するために逆解法を用いる。これらの変数は人体から直接計測することができない。この逆の過程は「統合（synthesis）」と呼ばれており、同様なバイオメカニクス的モデルを用い、モーメントや力（あるいは筋張力）が駆動源として与えられた際の運動学的ふるまいを求める。妥当なモデルが構築できれば、最終的には「どんな現象が起こるのか」を予測することができる。このようなモデリングを通じてのみ、人体を使った実験では不可能な事柄について予測を行うことが可能になる。正常でない運動パターンの影響を予測することができ、これによって最適な運動パターンを決定することも可能になる。統合の手法を用いることで大きな成果が得られる可能性はあるが、これまでこのようなモデルはあまり有用ではなく、その適用は非常に単純な動作に限定されてきた。これまで提案されてきたモデルがあまり妥当ではなかったことが大きな問題である。これは人体計測が正確でなかったり、有用な予測をするために必要な自由度が足りなかったりしたことが理由である。しかし、この手法は将来的に大きな成果を生む可能性があるので、本書でもこの手法についての導入を行う。これまでの少しの成功と多くの失敗から学んだ教訓に基づいて、有用なモデルが作成されることを期待するのが良いだろう。

1.3.8 バイオメカニクス的協同運動

技術の発展に伴って、バイオメカニクスではより複雑な全身運動の解析をすることが可能になってきた。隣接する筋間には大きな相互作用があるので、協同運動に注目することが必要になってきている。新たな章で、共通の目的に向かって協同的に活動する2つ以上の筋群を同定する手法をいくつか紹介する。

1.4 引用文献

Bernstein, N. A. *The Coordination and Regulation of Movements.* (Pergaman Press. Oxford, UK, 1967).

DeLuca, C. J., R. A. LeFever, M.P. McCue, and A. P. Xenakis. "Control Scheme Governing Concurrently Active Motor Units During Voluntary Contractions," *J. Physiol.* **329**: 129-142, 1982.

Henneman, E. and C. B. Olson. "Relations between Structure and Function in the Design of Skeletal Muscle," *J. Neurophysiol.* **28**: 581-598, 1965.

Winter, D. A. "Overall Principle of Lower Limb Support during Stance Phase of Gait," *J. Biomech.* **13**: 923-927, 1980.

Winter, D. A. "Kinematic and Kinetic Patterns in Human Gait: Variability and Compensating Effects," *Human Movement Sci.* **3**: 51-76, 1984.

Winter, D. A. "Biomechanics of Normal and Pathological Gait: Implications for Understanding Human Locomotor Control," *J. Motor Behav.* **21**: 337-355, 1989.

2

信号処理

2.0 イントロダクション

　全てのバイオメカニクス的変数は時間の経過とともに変化する。測定値が運動学的・動力学的なものであるか、あるいはEMGであるかは問題ではない。これらの信号は全てその他の信号と同様に処理されるべきものである。これらの変数には、直接計測されるもの（トランスデューサから得られる加速度や力信号、もしくは生体増幅器から得られるEMG）もあれば、解析を通して生み出されるもの（モーメント、関節反力、力学的エネルギーやパワー）もある。全ての信号に対して信号処理は有益であり、その処理によって、よりノイズの少ない波形もしくは平均化された波形を抽出することができる。信号処理では、類似点や相違点を見つけるために相関がとられたり、周波数領域へと変換されたりすることもある。

　この章では、自己相関および相互相関に関連する解析手法、周波数（フーリエ）解析とその活用法、用いるべきデータの記録長とサンプリング周波数について述べる。デジタルフィルタの理論についてもここで述べる。ただし、運動学データへのデジタルフィルタの適用、およびEMGデータへのアナログフィルタの適用については、それぞれ第3章と第10章において述べる。繰り返し動作に関連した変数へのアンサンブル平均の適用についても述べる。

2.1 自己相関および相互相関解析

　自己相関は現在と過去および未来の点の間で、ある信号がその信号自身とどの程度良く相関しているかを解析するものである。相互相関解析は過去から現在、未来にわたって、ある信号とその他の信号がどの程度良く相関しているかを評価するものである。統計学において、ピアソンの積率相関は良く知られている。ピアソンの積率相関は2つの変数間の関係の尺度である。変数 y が増加するにつれて、変数 x が増加するのか、それとも減少するのか同定することができる。この関係の強さと極性は相関係数によって与えられる。相関係数の値が高いほど関係は強い。一方、符号は正の相関か負の相関かを示す。正の相関では、変数 x と y が同時に増加もしくは減少する。負の相関では、一方が増加するともう一方は減少する。相関係数は－1から＋1までの値をとる標準化された無次元量である。

2.1.1　ピアソン相関との類似点

　2変数 x と y を関係付けるピアソンの積率相関係数を求める公式（式2.1）について考える。

$$r = \frac{\frac{1}{N}\sum_{i=1}^{N}(x_i - \bar{x})(y_i - \bar{y})}{s_x s_y} \quad \text{(式 2.1)}$$

　ここで、x_i と y_i は x と y の i 番目のサンプル、$\bar{x}$ と $\bar{y}$ は x と y の平均、s_x と s_y は x と y の標準偏差である。

　公式の分子は、2変数それぞれについて、その変数の平均値を差し引いた後、

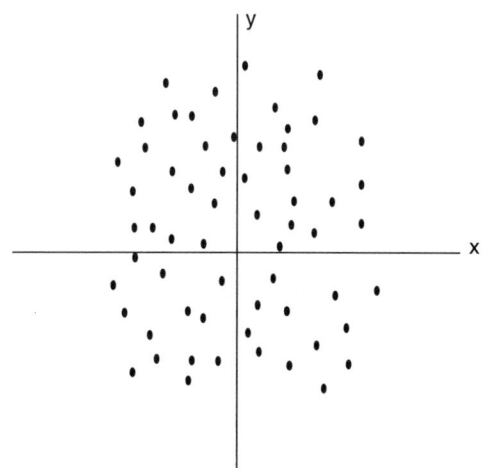

図2.1　変数 x と y の間に関係性がないことを示す散布図。

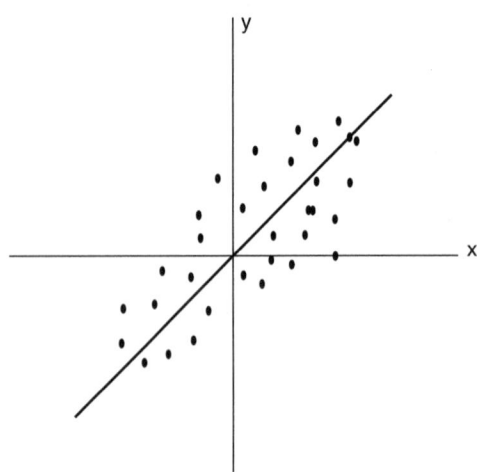

図2.2 変数 x と y の間に正の相関があることを示す散布図。

積をとって合計したものである。x と y がランダムで関連していないならば、$(x_i - \bar{x})$ と $(y_i - \bar{y})$ は $x - y$ 平面のゼロ点周りに散らばるであろう。このことを理解するのは簡単である（図2.1参照）。$(x_i - \bar{x})$ と $(y_i - \bar{y})$ の積は、第1および第3象限では正の値、第2および第4象限では負の値となる。十分な点の数がある場合、それらの合計値 r はゼロ（2変数間に関連がないことを示す値）に近付く傾向がある。

例えば、変数に関連があり、ともに増加・減少する傾向にあれば、$(x_i - \bar{x})$ と $(y_i - \bar{y})$ は $x - y$ 平面において正の傾きをもった直線に沿って収まるであろう（図2.2参照）。式(2.1)において偏差の積和をとった時、有限の正の合計値が得られる。この合計値をNで除すとデータポイント数の影響がなくなる。この積の単位は2変数の単位同士の積となる。また、積の大きさはそれらの単位によってスケールされる。これら2つの要因を取り除くために $s_x s_y$ で除す。相関係数を $s_x s_y$ で標準化することで係数は無次元となり、かつ、-1と+1の間の値となる。

データ点数が有限であれば、相関係数には推定誤差がある。そのため有意水準はデータ点数に伴い上下する。標準的な統計の教科書であれば、係数 r について、推定誤差を反映した有意水準の表が必ず掲載されている。

2.1.2 自己相関および相互相関係数を求める公式

自己相関および相互相関係数はピアソンの積率相関と同様に求める。それらの値は、個々の測定データというよりもむしろ2つの時系列データに基づいて計算される。自己相関はその名前から示唆されるように、時系列データとそれ自身の間の相関をとる。一方、相互相関は2つの独立した時系列データ間の相関をとる。ピアソンの積率相関との主な違いは、時系列データの相関では1つの相関係数が

得られるのではなく、時系列全体にわたって相関係数値が得られることである。この一連の値は、一方の時系列データを時間的に前後にずらすことによって得られる。正方向・負方向の偏移の大きさは使用者によって決められる。また、相関の時系列データは位相偏移τの関数である。$x(t)$の自己相関$R_{xx}(\tau)$を求める公式は次のとおりである。

$$R_{xx}(\tau) = \frac{\frac{1}{T}\int_0^T x(t)x(t+\tau)dt}{R_{xx}(0)} \quad \text{(式 2.2)}$$

ここで$x(t)$の平均はゼロである。

$x(t)$と$y(t)$の相互相関$R_{xy}(\tau)$を求める公式は次のとおりである。

$$R_{xy}(\tau) = \frac{\frac{1}{T}\int_0^T x(t)y(t+\tau)dt}{\sqrt{R_{xx}(0)R_{yy}(0)}} \quad \text{(式 2.3)}$$

ここで$x(t)$と$y(t)$の平均はともにゼロである。

これらの公式とピアソンの積率相関係数を求める公式の間の類似性を理解するのは簡単である。和の記号を積分記号に置き換え、平均をとるためにNではなくTで除す。ピアソンの式のように、式の分母によって相関係数を-1から$+1$までの値をとる無次元数となるように標準化する。また、ピアソンの公式ではxとyの平均を差し引いて計算したように、2つの時系列データは平均がともにゼロでなくてはならない。ピアソンの相関は1つの係数であるが、自己相関および相互相関では1つのτの値につき固有の相関スコアを求めることに注意を要する。

2.1.3 自己相関関数の4つの特性

特性1）

$R_{xx}(\tau)$の最大値は$R_{xx}(0)$であり、実質的には$x(t)$の2乗平均である。位相偏移τ（正または負）の全ての値に対して、$R_{xx}(\tau)$は$R_{xx}(0)$以下である。このことは次のように証明できる。

基礎的な数学より次式が成り立つことがわかる。

$$\int_0^T (x(t) - x(t+\tau))^2 dt \geq 0$$

この式を展開すると次式を得る。

$$\int_0^T (x(t)^2 + x(t+\tau)^2 - 2x(t)x(t+\tau))dt \geq 0$$

$$\int_0^T x(t)^2 dt + \int_0^T x(t+\tau)^2 dt - 2\int_0^T x(t)x(t+\tau)dt \geq 0$$

これらの積分において、τは定数である。従って、第2項は第1項と等しい。自己相関の分母は全ての項で同じであり、ここには示していない。

従って、

$$R_{xx}(0) + R_{xx}(0) - 2\,R_{xx}(\tau) \geq 0$$
$$R_{xx}(0) - R_{xx}(\tau) \geq 0 \quad \text{(式 2.4)}$$

特性2)

自己相関関数は偶関数である。従って負の位相偏移における関数値と正の位相偏移における関数値が鏡像関係となる。

これは容易に導くことができる。簡単にするため、式の分子のみを次のように抜き出して考える。

$$R_{xx}(\tau) = \frac{1}{T}\int_0^T x(t)x(t+\tau)dt$$

ここで、$t=(t'-\tau)$と置き換え、その微分を取って$dt=dt'$を得る。これらの値を上式に代入すると次式を得る。

$$R_{xx}(\tau) = \frac{1}{T}\int_0^T x(t'-\tau)x(t')dt' = R_{xx}(-\tau) \quad \text{(式 2.5)}$$

この式より、正の位相偏移における関数値は負の位相偏移における関数値の鏡像であるから、計算しなければならないのは正の位相偏移における関数値のみであることがわかる。

特性3)

周期的な関数の自己相関関数もまた周期的である。ただし、関数の位相は失われる。正弦波の自己相関関数を考える。再度、式の分子のみを抜き出す。

$$x(t) = E\sin(\omega t)$$
$$R_{xx}(\tau) = \frac{1}{T}\int_0^T E\sin(\omega t)E\sin(\omega(t+\tau))dt$$

一般的な三角関数の恒等式 $(\sin(a)\sin(b) = 1/2(\cos(a-b) - \cos(a+b)))$ を用いると、次式を得る。

$$R_{xx}(\tau) = \frac{E^2}{2T}\left[t\cos(\omega\tau) - \frac{1}{2\omega}\sin(2\omega t + \omega\tau)\right]_0^T$$

$$R_{xx}(\tau) = \frac{E^2}{2T}\left[(T\cos(-\omega\tau) - 0) - \frac{1}{2\omega}(\sin(2\omega T + \omega\tau) - \sin(\omega\tau))\right]$$

T は $\sin(\omega t)$ の1周期であるから、全ての τ に対して $\sin(2\omega T + \omega\tau) - \sin(\omega\tau) = 0$ が成り立つことが導ける。

$$\therefore R_{xx}(\tau) = \frac{E^2}{2}\cos(\omega\tau) \quad \text{(式 2.6)}$$

同様に、$x(t) = E\cos(\omega t)$ であれば、$R_{xx}(\tau) = \frac{E^2}{2}\cos(\omega\tau)$ となる。

式(2.6)は特性2ですでに述べたように偶関数であることに注意を要する。この $R_{xx}(\tau)$ のプロットを、標準化をした後、図2.3に示した。

この特性はホワイトノイズの中に埋もれた周期信号を見つける際に役立つ。ホワイトノイズは一連のランダムな点によって構成される信号として定義されている。ホワイトノイズでは信号の全ての点において、前後のあらゆる時刻の信号値との相関がゼロである。そのため、$\tau \neq 0$ の任意の τ において $R_{xx}(\tau) = 0$ であり、$\tau = 0$ のとき $R_{xx}(\tau) = 1$ である。従って、ホワイトノイズの自己相関は図2.4で示したようなインパルスとなる。

信号 $s(t)$ にノイズ $n(t)$ の混じった信号 ($x(t) = s(t) + n(t)$) があるとする。式(2.2)の分子をこの信号で置き換えると、次式を得る。

$$R_{xx}(\tau) = \int_0^T (s(t) + n(t))(s(t+\tau) + n(t+\tau))dt$$

$$= \int_0^T s(t)s(t+\tau)dt + \int_0^T n(t)s(t+\tau)dt$$

$$+ \int_0^T s(t)n(t+\tau)dt + \int_0^T n(t)n(t+\tau)dt$$

信号とノイズは相関しないので、第2項、第3項は0となる。

$$\therefore R_{xx}(\tau) = R_{ss}(\tau) + R_{nn}(\tau) \quad \text{(式 2.7)}$$

特性4）

特性3で明らかなように、$x(t)$ の周波数成分は $R_{xx}(\tau)$ に存在している。パワースペクトル密度関数は $R_{xx}(\tau)$ のフーリエ変換である（詳細については、次節の周波数解析のところで述べる）。$x(t)$ に存在する何らかの周期性を識別したり、もしくは、生体信号に含まれる干渉信号（ハムなど）の存在を確認するために、自己相関関数を用いることが有効なことがある。たとえ $x(t)$ に周期性がなかっ

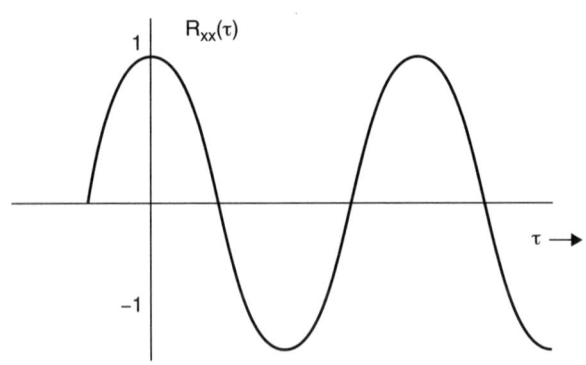

図2.3 正弦もしくは余弦信号の自己相関。偶関数であり、正弦波や余弦波の周波数において $R_{xx}(\tau)$ に繰り返しの性質があることに注意を要する。

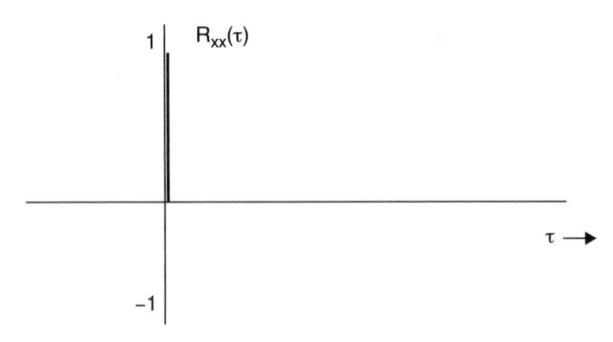

図2.4 ホワイトノイズの自己相関。$\tau \neq 0$ である全ての τ において $R_{xx}(\tau) = 0$ であることに注意を要する。これは、各データ点と前後の時間のその他の全てのデータ点との間の相関がゼロであることを示している。

たとしても、$R_{xx}(\tau)$ の持続時間から周波数スペクトルの目安を得ることができるであろう。つまり、より低い周波数では、より大きい位相偏移に対しても $R_{xx}(\tau)$ がゼロより大きい値のまま維持される。一方、高い周波数では、小さい位相偏移に対しても $R_{xx}(\tau)$ がゼロとなる傾向がある。

2.1.4 相互相関関数の3つの特性

特性1）

$x(t)$ と $y(t)$ の相互相関は偶関数ではない。2つの信号は完全に異なるので、正方向への位相偏移を考える際と負方向への位相偏移を考える際では関数の積の値は異なるものとなる。従って、$R_{xy}(\tau) \neq R_{xy}(-\tau)$ である。

特性2）

$R_{xy}(\tau)$ の最大値は必ずしも $\tau = 0$ の時に得られるわけではない。$R_{xy}(\tau)$ の正又は負の最大値は、2つの信号の位相が最も合った時もしくは最もずれた時に生じる。例えば、$\tau = 0$ において $x(t)$ が正弦波、$y(t)$ が余弦波であり、ともに同じ周

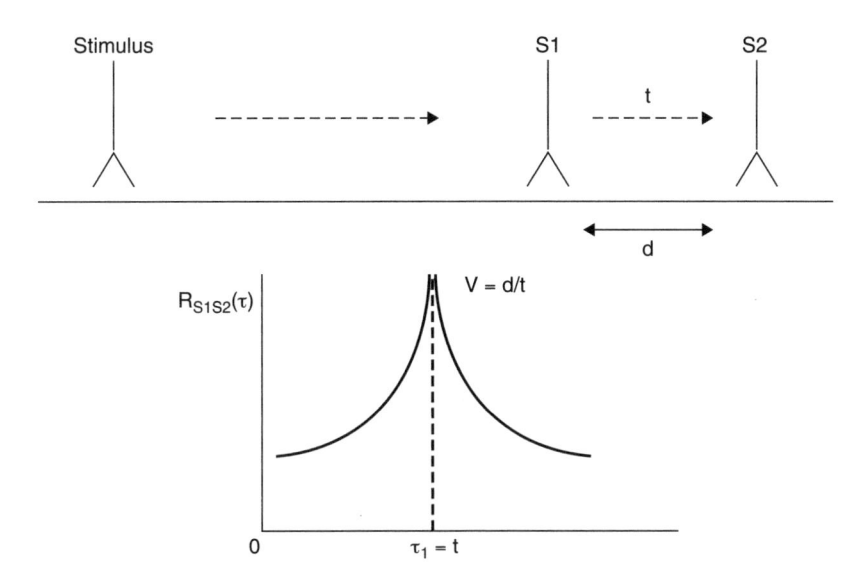

図2.5 2つの地点で測定された神経や筋の信号の相互相関を示す。S1とS2間の距離をdとし、S2で記録された信号を$\tau_1 = t$ずらした時、$R_{xy}(\tau)$がピークとなるとすると、伝達速度は$V = d/t$と求まる。

波数である場合、信号はお互いに90度位相がずれる。その際、関数の積を1周期にわたり積分した値はゼロとなる。しかしながら、余弦波を前方に90度位相をずらすと2つの信号は位相が合い、関数の積は正の値となり、$R_{xy}(\tau) = 1$となる。余弦波を後方に90度位相をずらすと2つの信号は位相が180度ずれ、関数の積は負の値となり、$R_{xy}(\tau) = -1$となる。生理学的な事例としては、信号の伝導速度を求めるために神経もしくは筋における伝達遅れの測定をする際に、この手法を用いることがある。図2.5について考える。刺激信号はS1とS2の部位で記録され、その間の距離をdとする。S1とS2間で記録される信号の時間遅れをtとすると、tはS1とS2の信号の相互相関$R_{S1S2}(\tau)$から求まる。図2.5は、S2がS1と位相が合うようにS2をシフトした時、つまり、$\tau_1 = t$においてピークとなることを示している。

特性3)

相互相関関数をフーリエ変換すると相互スペクトル密度関数となる。この関数は、2つの信号に共通して存在する周波数を測定するコヒーレンス関数を計算する際に使われる。これは、入力信号の周波数成分を制御できないシステムにおいて伝達関数を求める際に役立つ手法である。例えば、入力をEMG、出力を力とした場合の筋の伝達関数を求める際、入力の周波数成分は制御できない(BobetとNorman、1990)。

2.1.5　信号から平均バイアス値を差し引くことの重要性

2つの信号の相互相関をとるときに注意しなければならないのは、$R_{xy}(\tau)$を

計算する前に両信号の平均値（直流バイアス）を差し引いておくことである。ほとんどの標準的なプログラムにおいて、この作業は知らない間に行ってくれる。しかし、自分でプログラムを書く際には、この作業を行わなければならない。もしこれを行わなければ深刻なエラーを招くであろう。

$x(t) = s_1(t) + m_1$、$y(t) = s_2(t) + m_2$ の場合について考える。ここで、m_1 と m_2 はそれぞれ x と y の平均であり、s_1 と s_2 はそれぞれ x と y について平均を差し引いた成分である。

$$R_{xy}(\tau) = \int_0^T (s_1(t) + m_1)(s_2(t+\tau) + m_2) dt$$

$$= \int_0^T s_1(t) s_2(t+\tau) dt + \int_0^T m_1 s_2(t+\tau) dt$$

$$+ \int_0^T m_2 s_1(t) dt + \int_0^T m_1 m_2 dt$$

両信号は m_1 と m_2 と相関しないため、第2項と第3項は0である。

$$\therefore R_{xy}(\tau) = \int_0^T s_1(t) s_2(t+\tau) dt + \int_0^T m_1 m_2 dt$$

第1項が目的とする相互相関であるが、第2項によって大きなバイアスが加わる。そのため、$R_{xy}(\tau)$ のピーク値が実際よりも著しく大きな値となる可能性がある。

2.1.6 自己相関および相互相関関数のデジタル実装

今日では計測データは収集されたのちコンピュータに保存されていく。そのため、自己相関および相互相関の実装では、式(2.2)と(2.3)とデジタル的に等価な下記の式(2.8)と(2.9)を用いる。

$$R_{xx}(\tau) = \frac{\frac{1}{N}\sum_{n=1}^{N}[(x(n)-\bar{x})(x(n+\tau)-\bar{x})]}{\frac{1}{N}\sum_{n=1}^{N}(x(n)-\bar{x})^2} \quad \text{(式 2.8)}$$

$$R_{xy}(\tau) = \frac{\frac{1}{N}\sum_{n=1}^{N}[(x(n)-\bar{x})(y(n+\tau)-\bar{y})]}{\frac{1}{N}\sum_{n=1}^{N}(x(n)-\bar{x})(y(n)-\bar{y})} \quad \text{(式 2.9)}$$

自己相関および相互相関はともにさまざまな位相偏移に対して計算される。た

だし、どの程度の位相偏移に対して計算するかは使用者があらかじめ明示しなければならない。位相偏移の値は、式に用いられるデータ点数に影響を与える。例えば、$x(n)$ と $y(n)$ のデータ数が 1000 点であるならば、$\tau = \pm 100$ の時、得られるのは 800 時点における関数値の積だけである。そのため、N は 800 に設定される。とり扱う信号が周期的な場合がある（例えば、歩行）。その際、信号の最初と最後を連続するものとして扱い、輪状のデータ列を作成することで、全てのデータ点を用いて相関を計算することができる。そのような解析は巡回相関として知られている。

2.1.7 自己相関の応用

特性 3 で示したように、自己相関は $x(t)$ の周波数成分を示す。図 2.6 はある EMG の記録とその自己相関である。上段の波形 (a) は EMG 信号の生波形である。ハム（交流電源由来のノイズ）の形跡は何ら見受けられない。しかしながら、下段の波形 (b) で示される自己相関は特性 2 で述べたような偶関数であり、60Hz のハムの存在を示している。正弦波に対する $R_{xx}(\tau)$（図 2.3）はその正弦波周波数の周期の 1/4 のところで最初にゼロと交わることに注意を要する。EMG データの平均周波数を推定するために $R_{xx}(\tau)$ がゼロと交わる点を使用できる。図 2.6 の $R_{xx}(\tau)$ では、約 3 ms の箇所で最初にゼロと交わった。つまり、平均周期は 12ms（平均周波数は約 83Hz）であるといえる。

2.1.8 相互相関の応用

2.1.8.1 表面筋電図におけるクロストークの定量化

相互相関は $x(t)$ と $y(t)$ のグラフで共通した特徴、また、$x(t)$ と $y(t)$ の両方に存在する共通した信号について定量化することができる。これは筋電図の表面電極間の距離がクロストークの影響を受けるほど近接している場合に、その記録された信号間についてもあてはまる。クロストークを理解するためには、表面筋電図の記録手法についての知識と筋電図信号の生物物理学的基礎知識が必要である。これらの事項については第 10 章の 10.2.5 節を参照されたい。10.2.5 節では、クロストークを定量化するためにどのように $R_{xy}(\tau)$ が使われてきたのかについて詳細に述べている。

2.1.8.2 生理学的信号間の遅れの測定

筋電図間の位相のずれを解析する実験的手法が、歩行におけるバランス方策を見付けるための研究の中でも活用されてきた（Prince ら、1994）。研究では、他の信号よりも先を行く、ある筋電図信号の位相前進を見つけるために相互相関が利用された。歩行中、傍脊柱筋群によって、大きな慣性力に抗して頭部や体幹のバランスが維持されている。頭部の前後加速度（0.48m/s^2）は、股関節の加速度

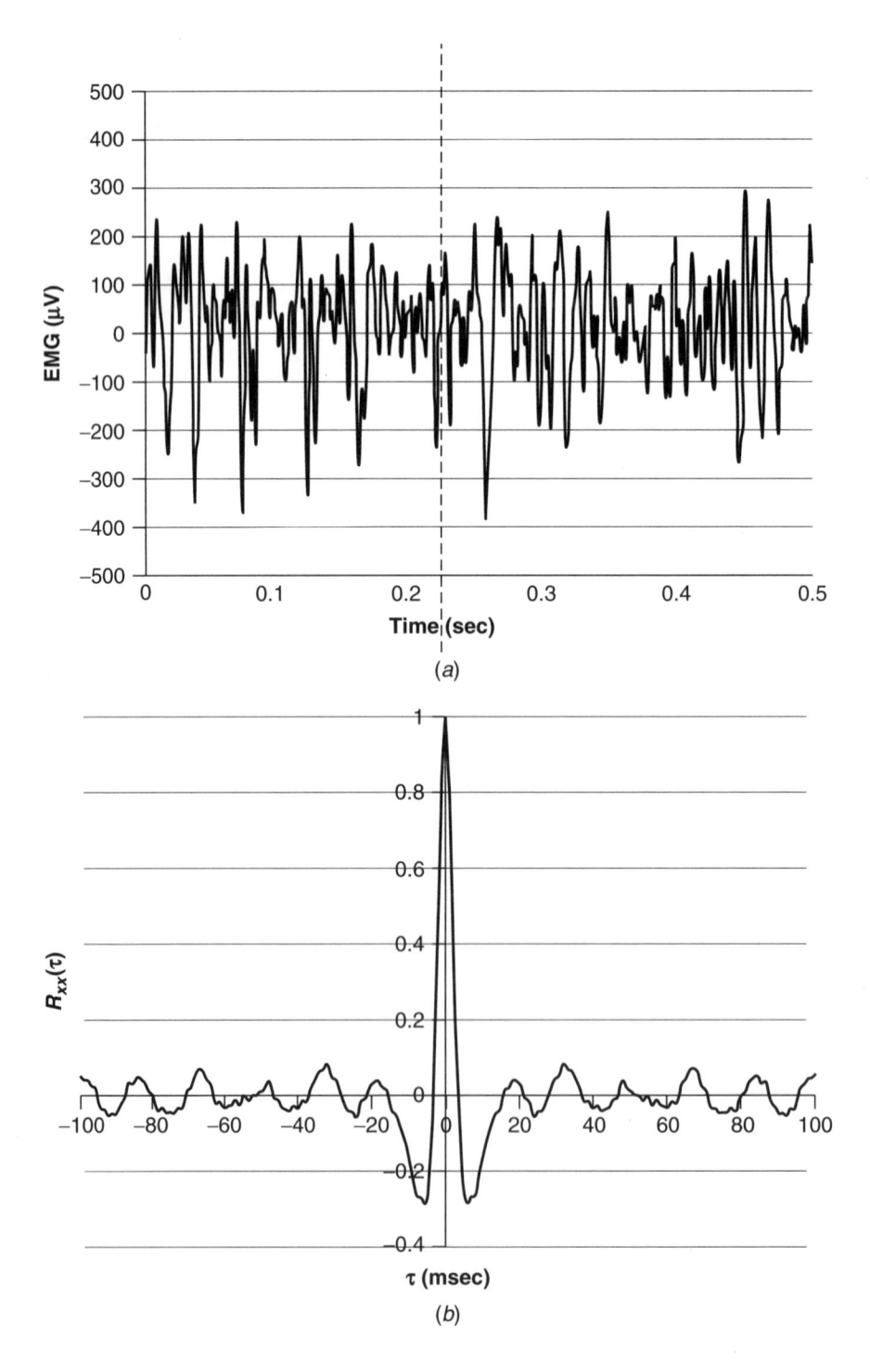

図2.6 (a)は0.5秒間の表面筋電図信号である。60Hzのハムを拾っている形跡は少しも見られない。(b)はこの筋電図信号の自己相関である。±100msのτについて調べたものである。再度になるが、自己相関が偶関数であり、60Hzの周期（約17ms）に等しい箇所にピークを持つ正弦波によく似た周期的な成分の存在が観察されることに注意を要する。

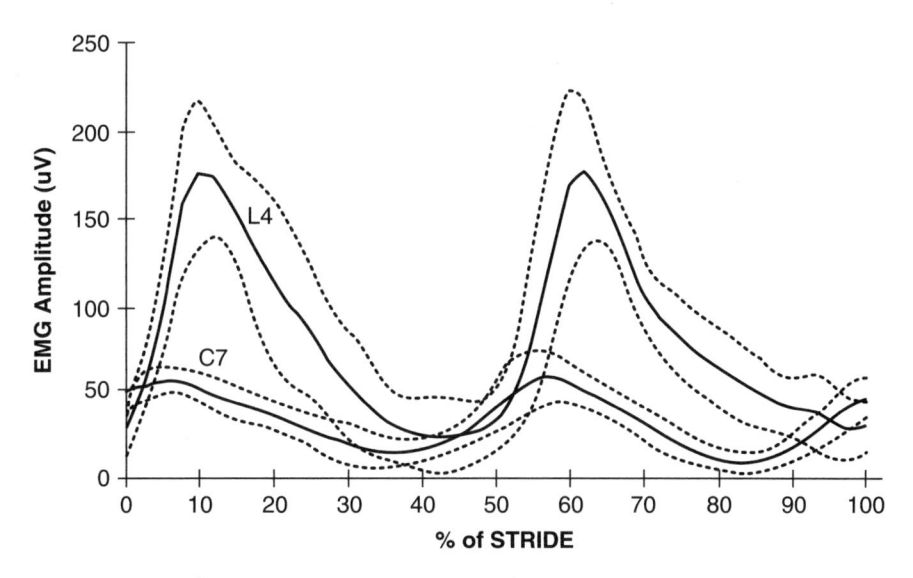

図2.7 アンサンブル平均された筋電図信号の結果グラフ。この結果は、被験者の内の1人のC7とL4における傍脊柱筋群の筋電図信号を、1ストライドにわたってアンサンブル平均したものである。2番目のピークに注意を要する。このピークは、体幹と頭部のバランスを保つために、左右の足部が体重支持に移る期間中に生じている。C7よりも上の慣性負荷はL4のそれに比較して非常に小さいため、C7の振幅はL4のものよりも小さい。C7の活動のタイミングがL4に先行しているため、C7の活動のタイミングはより重要である。このことは体幹に先行して頭部のバランスが最初に保たれていることを示している。（Gait and Posture誌の許可を得て掲載）

($1.91 m/s^2$) に比較して大幅に弱まることが知られていた。傍脊柱筋群の活動が、この頭部の加速度の減少にどの程度貢献しているか求めることが重要であった。バランスに関わる筋間の時間遅れを見つけるために、9つの脊椎レベル（C7から下方にL4まで）において筋電図が分析された。図2.7はL4とC7における筋電図のアンサンブル平均（2.3節参照）を示している。1人の被験者の1ストライドごとのデータ集合体（アンサンブル）の平均である。これら2つの信号間の相互相関は、C7がL4よりも約70ms位相が早いことを示していた。この研究の10名全ての若年成人被験者のC7、T2、T4、T6、T8、T10、T12、L2における全ての信号について、個別にL4の信号との相互相関を計算した。これらの信号の位相偏移を図2.8に示した。上方にある傍脊柱筋群ほど活動開始が早いという結果は、頭部をまず安定させ、次いで、頸椎、胸椎、最後に腰椎レベルを安定させる"トップダウン"の先行方策を示している。この方策は結果的に、頭部の前後方向の加速度をストライド周期全般にわたって、骨盤の前後方向の加速度に比較して劇的に減少させる。活動的で健康な高齢者に関する研究（Wieman、1991）において、（頭部の加速度）／（股関節の加速度）の値（%）は、若齢者（22.7%）に比較して高齢者（41.9%）で有意（$p < .02$）に高かった。この結果は、高齢者において"トップダウン"の先行方策が失われていることを示し、傍脊柱筋群の筋電図がこの事を裏付けていた。

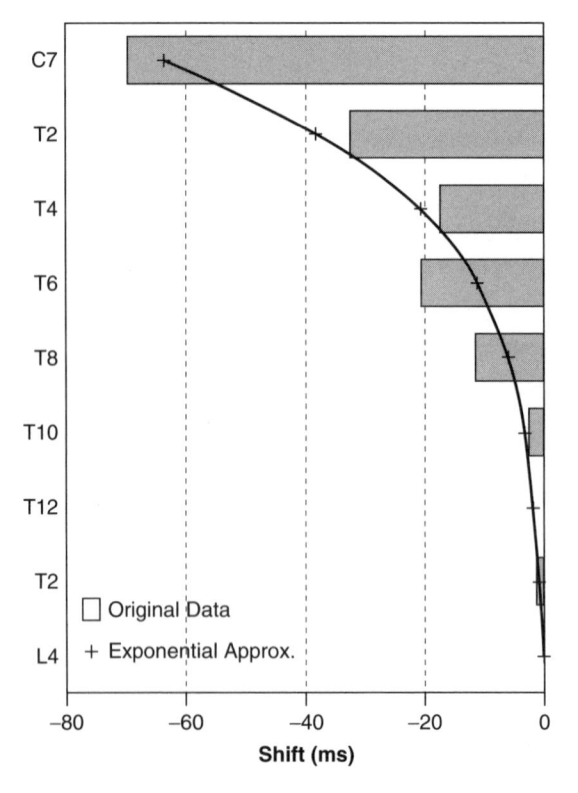

図2.8 傍脊柱筋群の活動結果の位相偏移（ms）。L4での活動結果に対する位相偏移である。負の方向への偏移は、L4に先行して筋が活動したことを示している。指数関数を用いてデータをフィットさせた。(Gait and Posture誌の許可を得て掲載)

2.1.8.3 筋電図における協同活性と同時活性の測定

どのような活動においても、主働／拮抗筋群の筋電図には多くの情報が含まれている。近年、相互相関の手法は、同時活性パターン（主働筋と拮抗筋が同時に活性化するパターン）と非同時活性パターン（主働筋と拮抗筋が異なる位相で協同的に活性化するパターン）を定量化するために使われている。Nelson-Wongら（2008）は、手作業を伴う長時間の立位中の左右の中殿筋の筋活動パターンを研究し、その結果を報告した。これらのパターンは協同制御の素晴らしい例である。他の内側／外側の姿勢制御にも関連するため詳細を第11章に記した。

2.2 周波数解析

2.2.1 イントロダクション―時間領域 vs. 周波数領域

我々が測定、解析する全ての信号は特有の周波数成分を持つ。これは信号スペクトルと呼ばれ、信号に含まれる最低から最高までの全てのハーモニクス（高調波）のプロットである。この節の目的は、データを収集し処理することを助ける

ための概念的な背景、および、知識を備えた上で商業的なソフトウェアを選択、使用できるようになるための概念的な背景を、十分な数学的導出をもって提供することである。周波数領域の分析では、フーリエ変換と呼ばれる強力な変換方法を用いる。これは 1807 年にこの手法を生み出したフランスの数学者 Baron Jean-Baptiste-Joseph Fourier にちなんで名付けられた。

どのような信号であっても、収集および処理の方法を決める際には、その信号の周波数スペクトルに関する知識が必須である。アナログからデジタルへの変換（AD 変換：analog-to-digital conversion）では、スペクトル情報によってサンプリング周波数とデータ長が決まる。スペクトルは好ましくないノイズや動作のアーティファクトを除去するためのフィルタ処理の周波数にも影響を与える。これらの要因全てについて、この後の節で論じる。

2.2.2 離散的フーリエ（ハーモニック）解析

1. **交流信号** 交流信号（ac と呼ばれることが多い）とは、時間的に連続変化する信号を指す。信号は周期的であったり、完全にランダムであったり、また、それらが組み合わされた信号であったりする。また、ac 成分がその周辺を上下するようなバイアス値として定義されるような dc（直流）成分を持つ信号もある。図 2.9 はそれらの信号の例を示したものである。
2. **周波数成分** このような信号全てについて、周波数成分の点で議論することができる。正弦波（もしくは余弦波）は単一の周波数である。その他全ての波形は複数の正弦波と余弦波をあわせたものといえる。

周期的な信号のフーリエ変換（図 2.10 参照）は離散的な周波数を持つ。一方、非周期的な信号では最低周波数 f_1 と最高周波数 f_2 との間に連続したスペクトルを持つことに注意を要する。周期的な信号の解析のためには、基本周波数 f_0 の倍数の周波数における成分を示さなければならない。これらのより高い周波数をハーモニクスと呼ぶ。第 3 次のハーモニクスは $3f_0$ であり、第 10 次のハーモニクスは $10f_0$ である。完全な周期信号であれば、いかなる信号であっても、その信号のハーモニクスの成分に分解できる。適当な振幅をもったこれらのハーモニクスの合計はフーリエ級数と呼ばれる。

ある任意の信号 $V(t)$ は次のように表現できる。

$$V(t) = V_{dc} + V_1 \sin(\omega_0 t + \theta_1) + V_2 \sin(2\omega_0 t + \theta_2) + \cdots \\ + V_n \sin(n\omega_0 t + \theta_n) \quad \text{(式 2.10)}$$

ここで、$\omega_0 = 2\pi f_0$ であり、θ_n は第 n 次のハーモニクスの位相角である。

例えば、振幅 V の矩形波は奇数次のハーモニクスで構成されたフーリエ級数によって記述できる。

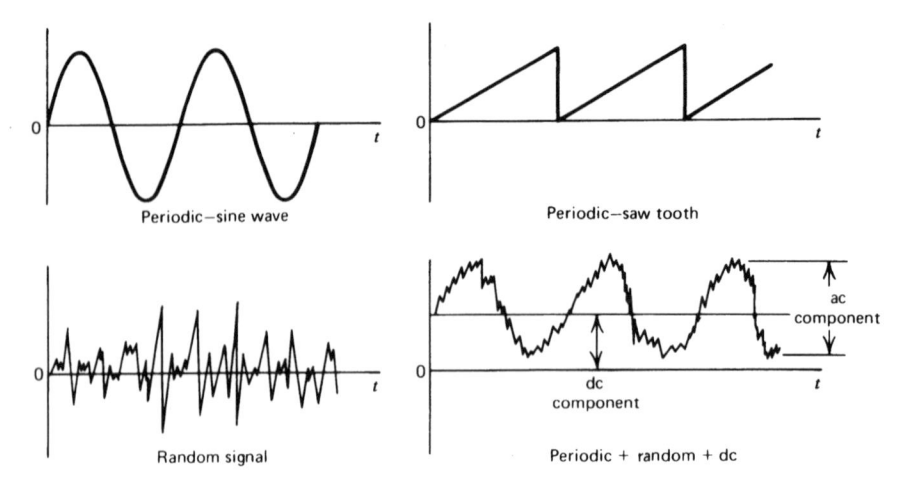

図2.9 時間変化する波形の実例。今後処理するかもしれない信号の内のいくつかのタイプを示す。

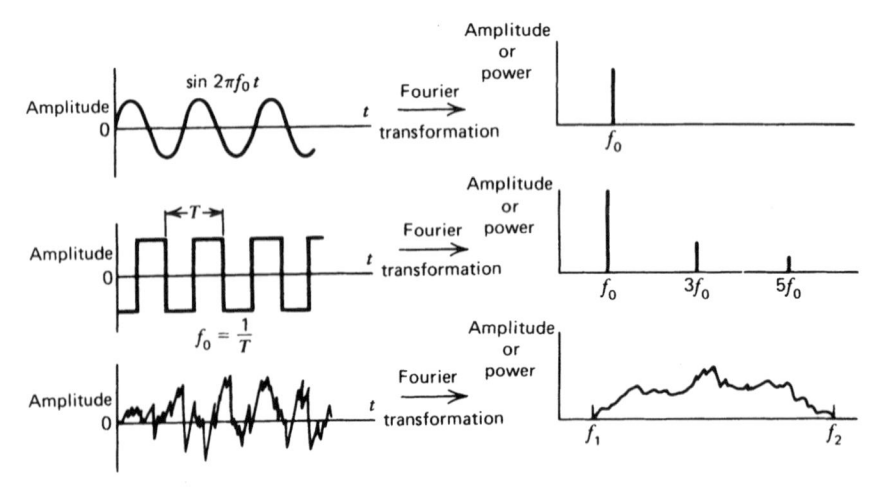

図2.10 時間領域で見た信号と周波数領域において等価な信号の関係。

$$V(t) = \frac{4V}{\pi}\left(\sin\omega_0 t + \frac{1}{3}\sin 3\omega_0 t + \frac{1}{5}\sin 5\omega_0 t + \cdots\right) \quad \text{(式 2.11)}$$

波の持続時間 $2t$、周期 T の三角波は次式によって記述される。

$$V(t) = \frac{2Vt}{T}\left[\frac{1}{2} + \left(\frac{2}{\pi}\right)^2\cos\omega_0 t + \left(\frac{2}{3\pi}\right)^2\cos 3\omega_0 t + \cdots\right] \quad \text{(式 2.12)}$$

これらの周波数成分を示すグラフには、スペクトルプロット、ハーモニックプロット、スペクトル密度関数といったいくつかの名前が付いている。それぞれのグラフでは、各周波数成分の振幅もしくはパワーが示されている。このグラフを作り上げる数学的処理過程がフーリエ変換もしくはハーモニック解析と呼ばれる。図2.10は時間領域の信号と、周波数領域においてその信号と等価な信号を

示している。

どのようなハーモニック解析であっても、その結果を分析もしくは解釈する際に、注意を要する。前述の解析では、各ハーモニクス成分が、追加解析する区間にわたって一定の振幅かつ位相で存在していると仮定している。振幅と位相が一定であるということの必要性は式(2.10)より明らかである。式(2.10)では振幅 V_n と位相 θ_n が一定と仮定されている。しかしながら、現実には各ハーモニクスの振幅や位相は一定ではない。信号 $x(t)$ に対するフーリエ係数の計算には注意が必要である。

ここで、時間 T の全区間にわたって離散的フーリエ変換を用いて、第 n 次のハーモニクスの係数を計算する。

$$a_n = \frac{2}{T} \int_0^T x(t) \cos n\omega_0 t \, dt \qquad (式2.13)$$

$$b_n = \frac{2}{T} \int_0^T x(t) \sin n\omega_0 t \, dt \qquad (式2.14)$$

$$c_n = \sqrt{a_n^2 + b_n^2}$$

$$\theta_n = \tan^{-1}\left(\frac{a_n}{b_n}\right) \qquad (式2.15)$$

a_n と b_n は時間 T の区間全体の"平均値"であることに注意しなければならない。従って、振幅 c_n と位相 θ_n も同様に平均値である。あるハーモニクスは時間 T の一部分においてのみ存在するかもしれない。しかし、コンピュータ解析は、そのハーモニクスが全時間に渡って存在していると仮定して平均値を出力する。a_n と b_n が平均値であるという事実は元の信号への再構成を試みる際に重要である。再構成については 2.2.4.5 節において実例を示す。

実際に必要な計算の量について考えるために、離散フーリエ変換について解説する。区間 T に N 個のサンプルがある場合、式(2.13)と(2.14)をデジタル形式にすると次のようになる。

$$a_n = \frac{2}{N} \sum_{i=0}^{N} x_i \cos(n\omega_0 i/N) \qquad (式2.16)$$

$$b_n = \frac{2}{N} \sum_{i=0}^{N} x_i \sin(n\omega_0 i/N) \qquad (式2.17)$$

それぞれのハーモニクスについて N 回の計算が必要である。解析可能なハーモニクスの次数は基本周波数（$n=1$）からナイキスト周波数までである。ナイキスト周波数とは、1つの正弦波もしくは余弦波について2つのサンプルがあるときの周波数、もしくは、$n = N/2$ のときの周波数を指す。そのため、$N/2$ 個のハーモニクスに対して、正弦波もしくは余弦波の係数を求めるためにそれぞれ $N^2/2$ の計算が必要である。計算回数は合計で N^2 回となる。コンピュータの計算時間のほとんどは、N 個の角度のそれぞれの値に対する正弦および余弦の値を

計算するために使われていることに注意を要する。

2.2.3　高速フーリエ変換（FFT）

　離散フーリエ変換では膨大な量の計算が要求される。そのため、高速フーリエ変換（FFT）の必要性が生まれた。1942年、早くもDanielsonとLanczosが、Danielson-Lanczosの補題（補助定理）を導き、その中でデータ数Nの離散フーリエ変換が独立した2つの離散フーリエ変換（データ数：$N/2$）に分解できることを示した。分解された離散フーリエ変換は、それぞれ元の離散フーリエ変換の奇数番目と偶数番目の要素を持つ。同様の手順で$N/2$個の要素をさらに奇数番目と偶数番目の要素で分解して、データ数$N/4$の2つの離散フーリエ変換に分解する。さらにそれぞれをデータ数$N/8$の2つの離散フーリエ変換に分解する。この手順をデータ数が1個になるまで繰り返す。データ数を半分ずつに分割することを繰り返すため、基本的にFFTではデータ長が2の階乗でなければならない。そのため、収集したデータ長が2の階乗でない場合、データ数の範囲内で最も大きな2の階乗のデータしかFFTは受け付けることができない。例えば、データ数が1000の場合、2の階乗の数のうちで最も大きなものは512である。従って、488点のデータは無駄になる。そのため、データ長が2の階乗となるようにデータ数をあらかじめ調整することが望ましい。前出の例でいうと、データ長を1024となるように調整しておくことが適切であろう。コンピュータの出現によって、多数のFFTのアルゴリズムが登場した（Bringham, 1974）。そして、1960年代中頃、おそらく最もよく知られているFFTのアルゴリズムがIBMのJ. W. CooleyとJ. W. Tukeyによって開発された。

　FFTにおける計算時間を節約する工夫の中で重要なもののひとつは、時間を消費する反復計算、特に、正弦および余弦の計算を避けることである。式(2.16)と(2.17)を見ると、基本周波数（$n=1$）において正弦の値をN回、余弦の値をN回計算する必要があることがわかる。第2次のハーモニクスでは、2倍の角度における正弦の値、余弦の値をそれぞれN回ずつ再計算する。第3次のハーモニクスでは、3倍の角度における正弦の値、余弦の値をそれぞれN回ずつ再計算するというように、最高次のハーモニクスまで再計算を行う。FFTが行うことは、基本周波数における全ての正弦の値と余弦の値を計算すること、および、基本周波数と高次のハーモニクス全ての"参照"表を形成することである。また、x_iと同一の正弦値の積を全て1つにまとめ、全てのx_iを合計した後、その正弦値と1回だけ積をとるようにすることでさらに計算時間を節約可能である。FFTの計算回数は$N \log_2 N$であり、離散フーリエ変換の計算回数（N^2）に比較して非常に少ない。例えば、$N=4096$かつCPUが1演算に要する時間が$0.1\mu s$のとき、離散フーリエ変換では計算時間は$4096^2 \cdot 10^{-7} = 1.67$ sかかる。一方、FFTでは$(4096 \log_2 4096) \cdot 10^{-7} = 4.9$ msで済む。

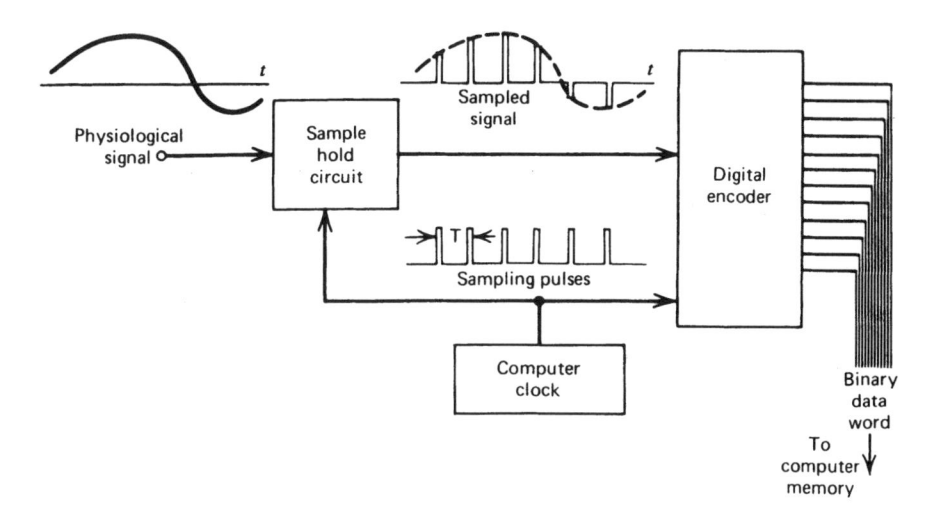

図2.11 生理学的信号をアナログからデジタルへ変換する過程に含まれる各処理段階を示した概略図。

2.2.4 スペクトル解析の応用

2.2.4.1 アナログからデジタルへの変換（Analog-to-Digital 変換）

　電子工学に慣れ親しんでいない人にとって、生理学的信号の変換からデジタルコンピュータへの入力までの過程は理解し難いものであろう。ここで簡単な概略図を用いて、この過程を説明する。力、加速度、筋電図（EMG）電位やその種の信号を表す電気信号が、AD 変換器の入力端子に送り込まれる。コンピュータは信号をサンプリング（標本化）する速度を制御する。その際の最適な速度はサンプリング定理によって決まる（2.2.4.2 節参照）。

　図 2.11 は変換過程のさまざまな段階を表している。最初はサンプル／ホールド回路である。ここでは、アナログ入力信号を一連の短時間パルスの列に変換する。各パルスの振幅はサンプリング時刻において元のアナログ信号の振幅と同じになっている。最終段階において、サンプルされたパルスの振幅および極性をデジタル形式に変換する。これは通常バイナリコード（2進符号）であり、信号は多くのビットで表現される。例えば、12 ビットのコードでは、信号は $2^{12} = 4096$ 段階で表現される。これは、サンプルされた元のアナログ信号が 4096 の離散化された振幅レベル（各レベルには個別のコードが割りあてらている）に分解されるということである。それぞれの符号化されたサンプル（0 と 1 から構成される）は 12 ビットの"ワード"を構成する。これは、あとで読み出すためにコンピュータメモリに次々に蓄積されていく。5 秒間の信号を 100 回/s のサンプリングレートで変換すると、元の 5 秒間の信号を表す 500 ワードのデータがメモリに蓄積される。

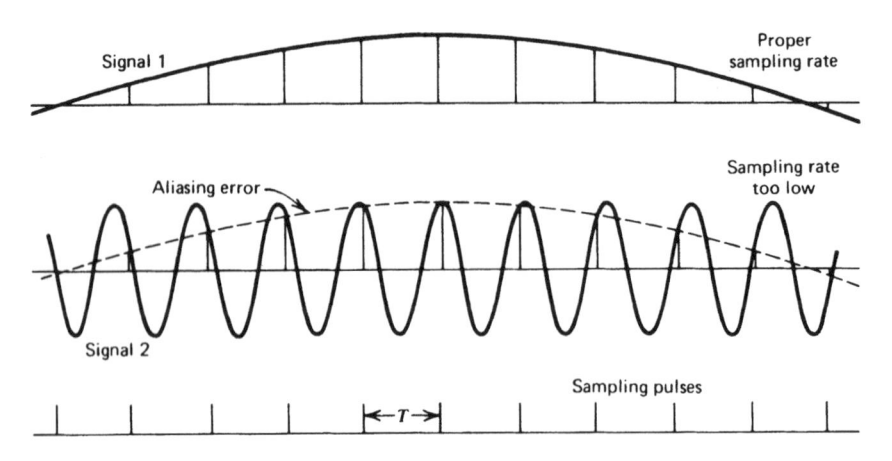

図2.12 2つの信号のサンプリング過程。1つの信号は適切なサンプリングレートで、もう1つは過度に低いレートでサンプリングを行った場合である。信号2では、その信号の周波数の2倍より低いレートでサンプリングされた結果、サンプルされた信号の大きさが、信号1からサンプルされたものと同じとなってしまっている。これはサンプリング定理の違反を表すものであり、エイリアシングと呼ばれるエラーをもたらす。

2.2.4.2 サンプリングレートの決定 - サンプリング定理

あらゆる時変データの処理において、それらのデータの源がどうであれ、サンプリング定理が破られてはならない。サンプリング過程の数学に立ち入らないで述べると、サンプリング定理は"信号は最低でも信号に存在する最も高い周波数の2倍の周波数でサンプルされなければならない"ことを述べている。信号をあまりに低い周波数でサンプリングした場合、エイリアシングエラーがおきる。このエラーにより、元の信号には存在しなかった偽りの周波数がサンプルデータに生じる。図2.12はこの影響を説明するものである。両信号ともに同じ間隔 T でサンプルされている。信号1は1サイクルあたり約10回サンプルされている。一方、信号2は1サイクルあたり2回未満である。信号2から得られたサンプルの振幅は信号1から得られたものと同一であることに注意を要する。信号2では、サンプリング定理が破られるほどサンプリングレートが低すぎるため、一連の偽りのサンプルデータが生じている。

フィルム撮影の場合、余裕をみて過度に高いレートで撮影する傾向がある。通常、そのような決定に伴って余計なコストが生じる。初期のコストとしては、必要な機器に関するものが挙げられる。ハイスピードムービーカメラは、通常のカメラ(毎秒24フレーム)の4倍もしくは5倍の費用がかかる可能性がある。また、コンピュータを備えた特殊な光電気システムでは70,000ドルの費用が発生することがある。これらの設備投資に加えて、データの変換や、運動学や動力学の解析に欠かせないコンピュータプログラムの実行のための運用費がかかる。高速度での走行動作や競技動作を除き、標準的なムービーカメラもしくはテレビカメラの使用がふさわしいといえる。Winter (1982) は、通常歩行および病的歩行の研究において、毎秒24フレームの標準のムービーカメラを用いて動力学およびエ

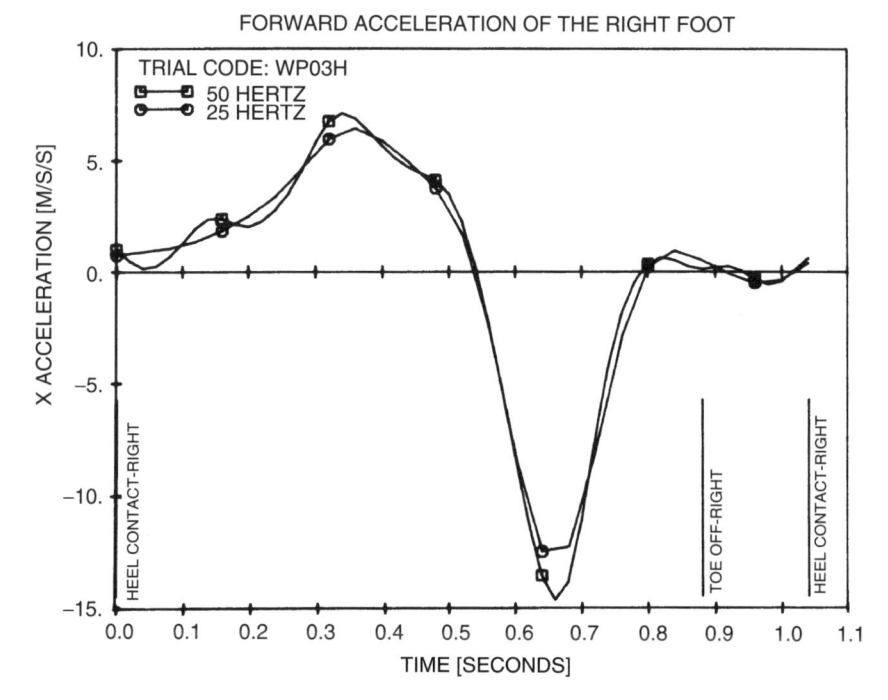

FORWARD ACCELERATION OF THE RIGHT FOOT

図2.13 50Hzでサンプリングされた位置データから計算された加速度と25Hzのデータ(50Hzと同一データを2フレームごとに使用)から計算された加速度の比較。主だった傾向は維持されているものの、ピークに小さな誤差がある。

ネルギー解析を行った。その際、誤差もほとんどなく解析できたことを明らかにした。図2.13は通常歩行中の足部の運動学的解析の結果について、50Hzのフィルムレートで得たものと25Hzで得たものを比較した図である。データは50Hzで収集され、足部の加速度は全てのフレームを用いて計算された。その後、データを2フレームごとに間引きして用いて再度解析が行われた。結果の曲線間の差はわずかであることがわかる。負の加速度のピーク値にのみ、目立つ差があった。この誤差が容認できるものかどうかについての最終決断は、この曲線に基づいて行うのではなく、研究の最終目的に基づいて行うべきである。例えば、最終的な解析が股関節や膝関節トルクの解析であれば、足部セグメントの加速度はそれほど重要ではないかもしれない。このことは、図2.14で示されているような他の歩行試技から明らかである。この小さな差がストライド区間全般にわたる関節トルクの全体的なパターンに干渉することは一切ない。そして、運動制御の評価結果は同じになるであろう。従って、歩行のような動作やゆっくりな動作では、毎秒24フレームの高価ではないカメラで十分であり、適当であると考えられる。

2.2.4.3 記録長の決定

データの記録時間は、信号に存在する最低周波数によって決まる。歩行、サイクリング、水泳といった周期的な動作において最低周波数を求めることは容

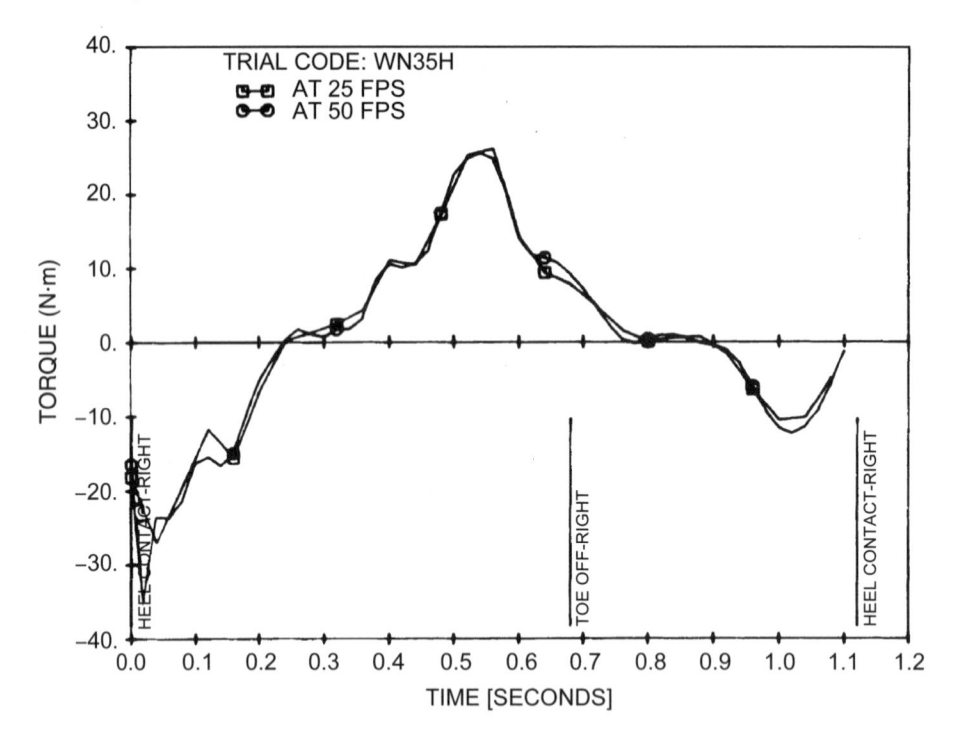

図2.14 50Hzでサンプリングされたデータを用いた場合の水平歩行中の股関節モーメントの値と25Hzの場合の値の比較。正味のモーメントにおいては関節反力の貢献が支配的であり、慣性の貢献は小さいので、残差は非常に小さい。

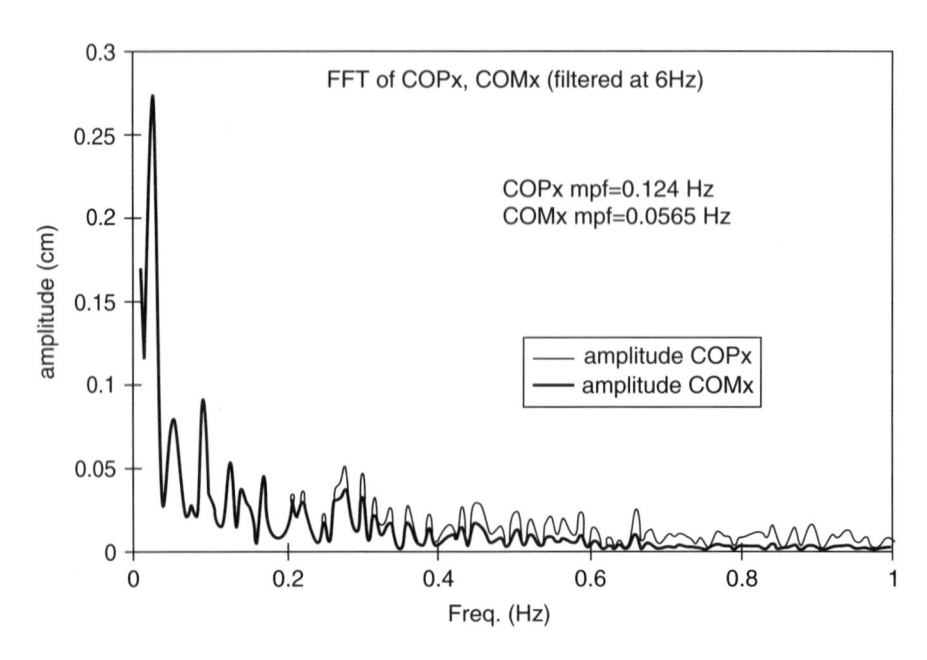

図2.15 137秒間の静止立位状態中の前後方向のCOMとCOP位置のFFT。(Winter, D. A., A.B.C. (Anatomy, Biomechanics, and Control) of Balance During Standing and Walking. Waterloo Biomechanics. 1995)

易である。ストライド周波数もしくは、身体の各セグメントがどれぐらいの頻度で運動を繰り返すかということが最低周波数にあたる。例えば、患者が分速105ステップの速度で歩いている場合、ステップの頻度は105/60 = 1.75 steps/s = 0.875 strides/s である。つまり、基本周波数は 0.875 Hz である。しかしながら、明確な最低周波数をもたない非周期的な動作が多数ある。そのような"動作"の1つが、静かにじっと立つ動作（静止立位動作）や何か作業をしながらの立つ動作である。静止立位において、身体全体を逆さ振り子としてモデル化することがある（Gageら、2004等）。その際、身体全体を加重平均によって求めた1つの質量中心（COM）に単純化する。COMの位置はフォースプレート（床反力計）から測定された圧力中心（COP）の位置と比較することができる。図2.15はCOPとCOMの前後方向の成分についてFFTを行った結果の典型例を示している。被験者は、じっと静止した状態で137秒間立っていた（60 Hzで8192サンプル）。FFTは0.0073 Hzから1 Hzまでの各ハーモニクスの振幅をプロットしたものであることに注意を要する。また、COMとCOPの両方で主要な成分は0.2 Hz以下の低周波にあることにも注意を要する。データ長は少なくとも1分かそれ以上は必要である。バランス機能に疾患を持つ患者を調べるときは、じっと静止した状態で必要な時間立っていることができないかもしれない。そのため、この長時間の記録は妥協されるかもしれない。ただし、一般の被験者を対象とした研究において、容認できる信頼性を確保するためには少なくとも1分のデータが必要であることが明らかにされている（Carpenterら、2001）。

2.2.4.4 信号のアナログおよびデジタルフィルタ処理－ノイズと動作アーティファクト

フィルタ処理の基本的なアプローチについては、信号とノイズの周波数スペクトルを分析することによって説明できる。図2.16aは信号とノイズのスペクトルの概念図である。この図からわかるように、通常、信号は周波数スペクトルの低い領域を占め、ノイズは高い領域を占めるものと仮定できる。また、信号とノイズのスペクトルが一部重なっているものと仮定できる。信号をフィルタする際には、ある周波数の選択的除去もしくは減衰を目的とする。前出の例では、低周波数信号は減衰させずに通過させ、一方で、同時に高周波ノイズを減衰させるフィルタを用いるべきである。そのようなフィルタはローパスフィルタと呼ばれ、図2.16bで示したような周波数応答特性を有する。フィルタの周波数応答は各周波数におけるフィルタの出力 $X_o(f)$ と入力 $X_i(f)$ の比率である。図からわかるように、低い周波数における応答は1.0である。これは入力信号が減衰せずにフィルタを通過していることを意味している。しかしながら、カットオフ周波数 f_c において急な移行部があり、f_c より高い周波数の信号は大幅に減衰する。フィルタ過程の最終的な結果は、図2.16cで見られるように出力信号のスペクトル $X_o(f)$ をプロットすることでわかる。注意を要する事項が2点ある。1点目は、高周波ノイズは大幅に減少するものの、完全には取り除かれないという点である。

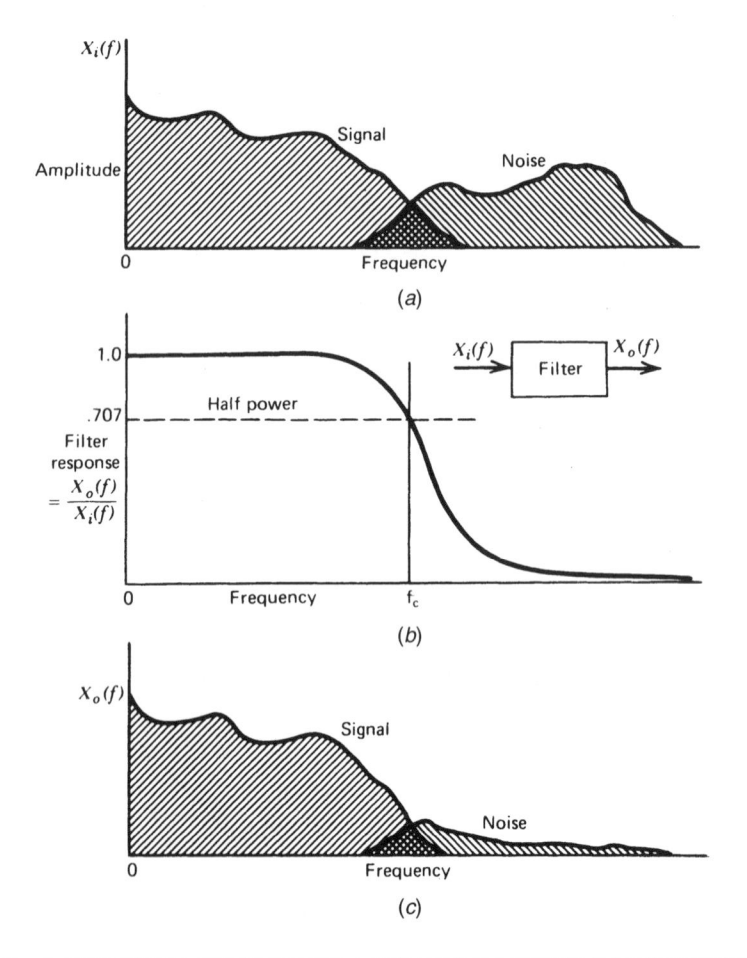

図2.16 (a)目的の信号と望まない高周波ノイズから構成される波形の仮想的な周波数スペクトル。(b)ノイズを減衰するために入れたローパスフィルタの応答 ($X_o(f)/X_i(f)$)。(c)出力波形のスペクトル。入力の振幅と各周波数のフィルタ応答を掛けて得られたものである。高周波ノイズは大幅に減衰し、一方で、f_c周りの移行領域では少しの歪みのみで信号が通過している。

2点目は、信号もまた、わずかに減衰する点である。特に信号とノイズが重なっている領域の信号（通常はf_c周辺）が減衰する。これは信号にわずかな歪みをもたらす。従って、カットオフ周波数の選択において妥協が必要である。f_cを過度に高く設定した場合、信号の歪みは少ないが多くのノイズの通過を許してしまう。逆に、f_cを過度に低く設定した場合、ノイズは劇的に減少するが、信号の歪みは増大する。急峻なカットオフ特性をもったフィルタによってこの問題を改善できるが、さらに別の問題が引き起こされる。急峻なカットオフ特性をもったフィルタはより複雑なデジタルフィルタであり、それゆえにより多くコンピュータの計算時間を要する。

まず最初に信号スペクトルとノイズのスペクトルを比較して評価しなくてはならない。これは図2.17で示した20人の被験者に対するハーモニック解析と同様に実行できる。図は自然歩行における爪先マーカの垂直変位のハーモニクス成分

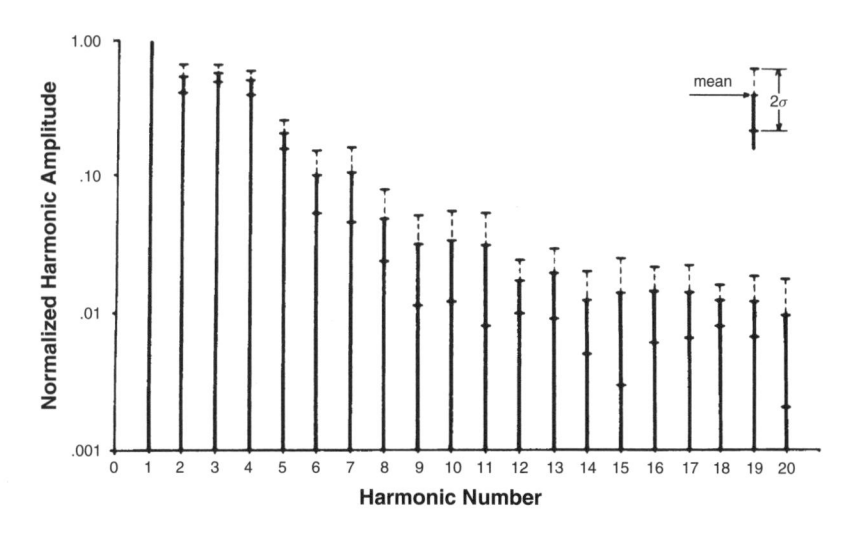

図2.17 通常歩行中の爪先マーカの垂直変位のハーモニクス成分。データは20人の被験者から得られたものである。基本周波数（ハーモニクスの次数＝1）を1.00に正規化している。6番目のハーモニクスまでに99％以上のパワーが含まれている。（Journal of Biomechanics誌の許可を得て掲載）

を示している（Winterら、1974）。最も高いハーモニクスは爪先と踵の軌跡に存在すること、信号パワーの99.7％が6Hz以下の下位6つのハーモニクスに含まれていることが分かった。7番目以降の上位のハーモニクスには、まだいくらかの信号パワーがあるものの、"ノイズ"の特性を示している。ノイズは最終的な信号に含まれる成分のうち、一連の変化自体の結果（この場合、歩行過程の結果）ではない成分を表現するために使われる用語である。ノイズの発信源はさまざまであり、光電気デバイスにおける電気ノイズ、TV走査やフィルムデジタイジングシステムの空間精度、フィルムデジタイジングにおける人為的エラーなどがある。これらのエラー全ての総合的な効果がランダムであれば、実際の信号は付加的なランダム成分を有するであろう。通常、ランダム成分は図2.17で裏付けられているように高周波である。図より、第20次のハーモニクス（解析した周波数の中での最高周波数）まで高周波成分が広がっていることがわかる。変位データから速度や加速度を計算する問題を考えるとき、高周波ノイズの存在は非常に重要となる。この点については3.4.3節で明らかにする。

　デジタルフィルタの背後にある理論（RadarとGold、1967）については取り扱わないが、ローパスデジタルフィルタの利用について詳細を説明する。歩行のデータにおける前出の考察の結果として、デジタルフィルタのカットオフ周波数は約6Hzに設定されるべきである。時間領域の生データを処理する再帰形デジタルフィルタの構成は次のとおりである。

$$X^1(nT) = a_0 X(nT) + a_1 X(nT - T) + a_2 X(nT - 2T)$$
$$+ b_1 X^1(nT - T) + b_2 X^1(nT - 2T) \quad \text{(式 2.18)}$$

ここで、 X^1 ＝フィルタ後の座標
X ＝フィルタ前の座標
nT ＝ n 番目のサンプルデータ
$(nT-T)$ ＝ ($n-1$) 番目のサンプルデータ
$(nT-2T)$ ＝ ($n-2$) 番目のサンプルデータ
$a_0,\ldots,b_0,\ldots$ ＝フィルタ係数

これらのフィルタ係数 a_0、a_1、a_2、b_1、b_2 は定数であり、フィルタの型や次数、サンプリング周波数、カットオフ周波数によって変わる。式 (2.18) からわかる通り、フィルタ出力 $X^1(nT)$ は、直前および過去の生データに重みを付けたものと過去のフィルタ後データに重みを付けたものを加算したものである。バタワースもしくは臨界制動フィルタの係数計算のための厳密な式を次に示す。

$$\omega_c = \frac{(\tan(\pi f_c/f_s))}{C} \qquad (式 2.19)$$

ここで、C は必要なフィルタリングの回数（パスの数）に対する補正係数である。

簡単に説明すると、シングルパスフィルタの場合、$C = 1$ である。
バタワースフィルタの場合、$K_1 = \sqrt{2}\omega_c$ である。
臨界制動フィルタであれば、$K_1 = 2\omega_c$ である。

$$K_2 = \omega_c^2, \quad a_0 = \frac{K_2}{(1+K_1+K_2)}, \quad a_1 = 2a_0, \quad a_2 = a_0$$

$$K_3 = \frac{2a_0}{K_2}, \quad b_1 = -2a_0 + K_3$$

$$b_2 = 1 - 2a_0 - K_3, \quad または \quad b_2 = 1 - a_0 - a_1 - a_2 - b_1$$

例えば、60Hz（毎秒60フレーム）で撮影されたフィルムデータを 6Hz でカットオフするためのバタワース型2次ローパスフィルタを設計する。これらの係数を求めるためにしなければいけないことは、式(2.19)からわかる通り、サンプリング周波数とカットオフ周波数の比を決めることだけである。この場合、その比は 10 である。このフィルタでは次の係数が得られる。

$$a_0 = 0.067455, \quad a_1 = 0.13491, \quad a_2 = 0.067455,$$
$$b_1 = 1.14298, \quad b_2 = -0.41280$$

全ての係数の代数和が 1.0000 に等しくなることに注意を要する。これによって、通過帯域全体にわたって不変な応答が得られる。f_s/f_c の比が同じである限り、異種のさまざまなデータへの適用に際しても、同じフィルタ係数を使うことができることに注意を要する。

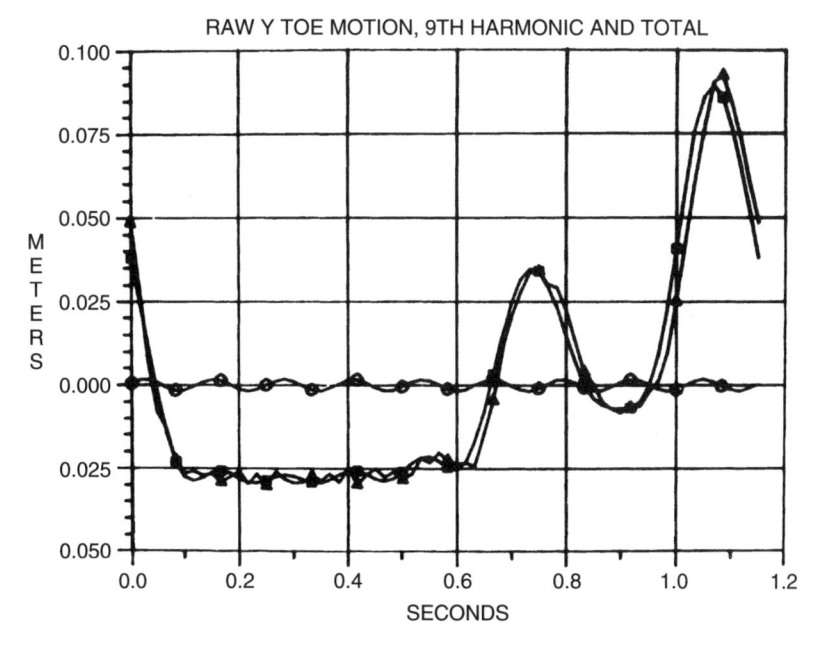

図2.18 マーカの軌跡のフーリエ再構成結果。データは、歩行中の爪先マーカの垂直方向のものであり、1ストライド分である。実際の軌跡は□のマーク、下位の9つのハーモニクスから再構成された値は△のマーク、9番目のハーモニクスの貢献は○のマークで示している。実際の波形と再構成された波形の差は、元信号において定常性が欠けているため生じている。

例えば、2000 Hz でサンプリングされた EMG 信号を 400 Hz でカットオフしようとする場合、そのフィルタ係数は、30 Hz のフィルムレートで撮影した座標データを 6 Hz でカットオフする場合に用いられるフィルタ係数と同じになる。フィルタリングの回数は、運動学データをフィルタする際、フィルタされたデータの位相偏移を除去するために重要である。この点については 3.4.4.2 節で詳細を説明する。

2.2.4.5 元信号へのフーリエ再構成

図2.18は、歩行中の踵の軌跡データをフーリエ再構成して図示したものである。データは、成人が自然な歩調によって歩行した際の垂直方向の軌跡データである。計9つのハーモニクスを用いた結果を示した。それよりも高い周波数成分のハーモニクスを追加しても元データの曲線が改善されなかったため、ここでは下位の9つのハーモニクスを用いている。図からわかる通り、ハーモニクスから再構成したものは元の信号と目に見えて異なる。このあとに続くバイオメカニクス的解析においてエラーを引き起こすに十分な差である。これは 2.2.2 節で述べた通り、各ハーモニクスの振幅や位相の値が平均値であるためである。このことは遊脚期では高周波成分を有し、立脚期では低周波成分を有する足部マーカに特にあてはまる。

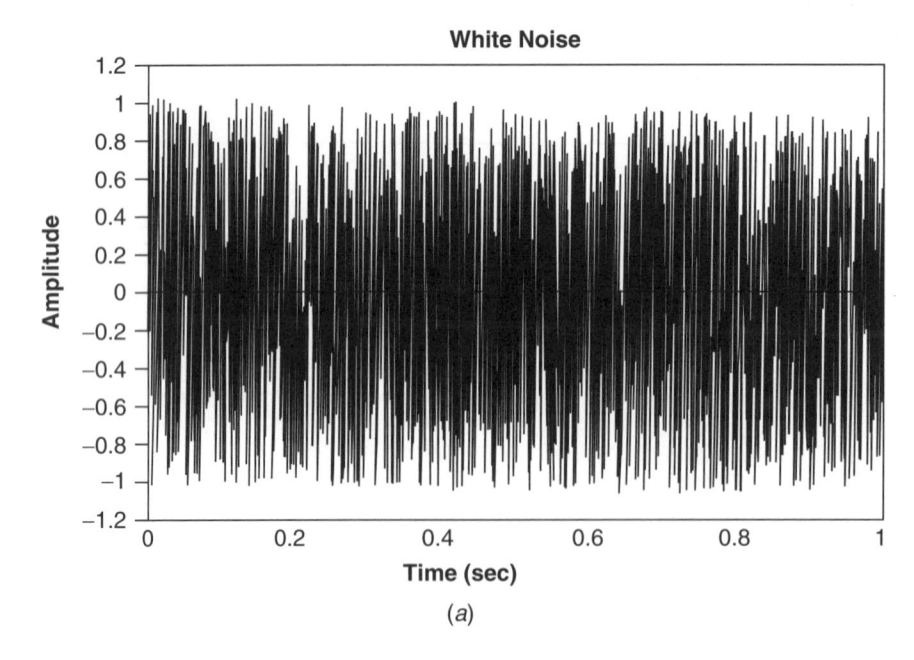

図2.19 (a)乱数発生器によって生成されたホワイトノイズ信号。振幅は±1で、毎秒2048サンプルの速さでサンプリングされたものである。(b)はホワイトノイズ信号のFFTの結果である。0Hzから1024Hzまで1Hz間隔で示している。このプロットにおける白い線はFFT結果の40点ごとの移動平均で、信号がスペクトル全体にわたってほぼ同じパワーを持っていることを示している。

2.2.4.6 ホワイトノイズのフーリエ解析

ホワイトノイズについては図2.4で紹介した。図2.4では、各点とその前後の時間の点の間の自己相関がいずれの点の場合であってもゼロであることを示した。コンピュータでは、乱数発生器を用いてホワイトノイズを擬似的に生成することが可能である。ホワイトノイズにはその他にも、周波数領域において、信号の全範囲にわたって周波数スペクトルが等しいという特性がある。これは、シネマトグラフィ、テレビや光電気システムによって得た運動学データに見られるある種のノイズと類似のものである。この周波数スペクトル特性の実例を示すために、FFTによるホワイトノイズの解析例を示す。図2.19(a)は乱数発生器を用いてエクセル（Excel）上で生成されたホワイトノイズであり、振幅は±1である。データは毎秒2048サンプルの速さでサンプリングされた。そのため、この信号に存在する最高周波数はナイキスト周波数にあたる1024Hzである。図2.19(a)の信号のFFTを図2.19(b)に示す。全体的にスペクトルが"ノイジー"に見えるが、これはFFTがそれぞれの周波数の振幅を離散的にプロットしているためであり、この点は注意を要する。このスペクトルのより現実的なプロットは、スペクトル全体にわたって移動平均をとることで得られる。図2.19(b)における"白線"は、このスペクトルについて40点の移動平均を取ったものである。この移動平均の結果は、スペクトルの全領域にわたって一定の振幅になるという理論的な結果に近付いている。平均振幅は0.330であった。また、周波数ごとの振幅は0.233から0.446までの値に分布した。時間領域で2048点よりも長いデータを記録した場合には、より一定値に近い周波数プロットの結果となるであろう。また、個々のハーモニクスの振幅のいくつかが1以上であることにも注意を要する。振幅が±1のホワイトノイズの信号からは予期されないことである。ここで示されていないのは各ハーモニクスの位相角である。それぞれのハーモニクスは異なった位相角を持つため、これらを加えるにつれて多数の打ち消し合いが起きていると考えられる。

2.3 反復的な波形のアンサンブル平均

研究で扱われる多くの動作が周期的な特性を持つ。そのため、多くの変数について周期的な平均値を求めることが有益である。歩行やランニングが最も一般的な繰り返し動作であるが、サイクリング、ボート漕ぎ、持ち上げ動作においてもまた、前述のように平均化された結果が有益である。多種多様な運動学、動力学、EMGの変数について、被験者内平均の結果や被験者間平均の結果が報告されてきた。そのような手法の有益な点で主たるものは、平均化された波形が最も信頼性があり、その平均値周りの変動が変数のランダムさに関する付加的な情報をもたらす点である。例えば、歩行において、被験者内の下肢関節角度の変動はわずかである。一方、これら同じ関節におけるモーメントの結果は大きく変化しやす

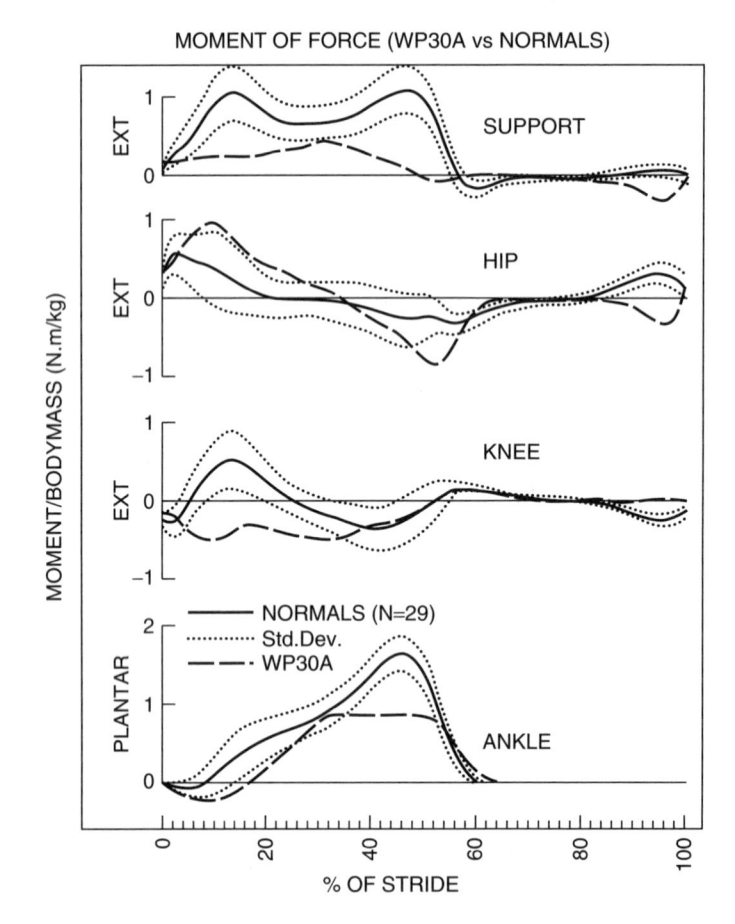

図2.20 膝上での下肢切断者のモーメントの波形(破線)。29人の若年成人の平均グラフ上に合わせて示してある。平均のグラフは実線で、±1SDの範囲は点線で示してある。モーメント曲線の被験者間の変動を減らすため、平均化前に関節モーメントを身体質量で除した。(Winter, D.A. Biomechanics and Motor Control of Human Gait: Normal, Elderly and Pathological, 2nd Ed. Waterloo Biomechanics, 1995.の許可を得て掲載)

い。共分散分析を実施することで、この現象を容易に調べることができる。アンサンブル平均から各関節における平均的な分散が計算できるので、その値から共分散を求めることができる。これらの解析の結果として、下肢全体の協同的な運動生成が特定されてきた。この詳細については第11章で報告する。そのようなアンサンブル平均された波形もまた臨床評価の基礎をつくる。健康な集団（対照群）から得られた平均データのグラフを患者のグラフと重ね合わせた結果は、特定の運動異常を診断する際にとても強力な道具となる。そのような臨床的な分析例については、次の2.3.1節で紹介する。

2.3.1　アンサンブル平均の結果例

　図2.20は、膝上での下肢切断者の臨床歩行研究から得られた結果の典型的な

波形を示したものである。29人の若年成人の平均グラフの上に、下肢切断者の足関節、膝関節、股関節のモーメント（破線）を重ねている（Winter、1995）。ここでは詳細な診断については議論しない。ただし、各関節モーメントの標準値からの偏差は明らかであり、これらの差が治療方法の変更や義足の調整につながるかもしれないことは述べておく。平均の結果は実線で、±1SD（Standard Deviation：標準偏差）の範囲は点線で示している。これらのモーメント曲線の単位はN.m/kgである。身体質量で除すことによってばらつきが約50％減少した。また、1ストライドの周期を100％に正規化していることに注意を要する。従って、これらの平均化された波形をつくるための処理では、各被験者のグラフの時間基準を個人のストライド時間（秒）から1ストライドを100％とした値へと変える必要がある。

2.3.2　時間基準の100%への正規化

1人の被験者のある変数 x について、1ストライド全体で n 個のサンプル点があるとする。この時間領域の記録を100％ストライド時間全体で N 点に正規化したいとする。また、この正規化された曲線を y と呼ぶ。正規化の結果、曲線の各点の時間間隔は n/N となる。例えば $n=107$、$N=100$ とする。$N=1$ の点では、元のサンプルの1.07番目の値が必要である。そこで線形補間することによって、$y_1 = 0.93\,x_1 + 0.07\,x_2$ が得られる。$N=2$ では、2.14番目の値、つまり、$y_2 = 0.86\,x_2 + 0.14\,x_3$ となる。$N=3$ では、3.21番目の値、つまり、$y_3 = 0.79\,x_3 + 0.21\,x_4$ となる。$N=4$ 以降についても同様にして得られる。$N=99$ では、105.93番目の値、つまり、$y_{99} = 0.07\,x_{105} + 0.93\,x_{106}$ となり、最後に $y_{100} = x_{107}$ となる。

2.3.3　平均波形周りの平均変動の測定

計測値が単一の場合、最も一般的な記述的統計尺度は変動係数（$CV=\sigma/\overline{X}$）である。ここで σ は標準偏差、$\overline{X}$ はサンプルの平均である。CV は平均に対する変動の比である。アンサンブル平均においても同様の変動スコアを計算したい。このスコアにあたるものが、σ のストライド全体（N点）の平均を平均信号（絶対値）によって除した値である。分母の絶対値を信号のrms値に置き換えることを提案する研究者もいるが、これによる CV スコアの変化はとても小さい。

$$CV = \frac{\sqrt{\dfrac{1}{N}\sum_{i=1}^{N}\sigma_i^2}}{\dfrac{1}{N}\sum_{i=1}^{N}|X_i|} \qquad (\text{式 2.20})$$

2.4 引用文献

Bobet, J. and R. W. Norman. "Least Squares Identification of the Dynamic Relationbetween the Electromyogram and Joint Moment." *J. Biomech.* **23**: 1275-1276, 1990.

Brigham, E.O. *The Fast Fourier Transform.* (Prentice-Hall, Englewood Cliffs, N.J.,1974).

Carpenter, M. G., J. S. Frank, D. A. Winter, and G. W. Paysar. "Sampling Duration Effects on Centre of Pressure Summary Measures," *Gait and Posture* **13**: 35-40, 2001.

Gage, W. G., D. A. Winter, and J. S. Frank. "Kinematic and Kinetic Validation ofInverted Pendulum Model in Quiet Standing," *Gait and Posture* **19**: 124-132, 2004.

Nelson-Wong, E., D. E. Gregory, D. A. Winter, and J. P. Callaghan. "Gluteus Medius Muscle Activation Patterns as a Predictor of Low Back Pain during Standing," *Clinical Biomechanics* **23**: 545-553, 2008.

Prince, F., D. A. Winter, P. Stergiou, and S. E. Walt. "Anticipatory Control of UpperBody Balance during Human Locomotion," *Gait and Posture* **2**: 19-25, 1994.

Radar, C. M. and B. Gold. "Digital Filtering Design Techniques in the Frequency Domain," *Proc. IEEE* **55**: 149-171, 1967.

Wieman, C. "EMG of the Trunk and Lower Limb Muscles during Gait of Elderly and Younger Subjects: Implications for the Control of Balance." MSc Thesis, Universityof Waterloo, 1991.

Winter, D. A. "Camera Speeds for Normal and Pathological Gait Analysis," *Med.Biol. Eng. Comput.* **20**: 408-412, 1982.

Winter, D. A. *The Biomechanics and Motor Control of Human Gait: Normal, Elderlyand Pathological, 2nd Ed.* (Waterloo Biomechanics, Waterloo, Ont. 1995).

Winter, D.A., H.G. Sidwall, and D. A. Hobson. "Measurement and Reduction of Noise in Kinematics of Locomotion," *J. Biomech.* **7**: 157-159, 1974.

3

運動学

3.0 歴史的な発展と問題の複雑さ

　人間と動物の実際の運動への興味は、先史時代の洞窟の壁画、像、絵画の中などにも表われている。これらの描写は作成者の主観的な印象に基づくものであった。人間と動物のロコモーションのパターンをカメラで動きの映像として記録したのは、ほんの1世紀前のことである。フランスの生理学者 Marey は1885年に銃のようなカメラを用いてヒトの歩行中の動きを連続的に記録した。またクロノフォトグラフィ（多重露光）を可能にする装置を用いてランナーのスティック・ダイアグラムを描いた。同じ頃、アメリカの Muybridge は24台のカメラを連続的に操作してランナーの運動パターンを記録した。この1世紀の進歩は目覚しく、我々は脳性麻痺の子供の歩行から一流運動選手のパフォーマンスまで多様な動作を記録し分析することができる。

　このようなヒトの運動の記述のことを運動学（kinematics）と呼ぶ。運動学では内力・外力に関わらず、動作を生み出す力ではなく動作そのものの詳細を取り扱う。どんなに簡単な動作であっても、精確な定量的表現をすると膨大なデータと多くの計算を必要とし、グラフ上のプロット点の数も膨大になる。例えば1ストライドの歩行中に矢状面内の下肢運動を記述するには50もの変数が必要になる。並進・回転の変位、速度、加速度などがこれに含まれる。分析の際、変数のうちごく限られたものだけを使用することもあるので注意が必要である。例えば走り幅跳びの評価には身体質量中心の速度と高さだけしか必要ないかも知れな

い。一方で体肢切断者の歩行中の力学的パワー解析にはほとんど全ての運動学的変数を用いなくてはならない。

3.1 運動学における語法

運動学的変数を正確に把握するためには用語の使い方を確立しなくてはならない。解剖学の分野では語法が確立されており、近位（proximal）、屈曲（flexion）、前方（anterior）等の用語を用いて完全に運動を記述することができる。これらの用語は全て相対的であり、1つの体肢が別の体肢に対してどういう位置関係にあるかを記述するものであることに注意を要する。これらの用語だけでは、空間内のどこに体肢があるのかは全くわからない。そのため、地面や重力の方向を基準に運動を分析したい時には絶対的な空間座標系を構築しなくてはならない。これは動作の記録に映像的な手法を用いる際にも必須である。測定機器が身体に装着される時にはデータも相対的なものとなり、重力や運動の向きに関する情報は失われる。

3.1.1 絶対座標系

これまで座標系の設定方法について、いくつかのものが提唱されてきている。本書で用いる座標系の定義は、ヒトの歩行解析で良く用いられるものである。垂直方向がY軸、進行方向（前後方向）がX軸、横方向（内側−外側方向）がZ軸であり、図3.1に示すとおりである。それぞれの軸の正の向きも示してある。角度に関しても原点と正の向きを定義する必要がある。XY平面内の角度はX軸方向が0度で反時計回りが正の向きである。同様にYZ平面内ではY軸方向が0度で反時計回りが正の向きである。同じ座標系を用いて速度・加速度についても下記のとおり導くことができる。

$\dot{x}$ = X方向の速度、Xが増加する時に正の向き
$\dot{y}$ = Y方向の速度、Yが増加する時に正の向き
$\dot{z}$ = Z方向の速度、Zが増加する時に正の向き
$\ddot{x}$ = X方向の加速度、$\dot{x}$が増加する時に正の向き
$\ddot{y}$ = Y方向の加速度、$\dot{y}$が増加する時に正の向き
$\ddot{z}$ = Z方向の加速度、$\dot{z}$が増加する時に正の向き

同じことが角速度と角加速度にもいえる。反時計回りに角度が大きくなる際に角速度ωは正になる。ωが増加する際に角加速度αの値は正になる。

ヒトが歩行している際のデータを用いてこの座標系の設定についての例を示す。右側から見た右脚とその質量中心位置の運動について次のような状況を考え

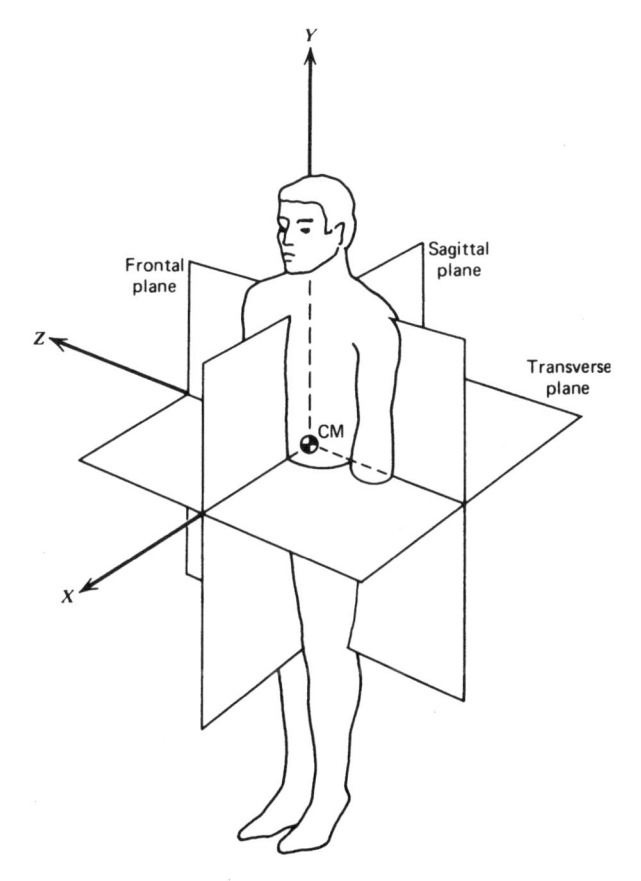

図3.1 データ取得と分析に用いる座標系の定義。

る。

$$\omega = -2.34 \text{ rad/s}, \quad \alpha = 14.29 \text{ rad/s}^2, \quad v_x = 0.783 \text{ m/s}$$
$$a_x = -9.27 \text{ m/s}^2, \quad v_y = 0.021 \text{ m/s}, \quad a_y = -0.31 \text{ m/s}^2$$

これは脚のセグメントが時計回りに回転しており、その角速度は減速しつつある（反時計回りに加速しつつある）ことを示す。質量中心位置の速度は前方向でわずかに上を向いており、前方向に対しては減速しつつ、下方向には加速しつつある。

3.1.2 空間内の身体セグメントの完全な記述

身体セグメントの運動を完全に記述するためには15の変数が必要である。これらの変数は全て時間とともに変化する。

1. セグメント質量中心の位置（x、y、z）
2. セグメント質量中心の並進速度（$\dot{x}$、$\dot{y}$、$\dot{z}$）

3．セグメント質量中心の並進加速度（$\ddot{x}$、$\ddot{y}$、$\ddot{z}$）
4．2つの平面におけるセグメント角度 θ_{xy}、θ_{yz}
5．2つの平面におけるセグメント角速度 ω_{xy}、ω_{yz}
6．2つの平面におけるセグメント角加速度 α_{xy}、α_{yz}

3つ目の角度データが冗長であることには注意を要する。すなわちどのセグメントについても、その方向は2つの平面における角度で完全に記述できる。全身の完全な記述のためには足部（左・右）、下腿部（左・右）、大腿部（左・右）、胴体部、頭部、上腕部（左・右）、前腕部と手部（左・右）の12セグメントからなるモデルが必要となる。3次元空間内では 15×12＝180 の変数を要する。そのため複雑な運動のいくつかは未だに分析はおろか記述すらもされていない。簡略化を行うことによって変数の数は何とか取り扱える程度の数に減らすことができる。例えば左右対称な平地歩行では、運動は矢状面で起こることを想定でき、また通常は腕の動きを無視することができる。頭部・腕部・胴体部（HAT：Head-Arm-Trunk）はしばしば1つのセグメントと見なされる。左右対称を前提として片方の脚だけからデータ取得を行う場合は、モデルが4セグメント、1平面のものとなり、変数の数は36に減らせるためずっと取り扱いやすくなる。

3.2 直接計測の技術

3.2.1 ゴニオメータ*

ゴニオメータとは、関節角度計測のために身体に装着できるようになっているポテンショメータのことである。ゴニオメータの1つのアームを体肢のセグメントに装着し、もう一方を隣のセグメントに装着し、ゴニオメータの軸が関節の軸と一致するようにする。図3.2にはゴニオメータを膝関節に装着した様子が電気回路の構成とともに描かれている。外側の電極間には常に電圧 E が掛けられ、可動接点部の電位は E 以下になる。その電位は関節角度 θ に依存する。そのため、可動接点部の電位は $v = kE\theta = k_1\theta$ ボルトになる。ここで電位が θ に比例するようになるためには、ポテンショメータの抵抗も θ に比例して変化する必要がある。医学的な研究のために設計されたゴニオメータを患者に装着した様子を図3.3に示す。

長所
1．ゴニオメータは一般的に安価である。
2．出力信号をそのまま記録したり、変換してコンピュータに入力したりできる。
3．関節の運動面に関わらず、平面内の回転を記録することができる。

*代表的な論文：FinleyとKarpovich（1964）

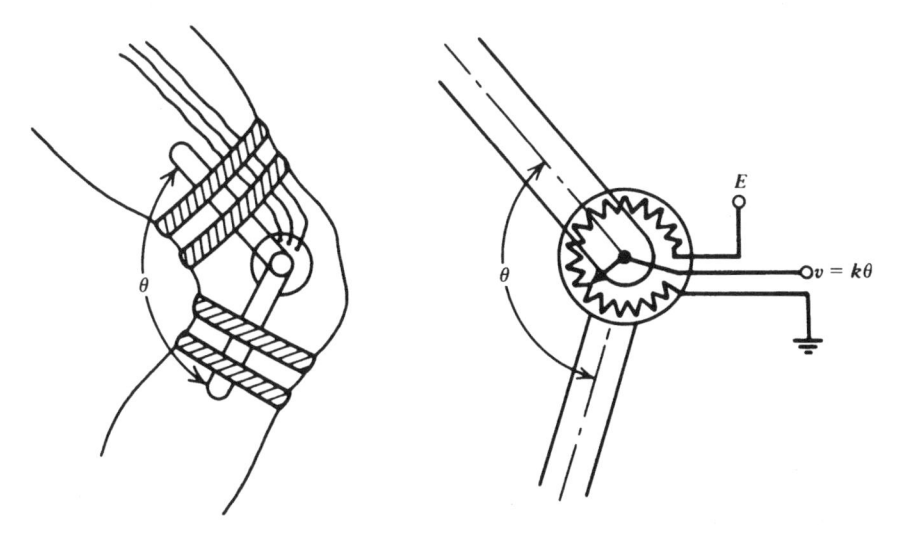

図3.2 膝関節に装着するゴニオメータの機械的・電気的構成。関節角度に比例した電圧を出力する。

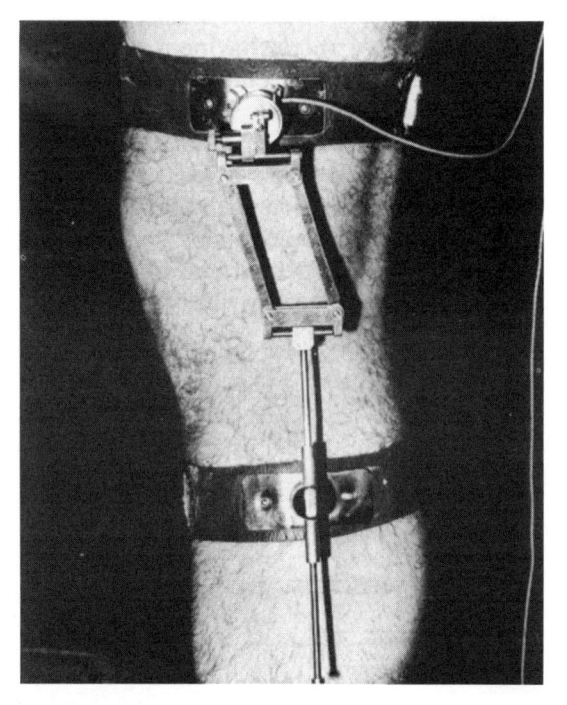

図3.3 膝関節の回転中心の移動に対応したゴニオメータ。患者の膝関節に装着した様子。(Chedoke-McMaster Medical Center の許可を得て掲載)

短所
1. 絶対角度ではなく相対角度が得られるため、評価に際してデータの価値が大幅に制限される。
2. 身体にフィットさせて正しい位置に装着するのに長時間を要することがある。また、脂肪や筋組織の上に装着した場合、動作に伴って位置がずれることがある。
3. 多数のゴニオメータを装着すると、ストラップやケーブルが動作の邪魔になる。
4. 蝶番関節のような動きをしない関節には、より複雑なゴニオメータを用いる必要がある。

3.2.2 特殊な関節角度計測システム

近年エルゴノミクスの分野で、親指を含む手の指の動きを計測するための特殊な手袋が開発された。図3.4はこのグローブ型トランスデューサの構造を示すものである。これは伸縮性のある軽量の手袋で、それぞれの指と親指の近位部二関節の伸展・屈曲と、親指の外転を検出するセンサを備えている。それぞれのトランスデューサ（センサ）はループ状になった光ファイバーで、興味の対象となる関節の位置に埋め込まれている。この光ファイバーには常時赤外線が通されている。関節が曲がると光が散逸する。曲がる大きさが増えるほど、光の散逸量も増える。そのため関節の屈曲角度は検出器で検出される光の量の減少として反映され、この関係を予めキャリブレーションしておくことで関節角度を知ることができる。このようなシステムの代表的な応用例として反復性運動過多損傷の研究が挙げられる（Mooreら、1991）。

3.2.3 加速度計*

加速度計とはその名のとおり、加速度を計測する機器である。ほとんどの加速度計は単純な力トランスデューサで、与えられた加速度に対する反力を計測するよう設計されている。体肢セグメントの加速度がaで加速度計内にmの質量がある場合、その質量に掛かる力は$F=ma$である。この力を力トランスデューサで測る。トランスデューサとしては通常ひずみゲージかピエゾ抵抗のものを用いる。質量は力トランスデューサに対して加速され、力トランスデューサは掛かる力に比例する信号電圧Vを出力する。ここで質量mは既知の定数なのでVは加速度に比例することがわかる。加速度はトランスデューサの面に対して近付く向きの場合と遠ざかる向きの場合がある。後者の場合は信号の正負が逆になる。ほとんどの場合で、トランスデューサの面に垂直に加速度がはたらくとは限らない。

*代表的な論文：Morris（1973）

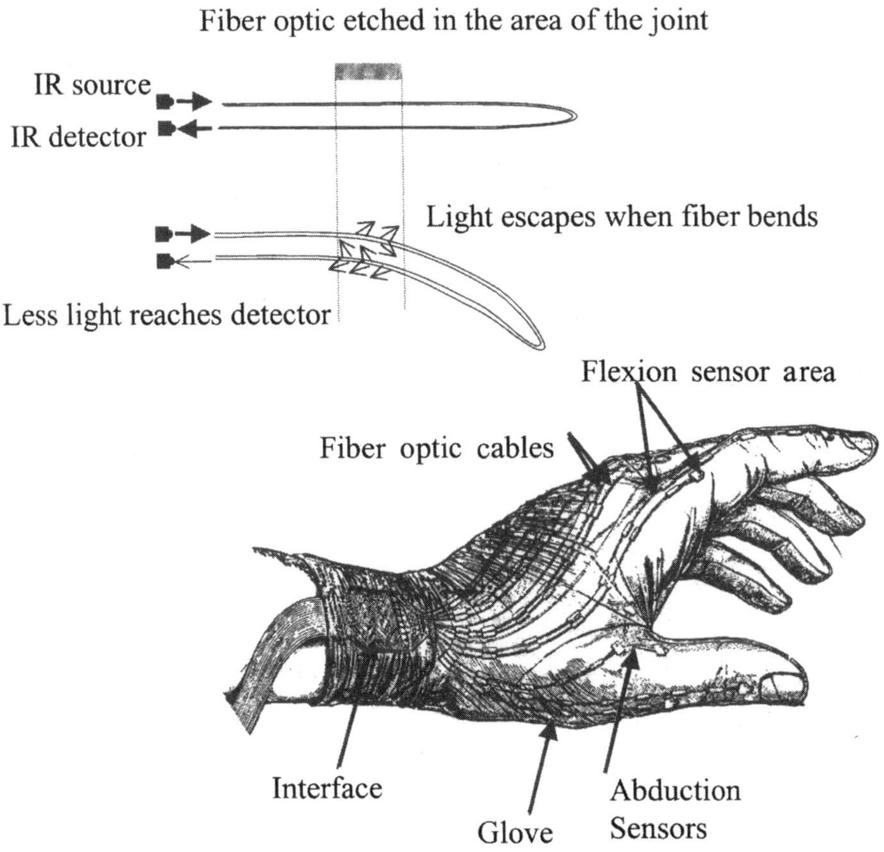

図3.4 指の関節角度を計測するグローブ型トランスデューサの構造と機能。トランスデューサはループ状の光ファイバーケーブルである。指の屈曲が増加すると、検出器に戻ってくる光の量が低下する。それぞれのケーブルについて角度変位と検出光の量の関係をキャリブレーションする。(Ergonomics Laboratory, Department of Kinesiology, University of Waterlooの許可を得て掲載)

良く見られる状況を図 3.5 に示す。ここでは加速度ベクトルがトランスデューサの面に対して垂直な成分と平行な成分を持っている。この場合加速度センサは垂直な成分 a_n を計測する。平行な成分 a_t やベクトルとしての加速度 a については、3軸の加速度センサを用いない限りは何もわからない。3次元（3軸）の加速度センサでは単純に3つの加速度センサがそれぞれに対して直角な状態で組み込まれており、それぞれのセンサが軸に沿った成分に反応する。3軸の加速度センサを体肢に装着した場合にも、体肢の回転に起因する問題が生じることがある。これを図 3.6 に示す。ここでは両脚が絶対座標系で見ると同じ方向（ベクトル a の方向）に加速されている。計測される加速度の成分 a_n はそれぞれの脚で大きく異なる。そのため加速度センサについては、空間内の運動方向がそれ程大きくは変化しない場合か、例えば肘関節を固定して前腕を水平方向に屈曲するような、特別に工夫された場合に限って適用が可能となる。

図3.5 加速度計に水平・垂直成分の加速度が掛かった状態の模式図。電圧出力は加速度の垂直成分a_nに比例する。

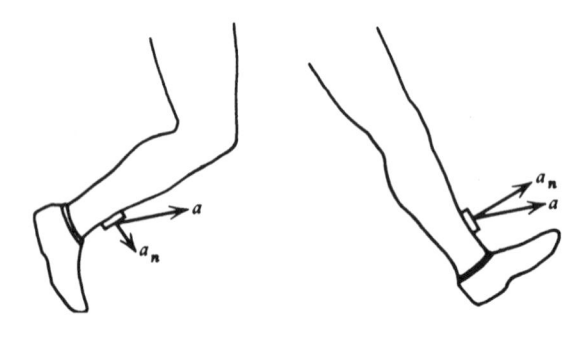

図3.6 空間内の加速度ベクトルは同一でも、加速度計の垂直成分が大きく異なる状況がある。

　ピエゾ抵抗の加速度計の典型的な電気回路を図3.7に示す。これは2つの等しい抵抗 R_1 を用いたハーフブリッジ回路である。トランスデューサの中で、抵抗 R_a と R_b の大きさは加速度に応じて変化する。加速度が無い場合には $R_a = R_b = R_1$ である。この場合調整用のポテンショメータが正しく設定されていれば電極1の電位は電極2の電位と同じである。そのため出力電圧 $V=0$ となる。図に示す加速度が掛かった時、R_b は増加し R_a は減少する。そのため電極1の電位は上昇する。その結果ブリッジ回路のバランスが崩れ、加速度に比例した電圧 V が出力される。逆に加速度が上向きの場合は R_b が減少し R_a が増加する。ブリッジ回路のバランスは逆方向に崩れ、出力信号の正負も逆転する。そのため加速度計のダイナミックレンジの範囲内で、センサの軸に沿った加速度成分の大きさに比例して信号が出力される。加速度の向きは正負の符号として反映される。しかし調整用のポテンショメータが正しく設定されていない場合、ブリッジ回路のバランスは崩れて、図中の破線で示したような電圧 - 加速度の関係が出力される。

長所
1. 出力信号をそのまま記録したり、変換してコンピュータに入力したりできる。

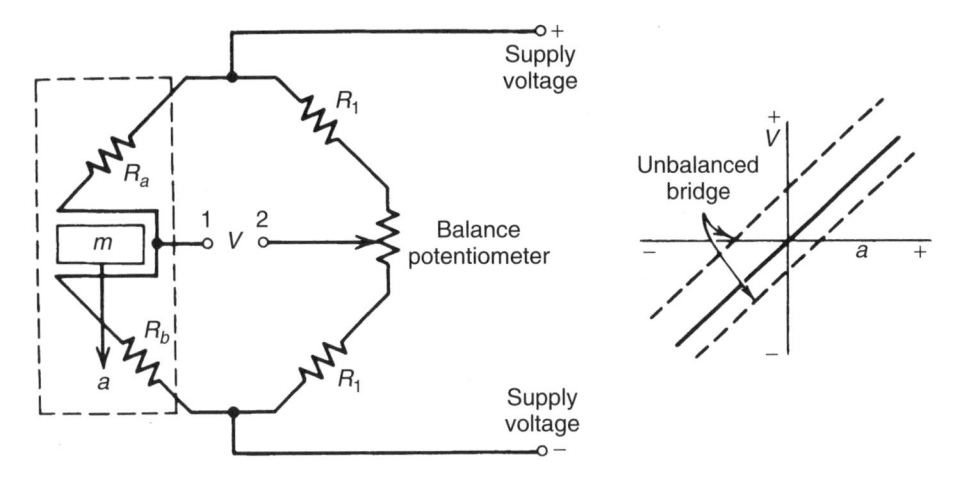

図3.7 多くの力トランスデューサや加速度計で用いられるブリッジ回路。詳細については本文参照。

短所
1．加速度は体肢セグメント上の位置に応じて相対的に決まる。
2．多数を用いる場合には加速度センサの費用が高額になる。記録装置やアナログ・デジタル・コンバータの費用も高額になり得る。
3．多数を用いる場合にはセンサが動作の邪魔になることもある。
4．多くの加速度センサは非常に衝撃に弱く簡単に破損する。
5．加速度センサの質量がアーティファクトになる場合もある。特に速い動作や衝撃力の働く動作ではこの可能性が高い。

3.3　画像計測の技術

　中国のことわざに「百聞は一見に如かず」という意味のものがあるが、人間の観察に際してもこれは重要な意味を持つ。身体運動を興味の対象としたバイオメカニクスの研究についても同じである。多くの動作は複雑なため、全てのデータを捉え得る唯一のシステムは画像計測のものである。動的な運動を記述することを考えると、長い時間に渡ってデータを取得しなくてはならないという問題もある。そのため動作の間に、一定間隔でたくさんの画像を取得する必要がある。
　使用可能な画像取得のシステムは多種類ある。ここではそのうち3つについてのみ解説する。すなわちムービーカメラ、テレビ、光電式のセンサである。どの場合にもレンズを用いるので、光学の基本的な事柄についても簡単に解説する。

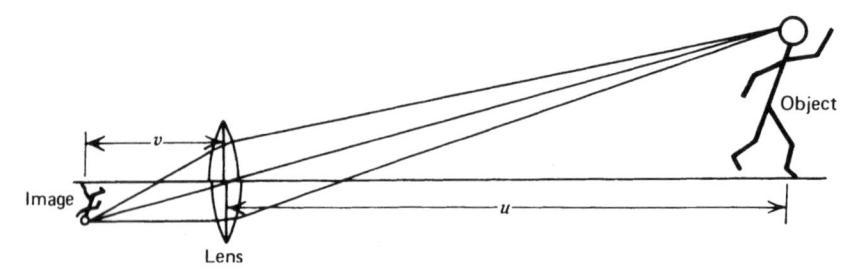

図3.8 収束レンズにおいて、撮影対象（Object）と反転画像（Image）の関係を簡略化して示した図。

3.3.1 レンズの復習

単純な収束レンズでは映像を反転させ、レンズから距離 v 離れた点に像を結ぶ。図3.8に示すように、レンズと対象の距離が u 離れている場合には焦点距離 f は下記のとおりとなる。

$$\frac{1}{f} = \frac{1}{v} + \frac{1}{u} \tag{式3.1}$$

動作解析に用いる画像取得のシステムでは、対象 - レンズ間の距離がレンズ - 反転映像間の距離よりもずっと大きくなる。そのため下記の関係が成り立つ。

$$\frac{1}{u} \approx 0, \quad \frac{1}{f} = \frac{1}{v}, \quad \text{または} \quad f = v \tag{式3.2}$$

従ってレンズ系の焦点距離がわかっていれば、反転映像の大きさと対象の大きさが単純な三角法で関連づけられることがわかる。通常のレンズでは焦点距離は25mm、広角レンズでは13mm、望遠レンズでは150mm程度である。ズームレンズでは焦点距離をある範囲内で任意に変化させられる。上記より、レンズと対象物の距離 (L) が増加する場合、同じ大きさの画像を得るためには焦点距離がその距離に比例して大きくなる必要がある。この関係を図3.9に示す。精度を上げるためには画像をできるだけ大きくする必要がある。そのため焦点距離の固定されたレンズを複数用いるよりもズームレンズを用いる方が望ましい。ズームレンズを用いれば研究の対象となる動作に応じて個別に焦点距離を調整したり、あるいは動作の途中で調整したりすることが可能となる。

3.3.2 f ストップの設定と被写界深度

レンズに入る光の量は絞りで調節され、f ストップ（F値と呼ばれることもある）の値で表される。f ストップとは絞りがどれだけ開いているかを表す数値である。開きが大きい程 f ストップの値は小さくなる。f ストップの値は入ってく

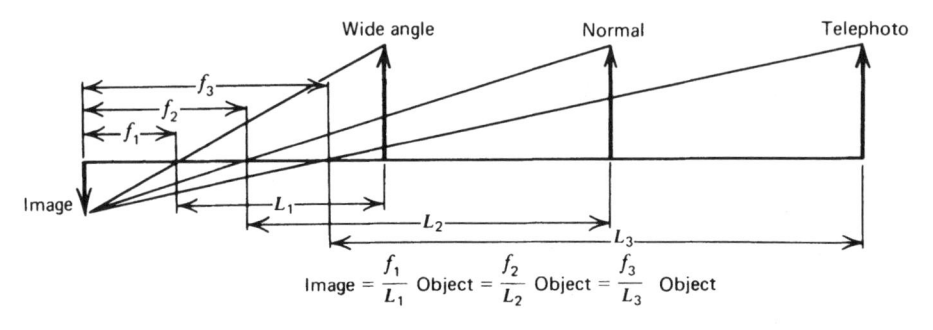

図3.9 広角レンズ（Wide angle）、通常のレンズ（Normal）、望遠レンズ（Telephoto）で、異なる焦点距離を用いることで同じ大きさの画像が得られる。

る光の量に対応する。例えばレンズの f ストップの値に 22、16、11、8、5.6、4、2.8、2 の設定があったとする。$f/22$ はレンズの直径の 1/22 を意味し、$f/11$ はレンズの直径の 1/11 を意味する。そのため $f/11$ では $f/22$ に比べて 4 倍の量の光が入る。この比率は 1 段階数字を下げた際に倍の量の光が入ってくるように設定されている（例えば、$f/2.8$ では $f/4$ の 2 倍の光が入る）。

　照明の量を最小限にするために、レンズは f ストップの値を小さくし、できるだけ絞りを開いた方が良いことは明らかである。しかし被写界深度に関して問題が生じる。被写界深度とは焦点の合った映像を得られる最大・最小の被写体側の距離の範囲のことである。f ストップの値が小さい程、対象に焦点を合わせられる範囲が狭くなる。例えば 10 フィートと 30 フィートの間を動く動作を撮影する時、f ストップの値を 5.6 以下にすることはできない。このレンズに設定されたレンジは約 15 フィートで、10 フィートから 30 フィートの範囲にあるものには焦点が合う。最終的に f ストップの値はカメラのシャッタースピードとフィルムのスピードに依存して決まる。

3.3.3　シネマトグラフィ*

　多くのサイズのムービーカメラが世に出回っている。最も小さいものは 8 ミリカメラである（これらは実は 16mm のフィルムを使っている。フィルムはカメラの中を 2 回走り、現像後に 2 つに割ってそれぞれが 8mm になる）。さらに 16mm、35mm、70mm のものがある。8mm カメラの画像は精確な計測のためには小さいが、35mm と 70mm のものは非常に高価である。その妥協点として 16mm カメラが広く使われてきており、ほとんどのハイスピード・ムービーカメラは 16mm である。16mm のカメラに関してもいくつかの種類が出回っている。バネで駆動するもの、バッテリーを用いてモーターで駆動するもの、交流電源を用いてモーターで駆動するものなどがある。バッテリーを用いるものは電源の無

*代表的な論文：Eberhart と Inman（1951）

い場所にも持ち運んで使用できるという長所がある。

　フィルムのタイプは用いる照明に依存する。ASA レートはフィルムのスピードを表す指標である。このレートが高いと、同じ露光に達するまでの光量が少なくなる。ASA レート 400 の 4-X リバーサル・フィルムは良く用いられるものである。より ASA レートの高いものもあり、特に動きの速い運動動作の質的評価に適している。しかしこれらの ASA レートの高いフィルムでは粒子が粗いので、量的な評価に際しては精度が下がってしまう可能性がある。

　必要な光量を決定する最後の要因はカメラのシャッタースピードである。毎秒撮影するフレーム数が多い程、露光に使える時間は短くなる。ほとんどのハイスピードカメラには回転式のシャッターがあり、1 回転の内一定時間開いて、フィルムのまだ使用していない部分の新しいフレームを露光する。図 3.10 に示すとおり、開口部の弧の長さ（シャッター定数）とシャッターの回転速度が露光時間を決定する。例えば毎秒 60 フレーム撮影時にシャッター定数 3 のシャッターを用いた場合、露光時間は 1/180 秒となる。カメラに入る光の量はシャッタースピードを 1/180 秒に設定した通常のカメラ（スティールカメラ）と同じになる。

　最終的なセッティングの際に、ヒト被験者にあたる光の強度を計測するため露光計を用いる。撮影に際して考慮すべき変数はフィルムの ASA レート、シャッターの開口率、そして毎秒の撮影フレーム数（撮影速度）である。対象動作を十分に捉えられる程度の撮影速度を選択する必要がある。ここで撮影速度が速すぎるとフィルムの無駄になるし、照明も余計に必要になる。最適な撮影速度に関する問題については 2.2.4.2 節のサンプリング定理を再度検討する必要がある。最後に決定する変数は f ストップの値である。光量計は光の強さに比例した値を示すので、フィルムの ASA レートと露光時間が決定すれば、適切な f ストップの

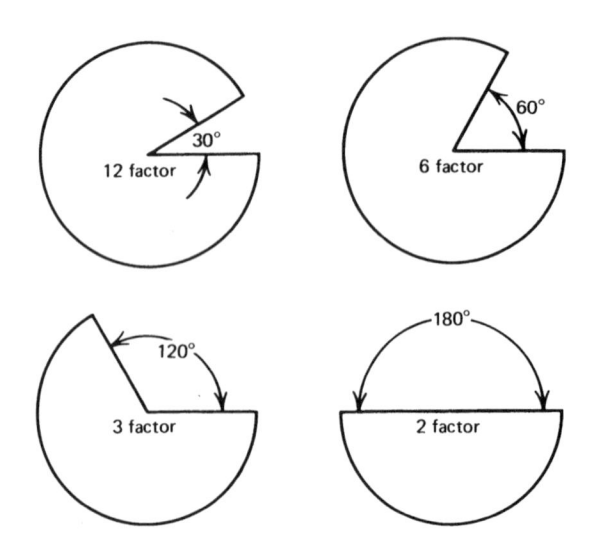

図3.10　ムービーカメラで用いられるシャッターのシャッター定数（factor）。フィルムは開口部において露光し、シャッターが閉じている間に先に進む。

値を定められる。このようにしてカメラの撮影速度や f ストップの値、撮影範囲等を適切に定め、いよいよ撮影を開始することができる。

3.3.3.1 ムービーから座標データへの変換

16mm のムービーカメラがデータ取得の最も一般的な手段なので、そこから座標データを抽出するさまざまな技術を理解している必要がある。これに用いられるシステムでは、ムービーの1つ1つのフレームを何らかのスクリーンに映写する必要がある。最も良く用いられる形のものでは、操作者が機械的な XY 座標系のシステムを動かして、点、光点、細い十字のマーク等が解剖学的ランドマークの上に重なるようにする。そこで XY 座標を読み取るか、ボタンを押して座標点をコンピュータに記録する。図 3.11 はこのような変換システムを構成する機材を示すものである。

2つ目のタイプはフィルムの画像を特殊なグリッド・システムに映写するものである。操作者がこのグリッドを特殊なペンで触ると、その座標が自動的にコンピュータに読み込まれる。これらのシステムでは何れもそのスピードと精度が人間の操作者に依存したものになる。我々の経験からいうと、熟練した操作者が作業した場合、1分間に変換できる点の数は平均 15 である。そのため毎秒 50 フレームで撮影した3秒間のフィルム上では、5つの点を変換するのに約 30 分かかる。

このデジタイズに関して発生する操作者のエラーはランダムで非常に小さいことが知られている。カメラを被験者から 4m の位置に設置した場合、変換さ

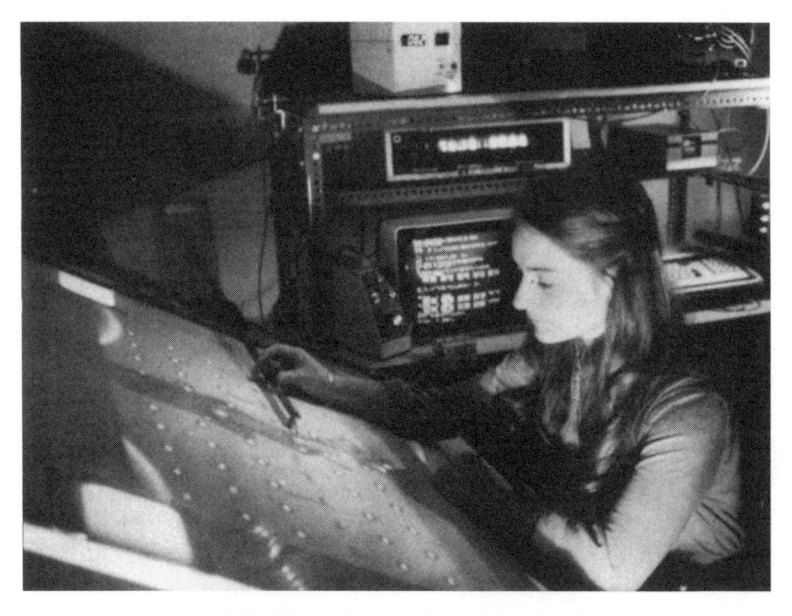

図3.11 ムービーフィルムから座標データをデジタイズする際の典型的なマイクロコンピュータのセッティング。足のペダルを用いて、操作者は1分間に約10点をデジタイズし、コンピュータに保存する。カメラが被験者から4mの位置にある際のデジタイズの誤差は約1mmである。

た座標データの誤差の標準偏差は 1-1.5mm である。

3.3.4 テレビジョン*

　テレビとシネマトグラフィの最大の相違点は、テレビでは毎秒のフレーム数が定まっている点である。テレビのそれぞれの画像のことをフィールドと呼ぶ。北米では毎秒 60 フレーム、ヨーロッパでは一般的に毎秒 50 フレームが用いられている。そのためテレビのフレーム数はほとんどの動作について十分と言えるが、素早い運動動作の量的な評価には遅過ぎる可能性もある。テレビの f ストップ、フォーカス、光量はテレビの画面を見ながら制御部を使って調整することができる。多くのテレビカメラでは電気的・光学的な方法の両者を用いて輝度やコントラストを調整できる。ストロボの照明を内蔵しているものもある。また、フォーカスも電気的・光学的両方のやり方で調整できる。テレビにはその場で再生できるという大きな長所があり、画像の質を確認することもできる。また、第 1 段階の質的な評価を行うこともできる。テレビの画像は画像取り込みシステムを用いてデジタル変換し、即座に分析に用いることができる。

3.3.4.1 テレビカメラ

　ビジコン（光伝導効果を利用した撮像管）を用いたテレビカメラでは技術的な問題が発生することがある。反射マーカが動いていない時、マーカからの強い光ははっきりした円状の画像を生み出す。しかしマーカが速く動く際には、円状の画像がかすみ跡を引くようになる。そのため白・黒の二値化を行う際の閾値を注意深く設定し、デジタイズする際にマーカが円状に見えるようにする必要がある。かすみを取るためのより信頼性の高い方法はストロボを使うことで、この場合テレビの撮像管は 1 ms かそれ以下しか露光しない。ストロボは実質的にシャッターのような機能を果たす。撮像管が継続的に露光した場合、画像の上から下へと走査して行く際の時間遅れのためマーカ座標にゆがみが発生する。ストロボを用いることでこの問題も解決できる。テレビの 1 つのフィールドを走査するには 15ms を要する。そのため頭に付けたマーカは足に付けたマーカよりも 10ms 程度早く走査される可能性がある。ストロボシステムを用いると、ムービーカメラを用いる際のように、全てのマーカの画像を同時に捉えることができる。近年の CCD（電荷結合素子）カメラは機械的あるいは電気的なシャッターを備えており、かすみやゆがみを除去することができる。更に発展した赤外線カメラでは、可視光を使用しない。このシステムでは、マーカの円状の画像を得るために赤外線の光源は必要であるが、それ以外の波長の光（可視光）の反射に影響を受けないという長所がある。図 3.12 は典型的な赤外線カメラで、臨床応用の歩行研究室の天井に定常的に設置されている。赤外線の光は 120 Hz の周期で、それぞれ

---

*代表的な論文：Winter ら（1972）

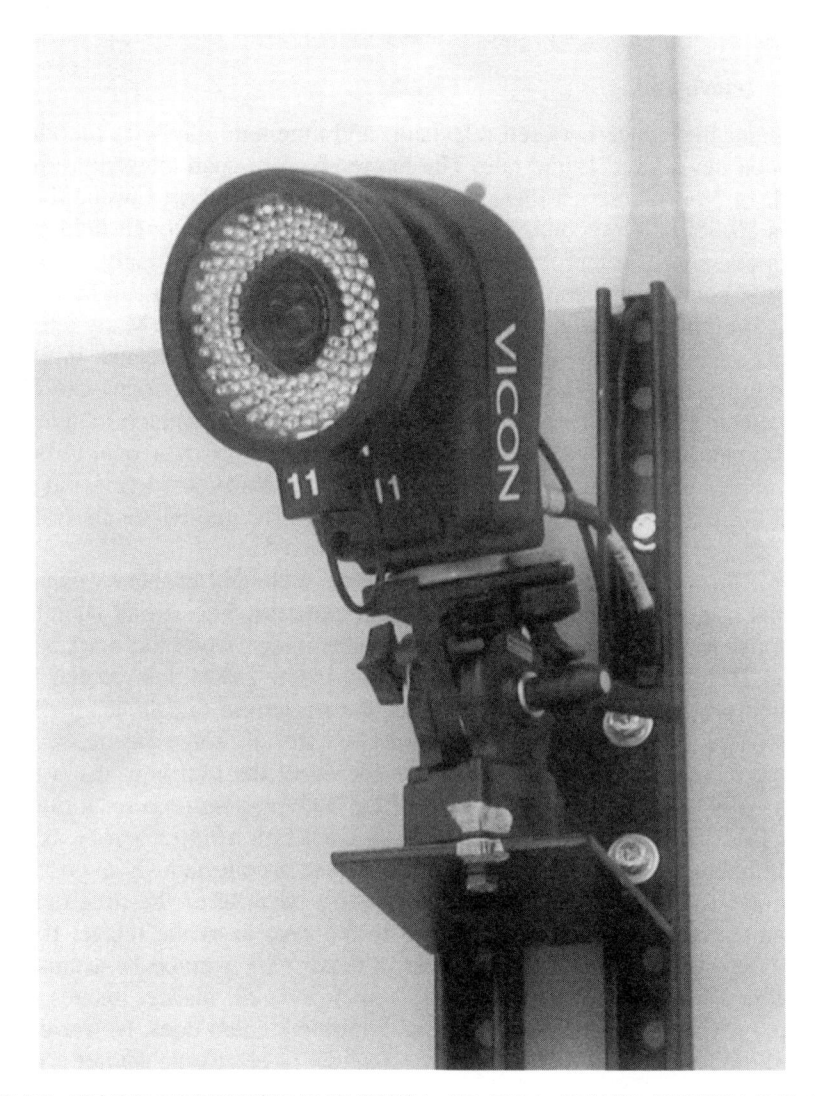

図3.12 臨床応用の歩行研究室における赤外線カメラ。このカメラは壁に常時設置されている。赤外線の光源はレンズの周りにドーナッツ状に付いている。これらの光源はそれぞれのフレームでパルス状に短時間発光し、スキャンの前に画像を固定する役割を果たす。（Gait Analysis Laboratory, Connecticut Children's Medical Center の許可を得て掲載）

1 ms 以下の間、レンズの周囲でドーナッツ状に発光する。同様のカメラを6台から12台、歩行研究室に設置する。カメラで捉える唯一の光は反射マーカから反射される赤外線の光で、またそれはパルス状に発光するので、マーカの画像は時間的に固定されることになる。図3.13 は臨床応用の歩行研究室におけるセッティングを示すものである。子供の被験者に球状のマーカを取り付けている。

3.3.4.2 テレビ画像デジタイジングシステムの発展

動作解析のテレビシステムはほとんど全てが大学の研究室で開発された。1960年代後半にはテレビを基盤にしたシステムの最初の成果が、オランダの Delft 工

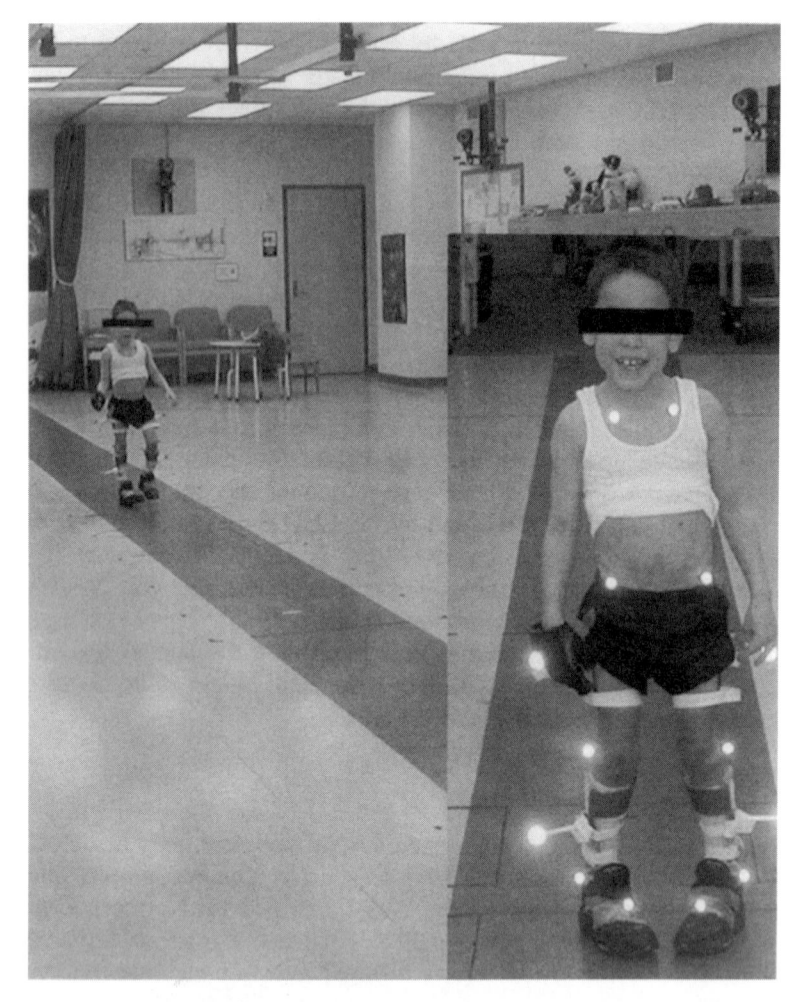

図3.13 臨床応用の歩行研究室における、脳性麻痺の患者の歩行評価。天井と壁に設置された赤外線カメラが、身体の両側に装着した球状の反射マーカからの反射光をキャプチャする。(Gait Analysis Laboratory, Connecticut Children's Medical Center の許可を得て掲載)

科大学（Woltring（1987）によると Furnée（1967））や、テキサス州ヒューストンで開催された第 21 回 EMB 学会において（Winter ら、1968）報告され始めた。この種のシステムに関する最初の学術論文は Nova Scotia 工科大学（ハリファクス、カナダ）の Dinn ら（1970）によるものである。このシステムは CINTEL（Computer INterface for TELevision）と呼ばれ、血管造影の画像を 4 ビット（グレースケールの 16 階調）にしてデジタイズし、心室体積の経時変化を同定するものであった（Trenholm ら、1972）。このシステムはカナダの Manitoba 大学で歩行動作の研究にも用いられた。ここではより高い空間分解能で 1 ビットの変換（白／黒の二値化）を行い、解剖学的ランドマークにつけた半球状の反射マーカのデジタイズを行った（Winter ら、1972）。それぞれのマーカ画像は約 10 ピクセルからなる。その座標を平均することによって、それぞれのマーカ位置の精度

を1cm（フィールドの走査線の間隔）から1mm程度に改善することができた。3M社のスコッチ素材がここでは反射マーカに使われたが、これはその後のほとんどの実験・商用システムでも使われるようになった。

　Jarettら（1976）は、1～2の走査線を占める小さな反射マーカの左側の縁を検出するシステムを報告した。あいにくこのシステムの空間分解能は走査線の間隔と等しく1cm程度であった。このシステムはVICON（VIdeo CONvertor）によってその製品に採用され、改善された。改善後のシステムではマーカ画像の左側と右側の縁をどちらも検出し、検出した点をソフトウェアAMASSで円状に曲線近似した（Macleodら、1990）。円状の近似に基づいてその中心を計算した。別の商用システム、例えばMotion Analysis Corporation等によって開発されたシステムでは特許を取得したエッジ抽出の技術を用いている（Expert Vision）。イタリアで開発されたELITE（Elaboratore di Immagini Televisive）システムでは左右のエッジ抽出ではなく、マーカ画像の形状同定を行っている。専用のコンピュータ・アルゴリズムをリアルタイムに稼働させ、マーカの大きさと形状に基づいた相互相関分析によるパターン認識を行っている。このシステムは形状同定にグレースケール階調を用いており、それによって空間分解能を観測フィールドの1/2800まで改善している。フィールドの高さを2.5mとすると、この分解能は0.9mm程度の精度に相当する。

3.3.4.3　テレビ画像変換の技術

　これまでに説明した商用のテレビシステムは、マーカの存在を検知して領域の中心を決定し、複数のカメラシステムで得られたマーカにラベルを付けるための技術をそれぞれ固有に持っている。

3.3.5　光電センサを用いた技術*

　光電イメージングのシステムには過去数年の間にいくつかの発展がみられた。この種のシステムはシネマトグラフィやテレビ映像を用いたものと比較しても長所があるといえる。最初の商用システムはカナダのNorthern Digitalによって開発されたWatsmartシステムである。これはアクティブマーカを用いたもので、被験者は解剖学的ランドマークに小さな赤外線の発光素子を装着する。これらの素子は順番に発光し、その発光を特殊なカメラで検出する。カメラには通常のレンズがあり、マーカからの光を特殊な半導体ダイオードの表面に投射する。このアクティブマーカを用いたシステムは近年さらに開発され、OPTOTRAKと呼ばれる3Dのカメラシステムになっている。OPTOTRAKシステムでは図3.14に示すように、3つのカメラが剛体の枠の上に直線上に並んでいる。左と右のレンズは少し内側を向くように取り付けられており、ダイオードは水平方向に、直

---

*代表的な論文：Winterら（2003）

線上に並んでいる。そのためこれらのカメラで走査すると、マーカが存在する垂直な平面をそれぞれ同定することができる。真ん中のレンズはまっすぐに前を向いており、ダイオードが垂直方向に並んでいる。そのためこのカメラはマーカが存在する水平な平面を同定する。図 3.15 にこの関係を示す。左右のカメラはそれぞれマーカが存在する平面を同定する。これら2つの垂直平面の交線は垂直な直線となる。つまり、この垂直な直線上にあるマーカは全て左右のカメラによって同じ信号として記録される。真ん中のカメラにより固定される平面と、他の二つのカメラにより同定される垂直な直線の交わりは3次元空間における1つの点になる。このようにして、それぞれの赤外ダイオード（IRED）が発光する度に、絶対座標系（GRS）における xyz 座標が記録される。それぞれの光源の発光に伴い垂直な直線と水平な平面が同定されるので、異なる組み合わせの xyz 座標が同定される。このようなアクティブマーカを用いたシステムには他にはない長所がある。それは（テレビのシステムと異なり）得られたマーカデータがどの部位に貼り付けられたマーカのものか同定するソフトウェアが必要無い点である。そのためマーカの数と位置を日々変更して実験を行う研究室においてもマーカのラベリングに関する問題が発生せず、研究目的に応じた変化に柔軟に対応できる。また、IRED の精度が高いため x、y、z 座標の精度もテレビシステムよりも高くなる。テレビシステムでは精度が走査線の間隔によって規定される。図 3.15 のように OPTOTRAK システムを設置し、被験者からの距離が4mとすると、そ

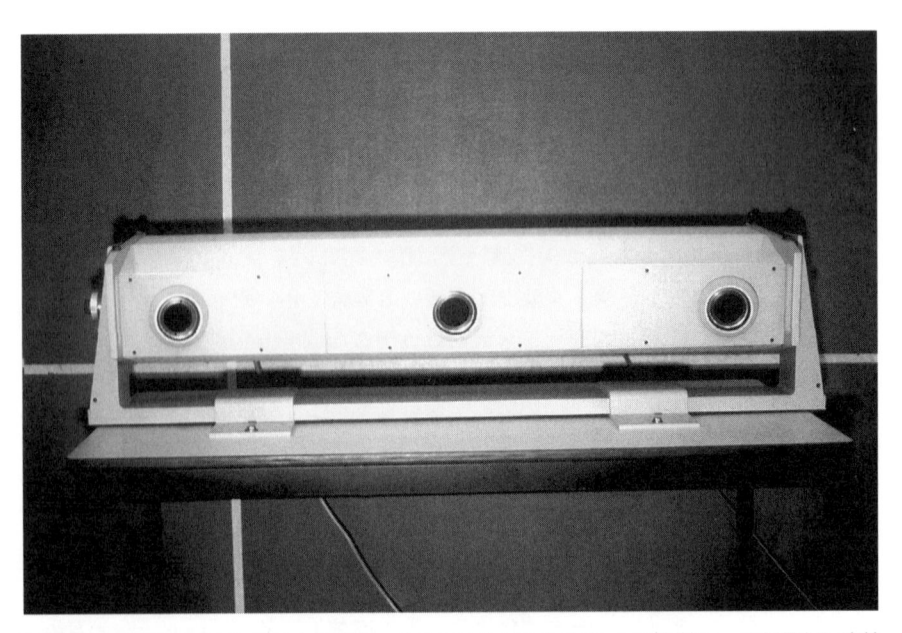

図3.14 OPTOTRAKシステムの写真。このシステムは3つのレンズを持ち、それぞれに直線上に並んだダイオードがある。外側の2つのレンズは少し内側を向いており、それぞれが1つの垂直な平面を決定する。一方で中央のレンズは水平な平面を決定する。これらのダイオードが3次元空間内で1つのマーカの位置を決定する原理を図3.15に示す。（Gait and Posture Laboratory, Department of Kinesiology, University of Waterlooの許可を得て掲載）

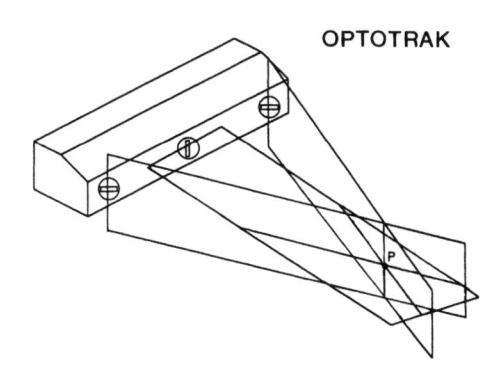

図3.15 OPTOTRAKシステムの計測原理。ダイオードの配列を持つ外側の2つのレンズは少し内側を向いており、それぞれが1つの垂直な平面を決定する。マーカは2つの平面の交線上のどこかにあると決定される。この交線の向きは垂直である。中央のレンズはマーカが存在する水平面を決定する。そのためこの水平面と先に導いた垂直交線の交点を求めることで、マーカの3次元座標がわかる。

の精度は0.03mmであり、ノイズは0.015mmとなる（Gageら、2004）。短所としては使用できるIREDの数に限りがあることと、アクティブなIREDマーカに電源供給するためのケーブルが邪魔になることが考えられる。

3.3.6　光学的システムの長所と短所

長所
1. 全てのデータは絶対座標系に対して、カメラの光軸に対して垂直な平面における値が与えられる。
2. シネマトグラフィでも、テレビでも、ほとんどのシステムでマーカの数に制限がない。
3. シネマトグラフィやテレビのように軽い反射マーカを用いるシステムでは動作がほとんど邪魔されない。また装着にもあまり時間が掛からない。
4. テレビカメラやビデオカセットレコーダは比較的安価である。
5. シネマトグラフィやテレビのシステムでは指導や身体全体の運動の質的評価のために映像を再生することができる。

短所
1. シネマトグラフィ、テレビ、光電システムを問わず、複数のカメラからなるシステムは高価である。同様に画像データのデジタイズと変換のシステムも高価である。
2. フィルムを用いる場合は現像に要する時間が問題になる場合もある。デジタイズに要する労力も制限因子になり得る。一方で商用の画像処理システムを用いるよりも、手作業でデジタイズした方がエラーは小さくなる。
3. IREDを使う場合などはワイヤが邪魔になり、装着の時間が問題になるこ

とも考えられる。装着できるIREDの数にも限界がある。
4．IREDを用いるシステムなど、一部には太陽光のある時間帯に屋外で使用できないものもある。

3.3.7 さまざまな運動学的システムについてのまとめ

それぞれの研究室で使用するシステムを選ぶ前に、要求する特性を明確にする必要がある。臨床応用の歩行研究室では、光電システムのようにケーブルなどが邪魔になることを避けるため、また質的な評価を行い、素早く結果を得て指導する目的で、テレビシステムを用いることになるかもしれない。エルゴノミクスやスポーツの環境では結果を即座に被験者や運動選手にフィードバックする必要があり、そのため自動化されたシステムを要求するかもしれない。基礎研究では急いで結果を出す必要は無い一方で多くの座標点を取る必要があるかもしれない。そのためムービーカメラや光電システムを選ぶかもしれない。最後に、ハードウェアとソフトウェアの価格が唯一の制限因子となり、最終決定において妥協する場合もあるかもしれない。

3.4 運動学的生データの処理

3.4.1 未処理の画像データの性質

フィルムやテレビシステムへ動作を記録することは一種のサンプリングの過程といえる。これらのプロセスではある瞬間の運動の状態を捉え、その後は次のフィールドやフレームまで変化は記録されない。ムービーのフィルムをゆっくり再生するとこの点が良くわかる。画像は1つの位置から別の位置へ離散的に移っていき、その挙動は連続的でない。フィルムやテレビを通常の速度で再生した時（フィルムでは毎秒24フレーム、テレビでは毎秒60フレーム）画像が跳んで見えないのは、人間の眼が映像を$1/15\,\mathrm{s}$程保持できるからである。眼の短期"記憶"によってヒトは動作の跳びを平均したり平滑化したりできるのである。

フィルムやテレビから得られた座標データを生データと呼ぶ。これは、この段階のデータにはさまざまな源からのノイズが乗っているためである。光電式システムの電気的ノイズ、テレビの走査やフィルムのデジタイズの空間分解能、あるいはフィルムのデジタイズに関わる人為的エラーなどがこれにあたる。これらは全て変換されたデータ中のランダムなエラーになる。そのため生データを平滑化することが重要である。そして平滑化に使われる技術を理解するために、ハーモニクス（周波数）解析について理解しておくことが必要である。周波数解析の理論は2.2節で解説した。しかし運動学的データの処理には特殊な問題があるのでそれをここで解説する。

3.4.2　運動学的データ中の信号とノイズ

　動作の研究において、信号は時々刻々変わる解剖学的座標の位置かもしれない。例えばランニングでは、踵の Y（垂直）座標には膝や胴体の Y 座標よりも高い周波数成分が含まれるであろう。同様に歩行においては全ての座標の周波数成分がランニングの時よりも低くなるであろう。反復的な運動に含まれる周波数成分は基本周波数（ストライドの周波数）の倍数（ハーモニクス）になるであろう。毎秒 120 歩（2 Hz）で歩く時、ストライドの周波数は 1 Hz になる。そのため 2 Hz、3 Hz、4 Hz といったハーモニクスが含まれると考えられる。通常の歩行をデジタルコンピュータで分析して、脚と足に装着した 7 つのマーカのハーモニクス成分を同定した研究がある（Winter ら、1974）。最も高いハーモニクスは爪先と踵の軌跡にみられ、99.7％のパワーが下位 6 つのハーモニクス（6 Hz 以下）に含まれていることがわかった。20 名の被験者に対する爪先のハーモニクスの分析結果を図 3.16 に示す。これは図 2.17 と同じであり、ノイズ成分を示すため再度掲載している。7 番目のハーモニクスより大きい周波数領域にもパワーはあるが、これは"ノイズ"の性質を持っている。ノイズとは歩行等の動作に由来しない信号の成分を示す用語である。ノイズの源については 3.4.1 節で述べたとおりであるが、これらの誤差の総合的な効果がランダムな場合、真の信号にランダムな成分が付加された状態になる。通常ランダムな成分は図 3.16 に示すように高周波である。ここでは高周波成分が 20 番目のハーモニクスまで示されている。これがこの研究の際に分析した最も高い周波数である。

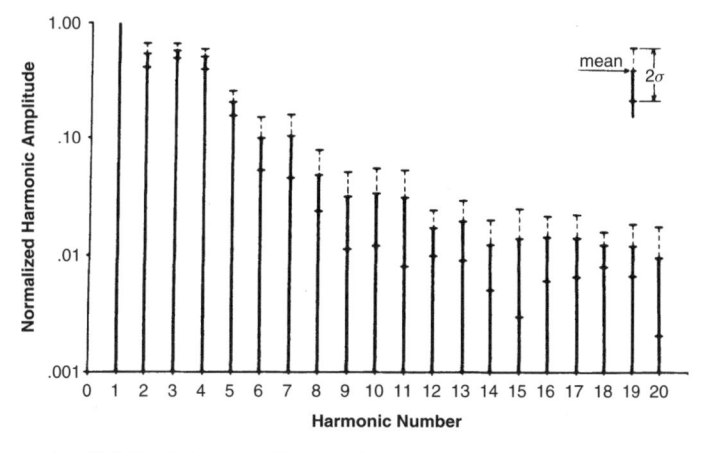

図3.16　20名の被験者から得た、通常の歩行中の爪先マーカの垂直方向変位のハーモニクス。基本周波数（Harmonic Number＝1）を1.00と規格化した。6番目のハーモニクスまでにパワーの99％以上が含まれている。（Journal of Biomechanicsの許可を得て掲載）

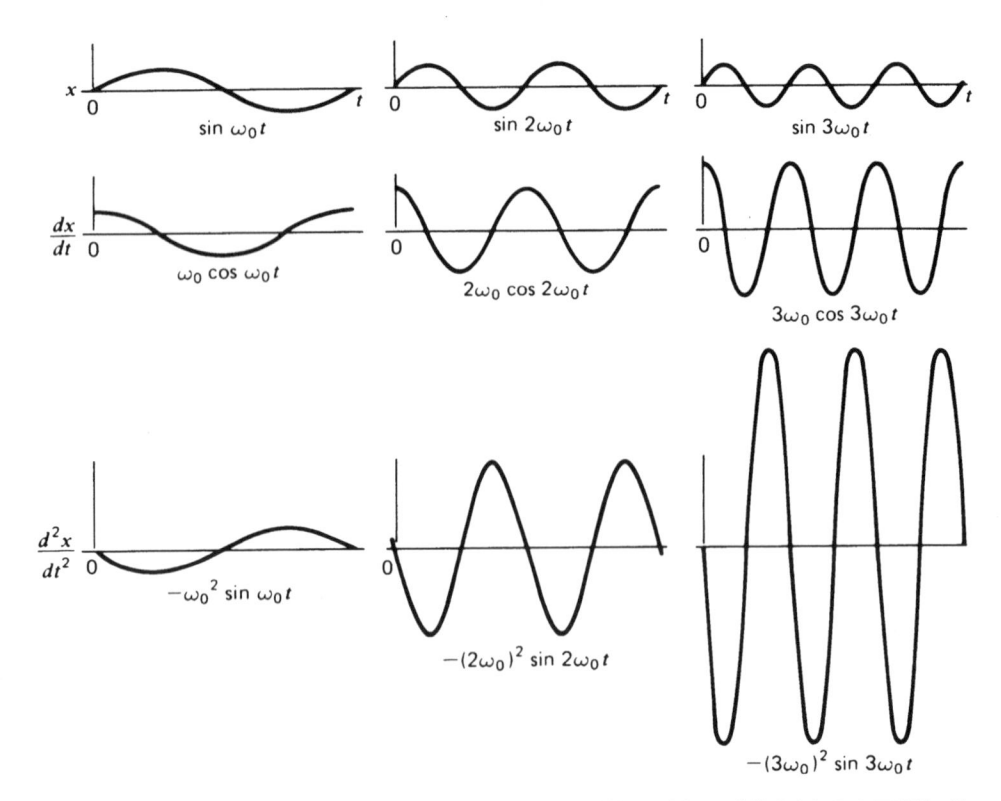

図3.17 時間で微分した際の信号の振幅の変化と周波数の関係。1階微分を行うと周波数に比例して信号が大きくなる。2階微分を行うと周波数の2乗に比例して信号が大きくなる。このような急激な増加があるので、変位のデータに高周波のノイズが乗っている場合、微分して加速度を求める際に注意が必要である。

3.4.3 速度と加速度を計算する際の問題

速度と加速度を計算する際、高周波のノイズは非常に重要な意味を持つ。高周波のノイズを含む信号を時間で微分することを考える。信号が N 個のハーモニクスの和で表せるとする。

$$x = \sum_{n=1}^{N} X_n \sin(n\omega_0 t + \theta_n) \qquad \text{(式 3.3)}$$

ここで ω_0 = 基本周波数
n = n 番目のハーモニクスであることを示す
X_n = n 番目のハーモニクスの振幅
θ_n = n 番目のハーモニクスの位相

X 方向の速度 V_x を求めるために式(3.3)を時間で微分する。

$$V_x = \frac{dx}{dt} = \sum_{n=1}^{N} n\boldsymbol{\omega}_0 X_n \cos(n\boldsymbol{\omega}_0 t + \boldsymbol{\theta}_n) \qquad (式 3.4)$$

同様にすると加速度は下記のように得られる。

$$A_x = \frac{dV_x}{dt} = -\sum_{n=1}^{N} (n\boldsymbol{\omega}_0)^2 X_n \sin(n\boldsymbol{\omega}_0 t + \boldsymbol{\theta}_n) \qquad (式 3.5)$$

このように、それぞれのハーモニクスの振幅は n が大きくなると増加する。その増加の度合いは、速度については n に比例し、加速度については n の2乗に比例する。これは図3.17に表されている。ここでは基本周波数とその2倍、3倍の周波数が、1階・2階の時間微分とともに示されている。3つの成分の x の値が同じであると仮定すると、ハーモニクスの1次微分（速度）は周波数が大きくなるにつれて増加することがわかる。3番目のハーモニクスの1次微分は基本周波数の1次微分の大きさの3倍になっている。2次微分については同様の増加が繰り返されるため、3番目のハーモニクスでは基本周波数の9倍の大きさになる。

歩行の軌跡データでは、x_1 は 5 cm で x_{20} は 0.5mm であるということがあるかもしれない。この場合20番目のハーモニクスのノイズは変位のプロットの中でもほとんど見ることができない。速度の計算をすると20番目のハーモニクスは20倍の大きさになるので、基本周波数と比べても5分の1の大きさになる。加速度を計算すると20番目のハーモニクスは更に20倍になるため基本周波数の4倍の大きさになる。この効果は図3.19を見るとわかる。ここでは歩行中の爪先の加速度をプロットしてある。ランダムに見える信号が生データを2回微分したものである。滑らかな信号は、ほとんどの高周波ノイズを除去した後に計算した加速度である。このような高周波ノイズを除去する技術を次に説明する。

3.4.4 データの平滑化と曲線回帰

ノイズの除去のためにはいくつか方法がある。これらの手法の目的は基本的には同じであるが、得られる結果は多少異なる。

3.4.4.1 曲線回帰

ここでは基本的に、得られた軌跡は前もって定められた形を持つことを前提にする。この形を、ノイズを含む生データに最もよくあてはまるようにフィッティングして滑らかな信号を得る。例えばデータがある次元の多項式で表せると仮定する。

$$x(t) = a_0 + a_1 t + a_2 t^2 + a_3 t^3 + \cdots + a_n t^n \qquad (式 3.6)$$

コンピュータを用いた数値演算によって係数 $a_0, \cdots, a_n$ を選び最適なフィッティングを行うことができる。この際に誤差の 2 乗平均を最小化する等の基準を用いる。

2 番目の曲線回帰の手法としては、ある数のハーモニクスが信号に含まれると仮定することもできる。

最終的な信号を N 個の下位のハーモニクスで再構成する。

$$x(t) = a_0 + \sum_{n=1}^{N} a_n \sin(n\boldsymbol{\omega}_0 t + \boldsymbol{\theta}_n) \qquad (式 3.7)$$

この手法は特に運動が反復的な場合にはより妥当であると考えられる。一方で多項式による回帰は幅跳び等のように運動が反復的でない場合に妥当であると考えられる。しかし 2.2.4.5 節で既に述べたように信号の定常性に関して a_n や θ_n に大きな仮定を置いていることには注意が必要である。

3 番目の手法はスプライン関数を用いた補間で、多項式を用いた手法を改変したものである。フィッティングする曲線を複数の領域に分割し、それぞれの領域の始めと終わりが変曲点になるように特殊なフィッティングを行って隣接する領域同士をつなぐ。この手法の大きな問題は変曲点を適切に選ばないと誤差が誘導されてしまうことである。これらの変曲点はノイズを含むデータから決定する必要があり、そのため除去しようとしているノイズそのものによって大きく影響される。

3.4.4.2 デジタルフィルタ：ローパスフィルタによる位相のずれを除去するための双方向フィルタリング

4 番目の、そして最も一般的なノイズ除去の手法はデジタルフィルタリングである。これについては 2.2.4.4 節で解説した。デジタルフィルタリングはこれまでに紹介した 3 つの方法のような曲線近似の手法ではなく、信号とノイズの周波数成分の相違に基づいてノイズを減らす技術である。しかし、運動学的生データのローパスフィルタに関してはいくつか問題があるので、それを解説する。説明のため、2 次のフィルタの 5 つの係数を計算するための公式を再度示す。

$$\boldsymbol{\omega}_c = \frac{(\tan(\pi f_c / f_s))}{C} \qquad (式 3.8)$$

ここで C はフィルタリングする回数に応じた補正項である。これについては後に詳細を述べる。1 回フィルタリングする場合には $C = 1$ となる。

バタワースフィルタの場合、$K_1 = \sqrt{2}\omega_c$ である。
臨界制動フィルタであれば、$K_1 = 2\omega_c$ である。

$$K_2 = \omega_c^2, \quad a_0 = \frac{K_2}{(1+K_1+K_2)}, \quad a_1 = 2a_0, \quad a_2 = a_0$$

$$K_3 = \frac{2a_0}{K_2}, \quad b_1 = -2a_0 + K_3$$

$$b_2 = 1 - 2a_0 - K_3, \quad または \quad b_2 = 1 - a_0 - a_1 - a_2 - b_1$$

フィルタリングによって信号の値が影響を受けるだけでなく、出力信号は入力信号に対して位相がずれる。この2次のフィルタではカットオフ周波数において90度位相が遅れる。これは帯域中の高いハーモニクスに、位相歪みという2番目の種類の歪みを引き起こす。f_c よりも大きなハーモニクスでは位相歪みは更に大きくなるが、これらの要素は主としてノイズであり、その大きさは大幅に小さくなる。この位相歪みは、中間的なハーモニクスの領域では、大きさの歪みよりも大きく信号に影響する。この位相歪みを打ち消すために1度フィルタリングされた信号を時間的に逆の向きに再度フィルタリングすることが試みられた（Winter ら、1974）。それぞれのフィルタリングにおいて位相が逆方向に同じ量進むので、全体としての位相のずれはゼロになる。また、フィルタのカットオフ特性は1度フィルタリングするのに比べて2倍急峻になる。結果として、順・逆方向に2度のフィルタリングを行うことにより位相遅れの無い4次のフィルタを作ったことになる。これによって信号には位相のずれがなくなり、ほとんどのノイズが除去される。

図3.18にカットオフ周波数を規格化した2次のバタワースフィルタの周波数応答を示す。位相遅れのない4次のフィルタの周波数応答も重ねてある。4次のフィルタではカットオフ周波数が元々の一方向のフィルタよりも低くなることがわかる。この場合はもともとの80%程度の値になる。バタワースフィルタを複数回掛ける場合、その補正項は $C = (2^{1/n} - 1)^{0.25}$ のようになる。ここで n はフィルタを重ねて掛ける回数である。そのため2回フィルタを掛ける場合には $C = 0.802$ となる。臨界減衰フィルタの場合には $C = (2^{1/2n} - 1)^{0.5}$ のようになる。そのため2回重ねて掛ける場合には $C = 0.435$ となる。この修正項は式(3.8)に用いられ、もともとのフィルタのカットオフ周波数を高めに設定することにより、2回フィルタを掛けた後に望みのカットオフ周波数を実現できる。バタワースフィルタと臨界減衰フィルタの主な違いはその時間領域での応答である。バタワースフィルタではステップ応答やインパルス応答に若干のオーバーシュートがあるが、立ち上がり時間はずっと短い。臨界減衰フィルタではオーバーシュートは無いが立ち上がり時間が長い。人間の運動ではインパルス状の入力があることは少ないので、バタワースフィルタの方が良く用いられる。

図3.16のハーモニクスのプロットを見ると、これらのフィルタを座標の生デ

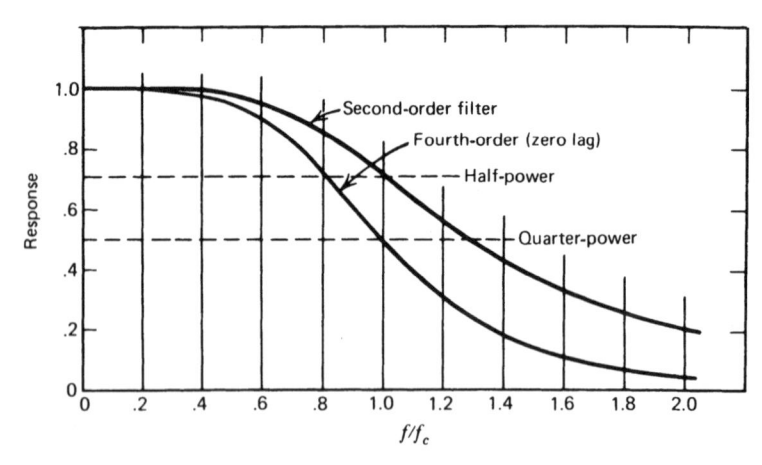

図3.18 2次のローパスフィルタの応答。カットオフ周波数 f_c を1として規格化してある。このフィルタには時間遅れの特性があるため、時間的に逆方向に2度目のフィルタリングをすると、時間遅れの無い4次のフィルタになる。

ータに適用した際の効果を見ることができる。フィルタされた後のデータを数値微分して得られた爪先マーカの水平方向の加速度を図3.19に示す。これによりフィルタしたデータから得られた加速度が反復的であることが見て取れる。また、このカーブがフィルタしていないデータから得られたノイズの多いデータの中央を通ることもわかる。ここでは前向き・後ろ向きで2回フィルタが掛けられているため、位相遅れも無いことがわかる。

3.4.4.3　カットオフ周波数の選択：残差分析

最適なカットオフ周波数を選ぶ方法はいくつかある。最初のものは図3.16に示すようにハーモニクスを分析してみることである。それぞれのハーモニクスのパワーを分析することで、どこまでのパワーを受け入れどこから除去するかを決定することができる。しかしこれはフィルタが理想的なもので、そのカットオフ特性が無限に鋭いことが前提となる。より良い方法は残差分析（residual analysis）を行うことである。残差分析においては幅広いカットオフ周波数で、フィルタした信号とフィルタする前の信号の差を分析する（Wells と Winter、1980）。こうすることによってフィルタの中間的な周波数領域における特性がカットオフ周波数の決定に反映される。図3.20は残差とカットオフ周波数の関係を理論的に示すものである。どのカットオフ周波数においても、その残差は以下のように求められる。ここで N は対象とする時間内のサンプル点の数である。

$$R(f_c) = \sqrt{\frac{1}{N}\sum_{i=1}^{N}(X_i - \hat{X}_i)^2} \qquad (式 3.9)$$

ここで f_c = 双方向4次フィルタのカットオフ周波数

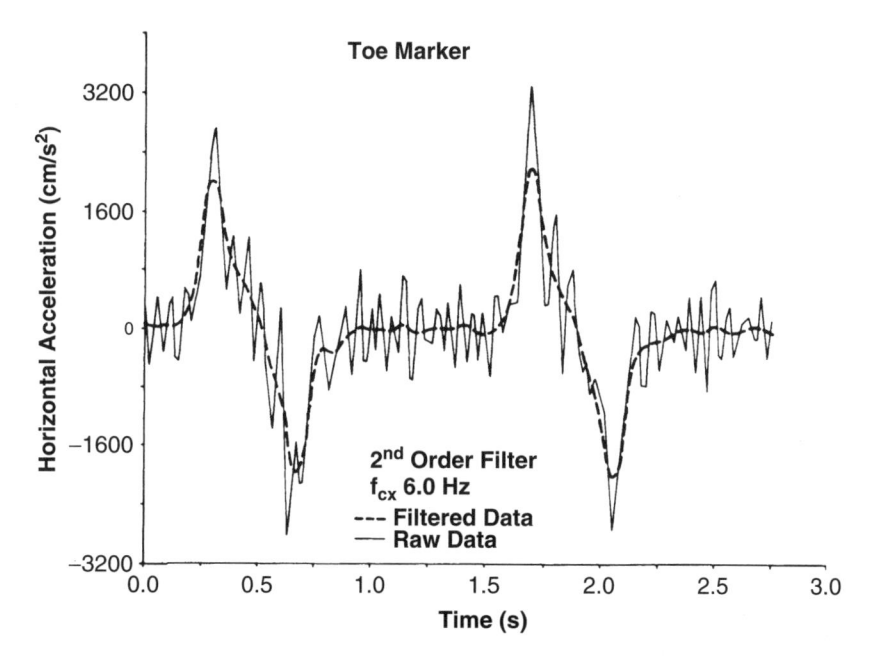

図3.19 通常の歩行中の爪先マーカの水平方向加速度。テレビジョンを用いて得た変位データから計算した。実線は生データから求めた加速度。破線は変位データを時間遅れの無い4次のローパスフィルタを使用して平滑化した後に求めたもの。(Journal of Biomechanicsの許可を得て掲載)

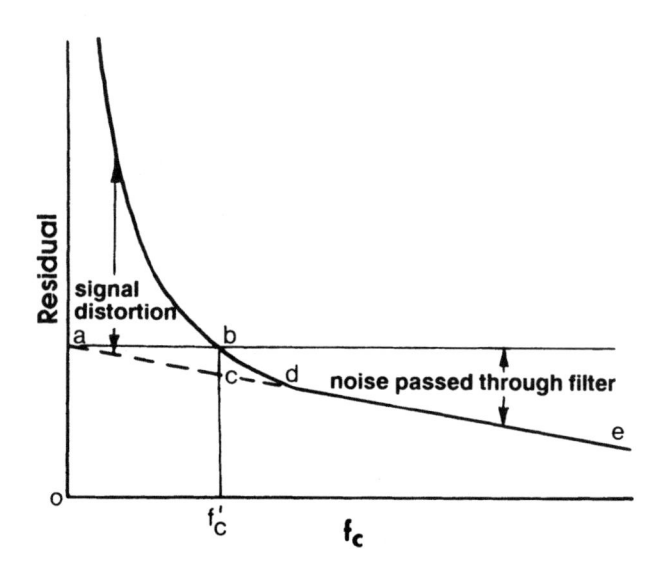

図3.20 フィルタ前と後のデータの残差（Residual）をカットオフ周波数の関数として示したもの。どのようにフィルタのカットオフ周波数を設定するべきかの解釈については本文を参照。

$X_i = i$ 番目のサンプルの生データ

$\hat{X}_i =$ 位相遅れのない4次フィルタを用いてフィルタした i 番目のサンプルのデータである。

データに信号が入っておらずランダムなノイズだけであれば、残差のプロットは0Hzの切片からナイキスト周波数（$0.5 f_s$）で横軸と交わるまで一直線に減少していく。そのため直線 de がフィルタを通過するノイズについての最尤推定となる。縦軸（0Hz）との切片 a はノイズの RMS である。これは、カットオフ周波数0に対する $\hat{X}_i$ は N 個の点におけるノイズの平均値に過ぎないからである。データに信号とノイズが両方含まれる場合には、カットオフ周波数が小さくなるにつれ残差が図の直線・破線の部分よりも大きくなる。破線よりも残差が大きくなっている部分ではカットオフ周波数が小さくなるにつれ信号が歪められていく。

最終的に f_c をどこに定めるか決めなくてはならない。これは信号の歪みと、どれだけのノイズがフィルタを通過することを許容するかの妥協である。この両者を同量にするには、単純に点 a から水平な線を引きそれが残差の曲線と交わる点 b を求める。こうして得られる周波数が f'_c であり、この周波数では信号の歪みが bc で与えられる。これは同時にフィルタを通過したノイズの推定値にもな

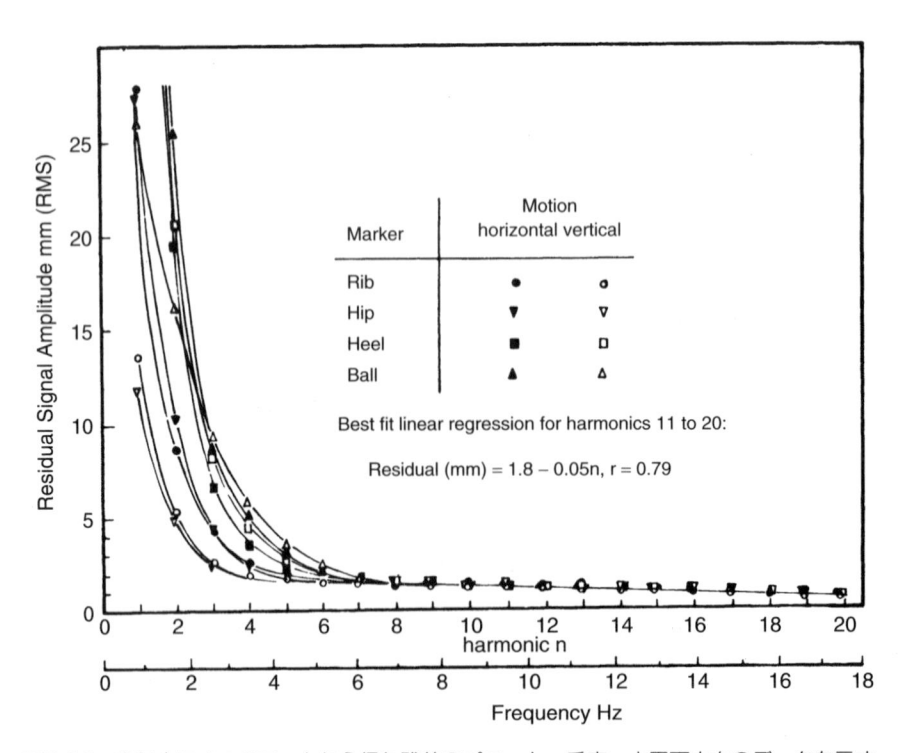

図3.21　歩行中に4つのマーカから得た残差のプロット。垂直・水平両方向のデータを示す。データはカメラを被験者から5mの位置に設置して取得し、ムービーフィルムをデジタイズして得た。

る。図 3.21 は 1 ストライドの歩行データにおいて、4 つのマーカの垂直・水平方向の座標について残差をプロットしたものである（Wells と Winter、1980）。ノイズを表す直線部分はマーカ同士を比べても、水平・垂直方向を比べてもほぼ同じであることがわかる。これによってノイズの成分は、主としてデジタイズの段階で人為的ノイズとして入って来るもので、全てのマーカについてほぼ同じであることがわかる。この回帰直線の縦軸との切片は 1.8 mm であり、これによりノイズの RMS は 1.8 mm であることがわかる。この実験ではシネカメラは被験者から 5 m の位置に設置し、画像は縦 2 m 横 3 m であった。そのため、ノイズの RMS は 1/1000 以下であったといえる。

また、周波数成分はマーカ毎に明らかな相違があることもわかる。踵（Heel）や中足趾節関節（Ball）等の動きの速い部位では 6 Hz 位までパワーがあるが、胸部（Rib）や股関節（Hip）の垂直方向の動きには 3 Hz 位までしかパワーがない。このように、この手法を用いてそれぞれのマーカに応じたカットオフ周波数を設定することが可能である。

3.4.4.4 最適カットオフ周波数

前節で述べた残差分析では、信号の歪みとフィルタを通過するノイズの量が等しくなるカットオフ周波数を決定する方法を示した。このカットオフ周波数は変位のデータに関してのみ最適であるといえる。この手法で決定したカットオフ周波数は、全ての大きさの信号とノイズ、全てのサンプリング周波数、全ての微分値（速度や加速度）についても最適であるとは限らない。Giakas と Baltzopoulos（1997）は、最適カットオフ周波数はノイズの大きさに依存し、また変位、速度、加速度のどれを考慮するかによっても変わることを示した。残念なことに彼らが用いた変位のデータはハーモニクスの分析を通じて再構成したもので、2.2.4.5 節で論じたとおり、この方法はそれぞれのハーモニクスの大きさと位相に定常性が無いことから大きな問題がある。Yu ら（1999）は高次の微分係数（特に加速度）に対する最適カットオフ周波数を計算する詳細な分析を行った。彼らは、最適カットオフ周波数は変位の残差分析によって得られるものよりいくらか高い値になることを示した。これは、加速度は周波数の 2 乗に比例して大きくなること、並びに加速度波形の高周波のノイズは信号そのものよりも遙かに急激に増加することを考えれば妥当である（3.4.3 節）。また、サンプリング周波数 f_s が増加すると、サンプリング周期 $\Delta t = 1/f_s$ は減少し、数値微分を行うことにより発生するノイズは増加する（式 3.17 と 3.18c を参照）。そのため Yu ら（1999）はフィルタ前と後のデータの残差だけでなく、f_s も含む関数として最適カットオフ周波数を求めた。その最適カットオフ周波数 $f_{c,2}$ は

$$f_{c,2} = 0.06\, f_s - 0.000022\, f_s^2 + 5.95/\varepsilon \qquad (\text{式 3.10})$$

というものである。ここで f_s はサンプリング周波数、ε は X_i と $\hat{X}_i$ の残差の平

均を相対値として表したものである。その他の定義は式(3.9)と同じである。Yu らは加速度波形の例を示し、加速度計で計測した波形とフィルムの画像データから、計算した加速度にフィルタを掛けた波形が加速度計のデータに良く合致していることを示した（図4、Yu ら、1999）。ただしこの先行研究ではフィルタされたデータに位相遅れがみられているので、2次のローパスフィルタが使われていて、4次の位相遅れの無いフィルタ（本来望ましいもの）は使われていないと考えられる。

3.4.5 平滑化技術の比較

　ノイズの乗ったデータに異なる平滑化の技術を適用し、その効果をみることには意義がある。以下は良く用いられる3つの技術を比較するために行った検証実験をまとめたもので、得られた加速度に大きな相違があることを示すものである（Pezzack ら、1977）。

　ここではアームが垂直な軸の周りに水平に動く際の運動データを3つの方法で取得した。まず軸に取り付けたゴニオメータで角度を計測した。アームの端に取り付けた加速度計で運動の円周方向の加速度を記録した。この値はアームの角加速度にも対応する。また、シネカメラによって画像データを取得して角度や加速度のデータと比較した。その比較結果を図3.22に示す。図3.22aはアームを開始位置から130度程動かし、もとの位置に戻した際のアーム角度を比較したものである。ゴニオメータの信号とフィルムのデータから分析したアームの角度をプロットしてあるが、両者が非常に近い値になっていることがわかる。唯一の相違はゴニオメータのデータにはフィルムのデータよりも大きくノイズが乗っていることである。

　図3.22bは直接計測した角加速度（これは円周方向の加速度を半径で割ることで得られる）を、デジタルフィルタを掛けた座標データを2階微分して得たデータと比較したものである（Winter ら、1974）。これらの曲線は非常に良く合致しており、数値微分によって得られた加速度は直接計測した加速度よりもややノイズが小さいことがわかる。図3.22cでは直接計測した角加速度と、角度のデータに多項式フィッティングをした後に微分して得られた角加速度を比較している。角度データに9次の多項式をフィッティングして以下の回帰式を得た。

$$\theta(t) = 0.064 + 2.0t - 35t^2 + 210t^3 - 430t^4 + 400t^5 \\ - 170t^6 + 25t^7 + 2.2t^8 - 0.41t^9 \text{ rad} \qquad \text{(式 3.11)}$$

　ここでθの単位はラジアン（rad）、tの単位は秒（s）である。角加速度の曲線を得るためにはこの多項式を2階微分する。

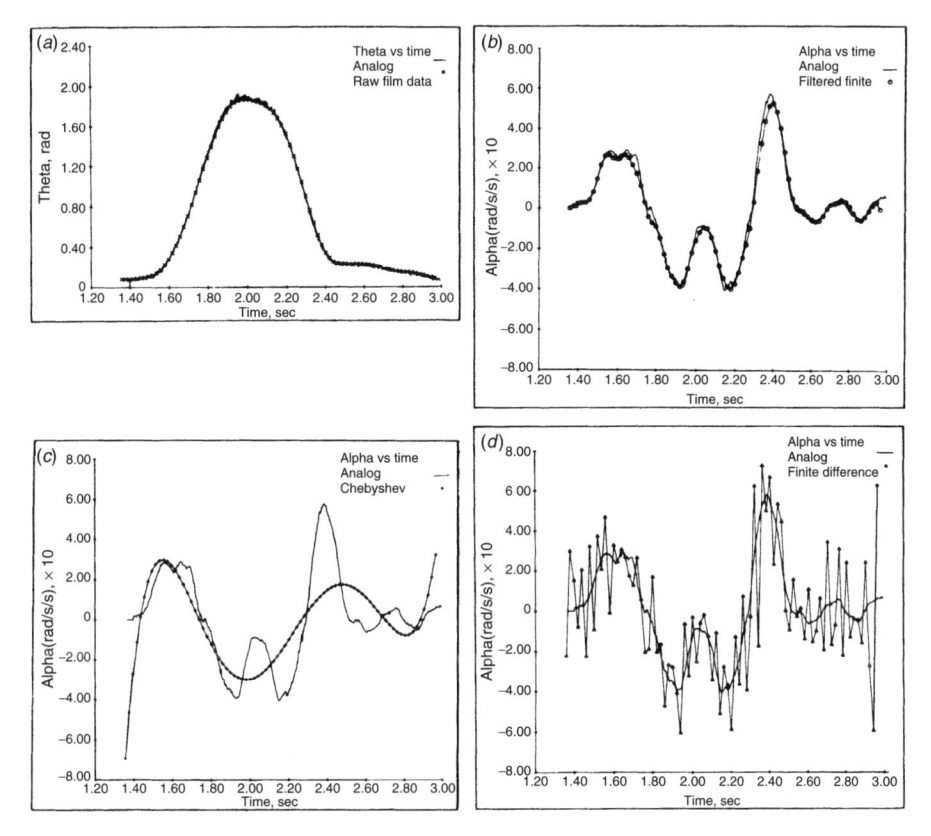

図3.22 フィルムから得た変位データに基づき、いくつかの手法を用いて計算した加速度の比較。(a)フィルムのデータとゴニオメータから求められた単純な屈曲・伸展の変位角。(b)(a)で示した運動について、加速度計で計測した加速度と、デジタルフィルタを使用して処理した後の座標データを微分して求めた加速度の比較。(c)変位データを9次の多項式にフィッティングした後に求めた加速度と、直接計測した加速度の比較。(d)座標の生データを数値微分して得られた加速度と加速度計の波形の比較。(Journal of Biomechanicsの許可を得て掲載)

$$\alpha(t) = -70 + 1260t - 5160t^2 + 8000t^3 - 5100t^4 \\ + 1050t^5 + 123t^6 - 29.5t^7 \text{ rad/s}^2 \qquad (式 3.12)$$

　この加速度と加速度計から得られた信号とを比較すると両者は大きく異なっており、多項式近似の手法の妥当性に疑問符を付けるものである。ここでは多項式を変位のデータにフィッティングすることで解析的な曲線を得た。そしてこの曲線を微分して滑らかな微係数を得た。残念ながらこの手法では非常に高次の多項式を用いる必要があり、それでも粗いフィッティングしか行えない。またその際には非常に多くの計算時間が掛かってしまうと考えられる。

　最後に、図3.22dには加速度計からの信号と、生の座標データから2階の数値微分によって得られた角加速度のデータを示してある。これから明らかなように、加速度データには非常に大きくノイズが乗っているので、そこから有用な情報を得ることは難しい。

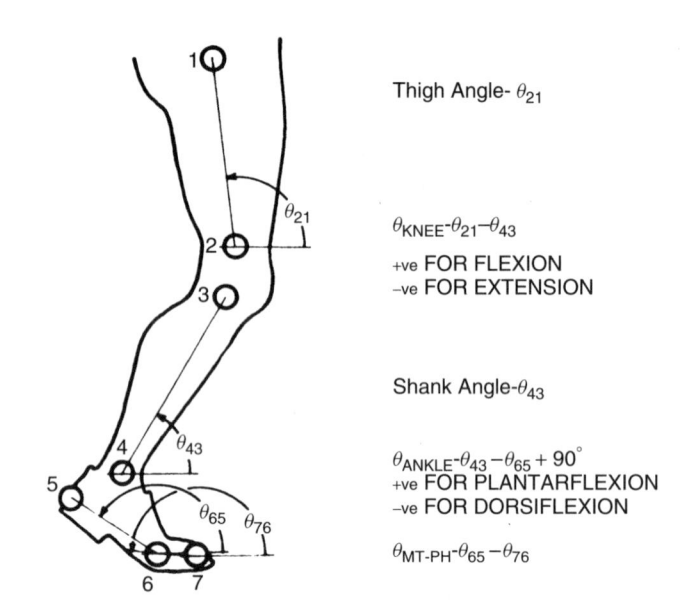

図3.23 良く用いられるマーカの設置位置と体肢角度及び関節角度の定義。空間内における体肢の角度は水平方向を0度とし、反時計回りを正方向とする。角速度と角加速度についても同方向を正の向きとする。この定義は続いて行う動力学の分析の際にも重要である。関節角度は相対角度であり、その定義は研究者によって大きく異なる。そのため定義をその都度明確にする必要がある。

3.5 その他の運動学的変数の計算

3.5.1 体肢と身体セグメントの角度

体肢セグメント端の解剖学的ランドマークに付けたマーカの座標がわかれば、それに基づいて容易にセグメントの空間内での絶対角度を求めることができる。骨の長軸に沿った位置に配置されてさえいれば、マーカが体肢セグメントの端についている必要は無い。図3.23には、脚に7つのマーカを付け、セグメント4つ、関節3つでモデル化する際の概略が示されている。マーカ1と2が矢状面内での大腿部の位置と角度を示す。通常、全ての角度は水平方向をゼロとして、反時計回りに計測する。θ_{43}は空間内での下腿の角度を表し、下記のとおり計算できる。

$$\theta_{43} = \arctan\frac{y_3 - y_4}{x_3 - x_4} \qquad (式 3.13)$$

より一般的には以下の式が成り立つ。

$$\theta_{ij} = \arctan\frac{y_j - y_i}{x_j - x_i} \qquad (式 3.14)$$

既に論じたとおり、これらの角度は絶対座標系を参照したものである。そのため2つの隣接するセグメントの角度から容易に関節角度を計算できる。

3.5.2 関節角度

それぞれの関節ごとに運動の大きさと向きを記述する慣例がある。例えば膝関節が完全に伸展している際は屈曲角度を 0° と表現し、下腿が大腿に対して後方に動く運動を屈曲と呼ぶ。先に説明した絶対角度を用いると、

$$膝関節角度 = \theta_k = \theta_{21} - \theta_{43}$$

もし $\theta_{21} > \theta_{43}$ であれば膝関節は屈曲している。もし $\theta_{21} < \theta_{43}$ であれば膝関節は伸展している。

足関節については若干相違がある。下腿と足部の間の角度が 90° の状態が底屈と背屈の境界になる。そのため

$$足関節角度 = \theta_a = \theta_{43} - \theta_{65} + 90°$$

もし θ_a が正なら足関節は背屈している。もし θ_a が負なら足関節は底屈している。

3.5.3 並進速度と回転速度

3.4.3 節で説明したように、速度や加速度の情報を得る際には大きな問題がある。ここでは、なめらかな座標と角度のデータがすでに得られているものとする。変位のデータから速度を計算するには数値微分を行えば良い。例えば x 方向の速度を計算するには $\Delta x / \Delta t$ を求めればよい。ここで $\Delta x = x_{i+1} - x_i$ で、Δt はサンプル x_{i+1} と x_i との間の時間間隔である。

こうして求めた速度はどちらのサンプリングのタイミングのものでもなく、2 つのサンプリングタイミングの中間地点での速度に相当する。そのため速度に基づく情報と位置の情報を関連づけようとする際にはタイミングがずれていることになり、問題を生じる可能性がある。この問題を回避する方法の 1 つは、速度や加速度を Δt の間隔で求めるのではなく、$2\Delta t$ の間隔で求めることである。こうすると i 番目のサンプリング点における速度は以下のようになる。

$$Vx_i = \frac{x_{i+1} - x_{i-1}}{2\Delta t} \mathrm{m/s} \qquad (式 3.15)$$

ここで速度は 2 つのサンプリング点の中間地点の値となっている（図 3.24）。ここでは x_{i-1} と x_{i+1} を結ぶ線が、x_i における接線と同じ傾きを持つことが前提となっている。

角速度についても公式は同じで、式 (3.15) において並進変位ではなく角度情報を用いる点が変わるだけである。i 番目のデータ点における角速度は以下のとお

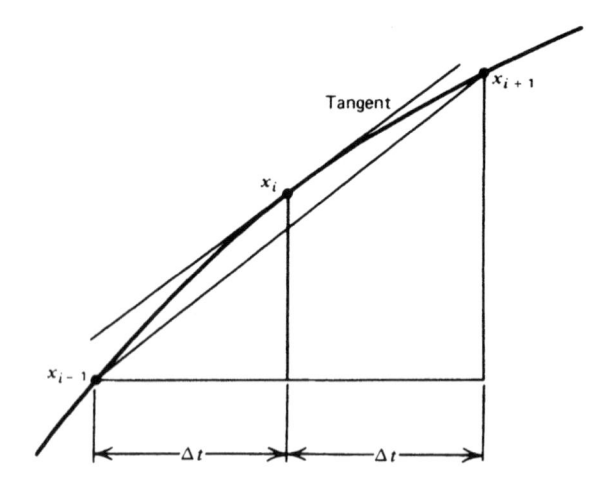

図3.24 i 番目の点における傾きを求める際の数値微分の方法。

りとなる。

$$\omega_i = \frac{\theta_{i+1} - \theta_{i-1}}{2\Delta t} \text{ rad/s} \tag{式 3.16}$$

3.5.4 並進加速度と回転加速度

同様に、加速度は以下のように求められる。

$$Ax_i = \frac{Vx_{i+1} - Vx_{i-1}}{2\Delta t} \text{ m/s}^2 \tag{式 3.17}$$

この式では変位のデータについては $i+2$ 番目のサンプルから $i-2$ 番目のサンプルまでが必要である。そのため加速度の計算には5つの連続したデータ点が用いられる。あるいはこれよりも少し良い方法で、3つの連続したデータ点を用いるものもある。こちらの手法ではサンプリング間隔の中間時点での速度を計算し、これを用いる。

$$Vx_{i+1/2} = \frac{x_{i+1} - x_i}{\Delta t} \text{ m/s} \tag{式 3.18a}$$

$$Vx_{i-1/2} = \frac{x_i - x_{i-1}}{\Delta t} \text{ m/s} \tag{式 3.18b}$$

これら中間時点の速度を式(3.17)に代入し、以下の式を得る。

$$Ax_i = \frac{x_{i+1} - 2x_i + x_{i-1}}{\Delta t^2} \text{ m/s}^2 \tag{式 3.18c}$$

角加速度については式(3.17)及び式(3.18)において並進変位のデータを角度データに入れ替えるだけでよい。

3.6 運動学的データに基づいた問題

1. 付録の表 A.1 及び A.2 を参照し、大転子（股関節）の垂直方向の変位について生データとフィルタリングされたデータをプロットせよ。プロットは cm 単位で、フレーム 1 から 30 までとする。垂直軸はできるだけ大きく取り、生データ内のノイズ成分が判別できるようにせよ。デジタルフィルタを用いたスムーシングの効果について数行で論じよ。

2. 表 A.2 のフィルタリングされた座標データを参照し、踵マーカの垂直変位を TOR の瞬間（フレーム 1）から次の TOR の瞬間（フレーム 70）までプロットせよ。
   (a) 支持期の踵離地の瞬間を推定せよ。（ヒント：解答に際しては靴の弾性素材の圧縮と解放を考慮に入れよ。）
   (b) 遊脚期において、踵が床から測ってどれだけ高い位置まで達するかを示せ。これは遊脚期のいつ起こるか？（ヒント：支持期に踵の位置が最も低くなる時点をみつけ、これを床の高さの参考にせよ。）
   (c) 遊脚期後半（フレーム 14 から 27）の踵の垂直方向の運動を説明せよ。特に HCR 直前の 4 フレームについて説明せよ。
   (d) HCR の際の踵の垂直方向の速度を求めよ。
   (e) 水平方向の変位データから、HCR の際の踵の水平方向の速度を求めよ。
   (f) 足部が地面に平らに接地している最初の時間帯（フレーム 35 から 40）と 2 番目の時間帯（フレーム 102 から 106）における踵の水平座標から、ストライド長を求めよ。
   (g) 1 ストライドに要する時間が 69 フレームだとした場合、この被験者の前方への速度を求めよ。

3. 1 ストライドの間（フレーム 28 から 97）の胴体のマーカ（胸部）の軌跡をプロットせよ。
   (a) この軌跡の形は歩行動作の中で得られるものと考えられるか？
   (b) ストライドの間で力学的エネルギーが保存されていることを示すような特徴はあるか（位置エネルギーが運動エネルギーに変換される、あるいはその逆）？

4. 爪先のマーカが支持期後半に最も低い位置に来る際の変位を求め、それを遊脚期に最も低い位置に来る際の変位と比較せよ。そして遊脚期にどれだけ爪先が持ち上げられたかを求めよ。答え：y_{toe}（フレーム 13）= 0.0485m、y_{toe}（フレーム 66）= 0.0333m、持ち上げられた高さ = 0.0152m = 1.52cm

5. フィルタリングされた座標データ（表 A.2）から以下を計算し、得られた解答を他の表に掲載されているデータと比較せよ（表 A.2、A.3、A.4）。
   (a) フレーム 10 における膝の X 方向の速度
   (b) フレーム 10 における膝の X 方向の加速度
   (c) フレーム 30 における、大腿部と下腿部の絶対座標系に対する角度
   (d) (c)に基づいて、フレーム 30 における膝関節の角度
   (e) フレーム 30 における、下腿部の絶対座標系に対する角速度（表 A.3 の角度データを用いる）
   (f) 表中にある爪先の垂直速度に基づいて、フレーム 25 と 33 における垂直加速度を求めよ。
6. 表 A.2 のフィルタリングされた座標データから以下を計算し、得られた解答を表 A.3 に掲載されているデータと比較せよ。
   (a) フレーム 80 における足部セグメントの質量中心位置。
   (b) フレーム 70 における下腿セグメントの質量中心速度。並進成分と回転成分の両方について解答せよ。

3.7　引用文献

Dinn, D. F., D. A. Winter, and B. G. Trenholm. "CINTEL-Computer Interface for Television," *IEEE Trans. Computers* **C-19**: 1091–1095, 1970.

Eberhart, H. D. and V. T. Inman. "An Evaluation of Experimental Procedures Used in a Fundamental Study of Human Locomotion," *Ann. NY Acad. Sci.* **5**: 1213–1228, 1951.

Ferrigno, G. and A. Pedotti. "ELITE: A Digital Dedicated Hardware System for Movement Analysis via Real-Time TV Signal Processing," *IEEE Trans. Biomed. Eng.* **32**: 943–950, 1985.

Finley, F. R. and P. V. Karpovich. "Electrogoniometric Analysis of Normal and Pathological Gaits," *Res. Quart.* **35**: 379–384, 1964.

Furnée, E. H. 1967. *See* Woltring, 1987.

Gage, W. G., D. A. Winter, J. S. Frank, and A. L. Adkin. "Kinematic and Kinetic Validation of Inverted Pendulum Model in Quiet Standing," *Gait and Posture*, **19**: 124–132, 2004.

Giakas, G. and V. Baltzopoulos. "Optimal Digital Filtering Requires a Different Cutoff Frequency Strategy for Determination of the Higher Frequency Derivatives," *J. Biomech.* **30**: 851–855, 1997.

Jarett, M. O., B. J. Andrews, and J. P. Paul. "A Television/Computer System for the Analysis of Human Locomotion," *Proc. IERE Conf. on Applications of Electronics in Medicine*, Southhampton, England, 1976.

Macleod, A., J. R. W. Morris, and M. Lyster. "Close-Range Photogrammetry Meets Machine Vision," *SPIE Vol. **1395**,* A. Gruen and E. Baltsavias, Eds. 1990, pp. 12–17. Bellingham, WA.

Moore, A., R. Wells, and D. Ranney. "Quantifying Exposure in Occupational Manual Tasks with Cumulative Trauma Disorder Potential," *Ergonomics* **34**: 1433–1453, 1991.

Morris, J. R.W. "Accelerometry-A Technique for the Measurement of Human Body Movements," *J. Biomech.* **6**: 729–736, 1973.

Pezzack, J. C., R. W. Norman, and D. A. Winter, "An Assessment of Derivative Determining Techniques Used for Motion Analysis," *J. Biomech.* **10**: 377–382, 1977.

Trenholm, B. G., D. A. Winter, D. Mymin, and E. L. Lansdown, "Computer Determination of Left Ventricular Volume Using Videodensitometry," *Med. & Biol. Eng.* **10**: 163–173, 1972.

Wells, R. P., D. A. Winter, "Assessment of Signal and Noise in the Kinematics of Normal, Pathological and Sporting Gaits," *Proc. 1st Conf. Cdn. Soc. Biomech., Locomotion I*, London, Ont., 1980.

Winter, D. A., S. A. Malcolm, and B. G. Trenholm, "System for Real-Time Conversion of Video Images of Physiological Events," *Proc. 21st Conf. Engineering in Medicine & Biol.*, Houston, Texas, 1968.

Winter, D. A., R. K. Greenlaw, and D. A. Hobson. "Television-Computer Analysis of Kinematics of Human Gait," *Computers Biomed. Res.* **5**: 498–504, 1972.

Winter, D. A., H. G. Sidwall, and D. A. Hobson. "Measurement and Reduction of Noise in Kinematics of Locomotion," *J. Biomech.* **7**: 157–159, 1974.

Winter, D. A., A. E. Patla, M. G. Ishac, and W. H. Gage. "Motor Mechanisms of Balance During Quiet Standing," *J: Electromyogr. Kinesiol.* **13**: 49–56, 2003.

Woltring, H. J. "Data Acquisition and Processing Systems in Functional Movement Analysis." *Minerva Orthop. Traumatol.* **38**: 703–716, 1987.

Yu, B., D. Gabriel, L. Noble, and K. An. "Estimate of Optimum Cutoff Frequency for the Butterworth Low-Pass Digital Filter," *J. Appl. Biomech.* **15**: 318–329, 1999.

4

人体測定学

4.0 身体運動のバイオメカニクスに関わる人体測定学の領域

　人体測定学は人類学の主要な一分野であり、個人間や集団間の違いを見出すためにヒト身体の物質的な側面を測定し、研究を行う分野である。人種、性別、年齢、体型といった特性を記述し、その違いを明確にするためには多種多様な測定が必要である。過去、これらの研究の中心的な課題は進化や歴史であった。しかしながら、近頃の研究を動機づける中心的な要因は技術発展の要望から来ている。特に、仕事場の設計、コックピット、与圧服、装甲など、人と機械間のインターフェースの点が盛んである。これらの要望の多くは、長さ、面積、体積といった基本的な測定で十分に対処できる。しかしながら、ヒトの動作解析では動力学的な測定も必要である。そのため、各セグメントの質量、慣性モーメント、位置関係についての情報も必要となる。また、関節の回転中心、筋の起始・停止、腱の引っ張り方向、筋の長さ・横断面積などに関する知見もある程度必要となる。

4.0.1 セグメントの大きさ

　最も基本的な身体寸法は関節間のセグメント長である。この値は体質、性別、人種によって異なる。Dempsterと同僚ら（1955、1959）は解剖学的なランドマークに対するセグメント長および関節位置の推定値をまとめた。Drillisと

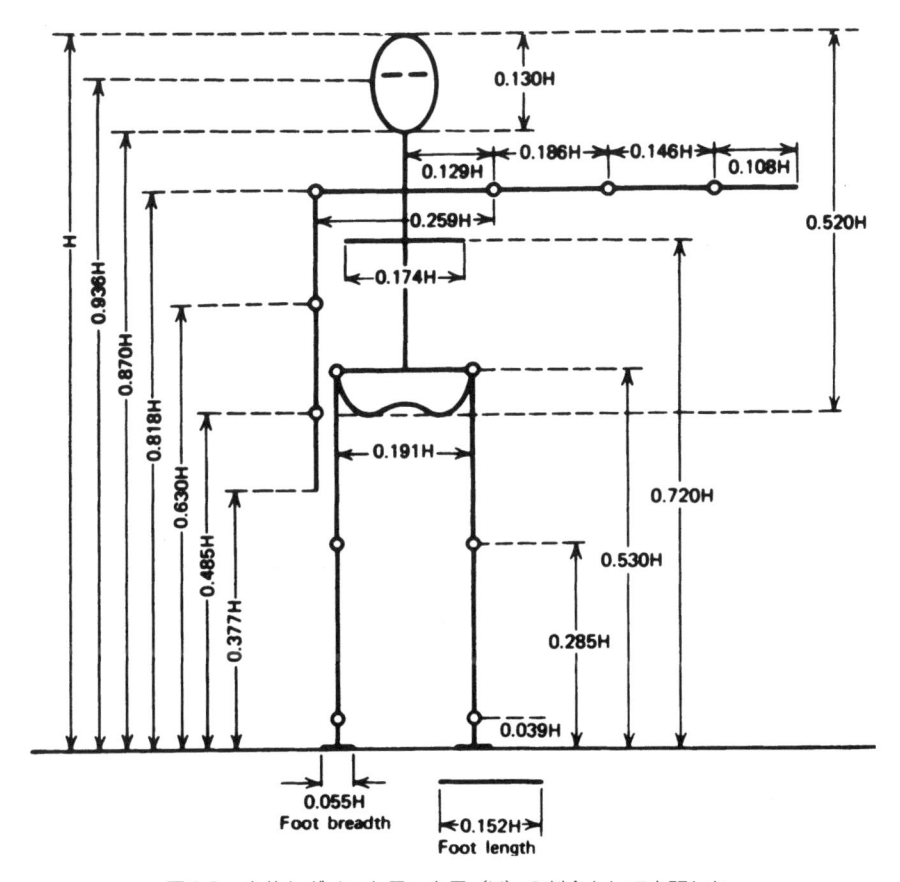

図4.1 身体セグメント長。身長（H）の割合として表記した。

Contini (1966) は、各セグメント長を身長に対する割合で示し、その平均値を示した一覧を作成した。図 4.1 にその一覧を示す。これらのセグメント比率は本来直接計測することが望ましいが、より良いデータが得られない場合には近似値として役に立つ。

4.1 密度、質量、慣性の性質

運動学および動力学解析では、質量分布、質量中心、慣性モーメントなどのデータを用いる。屍体から直接求めてきたものもあれば、測定したセグメントの体積を密度表を併用して利用するものもある。より最近の手法ではスキャニングシステムを用いる。スキャニングシステムは密な間隔でセグメントの横断画像を撮像するものである。

4.1.1 全身の密度

身体は異なる密度を持つ多様な組織からなる。皮質骨の比重は 1.8 以上である。筋組織は 1.0 を少し上回る程度であり、脂肪は 1.0 に満たない。肺は比重の軽い呼吸ガスを含む。全身の平均密度はソマトタイプと呼ばれる体質の関数である。Drillis と Contini（1966）は身体密度 d をポンデラル指数（$c = h/w^{1/3}$）の関数として表した。ここで w は体重（ポンド）、h は身長（インチ）である。

$$d = 0.69 + 0.0297c \text{ kg/l} \tag{式 4.1}$$

式(4.1)をメートル法（体重はキログラム、身長はメートル）で示すと式(4.2)となる。

$$d = 0.69 + 0.9c \text{ kg/l} \tag{式 4.2}$$

身長が低く肥満している人は、身長が高く痩せている人よりもポンデラル指数が低い。つまり、前者の身体密度は低いことがわかる。

例 4.1.

式(4.1)および(4.2)を用いて、身長が 5 フィート 10 インチ（1 フィート = 12 インチ）、体重が 170 ポンドの成人の身体密度を計算する。

$$c = h/w^{1/3} = 70/170^{1/3} = 12.64$$

式(4.1)を使うと、

$$d = 0.69 + 0.0297c = 0.69 + 0.0297 \times 12.64 = 1.065 \text{ kg/l}$$

メートル法では、

$$h = 70/39.4 = 1.78\text{m}、\ w = 170/2.2 = 77.3\text{kg}、\text{そして}$$
$$c = 1.78/77.3^{1/3} = 0.418$$

式(4.2)を使うと

$$d = 0.69 + 0.9c = 0.69 + 0.9 \times 0.418 = 1.066 \text{ kg/l}$$

4.1.2 セグメントの密度

各セグメントごとに骨、筋、脂肪、その他の組織の構成は異なり、密度はセグメント内で一様ではない。一般的に末端のセグメントほど近位のセグメントに比較して骨の割合が大きくなるため、密度は高くなる。また、全身の平均密度が高

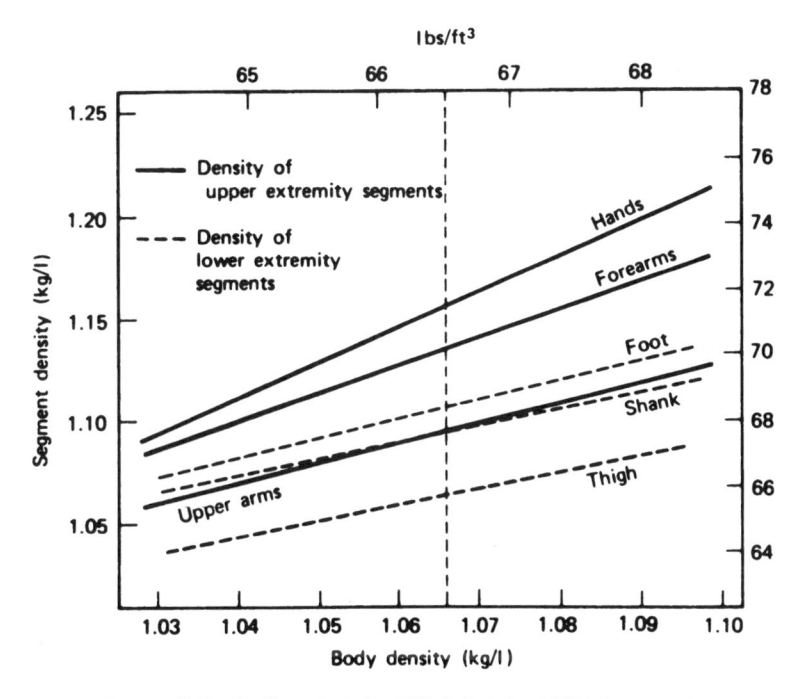

図4.2 体肢のセグメント密度。平均身体密度の関数として示した。

くなるにつれ、個々のセグメントの密度も高くなる。図 4.2 は、体肢の 6 つのセグメントの密度の傾向を全身の密度の関数として示したものである。これらは式(4.1)や(4.2)を用いて計算した結果、もしくは直接計測した結果である（Drillis と Contini、1966；Contini、1972）。

4.1.3 セグメント質量および質量中心

質量中心および重心という用語ははしばしば同じ意味で用いられる。質量中心の方がより一般的な用語である。一方で、重心は重力で定義される軸方向のみの質量中心を指す。その他の水平方向の 2 軸においては質量中心という用語を用いるべきである。

全身の質量が増加するにつれ、個々のセグメントの質量も増加する。そのため、個々のセグメントの質量は全身の質量に対する割合で表すことが可能である。表 4.1 に数名の研究者により得られた成果をまとめたものを示す。本書では、動力学計算やエネルギー計算全般でこれらの値を用いる。質量中心もまた、遠位端か近位端を原点として、セグメント長に対する割合で与えられる。屍体を用いた研究では質量中心を求めるのはとても簡単である。単に各セグメントのバランス中心を求めるだけでよい。生体において質量中心を計算するためには、セグメントの横断面積および長さの情報が必要である。図 4.3 にセグメントを仮想的に n 個の節に分割した様子を示す。それぞれの分節は図に示した質量を持つ。セグメン

表4.1 人体測定データ

Segment	Definition	Segment Weight/Total Body Weight	Center of Mass/Segment Length Proximal	Center of Mass/Segment Length Distal	C of G	Radius of Gyration/Segment Length Proximal	Radius of Gyration/Segment Length Distal	Density
Hand	Wrist axis/knuckle II middle finger	0.006 M	0.506	0.494 P	0.297	0.587	0.577 M	1.16
Forearm	Elbow axis/ulnar styloid	0.016 M	0.430	0.570 P	0.303	0.526	0.647 M	1.13
Upper arm	Glenohumeral axis/elbow axis	0.028 M	0.436	0.564 P	0.322	0.542	0.645 M	1.07
Forearm and hand	Elbow axis/ulnar styloid	0.022 M	0.682	0.318 P	0.468	0.827	0.565 P	1.14
Total arm	Glenohumeral joint/ulnar styloid	0.050 M	0.530	0.470 P	0.368	0.645	0.596 P	1.11
Foot	Lateral malleolus/head metatarsal II	0.0145 M	0.50	0.50 P	0.475	0.690	0.690 P	1.10
Leg	Femoral condyles/medial malleolus	0.0465 M	0.433	0.567 P	0.302	0.528	0.643 M	1.09
Thigh	Greater trochanter/femoral condyles	0.100 M	0.433	0.567 P	0.323	0.540	0.653 M	1.05
Foot and leg	Femoral condyles/medial malleolus	0.061 M	0.606	0.394 P	0.416	0.735	0.572 P	1.09
Total leg	Greater trochanter/medial malleolus	0.161 M	0.447	0.553 P	0.326	0.560	0.650 P	1.06
Head and neck	C7-T1 and 1st rib/ear canal	0.081 M	1.000	— PC	0.495	0.116	— PC	1.11
Shoulder mass	Sternoclavicular joint/glenohumeral axis	—	0.712	0.288	—	—	—	1.04
Thorax	C7-T1/T12-L1 and diaphragm*	0.216 PC	0.82	0.18	—	—	—	0.92
Abdomen	T12-L1/L4-L5*	0.139 LC	0.44	0.56	—	—	—	—
Pelvis	L4-L5/greater trochanter*	0.142 LC	0.105	0.895	—	—	—	—
Thorax and abdomen	C7-T1/L4-L5*	0.355 LC	0.63	0.37	—	—	—	—
Abdomen and pelvis	T12-L1/greater trochanter*	0.281 PC	0.27	0.73	—	—	—	1.01
Trunk	Greater trochanter/glenohumeral joint*	0.497 M	0.50	0.50	—	—	—	1.03
Trunk head neck	Greater trochanter/glenohumeral joint*	0.578 MC	0.66	0.34 P	0.503	0.830	0.607 M	—
Head, arms, and trunk (HAT)	Greater trochanter/glenohumeral joint*	0.678 MC	0.626	0.374 PC	0.496	0.798	0.621 PC	—
HAT	Greater trochanter/mid rib	0.678	1.142	—	0.903	1.456	—	—

*These segments are presented relative to the length between the greater trochanter and the glenohumeral joint.

NOTE: These segments are presented relative to the length between the greater trochanter and the glenohumeral joint.
Source Codes: M. Dempster via Miller and Nelson; Biomechanics of Sport, Lea and Febiger, Philadelphia. 1973. P. Dempster via Plagenhoef; Patterns of Human Motion, Prentice-Hall, Inc. Englewood Cliffs, NJ. 1971. L. Dempster via Plagenhoef from living subjects; Patterns of Human Motion, Prentice-Hall, Inc. Englewood Cliffs, NJ. 1971. C. Calculated.

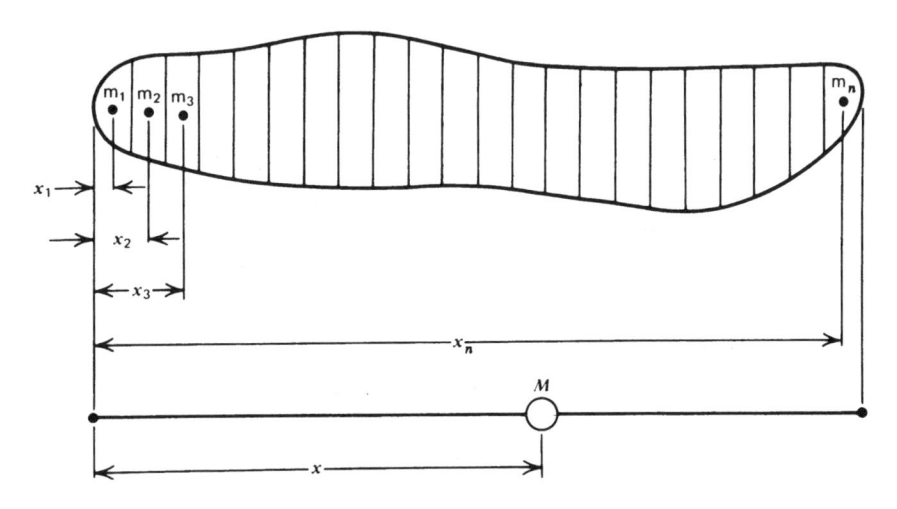

図4.3 質量分布がある際の身体セグメントの質量中心。

トの全質量 M は次式で表わされる。

$$M = \sum_{i=1}^{n} m_i \quad \text{(式 4.3)}$$

ここで m_i は i 番目の分節の質量である。

$$m_i = d_i V_i$$

ここで d_i は i 番目の分節の密度、V_i は i 番目の分節の体積である。

密度 d がセグメント全体で一様であると仮定すると、$m_i = dV_i$ であり、セグメントの全質量は次式で表される。

$$M = d \sum_{i=1}^{n} V_i \quad \text{(式 4.4)}$$

全質量が質量中心一点に集中した場合と元の質量分布の場合とを比較したとき、重力によって生じるセグメントの軸上の任意の点周りのモーメントは等しくならなければならない。この点を踏まえると、セグメントの左端からある距離 x のところに質量中心があるとき、次式が成り立つ。

$$Mx = \sum_{i=1}^{n} m_i x_i$$

$$x = \frac{1}{M} \sum_{i=1}^{n} m_i x_i \quad \text{(式 4.5)}$$

つまり、複雑な質量分布を持つセグメントであっても、セグメントの一方の端点からある距離 x の点に質量 M が集中したセグメントとして表すことができる。

例 4.2.

表 4.1 に示した人体測定データを用いて、足部および大腿部の質量中心の座標を計算する。身体各点の座標は次のとおりとする：足関節（84.9、11.0）、中足骨（101.1、1.3）、大転子（72.1、92.8）、大腿骨外側顆（86.4、54.9）。表 4.1 より、足部の質量中心は外果（足関節）から中足骨のマーカまでの距離の 0.5 の点にある。従って、足部の質量中心は、

$$x = (84.9 + 101.1) \div 2 = 93.0 \,\mathrm{cm}$$
$$y = (11.0 + 1.3) \div 2 = 6.15 \,\mathrm{cm}$$

大腿部の質量中心は大腿セグメントの近位端から 0.433 の距離にある。従って、大腿部の質量中心は、

$$x = 72.1 + 0.433\,(86.4 - 72.1) = 78.3 \,\mathrm{cm}$$
$$y = 92.8 - 0.433\,(92.8 - 54.9) = 76.4 \,\mathrm{cm}$$

4.1.4 多数のセグメントからなる系の質量中心

動作中、各身体セグメントの動きに合わせて、全身の質量中心は時間とともに連続的に変化する。そのため、全身の質量中心は時間毎に再計算する必要がある。この再計算にはそれぞれの身体セグメントの質量中心の軌跡の情報が必要となる。ある特定の時刻における 3 セグメント系について考える。系のそれぞれのセグメントの質量中心は図 4.4 に示された位置にあるとする。系全体の質量中心は (x_0, y_0) にある。xy の座標値はそれぞれ独立に計算できる。$M = m_1 + m_2 + m_3$ とする。座標値はそれぞれ次のとおりとなる。

$$x_0 = \frac{m_1 x_1 + m_2 x_2 + m_3 x_3}{M} \quad \text{（式 4.6）}$$

$$y_0 = \frac{m_1 y_1 + m_2 y_2 + m_3 y_3}{M} \quad \text{（式 4.7）}$$

全身の質量中心はよく計算される変数である。しかしながら、動作の評価における有用性は非常に限られたものである。全身のエネルギー変化を計算するために質量中心の時系列データを用いた研究者もいる。質量中心では、体肢のセグメントの相互に反転した動作に関連するエネルギー変化を考慮できないため、そのような計算は間違いである。例えば、一方の脚を前方向に、そして、他方の脚を後ろ方向に動かす動作の場合、質量中心は比較的一定に保たれると考えられ、この計算方法ではエネルギー変化は検出されないであろう。この点については第 6 章で詳しく述べる。全身の質量中心が主に用いられるのはスポーツ競技、特に跳躍競技の分析の際である。跳躍競技では、跳躍の軌跡は離地した瞬間に決まるため、質量中心の通り道が競技の成功に重要となる。また、姿勢やバランスの研究

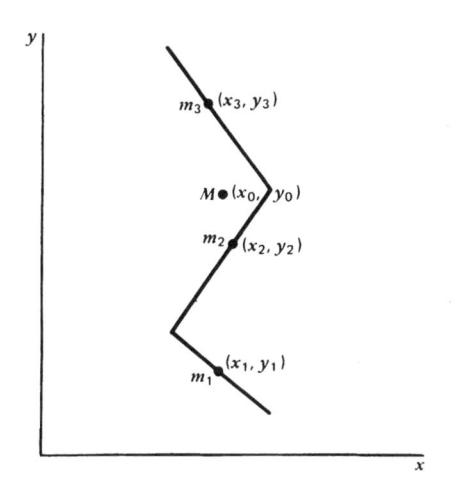

図4.4 3セグメント系における系全体の質量中心と個々のセグメントの質量中心。

では質量中心の計算は必須である。

4.1.5 慣性モーメントおよび回転半径

並進運動の解析には各セグメントの質量中心が必要である。動きの中で加速度が生じる場合、動作に対する慣性抵抗を知る必要がある。直線上における運動の場合、$F = ma$ は直線方向の力 F と直線方向の合成加速度 a の関係を示す。回転運動の場合には $M = I\alpha$ である。M は角加速度 α を引き起こす力のモーメントである。従って I は比例定数であり、セグメントが角速度変化に抵抗する作用の単位である。M の単位は $N \cdot m$、α は rad/s^2、I は $kg \cdot m^2$ である。I の値は回転中心の位置によって異なり、質量中心周りに回転が起きるときに最小となる。図4.3のように質量が分散したセグメントについて考える。セグメントの左の端点周りの慣性モーメントは次式によって計算される。

$$\begin{aligned} I &= m_1 x_1^2 + m_2 x_2^2 + \cdots + m_n x_n^2 \\ &= \sum_{i=1}^{n} m_i x_i^2 \end{aligned} \quad \text{(式 4.8)}$$

回転中心に近いところにある質量が I に与える影響はとても小さい。一方で、遠いところにある質量の影響は大きいことがわかる。この原理は、工業において回転機械の速さを制御するために用いられる。例えば、フライホイールではできる限り大きな慣性モーメントを持つようにホイールの周辺部に質量を集中させている。慣性モーメントが大きいと、速度の変化に対して大きな抵抗を示す。そのため、機械の速さが一定に保たれやくすなる。

質量中心周りの慣性モーメント I_0 を考える。図4.5では、1つの質点を2つの

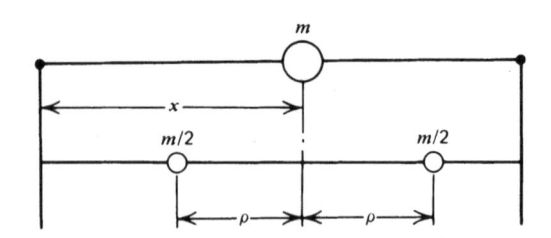

図4.5 元の系の質量中心に対する体肢セグメントの回転半径。

同質量の質点に分割している。これら2つの質点が中心から ρ_0 の距離にあるとき、質量中心周りの慣性モーメントは次式で表わされる。

$$I_0 = m\rho_0^2 \tag{式4.9}$$

ρ_0 は回転半径である。また、回転面において図4.5に示した2つの質点による質量中心周りの慣性モーメントの値は、質量の分散したセグメントの場合の値と同じである。これら2つの質点の質量中心は、元の1つの質点の場合と依然同じであることは注意を要する。

4.1.6 平行軸の定理

ほとんどの身体セグメントは各々の質量中心周りに回転するのではなく、どちらかというとセグメントのいずれかの端の関節周りに回転する。生体における慣性モーメントの測定では、関節中心周りの値のみ得られる。関節中心周りの慣性モーメントと質量中心周りの慣性モーメントの関係は平行軸の定理によって与えられる。ここで簡単な証明を示す。

$$\begin{aligned}I &= \frac{m}{2}(x-\rho_0)^2 + \frac{m}{2}(x+\rho_0)^2 \\ &= m\rho_0^2 + mx^2 \\ &= I_0 + mx^2\end{aligned} \tag{式4.10}$$

ここで、I_0 は質量中心周りの慣性モーメント、x は質量中心と回転中心間の距離、m はセグメントの質量である。

実際、I_0 が計算された軸に平行に x が位置する限り、x はいずれの方向のいずれの位置にあっても良い。

例 4.3.

(a) 質量が3 kg、質量中心が膝関節から20 cm の義足がある。回転半径は14.1 cm である。膝関節周りの I を計算せよ。

$$I_0 = m\rho_0^2 = 3\,(0.141)^2 = 0.06\,\mathrm{kg \cdot m^2}$$
$$I = I_0 + mx^2$$
$$= 0.06 + 3\,(0.2)^2 = 0.18\,\mathrm{kg \cdot m^2}$$

(b) 膝関節と股関節間の距離が 42 cm であるとき、膝関節を固定した状態におけるスイング動作時の股関節周りの I_h を計算せよ。

$$x = 質量中心から股関節までの距離 = 20 + 42 = 62\,\mathrm{cm}$$
$$I_h = I_0 + mx^2$$
$$= 0.06 + 3\,(0.62)^2 = 1.21\,\mathrm{kg \cdot m^2}$$

I_h は質量中心周りの値の約 20 倍であることに留意すべきである。

4.1.7 人体測定表および運動学データの使用

運動学データと併せて表 4.1 を用いると、運動エネルギーの解析に必要となる多くの変数について計算できる（第 5、6 章参照）。この表はセグメントの質量および質量中心の情報を示している。セグメントの質量は身体質量に対する割合で示されている。質量中心はセグメントの近位か遠位端を原点として、セグメント長を基準に示されている。また、回転半径も示されている。質量中心、近位端、遠位端周りの回転半径がそれぞれセグメント長を基準に示されている。

4.1.7.1 セグメント質量および質量中心の計算

例 4.4.

足部、下腿、大腿、HAT の質量および質量中心を計算する。質量中心は近位端か遠位端からの位置を求める。被験者の身体質量は 80kg と仮定する。

$$足部の質量 = 0.0145 \times 80 = 1.16\,\mathrm{kg}$$
$$下腿の質量 = 0.0465 \times 80 = 3.72\,\mathrm{kg}$$
$$大腿の質量 = 0.10 \times 80 = 8.0\,\mathrm{kg}$$
$$HAT の質量 = 0.678 \times 80 = 54.24\,\mathrm{kg}$$

セグメント長については直接計測したところ、足部 = 0.195m、下腿 = 0.435m、大腿 = 0.410m、HAT = 0.295m であった。

足部の COM ＝ 0.50 × 0.195 = 0.098m 足関節と中足骨のマーカの中点
下腿の COM ＝ 0.433 × 0.435 = 0.188m 大腿骨外側顆のマーカから下方向へ
大腿の COM ＝ 0.433 × 0.410 = 0.178m 大転子のマーカから下方向へ
HAT の COM＝1.142 × 0.295 = 0.337m 大転子のマーカから上方向へ

ここで、COM は Center of Mass（質量中心）の略である。

4.1.7.2 全身の質量中心の計算

全身の質量中心の計算は式 (4.6) および (4.7) の特別な場合である。n-セグメント系の場合、X 軸方向の質量中心は、

$$x = \frac{m_1 x_1 + m_2 x_2 + \cdots + m_n x_n}{m_1 + m_2 + \cdots + m_n} \quad (\text{式 4.11})$$

ここで、$m_1 + m_2 + \cdots + m_n = M$ であり、M は系全体の質量である。$m_1 = f_1 M$、$m_2 = f_2 M$ などの値はごく普通にわかる。従って、

$$x = \frac{f_1 M x_1 + f_2 M x_2 + \cdots + f_n M x_n}{M} = f_1 x_1 + f_2 x_2 + \cdots + f_n x_n \quad (\text{式 4.12})$$

この式で必要なものは各セグメントの全体の質量に対する割合と各セグメントの質量中心の座標の情報のみであるため、使いやすい。これらの値は表 4.1 で与えられている。

全てのセグメントの質量中心がいつも計測可能なわけではない。特に、セグメントがカメラの画角内にないときがその場合にあたる。このあとのサンプルデータは歩行中の HAT の右側面および右脚の運動学データである。HAT の左側面および左脚のデータについては擬似的に生成することが可能かもしれない。歩行が左右対称であると仮定すると、半ストライド分（1歩分）位相がずれるが、左脚の軌跡は右脚と同じであるといえる。つまり、右脚データを時間的に半ストライド後にずらし、空間的に半ストライド分の長さ後方へずらすと、左脚および HAT の左側面のデータを擬似的に生成することができる。

例 4.5.

15 フレーム目の全身の質量中心を計算する。1 ストライドに要する時間は 68 フレームであった。従って、15 フレーム目からのデータは右脚および HAT の右側面のデータになり、半ストライド（34 フレーム）後のデータは左脚および HAT の左側面のデータとなる。ここで、49 フレーム目からの全ての座標データを X 方向に 1 歩分後方へずらす必要がある。連続した 2 歩中の踵の x 座標を調

表 4.2 各身体セグメントの座標、例 4.5

| | X (meters) | | Y (meters) | |
Segment	Right	Left	Right	Left
Foot	0.791	1.353 − 0.707 = 0.646	0.101	0.067
Leg	0.814	1.355 − 0.707 = 0.648	0.374	0.334
Thigh	0.787	1.402 − 0.707 = 0.695	0.708	0.691
1/2 HAT	0.721	1.424 − 0.707 = 0.717	1.124	1.122

x = 0.0145(0.791+ 0.645) + 0.0465(0.814+ 0.648) + 0.1(0.787 + 0.695)
+ 0.339(0.721+ 0.717) = 0.724m
y = 0.0145(0.101+ 0.067) + 0.0465(0.374+ 0.334) + 0.1(0.708 + 0.691)
+ 0.339(1.124+ 1.122) = 0.937m

べたところ、1ストライドが 264.2 − 122.8 = 141.4 cm であった。従って、歩幅は 70.7 cm = 0.707 m である。表 4.2 は 15 フレーム目の左および右半身の各体セグメントの座標を示している。各セグメントの全身に対する質量比は次のとおりである：足部 = 0.0145、下腿 = 0.0465、大腿 = 0.10、1/2 HAT = 0.339。HAT の質量が身体の質量中心において支配的であるが、歩行に関する限り、下肢におけるエネルギー変化が支配的であることが後ほどわかる（第 6 章参照）。

　質量中心（COM）の 3 次元分析を行うことは簡単ではない。それは、マーカを用いて身体の各セグメントを同定しなければならないことに加え、3 次元イメージングシステムを用いて座標を追跡しなければならないためである。立位に関する研究の中には、質量中心の動きに関する評価の 1 つとして、骨盤に貼り付けた棒の前後方向の変位を計測しているものもある（Horak ら、1992）。しかしながら、患者が前方への転倒を防ぐために股関節で全身を折り曲げるとき（"hip strategy" と呼ばれる方策）、骨盤は質量中心に比較して大きく後方へ動く（Horak と Nashner、1986）。COM 変位の 3 次元評価における唯一の手法は、全てのセグメント（もしくはできる限り多くのセグメント）に貼り付けたマーカを光学的に追跡する手法である。MacKinnon と Winter（1993）は平地歩行中の前額面上のバランスメカニズムを特定するために、両下肢と HAT に 7 セグメントを持つモデルを用いた。Jian ら（1993）は類似のモデルを用いて歩行開始および停止の際の動作を調べた。彼らは COP の解析とあわせて全身の COM の 3 次元解析を行い、その結果からこれらの一般的動作に関与する運動メカニズムを特定した。

　質量中心の計測において、これまでで最も完全に近い計測は、21 個のマーカデータおよび 14 セグメントモデルを用いたものである。このモデルは、静止立位時のバランスメカニズム解明のために用いられた（Winter ら、1998）。図 4.6 はマーカ位置を示している。また、添付の表は各セグメントの質量比に加えて、14 セグメントそれぞれの定義を示している。大部分のセグメント（頭部、骨盤、上肢、下肢）が剛体に近いことは留意しておく価値がある。しかしながら、体幹部に関してはそれほど剛体に近くない。これは呼吸や心臓機能によって引き起こされる内部の質量偏移の影響を受けることが主な要因である。そのため、信頼性の高い推定を成し遂げるには 4 つのセグメントに分割する必要があった。どのような COM 推定であっても、その妥当性を逆さ振り子モデルの式によって調べることができる：COP − COM = −K·CÖM（Winter ら、1998）。COP は床反力計のデータから得られる圧力中心である。CÖM は、前後もしくは左右方向の COM の水平加速度である。また、$K = I/Wh$ である。ここで、I は全身の足関節周りの慣性モーメント、W は体重、h は足関節からの COM 高である。

4.1.7.3　慣性モーメントの計算
例 4.6.
　下腿について、質量中心周り、遠位端周り、近位端周りのそれぞれの慣性モーメントを計算する。表 4.1 より下腿の質量は 0.0465 × 80 = 3.72 kg である。下腿

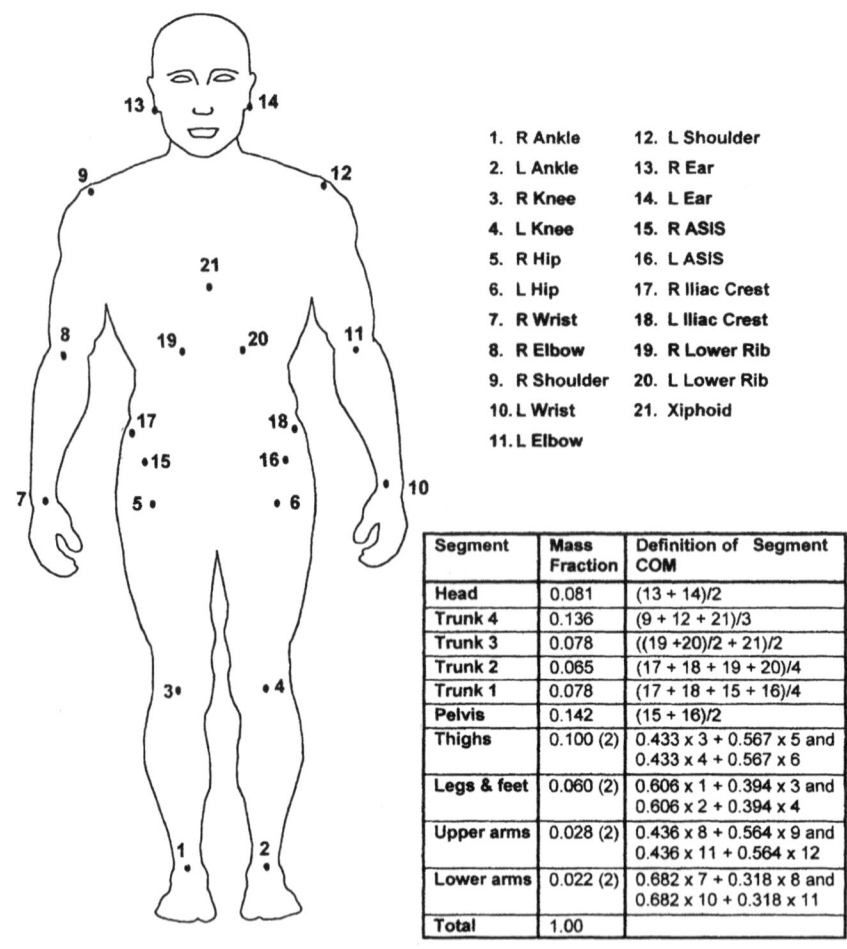

1. R Ankle	12. L Shoulder
2. L Ankle	13. R Ear
3. R Knee	14. L Ear
4. L Knee	15. R ASIS
5. R Hip	16. L ASIS
6. L Hip	17. R Iliac Crest
7. R Wrist	18. L Iliac Crest
8. R Elbow	19. R Lower Rib
9. R Shoulder	20. L Lower Rib
10. L Wrist	21. Xiphoid
11. L Elbow	

Segment	Mass Fraction	Definition of Segment COM
Head	0.081	(13 + 14)/2
Trunk 4	0.136	(9 + 12 + 21)/3
Trunk 3	0.078	((19 +20)/2 + 21)/2
Trunk 2	0.065	(17 + 18 + 19 + 20)/4
Trunk 1	0.078	(17 + 18 + 15 + 16)/4
Pelvis	0.142	(15 + 16)/2
Thighs	0.100 (2)	0.433 × 3 + 0.567 × 5 and 0.433 × 4 + 0.567 × 6
Legs & feet	0.060 (2)	0.606 × 1 + 0.394 × 3 and 0.606 × 2 + 0.394 × 4
Upper arms	0.028 (2)	0.436 × 8 + 0.564 × 9 and 0.436 × 11 + 0.564 × 12
Lower arms	0.022 (2)	0.682 × 7 + 0.318 × 8 and 0.682 × 10 + 0.318 × 11
Total	1.00	

図4.6 バランス制御実験の際に身体質量中心の3次元位置を推定するために用いられた21マーカ、14セグメントモデル。胸部/腰部体積の内部の質量偏移を追跡するには、4つの体幹セグメントが必要であった。

長は0.435mとして与えられている。(回転半径)／(セグメント長)の値は、質量中心周りの場合では0.302、近位端周りの場合では0.528、遠位端周りの場合では0.643である。

$$I_0 = 3.72\,(0.435 \times 0.302)^2 = 0.064\,\mathrm{kg \cdot m^2}$$

近位端周りの場合、

$$I_p = 3.72\,(0.435 \times 0.528)^2 = 0.196\,\mathrm{kg \cdot m^2}$$

遠位端周りの場合、

$$I_d = 3.72\,(0.435 \times 0.643)^2 = 0.291\,\mathrm{kg \cdot m^2}$$

どちらの端点であっても慣性モーメントは、平行軸の定理を用いても計算で

きることに注意すべきである。例えば、下腿の近位端から質量中心までの距離は $0.433 \times 0.435 = 0.188\,\mathrm{m}$ であることから、

$$I_p = I_0 + mx^2 = 0.064 + 3.72\,(0.188)^2 = 0.196\,\mathrm{kg \cdot m^2}$$

例 4.7.

HAT について、近位端周りと質量中心周りのそれぞれの慣性モーメントを計算する。表 4.1 より、HAT の質量は $0.678 \times 80 = 54.24\,\mathrm{kg}$ である。HAT 長は実測より $0.295\,\mathrm{m}$ として与えられている。(近位端周りの慣性モーメントの回転半径)／(セグメント長) の値は 1.456 である。

$$I_p = 54.24\,(0.295 \times 1.456)^2 = 10.01\,\mathrm{kg \cdot m^2}$$

表 4.1 より、HAT の近位端から質量中心までの距離はセグメント長の 1.142 倍である。

$$I_0 = I_p - mx^2 = 10.01 - 54.24\,(0.295 \times 1.142)^2 = 3.85\,\mathrm{kg \cdot m^2}$$

(質量中心周りの慣性モーメントの回転半径)／(セグメント長) の値は 0.903 である。その値を利用することも可能である。

$$I_0 = mp^2 = 54.24\,(0.295 \times 0.903)^2 = 3.85\,\mathrm{kg \cdot m^2}$$

4.2 実験的実測

より精度の高い運動学および動力学計算では、実測した身体寸法値があることが望ましい。ただし、これまでに開発されてきた装置および手法には能力の点で限界がある。そのため得られる値の精度も、表を参照して得たものとあまり変わらないことが多い。

4.2.1 身体の解剖学的質量中心

解剖学的質量中心と呼ばれる身体全体の質量中心は、図 4.7a に示したようなバランスボードを用いると簡単に計測できる。バランスボードは秤（はかり）、硬い板、先の尖った台からなる。板の一方の端を秤、他方の端もしくは身体の質量中心に対して反対側の都合の良い点を先の尖った台で支える。先の尖った台をできる限り質量中心の近くに配置する方が有利である。測定範囲が 50 kg 以上もしくは 100 kg 以上といった秤よりも感度の高い秤（0 – 5 kg）を使用でき、その結果、より精度が高くなる。体重 w_2 に加えて、バランスボードの重量 w_1 と、台の支点からバランスボードの質量中心までの距離 x_1 がともに既知であると仮定する。身体をうつ伏せに横たわらせた状態で、秤の読み取り値が S（台の支点

から距離 x_3 の点にかかる上方向の力）であるとする。台の支点周りのモーメントについて関係式を立て、その式を解くと質量中心が求まる。

$$w_1 x_1 + w_2 x_2 = S x_3$$
$$x_2 = \frac{S x_3 - w_1 x_1}{w_2} \tag{式 4.13}$$

4.2.2 遠位セグメントの質量計算

遠位セグメントの質量もしくは重量は図 4.7b に示した方法によって求めることができる。目的のセグメント（ここでは下腿と足部）の質量中心が関節中心の上にくるように、セグメントを垂直位置まで持ち上げる。持ち上げる前、台の支点から質量中心までの距離は x_4、秤の読み取り値は S であった。持ち上げた後、支点から下腿の質量中心までの距離は x_5 となり、秤の読み取り値は S' に増加した。台の支点周りのモーメントにおいて、下腿の動きによる時計周りのモーメントの減少分は秤の反力によるモーメントの増加分に等しい。この関係を用いると遠位セグメントの質量が求まる。

$$w_4(x_4 - x_5) = (S' - S)x_3$$
$$w_4 = \frac{(S' - S)\,x_3}{(x_4 - x_5)} \tag{式 4.14}$$

この計算における誤差の主要な部分は、x_4（通常は人体測定表から得られる値）の誤差に由来するものである。下肢全体の質量を測るためには、被験者を仰向けの状態に寝かせ、下肢を 90 度に曲げた状態にして、この実験を繰り返す。下肢全体の質量から下腿および足部の質量を差し引くことで大腿の質量を導くことができる。

4.2.3 遠位セグメントの慣性モーメント

4.1.5 節で述べた慣性モーメントの式は、関節の、ある与えられた回転中心における I を計算するために用いることができる。近位セグメントが固定されていると仮定すると、I は関節モーメントとセグメントの角加速度を関連付ける比例定数である。I を直接計算するために、急速解放（クイックリリース）実験と呼ばれる手法を用いることができる。実験には図 4.8 で描かれている用意が必要である。$I = M/\alpha$ ということがわかっているので、角加速度 α を生じさせるモーメント M が計測できれば、I を直接計算できる。水平な張力 F を、ロープかケーブルを通じて関節中心から距離 y_1 の点で作用させる。また同時に F は、解放機構にかかる力（大きさは同じ、向きが反対の力）によって抑制されている。関節中心から y_2 の距離にある下腿上の点に加速度計が取り付けられている。接線

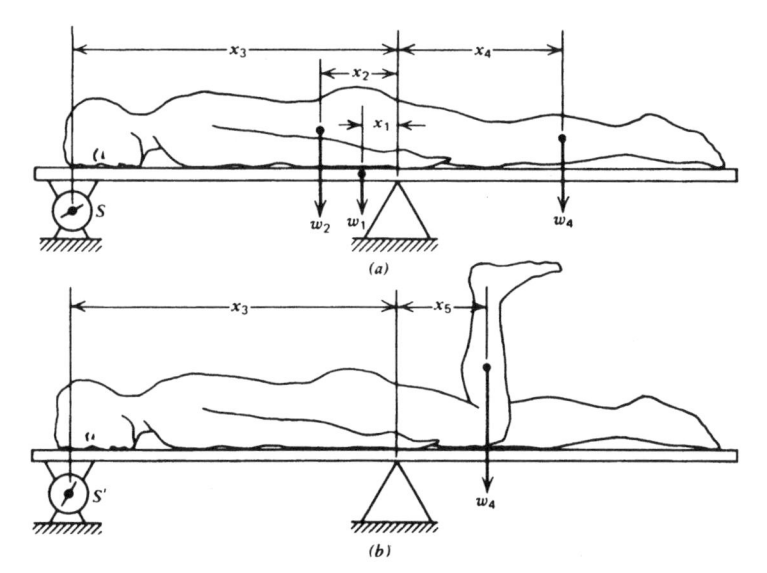

図4.7 バランスボード法。(a)生体における身体の解剖学的質量中心の測定。(b)遠位セグメントの質量について。(詳細は本文参照)

方向の加速度 a と下腿の角加速度 α は式 $a = y_2\alpha$ によって関連付けられている。

力のバランスがとれた状態では、下腿はニュートラルな姿勢のままであり加速度は生じない。解放機構が作動すると、下腿を拘束していた力が突然ゼロに落ち、下腿に掛かる正味のモーメントは Fy_1 となる。その瞬間に加速度 a が生じる。F と a はデータ保存が可能な2チャンネルのオシロスコープで記録できる。ほとんどのペン型レコーダは周波数応答が低過ぎるため加速度のインパルスを捉えることはできない。得られたデータから次式を用いて慣性モーメントを計算できる。

$$I = \frac{M}{\alpha} = \frac{Fy_1 y_2}{a} \qquad (式 4.15)$$

図4.8 は加えられていた力 F の急速な減少と同時に生じる突然の加速度のバーストを示している。この力は加速度がピークに到達した後に減少する。このように力が減少するのは、下肢の前方への移動にともない、引っ張っているケーブルの張力が減少するためである。下腿を後方に保持しているケーブルやロープを突然切断する手法を用いると、使いやすい解放機構を実現可能である。急激に変化する力と加速度を記録できるようにするため、突然の加速度のバーストをオシロスコープの掃引を開始させるトリガーとして使用することも可能である。

複数のパラメータを同時に計測するために、より洗練された実験手法が考案されてきている。Hatze (1975) によって開発された手法では慣性モーメント、質量中心、粘性係数を同時に求めることができる。

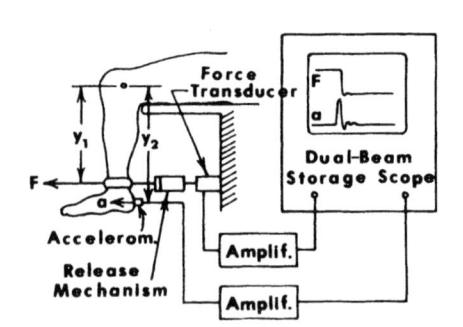

図4.8 遠位セグメントの慣性モーメントを求めるためのクイックリリース法。水平方向に掛けられる力 F は、セグメントの解放後、初期加速度 a を引き起こす。慣性モーメントは最終的に F、a、y_1、y_2 から計算できる。

4.2.4 関節の回転軸

　身体に貼り付けるマーカは通常、関節中心として最良と推定する箇所に配置する。しかしながら解剖学的制約により、その配置には多少の誤差が存在することがある。例えば、外果は足関節マーカを貼り付ける場所として一般的な場所である。しかしながら、脛骨／距骨の面によって構成される関節では、脛骨（と腓骨）の遠位端が距骨上を小さな弧を描くように動く。真の回転軸は、実際には外果よりも数センチ程度遠位にある。より歴然とした違いのある関節もいくつかある。股関節は矢状面において、大転子上縁に貼り付けたマーカによって同定されることが多い。しかしながら、マーカが股関節中心よりも多少外側にあるため、骨盤に対する大腿の内旋と外旋が大きな誤差を引き起こす可能性があることは明白である。外転と内転についても同様である。

　従って、皮膚上に貼り付けた解剖学的な指標に基づいて真の回転軸を同定することが重要である。2つの隣合うセグメント上のマーカの移動履歴を基に、任意の関節における瞬間の回転軸を計算するための手法がいくつか開発されてきている。図4.9は平面運動における2つのセグメントを示している。まず始めに2つのセグメントを空間内で並進および回転させ、図で示されるように、1つのセグメントが空間内に固定され、もう1つのセグメントが回転をしているといった配置にする。ある任意の瞬間において、真の回転軸は固定されているセグメント内の $(x_c、y_c)$ にある。そして、我々の興味があるのは、固定されているセグメントの解剖学的座標 $(x_3、y_3)$ および $(x_4、y_4)$ に対する $(x_c、y_c)$ の位置である。マーカ $(x_1、y_1)$ および $(x_2、y_2)$ は図で示された位置にある。$(x_1、y_1)$ は瞬間接線速度 $\overline{V}$ をもち、回転軸から半径 $\overline{R}$ の位置にある。回転しているセグメントの角速度 $\overline{\omega}_z$ は、$(x_1、y_1)$ と $(x_2、y_2)$ を結ぶ線分から計算する。1つのセグメントが空間内に固定されているので、$\overline{\omega}_z$ は関節角速度そのものであり、次の関係が導かれる。

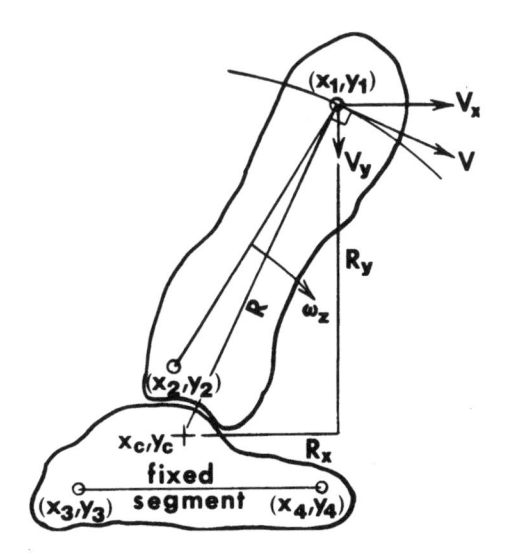

図4.9 隣合う2つのセグメント間の回転軸(x_c, y_c)を計算するために使われる手法。運動が生じている面内において、各セグメントは2つのマーカをもっていなければならない。データ取得後、両セグメントを回転および移動し、1つのセグメントを空間内に固定する。その結果、動いている方のセグメントの運動学データは2つのセグメント間の相対的な運動を反映する。そして、固定されているセグメントに貼り付けられたマーカの解剖学的な位置に対して回転軸を決めることができる。（詳細は本文参照）

$$\overline{V} = \overline{\omega}_z \times \overline{R} \qquad (式 4.16a)$$

もしくは、直交座標系では、

$$V_x \hat{i} + V_y \hat{j} = (R_y \omega_z) \hat{i} - (R_x \omega_z) \hat{j}$$

つまり、

$$V_x = R_y \omega_z \quad および \quad V_y = -R_x \omega_z \qquad (式 4.16b)$$

V_x、V_y、ω_zはマーカの軌跡データから計算できるので、R_yとR_xが求まる。x_1、y_1は既知であるので、回転軸x_c、y_cを計算できる。ω_zが0に近付くか極性が反転するとき、式(4.16a)により計算されるRが不定になるか、とても大きな値になる。そのため注意が必要である。実際、ω_zが0.5rad/sを下回るとき、誤差が顕著になることがわかっている。

4.3 筋の人体測定学

一般的な動作中に、個々の筋が発揮する力を計算するためには、通常、筋自体のいくつかの測定値が必要である。同じグループの筋が負荷を分配する場合、おそらく相対的な横断面積に比例して分配するであろう。また、各筋の機械的利得は異なるかもしれない。機械的利得は、起始および停止点におけるモーメントア

ーム長や、筋もしくは腱の下にあって腱の引っ張り方向を変化させるその他の組織によって決まる。

4.3.1 筋横断面積

筋の機能的もしくは生理学的な横断面積（PCA：Physiological Cross-sectional Area）は、筋の引っ張り方向に平行なサルコメア数の尺度である。羽状筋において、筋線維は筋の長軸からある角度をもって作用する。そのため、羽状筋の筋線維は、長軸に対して筋線維が平行に配置された筋の筋線維ほどには力伝達が効果的でない。筋の長軸と筋線維方向の間の角度を羽状角と呼ぶ。長軸に対して平行な筋線維を持つ筋において、PCA は次式を用いて求められる。

$$\text{PCA} = \frac{m}{dl} \text{ cm}^2 \tag{式 4.17}$$

ここで

$$m = 筋線維の質量 (\text{g})$$
$$d = 筋の密度 (\text{g/cm}^3) = 1.056 \text{g/cm}^3$$
$$l = 筋線維長 (\text{cm})$$

羽状筋の場合、PCA は次式を用いて求められる。

$$\text{PCA} = \frac{m \cos \theta}{dl} \text{ cm}^2 \tag{式 4.18}$$

ここで、θ は羽状角である。羽状角は筋が短縮するにつれて大きくなる。

Wickiewicz ら（1983）は、3 体の屍体データを用いて、下肢の 27 種類の筋の筋質量、筋線維長、羽状角を測定した。表 4.3 に代表的な筋の値を示す。表 4.4 には関節ごとの %PCA の値を示す。値は関節をまたぐ全ての筋の総断面積に対する割合で示した。このようにして、主働筋のグループ内における各筋の相対的な貢献能力を求めることができる。ただし、各筋が同じ応力を生み出していると仮定している。PCA の合計値は関節ごとに異なるため、腓腹筋（Gastrocnemius）のような二関節筋では関節ごとに異なる割合を示すかもしれないことに注意を要する。

4.3.2 動作中の筋長変化

筋長変化を調べ、その変化を関節角度の関数として報告した研究がいくつかある。Grieve と共同研究者ら（1978）は 8 体の屍体を調べ、腓腹筋の長さ変化を安静時長を基準に百分率で示し、その値を膝関節および足関節角度の関数として

表4.3 下肢筋の質量、長さ、PCA

Muscle	Mass (g)	Fiber Length (cm)	PCA (cm^2)	Pennation Angle (deg)
Sartorius	75	38	1.9	0
Biceps femoris (long)	150	9	15.8	0
Semitendinosus	75	16	4.4	0
Soleus	215	3.0	58	30
Gastrocnemius	158	4.8	30	15
Tibialis posterior	55	2.4	21	15
Tibialis anterior	70	7.3	9.1	5
Rectus femoris	90	6.8	12.5	5
Vastus lateralis	210	6.7	30	5
Vastus medialis	200	7.2	26	5
Vastus intermedius	180	6.8	25	5

表4.4 足関節、膝関節、股関節をまたぐ筋の%PCA

Ankle Muscle	%PCA	Knee Muscle	%PCA	Hip Muscle	%PCA
Soleus	41	Gastrocnemius	19	Iliopsoas	9
Gastrocnemius	22	Biceps Femoris (small)	3	Sartorius	1
Flexor Hallucis Longus	6	Biceps Femoris (long)	7	Pectineus	1
Flexor Digitorum Longus	3	Semitendinosus	3	Rectus Femoris	7
Tibialis Posterior	10	Semimembranosus	10	Gluteus Maximus	16
Peroneus Brevis	9	Vastus Lateralis	20	Gluteus Medius	12
Tibialis Anterior	5	Vastus Medialis	15	Gluteus Minimus	6
Extensor Digitorum Longus	3	Vastus Intermedius	13	Adductor Magnus	11
Extensor Hallucis Longus	1	Rectus Femoris	8	Adductor Longus	3
		Sartorius	1	Adductor Brevis	3
		Gracilis	1	Tensor Fasciae Latae	1
				Biceps Femoris (long)	6
				Semitendinosus	3
				Semimembranosus	8
				Piriformis	2
				Lateral Rotators	13

報告した。腓腹筋は、膝関節を90度に曲げ、足関節を底屈でもなく背屈でもない中間位にした状態の時に安静時長にあると仮定された。底屈40度の状態において筋は8.5％短縮した。背屈位にかけて筋長は線形に変化し、背屈20度において4％の伸張となった。膝関節では、完全伸展位で6.5％伸張し、150度屈曲状態で3％短縮した。その間の変化はほぼ線形であった。

4.3.3　単位断面積あたりの力（応力）

　骨格筋の応力値については、さまざまな値が報告されている（Haxton、1944；AlexanderとVernon、1975；Maughanら、1983）。これらの応力値の多くは等尺性の状態で測定されたものであり、その値は20から100N/cm^{2}までさまざまである。これらの値の中でも大きな値は、羽状筋（筋線維が筋の中心軸からある角度をもって配置されている筋）から得られたものであった。そのような筋線維の配置は横断面積を効果的に増加させる。その横断面積は応力計算において測定および使用される横断面積の値よりも大きい。Haxton（1944）は、2種類の羽状筋（腓腹筋およびヒラメ筋）について力と応力を関連付け、どちらの筋の応力も38N/cm^{2}程度の値であることを明らかにした。走行や跳躍中の大腿四頭筋の動的応力は、ピーク膝伸展モーメントを210N・mとして計算すると約70N/cm^{2}である。等尺性の最大随意収縮（MVCs：Maximum Voluntary Contractions）条件における大腿四頭筋の応力は約100N/cm^{2}である（Maughanら、1983）。

4.3.4　筋のモーメントアーム

　各筋の起始・停止は骨上の腱の引っ張り方向を決め、ひいては関節中心における機械的なてこ比を決める。各筋は固有のモーメントアーム長（関節中心を通り、かつ、筋に対して垂直な直線の長さ）を持つ。このモーメントアーム長は関節角度とともに変化する。この分野で行われた研究の一つにSmidt（1973）の研究がある。Smidtの研究では、26人の被験者の膝関節伸展筋の平均モーメントアーム長、および、ハムストリングスの膝関節における平均モーメントアーム長が報告されている。これら両筋群のモーメントアーム長は膝関節を曲げるに従い、ともに増加した。モーメントアーム長は45度膝関節屈曲時にピークとなり、そして、屈曲が90度まで増加するにつれ再び減少した。Wilkie（1950）もまた、肘屈曲筋を対象にモーメントアーム長について記録している。

4.3.5　多関節筋

　人体には複数の関節をまたぐ筋が数多く存在する。下肢ではハムストリングス、大腿直筋、腓腹筋などがそうである。ハムストリングスは股関節の伸展筋であり、膝関節の屈曲筋である。大腿直筋は股関節屈曲筋と膝関節伸展筋が組み合

わされた筋である。腓腹筋は膝関節屈曲筋と足関節底屈筋である。これらの筋では、両関節の動作域を完全に許容するには筋線維長が不十分な場合もある。多くの一般的動作において、ある関節における伸長とともに他方の関節における同時の短縮が必要であることを Elftman（1966）は示唆している。例えば、走行中の遊脚初期における大腿直筋の作用を考える。この筋は股関節屈曲の結果として短縮し、遊脚期に備えた脚の後方へのスイングの際に膝関節において伸長する。大腿直筋の張力は股関節屈曲モーメント（正の仕事）および膝関節伸展モーメントを同時に生み出す。また、膝関節伸展モーメントは遊脚を減速させ（負の仕事）、脚の前方への加速を引き起こす。このように正味の筋長変化は、2つの等価な単関節筋に比較して減少する。そして、同じ筋における必要以上の正および負の仕事を減らすことができる。前述のような状況において、二関節筋は全体として長さを変えない状態で下腿から骨盤へとエネルギーを効率的に伝達する場合もありうる。走行中の蹴り出し局面において、足関節底屈筋が急速にエネルギーを産生しているとき、膝関節は伸展し続ける。従って、腓腹筋群は基本的に等尺であるかもしれない（遠位端で短縮し、近位端で伸長しているように見えるかもしれない）。同様に、走行中の遊脚期の後半に向けて、膝関節は急速に伸展する。その間、股関節は完全屈曲位に到達し、反対方向へ動き始める（すなわち伸展速度を持つ）。従って、ハムストリングスは急速に遠位端で伸長し、近位端で短縮しているように見える。正味のところ、単関節筋が伸長する場合よりも遅い速度で伸長しているかもしれない。

　歩行や走行における立脚期中に、下肢の主要な二関節筋が果たす役割を理解することもまた重要である。図4.10は腓腹筋群、ハムストリングス、大腿直筋とそれらの筋の近位端と遠位端におけるモーメントアーム長を示している。腓腹筋群は足関節において5cmのモーメントアームをもち、膝関節において3.5cmのモーメントアームをもつ。従って、立脚期において腓腹筋群が活動するとき、足関節伸展モーメントに対する貢献は膝関節屈曲モーメントに対する貢献よりも50%程度大きい。これらの2つの作用により、下腿の後方への回転を引き起こし、膝関節で荷重を支えられなくなることを防ぐ。ハムストリングス（大腿二頭筋短頭は除く）は、股関節において6から7cmのモーメントアームを持つが、膝関節におけるモーメントアーム長はほんの3.5cmである。従って、立脚期においてこれらの筋が活動するとき、股関節伸展に対する貢献は膝関節屈曲に対する貢献の約2倍である。これらの2つの活動の最終的な効果は、大腿の後方への回転を引き起こし、膝関節で荷重を支えられなくなることを防ぐ。最後は大腿直筋である。大腿直筋は大腿四頭筋という大筋群の唯一の二関節筋であり、股関節におけるモーメントアームは膝関節におけるモーメントアームに比較してわずかに大きい。しかしながら、大腿四頭筋は筋群として活動する上、大腿四頭筋のPCAの84%を単関節筋が占めるため（表4.3参照）、大腿四頭筋の活動は膝関節の伸展が主であるといえる。従って、下肢の主要な二関節筋の最終的な効果は3関節全ての伸展である。そのため、これらの二関節筋は、単関節伸展筋と協調して、荷

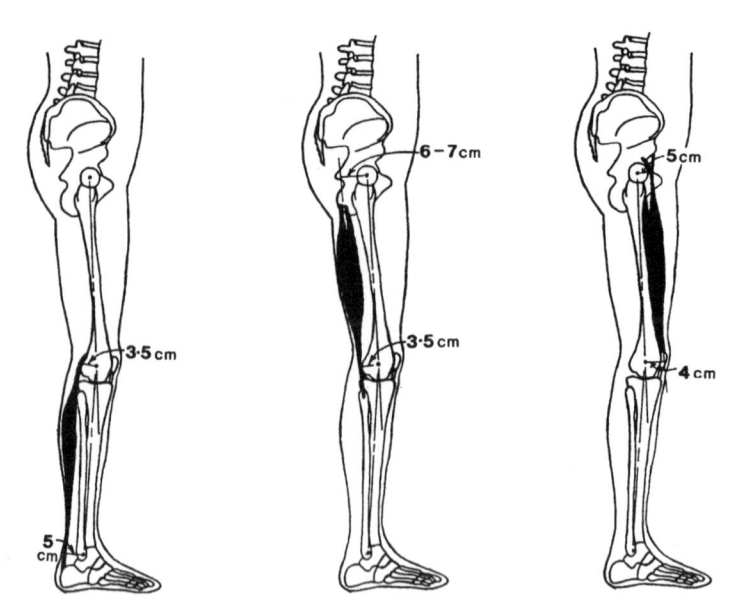

図4.10 下肢の3つの主要な二関節筋。腓腹筋群、ハムストリングス、大腿直筋とそれらの筋の近位端と遠位端におけるモーメントアーム長を示している。体重支持中のこれら筋群の機能的な役割に関して、モーメントアームの影響は重要である。

重を支えられなくなることの防止に貢献する。歩行の立脚局面中の3関節全てのモーメントの代数的総和が計算され、これは主に伸展モーメントであることがわかってきている（Winter、1984）。この総和はサポートモーメントと名付けられている。詳細については5.2.6節で述べる。

4.4 人体測定データに基づいた問題

1. (a) 身長1.68m、身体質量68.5kgの若年成人の平均身体密度を計算せよ。
解答：1.059kg/l。
   (b) (a)の成人について前腕の密度を求めよ。また、その値を用いて前腕の質量を推定せよ。前腕については、尺骨茎状突起から肘関節軸までの距離を24cmとする。手首から1cm間隔で外周を計測した際の値は次のとおりである。20.1、20.3、20.5、20.7、20.9、21.2、21.5、21.9、22.5、23.2、23.9、24.6、25.1、25.7、26.4、27.0、27.5、27.9、28.2、28.4、28.4、28.3、28.2、28.0（cm）。前腕部が全ての断面において円形の横断面を持つと仮定し、体積および質量を計算せよ。求めた質量について、平均化された人体測定データ（表4.1）を用いて推定した値と比較せよ。解答：前腕の密度 = 1.13kg/l；体積 = 1.174l；質量 = 1.33kg。表4.1から計算した質量 = 1.10kg。
   (c) 前腕の長軸上の質量中心を計算せよ。また、肘関節軸からの距離も求めよ。表4.1から求めた質量中心と比較せよ。解答：肘関節軸から

COM までの距離 = 10.34 cm；表 4.1 から求めた肘関節軸から COM までの距離 = 10.32 cm。

(d) 前腕の肘関節軸周りの慣性モーメントを計算せよ。次に、肘関節軸周りの回転半径を計算し、その値を表 4.1 から計算した値と比較せよ。解答：前腕の肘関節軸周りの慣性モーメント = 0.0201 kg·m^2；回転半径 = 12.27 cm；表 4.1 から計算した回転半径 = 12.62 cm。

2. (a) 付録 A 内の表 A.3 のデータを用いて、70 フレーム目の下肢の質量中心を計算せよ。解答：$x = 1.755$ m；$y = 0.522$ m。

(b) 3.6 節の問題 2 (f) で求めたストライド長と 1 ストライドに要した時間（68 フレーム）を用いて、30 フレーム目の左半身の座標の推定値を作成せよ。ただし、左右対称の歩行であると仮定する。各セグメントの質量中心（表 A.3）から、右半身（足部 + 下腿 + 大腿 + 1/2HAT）および左半身の質量中心をそれぞれ計算せよ。左半身については、右半身のデータを時間および空間的に適切にずらして生成したデータを用いよ。30 フレーム目における全身の質量中心を求めるために、2 点の質量中心についての値を平均せよ。解答：$x = 1.025$ m、$y = 0.904$ m。

3. (a) 付録 A の被験者について、HAT の質量中心周りの慣性モーメントを計算せよ。解答：質量中心周りの慣性モーメント = 1.96 kg·m^2。

(b) 被験者が両脚で直立していると仮定して、HAT の股関節、膝関節、足関節周りの慣性モーメントをそれぞれ計算せよ。慣性モーメントの相対的な大きさがわかると、HAT の慣性負荷を制御するために必要な関節モーメントの相対的な大きさがわかる。解答：股関節周りの慣性モーメント = 5.09 kg·m^2、膝関節周りの慣性モーメント = 15.78 kg·m^2、足関節周りの慣性モーメント = 42.31 kg·m^2。

(c) 頭部の質量中心が 1.65 m であると仮定すると、HAT の足関節周りの慣性モーメントへの貢献は何 % であるか？　解答：頭部の足関節周りの慣性モーメントは 12.50 kg·m^2 であり、その値は HAT の足関節周りの慣性モーメントの 29.6% である。

4. (a) 付録 A の被験者について、下肢の股関節周りの慣性モーメントを計算せよ。膝関節は屈曲しておらず、足部は質点であると仮定する。足部の質点は足関節から 6 cm 遠位にあるものとする。解答：下肢の股関節周りの慣性モーメント = 1.39 kg·m^2。

(b) (a) と同様にして、スキーブーツを履いた際の慣性モーメントの増加量を計算せよ。スキーブーツの質量は 1.8 kg であり、質点であると仮定する。スキーブーツの質点は足関節から 1 cm 遠位にあるものとする。解答：スキーブーツの股関節周りの慣性モーメント（スキーブーツによる慣性モーメントの増加量）= 1.01 kg·m^2。

4.5 引用文献

Alexander, R. McN. and A. Vernon. "The Dimensions of Knee and Ankle Muscles and the Forces They Exert," *J. Human Movement Studies* **1**: 115-123, 1975.

Contini, R. "Body Segment Parameters, Part II," *Artificial Limbs* **16**: 1-19, 1972.

Dempster, W. T. "Space Requirements of the Seated Operator," WADC-TR-55-159, Wright Patterson Air Force Base, 1955.

Dempster, W. T., W. C. Gabel, and W. J. L. Felts. "The Anthropometry of Manual Work Space for the Seated Subjects," *Am. J. Phys. Anthrop.* **17**: 289-317, 1959.

Drillis, R. and R. Contini. "Body Segment Parameters," Rep. 1163-03, Office of Vocational Rehabilitation, Department of Health, Education, and Welfare, New York, 1966.

Elftman, H. "Biomechanics of Muscle, with Particular Application to Studies of Gait," *J. Bone Joint Surg.* **48-A**: 363-377, 1966.

Grieve, D. W., P. R. Cavanagh, and S. Pheasant. "Prediction of Gastrocnemius Length from Knee and Ankle Joint Posture," *Biomechanics, Vol. VI-A*, E. Asmussen and K. Jorgensen, Eds. (University Park Press, Baltimore, MD, 1978), 405-412.

Haxton, H. A. "Absolute Muscle Force in the Ankle Flexors of Man," *J. Physiol.* **103**: 267-273, 1944.

Hatze, H. "A New Method for the Simultaneous Measurement of the Moment of Inertia, the Damping Coefficient and the Location of the Center of Mass of a Body Segment in situ," *Eur. J. Appl. Physiol.* **34**: 217-266, 1975.

Horak, F. B. and L. M. Nashner. "Central Programming of Postural Movements: Adaptation to Altered Support Surface Configurations," *J. Neurophysiol.* **55**: 1369-1381, 1986.

Horak, F. B., J. G. Nutt, and L. M. Nashner. "Postural Inflexibility in Parkinsonian Subjects," *J. Neurol. Sci.* **111**: 46-58, 1992.

Jian, Y., D. A. Winter, M. G. Ishac, and L. Gilchrist. "Trajectory of the Body COG and COP During Initiation and Termination of Gait," *Gait and Posture* **1**: 9-22, 1993.

MacKinnon, C. D. and D. A. Winter. "Control of Whole Body Balance and Posture in the Frontal Plane During Walking," *J. Biomech.* **26**: 633-644, 1993.

Maughan, R. J., J. S. Watson, and J. Weir. "Strength and Cross-Sectional Area of Human Skeletal Muscle," *J. Physiol.* **338**: 37-49, 1983.

Smidt, G. L. "Biomechanical Analysis of Knee Flexion and Extension," *J. Biomech.*, **6**: 79–92, 1973.

Wickiewcz, T. L., R. R. Roy, P. L. Powell, and V. R., Edgerton. "Muscle Architecture of the Human Lower Limb," *Clin. Orthop. Rel. Res.* **179**: 275–283, 1983.

Wilkie, D. R. "The Relation between Force and Velocity in Human Muscle," *J. Physiol.* **110**: 249–280, 1950.

Winter, D. A. "Kinematic and Kinetic Patterns in Human Gait: Variability and Compensating Effects," *Hum. Movement Sci.* **3**: 51–76, 1984.

Winter, D. A., A. E. Patla, F. Prince, M. G. Ishac, and K. Gielo-Perczak. "StiffnessControl of Balance in Quiet Standing," *J. Neurophysiol.* **80**: 1211–1221, 1998.

5

動力学：力とモーメント

5.0 バイオメカニクス的モデル

　第3章では長きにわたって動作そのものについて論じた。その際、動作を生み出す力については触れなかった。これらの力と、力によって引き起こされるエネルギーの変化について取り扱う分野を動力学（kinetics）と呼ぶ。動作を生み出す原因を理解するためには力の性質についての知識が必要である。

　手術を通して埋め込んで、筋が腱に対して発揮する力を計測するトランスデューサが開発されてきた。しかし、そのような技術の使用は動物実験に限定され、また動物実験においても限られた範囲でしか適用できない。そのため、これらの力を運動学的データと人体計測学的データを用いて間接的に計算する試みが現在でもなされている。反力や筋モーメントを求めるにはリンク・セグメント・モデルを用いる。このようなプロセスを図5.1に示す。完全な運動学的記述、精確な人体計測データ、そして外力のデータがあれば、関節反力や筋モーメントを計算することができる。この計算は逆ダイナミクスと呼ばれる。これは非常に有効な手法であり、それぞれの関節における全ての筋肉の貢献を総合した作用を理解することができる。このような情報は運動競技のコーチ、外科医、理学療法士、キネシオロジーの研究者などにとって診断と評価の際に非常に役立つ。このレベルの評価を行うことでトレーニング、理学療法、手術などの効果が非常に明確になる。運動学的なデータのみを用いる場合、それほど明確な洞察を行うことは難しい。

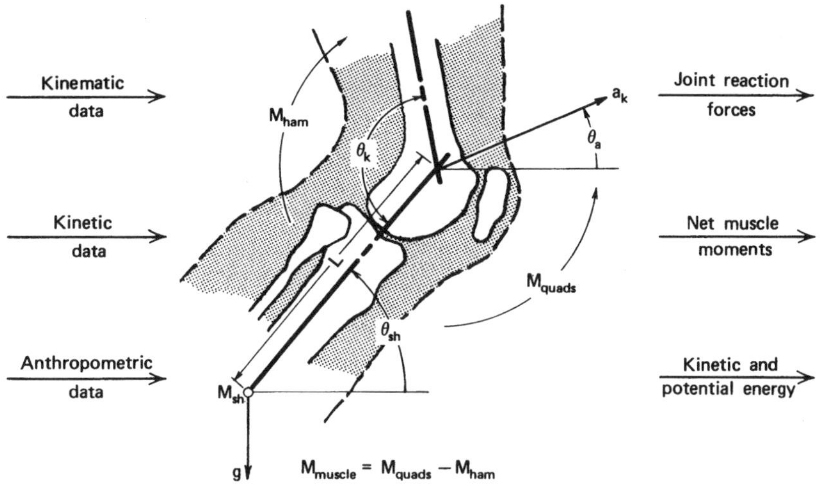

図5.1 動力学的（Kinetic）、運動学的（Kinematic）、人体計測学的（Anthropometric）なデータと、リンク・セグメント・モデルを用いた逆ダイナミクスにより計算された力、力のモーメント、エネルギー、パワーとの関係を示す模式図。

5.0.1 リンク・セグメント・モデルの作成

いかなる評価の妥当性も、評価に用いるモデルの妥当性に依存する。そのためセグメントの質量、質量中心（COM）、関節中心、慣性モーメント等について精度の高い値を得ることが必要である。このようなデータは個人の身長、体重、性別等に基づいた統計的な表から得ることができ、これについては第4章で詳しく説明した。これらの変数の一部は直接計測が可能であるが、その技術の適用には多くの時間を要し、精度も限られる場合がある。人体計測学的データのソースがどのようなものであれ、モデル化に際しては以下の仮定をおく。

1. それぞれのセグメントの質量は定まっており、そのCOMに質点として存在する。このCOMが重力場における重心位置にもなる。
2. それぞれのセグメントのCOM位置は運動中一定である。
3. 関節は蝶番関節または球関節である。
4. それぞれのセグメントの質量中心周りの（あるいは近位・遠位の関節周りの）慣性モーメントは運動中一定である。
5. それぞれのセグメントの長さは運動を通して一定である。そのため、蝶番関節や球関節の間の距離は一定である。

図5.2は下肢の解剖学的モデルとリンク・セグメント・モデルの等価性を示すものである。セグメントの質量 m_1、m_2、m_3 は質点に集中しているとする。近位の関節から質量中心への距離は一定であるとする。同様にセグメントの長さも、COM周りの慣性モーメント I_1、I_2、I_3 も一定であるとする。

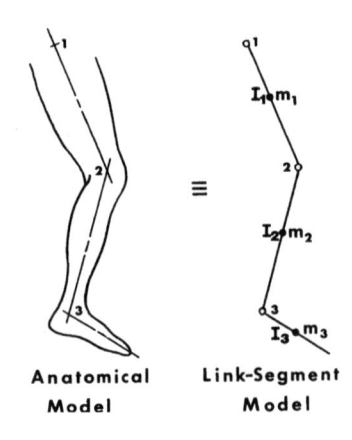

図5.2 解剖学的モデルとリンク・セグメント・モデルとの関係。関節は蝶番関節でモデル化し、身体セグメントはそれぞれの質量中心に質量と慣性モーメントが存在するものとしてモデル化する。

5.0.2 リンク・セグメント・モデルに作用する力

1. 重力

重力はそれぞれのセグメントの COM に下向きに作用する。その大きさは質量と重力加速度（通常は $9.8 m/s^2$）の積になる。

2. 床反力と外力

外力は全てフォーストランスデューサで計測する必要がある。このような力は身体のある領域に分布して作用する（例えば床反力は足の下面の領域に作用する）。そのため力をベクトルとして表すためには力が1点に作用していると考える必要があり、通常その点を圧力中心（COP）と呼ぶ。適切に設計されたフォースプレートからは COP の位置を計算するための信号を得ることができる。

3. 筋と靭帯の力

関節における筋活動の全体的な効果は総筋モーメントとして求められる。この分析では、ある関節で共収縮が起こっている際には主働筋と拮抗筋の効果を差し引きした結果が得られる。また、関節や筋内部の摩擦も分離できず、この総筋モーメントの中に入ってくる。摩擦が増加すると実効的な"筋"モーメントは低下する。筋の収縮要素は実際には腱レベルで分析する際よりも高いモーメントを発揮しているのである。しかし、遅い動作中の誤差はほんの数パーセントである。関節可動域の端の辺りでは、靭帯等の受動的な構造が関節運動を制限するようになる。これらの組織が発生するモーメントは筋が発生するモーメントに足される（向きが同じ場合）か、そこから引かれる（向きが逆の場合）。そのため筋が活動していない場合を除いて、これらの受動的な構造の貢献を同定することはできない。

5.0.3 関節反力と関節面接触力*

身体そのものに掛かる力としては、前節で述べた3つの力が全てである。しかしセグメントの運動を一つ一つ分析する際には、セグメント間に働く反力を計算しなくてはならない。それには図5.3に示すような、それぞれのセグメントのフリー・ボディー・ダイアグラムが必要である。ここではリンク・セグメント・モデルがそれぞれのセグメントに分解して描いてある。簡略化のためにセグメントは関節の位置で分解してある。分解したフリー・ボディー・ダイアグラムにおいては、セグメント間に働く力を示す必要がある。これによってそれぞれのセグメントを観察し、未知の関節反力を全て計算することができる。Newtonの第3法則（作用・反作用の法則）により、それぞれの蝶番関節において同じ大きさの力が反対向きに作用していることがわかる。例えば下腿が静的に床から持ち上げられている場合、足部は足関節の腱や靱帯に下方向の力を働かせる。この場合足部の重さと同じ力が下腿に下向きに掛かっている訳である。同様に、下腿は同じ結合組織を通じて足部に上向きの力を働かせている。

関節反力と関節面接触力の相違に関しては大きな混乱がある。後者は実際に関節面に掛かる力で、筋活動の作用と靱帯の作用にも影響される。筋を能動的に収縮させることで隣接するセグメントの関節面同士が引き合わされ、圧縮力やせん

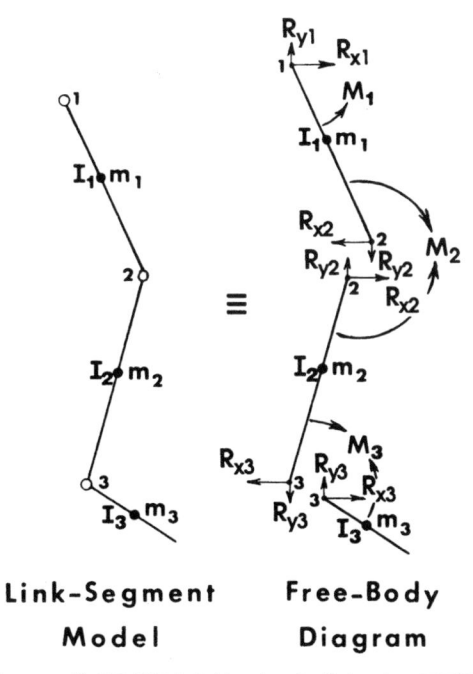

図5.3 フリー・ボディー・ダイアグラムとリンク・セグメント・モデルの関係。それぞれのセグメントは関節で切り離し、それぞれの関節部で働く反力とモーメントを示してある。

*代表的な研究論文：Paul（1966）

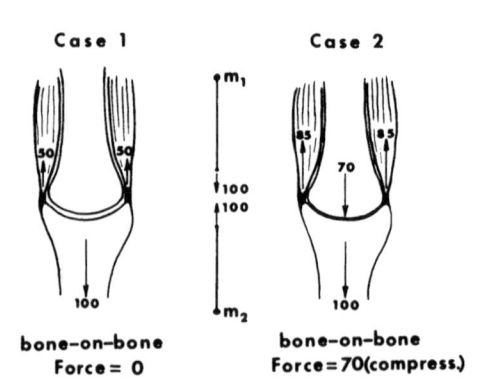

図5.4 関節反力と関節面接触力の相違を示す図。いずれの場合にも関節反力は100Nで、m_2に対しては上向きに、m_1に対しては下向きに働いている。筋活動がない場合（Case 1）では関節面接触力はゼロである。筋活動がある場合（Case 2）では関節面接触力は70Nである。

断力が掛かる。最も単純な状況では、関節面接触力は筋活動による能動的な圧縮力と関節反力の和となる。図5.4にこれらの相違を示す。Case 1では、下のセグメントに掛かる重力100Nが、上のセグメントに起始を持つ筋肉によって受動的に支えられている。これら2つの筋は収縮していないが、靭帯の組織の支えを受けて100Nの力で上向きに下のセグメントを支えている。リンク・セグメント・モデルにはこれらの反対向きの（作用・反作用の）力が示してある。関節面接触力はゼロであり、関節面には張力も圧縮力も掛かっていない。Case 2では筋が能動的に収縮しており、上向きの力は170Nである。関節面接触力は圧縮方向に70Nである。これは関節面を通して70Nの力が作用することを意味する。下のセグメントに関しては作用する力の総量として上向きに100Nが掛かる（筋による力が上向きに170N、関節面からの力が下向きに70N）。下のセグメントは依然として下向きに100Nの力を作用させている。よってフリー・ボディー・ダイアグラムを描くとCase 1と同じものになる。一般的に解剖学的な構造はここで説明した程単純ではない。関節を挟んだ両側には複数の筋肉が作用しているため、筋肉の間で力を分配するのも容易ではない。また、腱が張力を発揮する角度や関節面の幾何学形状も、前もってはわからないことが多い。そのためこれよりも複雑なフリー・ボディー・ダイアグラムを用いる必要がある。その技術と例は5.3節に示す。

5.1 リンク・セグメント・モデルの基本的な方程式：フリー・ボディー・ダイアグラム*

それぞれの身体セグメントは、両端に働く関節反力、筋モーメント、重力の影響を受けながら独立に動く。今、運動学的データと、人体計測学的データ、遠位端での反力がわかっている平面上の運動を考える（図5.5）。

*代表的な研究論文：BreslerとFrankel（1950）

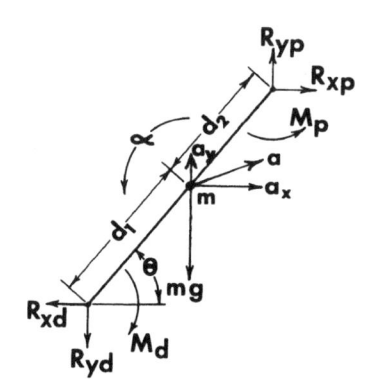

図5.5 1つのセグメントの完全なフリー・ボディー・ダイアグラム。関節反力、重力、力のモーメント、並進・回転加速度を示してある。

既知の変数

a_x, a_y ＝セグメントのCOMの加速度
θ　　＝運動面におけるセグメントの角度
α　　＝運動面におけるセグメントの角加速度
R_{xd}, R_{yd}＝セグメントの遠位端に働く反力。通常はより遠位に位置するセグメントの近位端に働く力として前もって求める。
M_d　＝遠位の関節に働く総筋モーメント。通常はより遠位に位置するセグメントの近位側の総筋モーメントとして前もって求める。

未知の変数

R_{xp}, R_{yp}＝近位に働く関節反力
M_p　　＝このセグメントの、近位の関節に働く総筋モーメント。

方程式

1. $\Sigma F_x = ma_x$
   $R_{xp} - R_{xd} = ma_x$　　　　　　　　　　　　　　　　　　　　（式5.1）

2. $\Sigma F_y = ma_y$
   $R_{yp} - R_{yd} - mg = ma_y$　　　　　　　　　　　　　　　　　（式5.2）

3. セグメントのCOM周りに関して、$\Sigma M = I_0 \alpha$　　　　　　　　（式5.3）

近位端の総筋モーメントは近位の関節反力 R_{xp} と R_{yp} が求まるまでは計算できないことに注意を要する。

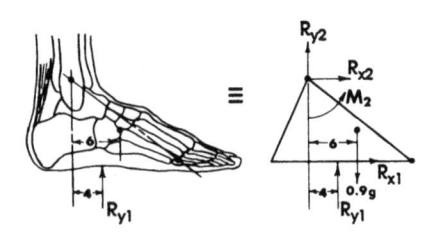

図5.6 荷重支持期における足部の解剖学的な図とフリー・ボディー・ダイアグラム。

例 5.1 （図 5.6 参照）

　静的な状況で、被験者がフォースプレートの上に片脚で立っている場合を考える。床反力は足関節から 4 cm 前方に作用しているとする。床反力の垂直成分 R_{y1} は常に上方向を向いている（上方向を正として座標系を定義）。床反力の水平成分 R_{x1} は正の方向（右方向を正として座標系を定義）に作用する。この定義から、もし力が実際には左方向に作用する場合、その値が負になる。被験者の身体質量は 60kg であり、足部の質量は 0.9kg であるとする。足関節の関節反力と総筋モーメントを求める。R_{y1} = 体重 = 60×9.8 = 588N である。

1. $\Sigma F_x = ma_x$,
   $R_{x2} + R_{x1} = ma_x = 0$

これは静的な状況では冗長な計算であることに注意。

2. $\Sigma F_y = ma_y$,
   $R_{y2} + R_{y1} - mg = ma_y$
   $R_{y2} + 588 - 0.9 \times 9.8 = 0$
   $R_{y2} = -579.2 \text{N}$

負の符号は足関節を通して足部に掛かる力が下方向であることを意味する。これは当然のことであり、全身の体重から足部の重さを引いた力が足関節において下方に作用しているのである。

3. COM 周りに関して、$\Sigma M = I_0 \alpha$
   $M_2 - R_{y1} \times 0.02 - R_{y2} \times 0.06 = 0$
   $M_2 = 588 \times 0.02 + (-579.2 \times 0.06) = -22.99 \text{N} \cdot \text{m}$

符号が負になっているのは、足関節で足部に働いている実際の総筋モーメントが時計回りで、立位姿勢を保つために底屈筋群が力発揮しているためである。これらの筋による張力発揮が、ここで計測された床反力のパターンを導いている。

例 5.2 （図 5.7 参照）

　足部を振っている際のデータから、足関節の総筋モーメントと関節反力を求める。被験者の身体質量は 80kg で足関節から中足骨までの長さは 20cm とする。

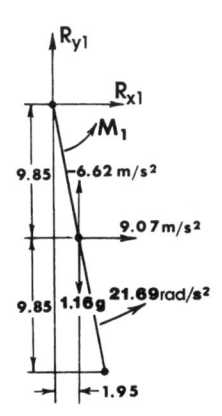

図5.7 遊脚期における足部のフリー・ボディー・ダイアグラム。質量中心の並進加速度とセグメントの角加速度を示してある。長さの単位はcm。未知数R_{x1}, R_{y1}, M_1は計算によって求める。それぞれの正の向きは図に示すとおり。

表4.1から足部の慣性特性は下記の通り計算される。

$$m = 0.0145 \times 80 = 1.16 \text{ kg}$$
$$\rho_0 = 0.475 \times 0.20 = 0.095 \text{ m}$$
$$I_0 = 1.16(0.095)^2 = 0.0105 \text{ kg} \cdot \text{m}^2$$
$$\alpha = 21.69 \text{ rad/s}^2$$

1. $\Sigma F_x = ma_x$,
 $R_{x1} = 1.16 \times 9.07 = 10.52 \text{ N}$
2. $\Sigma F_y = ma_y$,
 $R_{y1} - 1.16g = m(-6.62)$
 $R_{y1} = 1.16 \times 9.8 - 1.16 \times 6.62 = 3.69 \text{ N}$
3. 足部のCOM周りに関して、$\Sigma M = I_0 \alpha$
 $M_1 - R_{x1} \times 0.0985 - R_{y1} \times 0.0195 = 0.0105 \times 21.69$
 $M_1 = 0.0105 \times 21.69 + 10.52 \times 0.0985 + 3.69 \times 0.0195$
 $= 0.23 + 1.04 + 0.07 = 1.34 \text{ N} \cdot \text{m}$

考察

1. 足関節の水平方向の関節反力が10.52Nとなっているが、これは計測された足部の水平方向の加速度の原因となっている。
2. 足部では、持ち上げられる局面の最後に上方への速度が減少している。そのため、この時の足関節における鉛直方向の反力の大きさは、静的に働く重力よりも小さくなっている。
3. 足関節の総筋モーメントは正であり、足関節背屈筋（前脛骨筋）の貢献を示している。このモーメントのほとんど（1.34N·mの内の1.04N·m）は足部の重心を水平方向に加速するために使われている。足部の慣性モーメントは

小さいので、回転運動を加速するためのモーメントは非常に小さい（0.23 N·m）。

例 5.3（図 5.8 参照）

同時刻における、膝関節での総筋モーメントと関節反力を求める。下腿のセグメント長は 43.5cm である。

$$m = 0.0465 \times 80 = 3.72 \,\text{kg}$$
$$\rho_0 = 0.302 \times 0.435 = 0.131 \,\text{m}$$
$$I_0 = 3.72(0.131)^2 = 0.0638 \,\text{kg} \cdot \text{m}^2$$
$$\alpha = 36.9 \,\text{rad/s}^2$$

例 5.2 から、$R_{x1} = 10.52\,\text{N}$、$R_{y1} = 3.69\,\text{N}$、$M_1 = 1.34\,\text{N} \cdot \text{m}$

1. $\Sigma F_x = ma_x$,
   $R_{x2} - R_{x1} = ma_x$
   $R_{x2} = 10.52 + 3.72(-0.03) = 10.41\,\text{N}$
2. $\Sigma F_y = ma_y$,
   $R_{y2} - R_{y1} - mg = ma_y$
   $R_{y2} = 3.69 + 3.72 \times 9.8 + 3.72(-4.21) = 24.48\,\text{N}$
3. 下腿の COM 周りに関して、$\Sigma M = I_0 \alpha$
   $M_2 - M_1 - 0.169 R_{x1} + 0.185 R_{y1} - 0.129 R_{x2} + 0.142 R_{y2} = I_0 \alpha$
   $M_2 = 1.34 + 0.169 \times 10.52 - 0.185 \times 3.69 + 0.129 \times 10.41$
   $\quad\quad - 0.142 \times 24.48 + 0.0638 \times 36.9$
   $\quad\quad = 1.34 + 1.78 - 0.68 + 1.34 - 3.48 + 2.35 = 2.65\,\text{N} \cdot \text{m}$

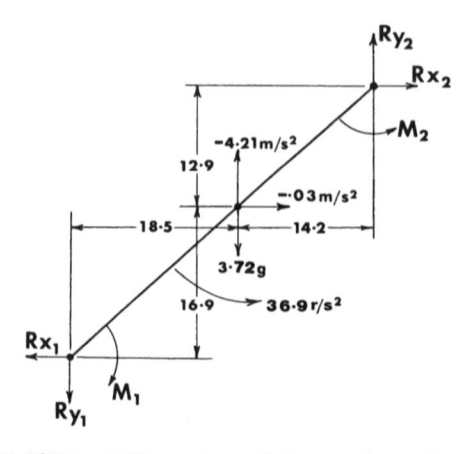

図5.8 図5.7と同じ瞬間の、下腿のフリー・ボディー・ダイアグラム。並進加速度と角加速度を示している。長さの単位はcm。Newtonの第3法則に従って、遠位端の力とモーメントの向きが逆になっている。3つの未知数R_{x2}、R_{y2}、M_2は計算によって求める。それぞれの正の向きは図に示すとおり。

考察 z

1. M_2 は正である。これは反時計回り（伸展方向）のモーメントが膝関節に働いていることを示している。大腿四頭筋はこのとき急激に遊脚を伸展させている。
2. 下腿の角加速度はセグメントの端に働く関節反力と総筋モーメントの作用の結果として得られる。そのため我々が観測した運動をもたらした単一の原因というものはないと考えられる。この場合はそれぞれの力とモーメントが最終的な加速度に有意な貢献をしている。

5.2　フォーストランスデューサとフォースプレート

身体が他の物体等に及ぼす力を計測するためには適切な力計測機器が必要である。このような機器はフォーストランスデューサと呼ばれ、掛けられた力に比例した電気信号を出力する。これにはさまざまな種類があり、例としてストレインゲージ、ピエゾ圧電素子、ピエゾ抵抗素子、容量型センサ等が挙げられる。これらの素子は全て、掛けられた力に応じてトランスデューサ内に生じる歪みに基づいて計測を行う。ストレインゲージ型のものでは、キャリブレーションされた金属の板や梁がある方向に微少量変形する（歪む）。この機械的な変形は通常 1 % よりも小さいが、ブリッジ回路に繋がる抵抗の値を変化させ（3.2.3 節参照）、掛けられた力に比例して出力電圧が変化する。ピエゾ圧電素子とピエゾ抵抗素子では、特殊な結晶状ブロック中の原子構造の微細な変形を用いる。例えば水晶は自然界に存在する結晶性の物質であるが、その結晶構造の変形により電気的特性が変化する。この変形によってブロック中の特定の面の電荷が変化するので、これに適切な電気的処理を行えば掛けられた力に比例した信号が得られる。ピエゾ抵抗素子はストレインゲージのように力を掛けると抵抗が変化するので、ブリッジ回路の電圧を変化させる。

5.2.1　多成分フォーストランスデューサ

2 次元や 3 次元の力を計測するためには、2 方向または 3 方向に対応したフォーストランスデューサを用いる必要がある。このようなデバイスでは、2 つ又は 3 つのフォーストランスデューサが直交するように取り付けられている。この際、掛けられた力がそれぞれのトランスデューサの中心を通るようにする必要がある。

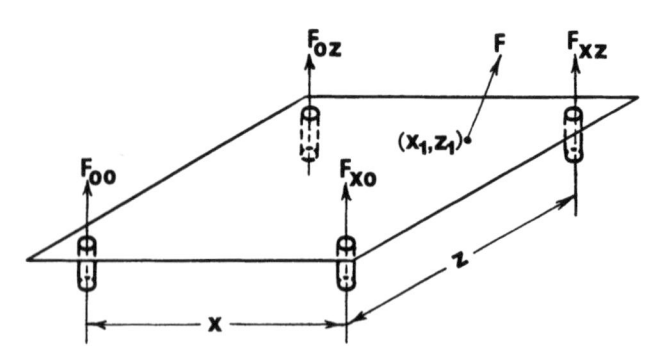

図5.9 四隅にフォーストランスデューサを備えたフォースプレート。それぞれのロードセルからの信号に基づいて床反力Fの大きさとその作用する位置を決定できる。

5.2.2 フォースプレート*

　身体に掛かる最も一般的な力は床反力である。これは立位時、歩行時、走行時には足に掛かる。この力ベクトルは3次元で、垂直成分が1つと、フォースプレートの表面に平行なせん断方向の成分が2つである。これらのせん断力は通常前後方向と左右方向に分けて取り扱われる。

　もう1つ必要な変数としては、この床反力ベクトルの圧力中心の位置が挙げられる。足と床面との接触は力学的に一様ではなく、圧力の分布も部位毎に異なる。足の接触部位ごとの圧力が得られたとしても、これらの圧力の値は時々刻々変化するので、これら全てを総合した影響を求めるためには負荷の高い計算を行う必要がある。これに適した圧力計測用の靴を開発する試みがなされてきたが、それらは非常に高価である上、垂直方向の力しか計測できない。そのため逆ダイナミクスを行うのに十分な力情報を得るためにはフォースプレートを使う必要がある。

　一般的なタイプのフォースプレートを2種類説明する。最初のものは4つの3軸トランスデューサにより支えられた平らなもので、概略を図5.9に示す。それぞれのトランスデューサの位置座標を $(0、0)$、$(0、Z)$、$(X、0)$、$(X、Z)$ とする。圧力中心はこれらのトランスデューサに掛かる垂直な力のバランスから決定される。垂直な力をそれぞれ F_{00}、F_{X0}、F_{0Z}、F_{XZ} とすると、垂直な力の合計は $F_Y = F_{00} + F_{X0} + F_{0Z} + F_{XZ}$ となる。これら4つの力が等しい場合には圧力中心の位置はフォースプレートの中央となり、座標は $(X/2、Z/2)$ となる。一般的には次式の通り表される。

$$x = \frac{X}{2}\left[1 + \frac{(F_{X0} + F_{XZ}) - (F_{00} + F_{0Z})}{F_Y}\right] \quad \text{(式 5.4)}$$

$$z = \frac{Z}{2}\left[1 + \frac{(F_{0Z} + F_{XZ}) - (F_{00} + F_{X0})}{F_Y}\right] \quad \text{(式 5.5)}$$

*代表的な研究論文：Elftman（1939）

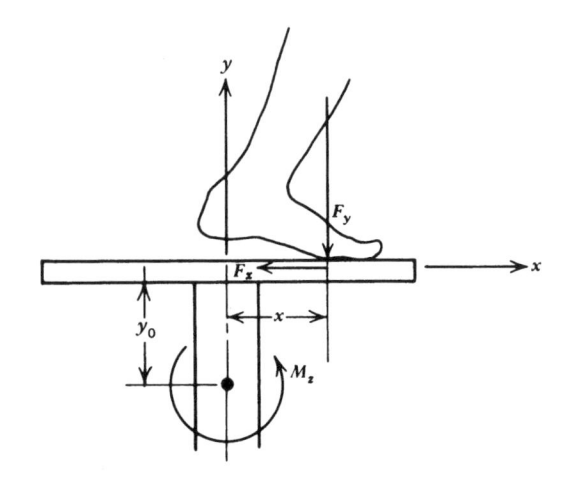

図5.10 中央で支持するタイプのフォースプレート。足裏の圧力中心の位置、力、モーメントを示してある。

2番目のタイプのフォースプレートでは中央部に柱があり、それが上の平らな板を支えている。このタイプのフォースプレートに力が作用する様子を図5.10に示す。足部からの力 F_y は下向きに働き、前後方向へのせん断力はどちらの向きにも作用し得る。図に示すように、後ろ方向へせん断力が作用することを考える。支柱の中心に作用するモーメントを足しあわせると、以下の関係が成り立つ。

$$M_z - F_y \cdot x + F_x \cdot y_0 = 0$$

$$x = \frac{F_x \cdot y_0 + M_z}{F_y} \quad (式 5.6)$$

ここで M_z = 支柱の回転軸周りの曲げモーメント
y_0 = 支柱の軸からフォースプレートの表面までの距離 である。

F_x、F_y、M_z は時々刻々変化するので、x を計算すると COP がフォースプレート上でどのように時間変化するのかがわかる。どちらのタイプのフォースプレートでも F_y が小さい際には注意が必要である（体重の2％以下）。この場合は F_y に含まれる小さな誤差が x と z の大きな誤差を生み出す。その関係は式(5.4、5.5、5.6)に示す通りである。

典型的なフォースプレートのデータを図5.11に示す。このデータは通常の速度で歩行している際のもので、横軸は時間である。垂直方向の床反力 F_y は踵接地の際に急激に増加し、全体重が支えられる際には体重よりも大きな値になる（つまりこの時、身体は上方向に加速される）という際立った特徴を示している。支持期中期に膝が屈曲される際、フォースプレートに掛かる力は小さくなり、F_y は体重以下になる。蹴り出しの際には底屈筋群が活動し、足関節が底屈する。そのため床反力の波形は体重よりも大きな2番目のピークを示す。最後に、反対の

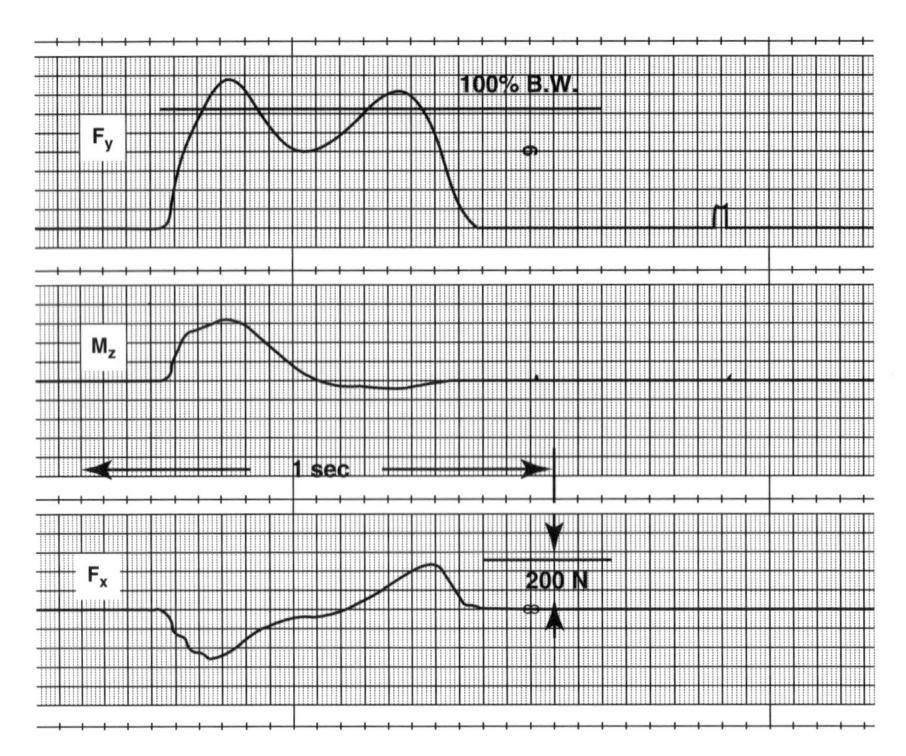

図5.11 歩行中にフォースプレートから得られたデータ。図5.10に示す、中央で支持するタイプのフォースプレートを用いた。

脚が体重を支えると床反力の大きさはゼロになる。前後方向の床反力 F_x はフォースプレートから足に働く水平方向の力である。踵接地の直後にこの値は負になるが、これは床と靴の間に水平で後ろ向きの摩擦力が働くことを意味する。この力がなければ、氷の上や滑りやすい所を歩く時のように足は前方に滑ってしまうだろう。支持期中期頃に F_x は正になる。この時間帯には主として底屈筋群の力で足がフォースプレートを蹴り出すが、その際に床反力が前方に働いていることがわかる。

　足部が踵から床へ接地する場合、COPの位置は踵の位置に始まり、前方の母趾球や爪先へ移動していく。COPの足に対する相対的な位置はフォースプレートのデータのみからではわからない。これを知るためには足がフォースプレートのどの位置に置かれているかの情報が必要である。図5.11のデータ取得に用いたのは、図5.10に示したのと同様の中央部に支柱があるタイプのフォースプレートである。踵接地の際に M_z は正で、身体が前方に動くに伴いこの値が負になることに注意する必要がある。

　これらの床反力は、単純に身体セグメントの質量と加速度の積を計算し合計したものに等しくなることに留意する必要がある。言い換えれば、セグメント数が N の場合、x 方向の床反力は以下の通りに求められる。

$$F_x = \sum_{i=1}^{N} m_i a_{xi} \qquad \text{(式 5.7)}$$

ここで m_i は i 番目のセグメントの質量であり、a_{xi} は i 番目のセグメントの COM の x 方向の加速度である。同様に、垂直方向については以下の式が成り立つ。

$$F_y = \sum_{i=1}^{N} m_i (a_{yi} + g) \qquad \text{(式 5.8)}$$

ここで、$a_{yi} = i$ 番目のセグメント COM の y 方向の加速度、$g =$ 重力加速度である。

被験者がフォースプレートの上に完全に静的に立っている場合、F_y は単純に全てのセグメントの質量の和に g を掛けたものに等しくなり、これは体重そのものである。床反力の波形から身体の各セグメントの動きを解釈することはほぼ不可能である。これは質量と加速度の積を合計する際に、互いに打ち消し合う項が多数存在するためである。例えば片方の腕を上方に加速し、もう一方の腕を同じ大きさで下方向に加速した場合、F_y の値は一定に保たれる。床反力の波形の意味を完全に解釈するためにはどんな場合でも全てのセグメントの COM の加速度を知る必要があり、式(5.7)、(5.8)に示した計算を行う必要がある。

5.2.3 特殊な圧力計測センサシステム

フォースプレートで計測できる COP は足の下に分布する複数の COP の重み付け平均となる。両足が接地している場合には両足について、片足のみが接地している場合には片足についての重み付け平均を計算する。一方で COP の情報からは、足の下の個別の接点における圧力については何もわからない。例えば歩行や走行の支持期において、主に圧力が掛かる場所は2箇所あり、それは母趾球と踵である。しかしフォースプレートで求める COP は足のアーチの下に存在することになる。足のアーチの下には実際にはほとんど力が掛からない。全ての接地点における圧力の分布を明らかにするために、多くの特殊な圧力計測システムが開発されてきた。典型的な圧力計測システムが Tekscan によってかなり以前に製作された（図 5.12）。これは触覚センサが搭載された柔軟なシートで、靴のインソールの形になっており、どんな靴のサイズにも切って調整して使うことができる。このシステムは sensel と呼ばれる構造を用いている。拡大するとそれぞれの sensel は 0.2 インチ × 0.2 インチ（5 mm × 5 mm）の大きさで、1平方インチの中に 25 の sensel がある。2枚の薄く柔軟性のあるポリエステルのシートに、縦・横に（行列状に）導電性のある電極を配置してある。この導電性のある縦・横の構造の間に薄い半導電性のコーティングを施す。この電気抵抗は加えられた圧力に応じて変化する。従って行列状に配置された sensel の抵抗値の変化が、

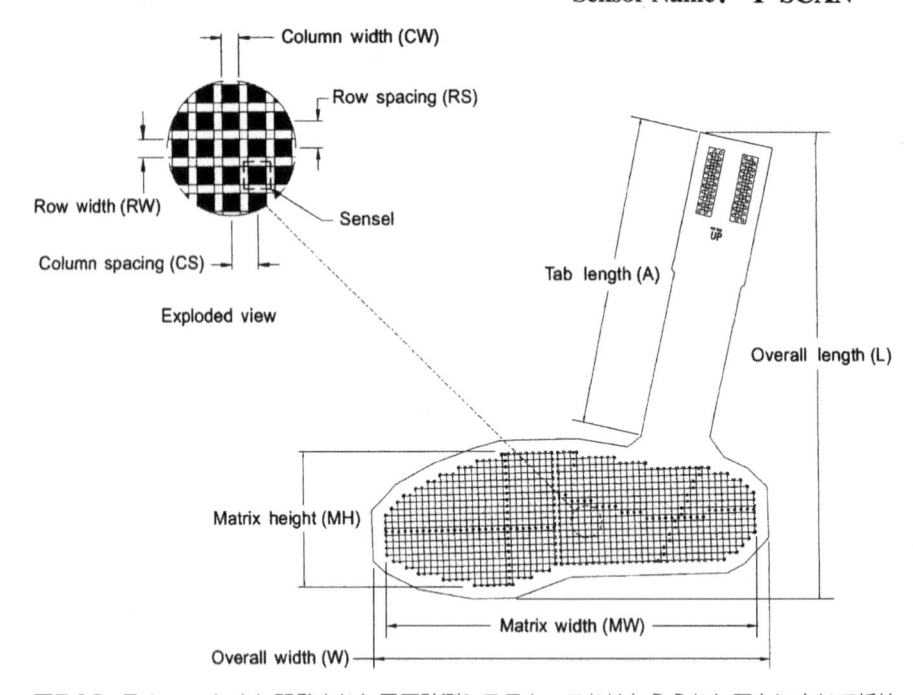

図5.12 Tekscanにより開発された足圧計測システム。これは与えられた圧力に応じて抵抗を変化させる圧力センサを配列した靴のインソールである。センサとコンピュータを用いた可視化の詳細については本文を参照。(Tekscan, Inc.の許可を得て掲載)

行列状の電位の変化に対応付けられる。このデータを、コンピュータを用いて圧力のレベルに応じて色分け表示する。この際の色は圧力の低い順に青、緑、黄、オレンジ、赤である（1－125psi; psiは重量ポンド毎平方インチ）。こうして足の下の高圧部と低圧部を視覚的に見ることができ、歩行の支持期に高圧部が踵から爪先へ動いていく様子がわかる（Hsiaoら、2002）。このような機器はさまざまな変形のある足や糖尿病患者の足において、圧力の高い場所を同定するのに役立ってきた（Pitieら、1999）。圧力を和らげるための手術や靴のインソールの効果もすぐに明らかにすることができる。

5.2.4 フォースプレートと運動学的データの同期

運動学的データと床反力データは別々のシステムから得られるので、これらを同期させる際に問題が発生することがある。ほとんどの光電システムでは同期用のパルス信号を発生できる。これと床反力のデータを同時に計測する必要がある。同様にテレビのシステムでもそれぞれのフィールド毎にパルスを発生させ、力データとの同期に使う。シネマトグラフィではこの点で大きな問題がある。この場合はムービーカメラがフレーム毎に同期用のパルスを発生する必要があり、かつ

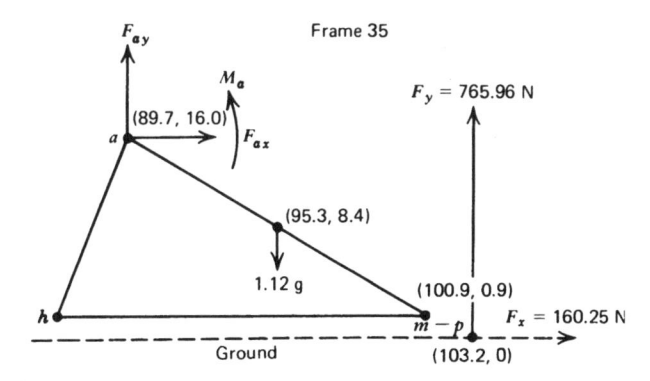

図5.13 荷重支持期の足部のフリー・ボディー・ダイアグラム。床反力F_xとF_yはCOPに作用するものとして示してある。

そのパルスの数がデジタイズを行う際にわかるようになっていなくてはならない。

5.2.5 フォースプレートのデータと運動学的データの統合

フォースプレートで得た床反力のデータとセグメントの運動学的データを統合して、動的な歩行支持期の総筋モーメントや足関節反力を計算する方法を理解することは重要である。例題を通してその方法を説明する。歩行支持期の終期に（図5.13）、蹴り出しの際に以下の加速度が得られたとする：$a_x = 3.25\,\mathrm{m/s^2}$、$a_y = 1.78\,\mathrm{m/s^2}$、$\alpha = -45.35\,\mathrm{rad/s^2}$。足部の質量は1.12kgで、慣性モーメントは$0.01\,\mathrm{kg \cdot m^2}$であるとする。

例5.4（図5.13参照）
式(5.1)より
$$F_{ax} + F_x = ma_x$$
$$F_{ax} = 1.12 \times 3.25 - 160.25 = -156.6\,\mathrm{N}$$

式(5.2)より
$$F_{ay} + F_y - mg = ma_y$$
$$F_{ay} = 1.12 \times 1.78 - 765.96 + 1.12 \times 9.81 = -753.0\,\mathrm{N}$$

式(5.3)より、足部の質量中心に関して$\Sigma M = I\alpha$から

$$M_a + F_x \times 0.084 + F_y \times 0.079 - F_{ay} \times 0.056 - F_{ax} \times 0.076$$
$$= 0.01(-45.35)$$
$$M_a = -0.01 \times 45.35 - 0.084 \times 160.25 - 0.079 \times 765.96 - 0.056$$
$$\times 753.0 - 0.076 \times 156.6 = -128.5\,\mathrm{N \cdot m}$$

この足関節モーメントの符号と大きさにより、足による蹴り出しのために強い底屈が行われていることがわかる。また、そのため足部が中足趾節関節の周りに時計回りに回転していることもわかる。

5.2.6 関節におけるモーメントの解釈*

リンク・セグメント・モデルを用いた分析を完全に行うことにより、動作中の全ての関節における総筋モーメントを計算することができる。例として、股関節置換を行った患者の足関節モーメントを考える（図5.14）。3回繰り返して計測したデータを示してある。モーメントの向きの定義についてはグラフの右側に示す。関節遠位側のセグメントに反時計回りに作用するモーメントを正の向きとする（時計回りに作用する向きは負である）。そのため、足関節においては底屈モーメントが負である。膝関節伸展モーメントは正、股関節伸展モーメントは負となる。

モーメントは支持期についてプロットしてあり、踵接地が時刻0、爪先離地が

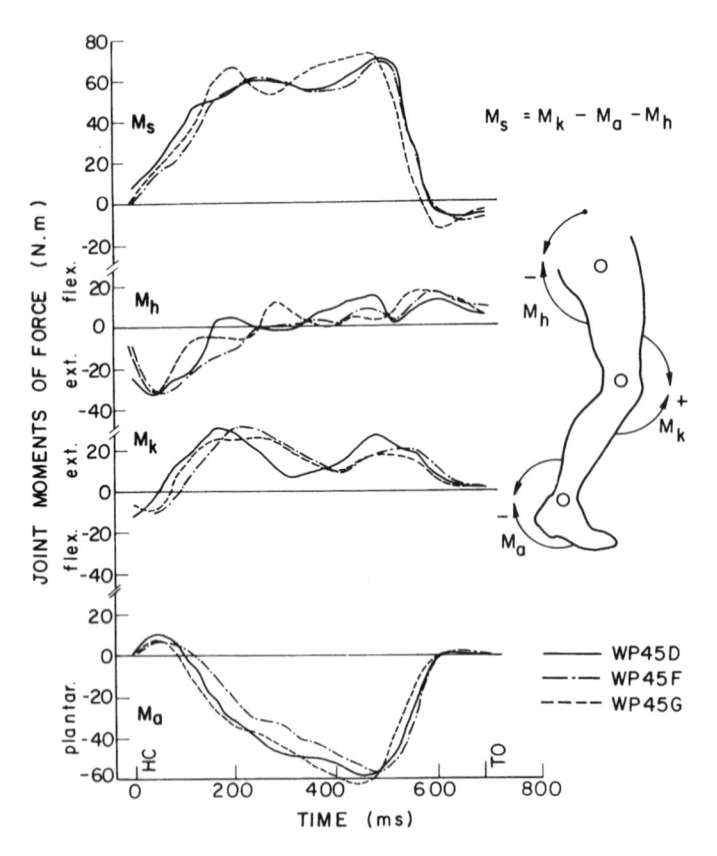

図5.14 股関節置換を行った患者から得た関節モーメントの軌跡。3回の試行についてデータを示した。詳細については本文を参照。

*代表的な論文：Pedotti（1977）

時刻680msである。足関節の筋群が最初の80msの間、正（背屈）のモーメントを発揮し、脛骨前面の筋群がエキセントリックに活動し足部を床に降ろす。そして支持期中期から終期には底屈筋群が活動を増す。支持期中期には底屈筋群が下腿の前方への回転をコントロールする。この際、足部は床に平らに接地している。底屈筋群によるモーメントがピーク値60Nmに達すると、足関節は底屈し蹴り出す動作になる。このコンセントリックな活動は健常者では主要なエネルギー生成過程となるが（Winter、1983）、この患者に関してはエネルギーの生成が少なく、これは股関節置換に伴う症状であると考えられる。爪先離地の直前に底屈モーメントは0になる。これは、この脚（患側）にはすでに荷重がかかっておらず、もう一方の脚（健側）で体重を支えているからである。そのため、爪先離地に先立つ90msの間は、爪先は軽い力で床に接しているだけの状態である。この時、股関節屈筋群が活動してこの脚を上方かつ前方に引き上げ、遊脚期の最初の段階が開始される。

　膝関節の筋群は支持期において実質的に1つのパターンを示している。大腿四頭筋は伸展モーメントを発揮し、支持期初期の膝関節屈曲をコントロールする。また同様に伸展モーメントにより支持期中期に膝関節を伸展させる。蹴り出しの途中、膝関節が遊脚期に備えて屈曲を始める際にも、大腿四頭筋はエキセントリックに活動して膝関節の屈曲をコントロールする。踵接地の際の股関節のモーメントは負（伸展モーメント）であり、これは支持期中期まで保たれる。このような活動には2つの役割がある。1つ目は股関節の筋群が大腿部に作用して、大腿四頭筋が膝関節の屈曲をコントロールするのを助ける。2つ目は、股関節伸展筋群が、上体が前方へ回転する運動をコントロールする（支持期の初期には股関節の関節反力が後ろ向きの成分を持っているため、股関節伸展筋群の作用がないと上体は前方へ回転してしまう）。そして支持期後半には股関節のモーメントは正（屈曲方向）になり、大腿部が後方へ回転しているのを逆転させ、既に述べたように大腿部を前方かつ上方へと引き上げる。

　4番目の曲線M_sについては幾つか説明が必要である。これは3つの関節におけるモーメントを合計したものであり、伸展モーメントが正になるように揃えてある。これは脚全体が床を蹴り出す作用を表しているのでサポートモーメントと呼ばれる（Winter、1980）。健常者・患者による多くの歩行や走行の試行において、それぞれの関節の活動には大幅な多様性があるにも関わらず、この合計値は片足支持期に常に正になることが示されている（Winter、1984）。このグラフは、筋モーメントの曲線は個別に見るのではなく、協同的に統合された全体像の一部として見るべきであることを示す良い例である。この種の協同に関する完全な論議は11.1節に展開する。

5.2.7　力のモーメントを計算する誤った方法

　1980年代に力のモーメント計算の誤った方法が発表され、その後テクニカル・

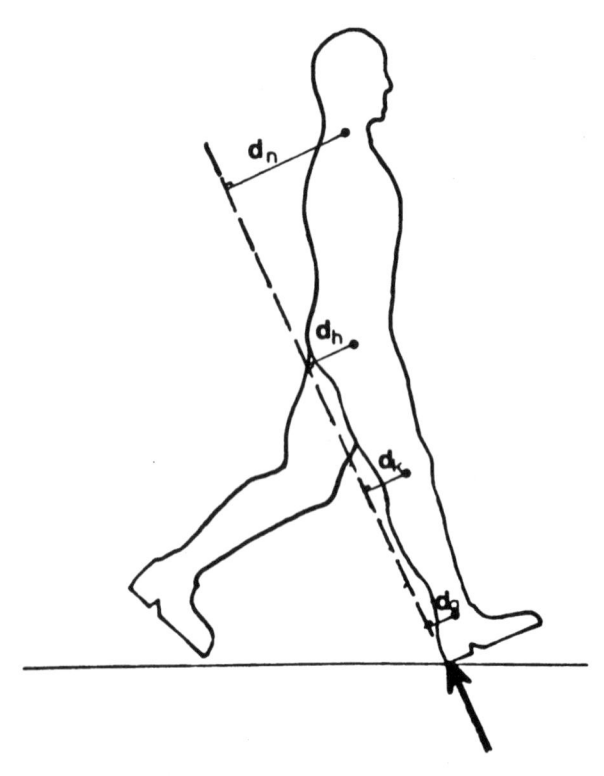

図5.15 床反力に基づき、誤った方法で関節の発揮モーメントを求めた例。FRFV法では、関節中心から床反力のベクトルを延長した線に垂線を降ろし、その垂線の長さと床反力の大きさを掛けたものを関節で発揮するモーメントとする。(R. Wellsの許可を得て掲載)

ノートやエディターへの手紙という形で誤りが指摘されてきたにも関わらず、臨床応用の分野ではまだこの手法が使われることがある。この手法はFRFV（Floor Reaction Force Vector：床反力ベクトル）アプローチと呼ばれ、図5.15に示すような方法でモーメントを計算する。この図では支持期初期に床反力が後方に向いている状態を示している。FRFVの手法では力のモーメントを、床反力のベクトルと、関節の軸から床反力ベクトルへ降ろした垂線の長さの積として求める。この手法によると、力のモーメントは足関節には底屈、膝関節には屈曲、股関節には伸展の作用を及ぼすという結果が得られる。この手法が間違っていることは計算をさらに進めて首関節の力のモーメントを求めると明らかである。この計算を行うと首関節の伸展モーメントは足関節、膝関節、股関節のモーメントよりも何倍も大きくなる。この手法については以下に挙げる3つの誤りあるいは欠点がある。

1. 計算上、ここで求めるモーメントの大きさは間違っている。これには質量と加速度の積や、慣性モーメントと角加速度の積などが反映されていないためである。5.2.2節で論じたように、床反力は質量と加速度の積を全てのセグメントについて合計したものを反映している。正しい手法において

は、計算を床から上方のセグメントへ進めるに際してこれらの効果を差し引いていく。そのため股関節の計算に至るまでには、大腿部、下腿部、そして足部の慣性力を全て考慮し終わっていることになる。FRFVの手法ではこれを行っていない。数値的には、この誤差は足関節では無視できる大きさだが、膝関節では無視できない程度になり、股関節では大きくなることがわかっている（Wells, 1981）。

2. FRFVの2番目の誤りは関節におけるモーメントのとらえ方についてであり、この背景には作用と反作用に関する基本的な誤解がある。そもそも床反力とは身体に掛かる重力（外力）と筋力（内力）への反作用として発生する。そのため本来床反力は力のモーメントを生み出す源とはならず、他のモーメント発生源の動作を反映しただけのものである。例えば足関節の底屈モーメントは床反力ベクトルを足関節よりも前方に移動させ、これが床反力ベクトルの大きさと、COPの位置が前方に移動することに反映される。足関節の筋群が何も力を発揮していない場合には床反力は足関節の下から動かない。

3. FRFVの最後の欠点は、荷重を支持していない際のモーメントを計算することができない点である。この欠点は歩行の遊脚期の評価をする際に明らかである。走行の評価を行う際にはなおさらである。運動競技の跳躍動作の解析等を行う際には致命的であるといえる。

5.2.8　質量中心と圧力中心の相違

多くの学生や応用・臨床分野の研究者によって、「質量中心（COM）」と「圧力中心（COP）」という用語はしばしば誤解され、あるいは同じものとして使われている。身体のCOMは全身の質量中心を3次元で表したもので、その求め方は4.1.4節で既に述べた。COMの垂直成分はしばしば重心（COG）とも呼ばれる。COMから降ろした垂線が床と交わる点を見ることで、COMの軌跡とCOPの軌跡を比較することができる。COPの軌跡はCOMのものとは独立である。身体が外界と接する場所が1枚のフォースプレートだけであるとすると、COPの点に床反力が作用すると考えることができる。COPの位置は、フォースプレートのセンサの位置と、それぞれのセンサで計測した力の重み付け和と考えることができる。これらの力はフォースプレート上での足の置き方と足関節の筋肉の作用で決まる。そのためCOPの位置は、身体のCOMの不安定性に対する神経・筋系の応答であると考えることができる。COPについての誤解はその動きを「ゆらぎ」と呼ぶことから来ていると考えられる。この呼び名により、COPはCOMの運動を記述する指標であると誤解してしまうのである。

COMとCOPの相違を図5.16に示す。これは被験者がフォースプレートの上に立ち、前後に体を揺らす動作を示している。被験者の状態は5回変化させており、それぞれの図が1つの変化パターンに対応している。時刻1では身体の

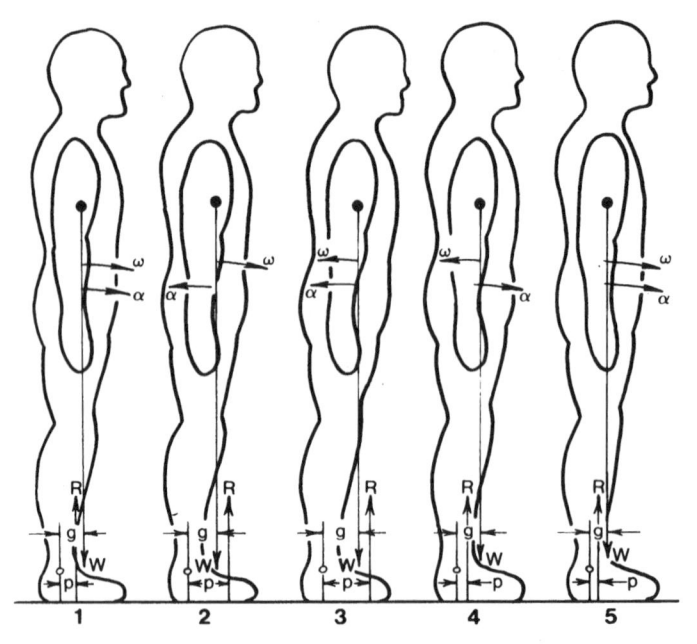

図5.16 フォースプレートの上に立ち、前後に体を揺らした際の図。5つの状態について、COMとCOPの位置と、身体の角速度・角加速度を示す。詳細については本文を参照。

COM（垂直な体重のベクトル W で表す）が COP（垂直な床反力ベクトル R で表す）の前にある。これらの力はそれぞれ足関節から p、g の距離で働いており、平行四辺形のようになっている。静的立位時には W と R の大きさは等しく一定である。身体は足関節の上を回転運動し、かつ足部の質量は無視できると仮定すると、反時計回りのモーメント Rp と時計回りのモーメント Wg が作用すると考えられる。時刻1では $Wg > Rp$ であり身体は時計回りの角加速度 α を生じる。また、同時に時計回りの角速度 ω を持つ。この前方へのバランスの崩れを修正するために、被験者は底屈筋群の活動を増加させる。その結果、COP の位置は前方へ移動する。そして時刻2のように COP の方が COM より前に置かれるようになる。こうなると大きさの関係は $Rp > Wg$ となる。すると α の符号が変わって ω を減少させ、時刻3までに α を時間積分した値が時刻2における ω に等しくなり、ω の符号が変わる。ここでは α も ω も反時計回りで、身体は後方へと揺らぐ。被験者はこの後方への揺らぎに応答し、時刻4で底屈筋群の活動を低下させて COP を後方へ移動する。すると $Wg > Rp$ となって α の符号が変わり、一定時間の後に ω は減少して符号が変わる。そして両者は最初の状態に戻り時刻5のようになる。このように COP と COM の挙動を時間的に追ってみると、底屈筋群と背屈筋群が足関節のモーメントを変化させて COP の位置を制御し、COM の位置を維持していることがわかる。ここで COP は常に COM に先だって動いていることがわかる。そのため COP の運動範囲は COM のものよりも幾分大きくなる。もし COM の位置が爪先から数センチの所まで移動した場合、COP を爪

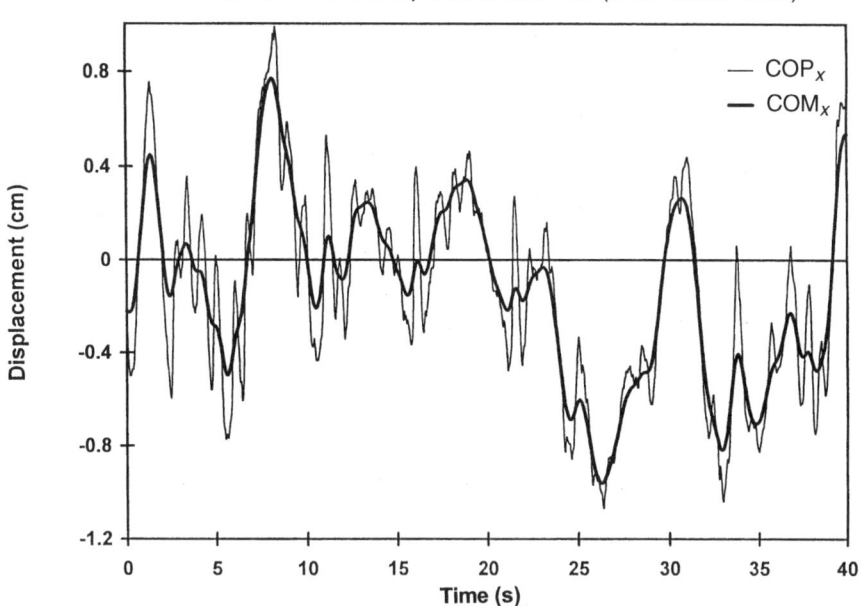

図5.17 静止立位時の身体質量中心（COM$_x$）と圧力中心（COP$_x$）の、前後方向の位置を示す典型的な図。40秒間のデータを示す。COPの動きの大きさはCOMのものよりも大きい。COMの運動方向の逆転はCOPの軌跡がオーバーシュートすることでもたらされる。これは図5.16に関して展開した議論の通りである。

先の端まで移動してもωを逆転させる十分な効果が得られないことも考えられる。この際被験者は1歩前に足を踏み出して転倒を防がなくてはならない。

図5.17に成人被験者が静的に立っている際の典型的なCOP$_x$とCOM$_x$のデータ（前後方向）を示す。これらの信号は実質的に同じ位相で、COPの軌跡はCOMのものよりもやや振れ幅が大きいことは注意を要する。図5.16の考察で述べたとおり、COPはCOMよりも大きく動き、COMを減速させ動きを逆転させなくてはならない。COMの向きが変わる際には常にCOPの信号がオーバーシュートしていることに注意を要する。

5.2.9　逆さ振り子モデルの運動学と動力学

宇宙飛行を除き、全てのヒトの運動は重力場の中で行われる。そのため姿勢とバランスは常に保たれていなくてはならない。家庭、職場、スポーツやレクリエーションなどにおける日常の活動でも、安全な姿勢とバランスを保つ必要がある。この際、支持面は1点（ランニング）から4点（フットボールなど）まで変化する。COMの位置は支持面の中に維持するか、一時的に支持面の外に出るにしても、2つの足の間に安全に戻す（走行の際や歩行の片脚支持期ではこれが行われる）ことが重要である。バランスの動力学を分析する際に良く用いられるモデルがある。これは逆さ振り子モデルであり、COPとCOMの軌跡の関係を説明す

ることができる。5.2.8 節で述べたとおり、COP と COM の相対的位置関係が逆さ振り子モデルの角加速度を決定する。矢状面と前額面の完全な逆さ振り子モデルのバイオメカニクス的分析が Winter ら (1998) によってなされた。矢状面においては、身体が足関節の周りに回転するとして、以下の関係が示された。

$$\mathrm{COP}_x - \mathrm{COM}_x = -\frac{I_s \ddot{\mathrm{COM}}_x}{Wh} \qquad (式5.9)$$

ここで I_s = 矢状面における身体の慣性モーメント（回転軸は足関節）
$\ddot{\mathrm{COM}}_x$ = COM の前方への加速度
W = 足関節より上の身体重量（質量と重力加速度の積）
h = 身体質量中心の高さ（足関節をゼロとする）

前額面においてもこれらの方程式はほとんど同じである。

$$\mathrm{COP}_z - \mathrm{COM}_z = -\frac{I_f \ddot{\mathrm{COM}}_z}{Wh} \qquad (式5.10)$$

ここで I_f = 前額面における身体の慣性モーメント（回転軸は足関節）
$\ddot{\mathrm{COM}}_z$ = COM の横方向への加速度　である。

式(5.9)と(5.10)の大きな違いは COP の動きをコントロールする筋群にある。式(5.9)においては $\mathrm{COP}_x = M_a/R$ と表せる。ここで M_a は左右の底屈モーメントの和であり、R は垂直方向の足関節反力の和である。式(5.10)では $\mathrm{COP}_z = M_t/R$ と表せる。ここで $M_t = M_{al} + M_{ar} + M_{hl} + M_{hr}$ であり、M_{al} と M_{ar} はそれぞれ左右の足関節の前額面におけるモーメント、M_{hl} と M_{hr} はそれぞれ左右の股関節の前額面におけるモーメントである。このように前額面のバランスは4つのトルクモータによって制御されている。それぞれのモータは両脚と骨盤からなる閉リンクの平行四辺形の頂点部にある。股関節の外転・内転モーメントが立位の横方向の動きを支配しており、足関節の内反・外反モーメントはほとんど貢献しないことが明らかになっている (Winter ら、1996)。

逆さ振り子モデルの妥当性が式(5.9)、(5.10)の妥当性に依存することは明らかである。COP と COM は全く異なる指標なので、(COP − COM) の値が $\ddot{\mathrm{COM}}$ と合致しているかどうかをみることでこのモデルの妥当性を評価できる。静的立位時にこれらの変数には前後方向で $r = -0.954$、左右方向で $r = -0.85$ という相関関係があることがわかった (Gage ら、2004)。左右方向の相関係数が低かったのは、この方向の COM の変位が前後方向に比べて 45% 程度と小さかったためであると考えられる。同様な検証により歩行の開始と終了の際にも逆さ振り子モデルが妥当に用いられることがわかった。Jian ら (1993) によれば、前後と左右で相関係数は平均 −0.94 という高い値を示した。

5.3 動的な状況における関節面接触力

リンク・セグメント・モデルではそれぞれの関節は蝶番関節で、関節モーメントはトルクモータによって生成されると仮定する。このようなモデルでは、関節で発生する反力は関節のちょうつがい部で発生する力（関節面接触力）と同じである。しかしヒトの筋はトルクモータではない。筋はいわば直動モータで、関節面に更なる圧縮力やせん断力を及ぼす。そのためこれらの筋に由来する力を、逆さ振り子モデルに追加して考える必要がある。関節可動域の端周辺では靱帯やその他の解剖学的な制約条件も考える必要がある。しかしここでは本書の目的を考慮して、筋力の推定に限って分析を行う。

5.3.1 筋力推定問題の不定性

それぞれの関節の発揮モーメントを良く推定できている際にも、筋力の推定を行うことは容易ではない。1.3.5 節で述べた通り、この種の問題の解は一意に定まらない。図 5.18 は下肢関節の矢状面における運動に貢献する主要な筋を示している。例えば膝関節においては関節モーメントを生成する筋が 9 つ存在する。これらの筋力が作用する向きはそれぞれ異なり、時々刻々変化する。そのためモーメントアームも時間変化する変数となる。従って、膝伸展の総モーメントは力

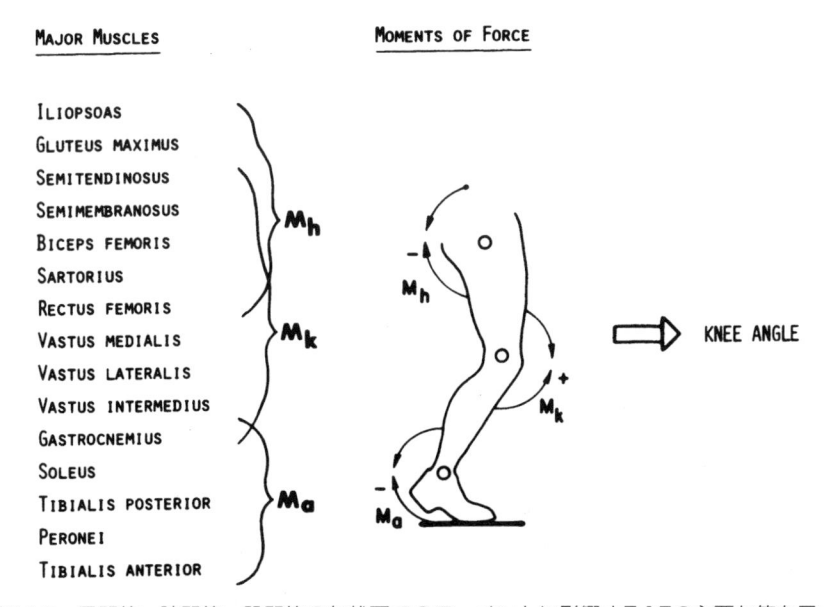

図5.18 足関節、膝関節、股関節の矢状面でのモーメントに影響する15の主要な筋を示す。荷重支持期には全ての関節のモーメントが膝関節角度をコントロールする。そのため膝関節角度の変化をどれか1つの関節の発揮モーメントに帰着させたり、どれか一部の筋の活動に帰着させたりする場合には解の不定性が大きな問題となる。

ベクトルとモーメントアームのベクトルの外積の総和となる。

$$M_j(t) = \sum_{i=1}^{N_e} F_{ei}(t) \times d_{ei}(t) - \sum_{i=1}^{N_f} F_{fi}(t) \times d_{fi}(t) \qquad (式5.11)$$

ここで　N_e　= 伸展筋の数
　　　　N_f　= 屈曲筋の数
　　　　$F_{ei}(t)$ = i 番目の伸筋の、時刻 t における張力
　　　　$d_{ei}(t)$ = i 番目の伸筋の、時刻 t におけるモーメントアーム

このように、計算の最初の大きなステップはそれぞれの筋張力を推定し、筋張力ベクトルと関節中心の位置関係を表す詳細な運動学的・解剖学的モデルと結合することである。そのためそれぞれの関節に固有のモデルを構築する必要がある。さらに、解の不定性を解決するために多くの単純化の仮定をおく必要がある。走行動作において、底屈筋群が支配的な貢献をする蹴り出し期について例を示す。

5.3.2　例題（ScottとWinter、1990）

ランニングの支持期終期における足部と足関節を示す（図5.19）。それぞれの底屈筋張力の働くラインも示してある。解の不定性については、共収縮がなく、かつ筋のストレスが等しい（筋力発揮はその生理学的断面積（PCA）に比例する）

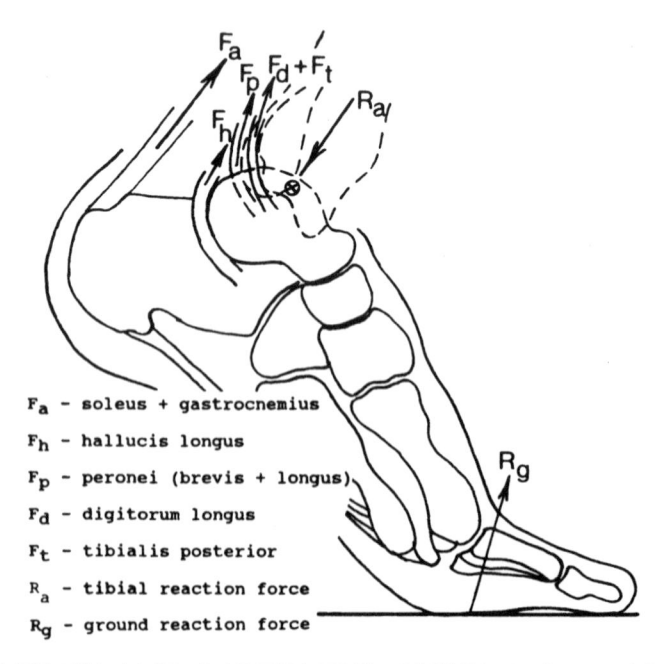

図5.19　走行時の蹴り出し期における足部と足関節の解剖学的な図。主要な足底筋群の腱が足関節部を通る様子と、足関節に働く力および床反力を示す。

という仮定により解決する。こうすると式(5.11)は、足関節に働く主要な5つの筋について以下のように書き換えられる。

$$M_a(t) = \sum_{i=1}^{5} PCA_i \times S_{ei}(t) \times d_{ei}(t) \qquad (式5.12)$$

それぞれの筋の PCA はわかっており、d_{ei} はそれぞれの時点で計算できるので、応力 $S_{ei}(t)$ が求められる。

このモデルにおいて、足関節の回転中心は固定されており図5.19に示す位置にあると仮定する。それぞれの筋の起始と停止の位置はセグメントの解剖学的ランドマークの位置から定めることができ、これには極座標を用いる。i 番目の筋の付着位置は関節中心からの距離 R_i と、筋の付着位置と関節中心を結んだ線がセグメントの軸となす角度 θ_{mi} を用いて表現できる。このようにして、時刻 t における筋の起始と停止の位置を下記の通り記述できる。

$$X_{mi}(t) = X_i(t) + R_i \cos[\theta_{mi}(t) + \theta_s(t)] \qquad (式5.13a)$$
$$Y_{mi}(t) = Y_i(t) + R_i \sin[\theta_{mi}(t) + \theta_s(t)] \qquad (式5.13b)$$

ここで $\theta_s(t)$ は絶対座標系から見た足部の角度である。図5.20に足部のフリー・ボディー・ダイアグラムを示す。内部の解剖学的構造を表し、筋の実効的な停止部や張力の働くラインを同定することの難しさを示している。ここでは4つの筋による張力が示してある。それはヒラメ筋（F_s）、腓腹筋（F_g）、長母趾屈筋（F_h）、腓骨筋（F_p）である。足関節の回転中心は外果につけたマーカにより同定する。アキレス腱の停止部は足部において関節中心からの距離が R、角度（足関節の回転中心と第5中足趾節関節を結んだ線から定める）が θ_m にあるとする。運動の面における足部の角度は θ_s とする。アキレス腱の停止位置から、腓腹筋とヒ

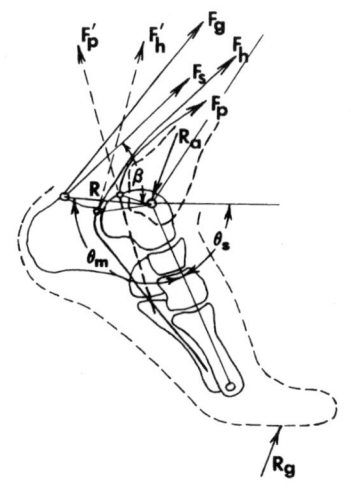

図5.20 4つの足底筋について、実際の筋の走行経路と力の働く実効的なラインを、足部のフリー・ボディー・ダイアグラムとともに示す。足部に働く足関節の反力と床反力も示す。

ラメ筋の張力の働くラインは比較的単純に求められる。しかし F_h と F_p については事情が異なる。実効的な張力の働く向きは、これらの筋が足部セグメントを離れる箇所における向きから定める必要がある。長母趾屈筋腱は距骨の下を通り、母趾末節骨に停止する。この腱が足部を離れる際には、距骨にあるプーリーのような溝を通る。そのためこの筋の実効的な張力の働くラインは F'_h となる。同様に腓骨筋腱は外果の遠位端のカーブを通る。この場合、張力の働く実効的なラインは F'_p となる。

式(5.12)で用いるモーメントアーム長 d_{ei} は、全ての筋について次のようにして求められる。

$$d_{ei} = R_i \sin \beta_i \qquad (式5.14)$$

ここで β_i は実効的な張力の向きと、停止部と関節中心を結んだ線がなす角である。

図5.20では腓腹筋についての β のみ示してある。いま、ランニング中の支持期について、底屈筋群が活動している際の $S_{ei}(t)$ を求める。それぞれの筋張力 $F_{ei}(t)$ は $S_{ei}(t)$ に PCA_i を掛ければ求められる。R_g、R_a とともに全ての筋の張力がわかれば、足関節に働く圧縮力とせん断力がわかる。図5.21 に、中距離

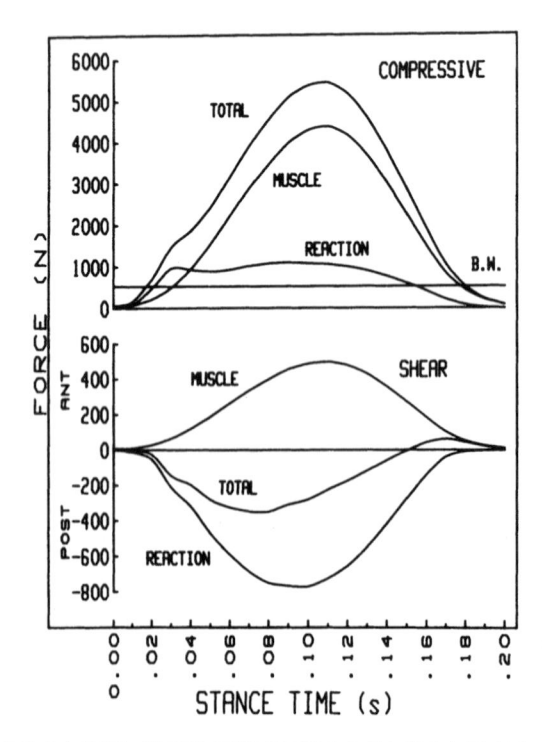

図5.21 中距離走時の支持期における足関節の圧縮力とせん断力を示す図。関節反力そのものは圧縮力全体の20％以下の大きさである。主要な足底筋群の張力は前方向のせん断力を生み出すが（距骨が脛骨に対して前方に動かされる）、これは反力によるせん断の作用と逆方向である。このような筋の働きはせん断に抗する作用として認識されている。

ランナーが走行する際のこれらの力を、支持期（0.22s）の間について示す。圧縮力のピークは 5500N にも達するが、これはこのランナーの体重の 11 倍以上である。興味深いのは床反力がこの中で 1000N 程度の大きさしかないことで、筋張力が残りの 4500N に相当するのである。脛骨の長軸に対して垂直なせん断力は、実際には筋張力によって軽減される。反力に依存するせん断力は脛骨を脛骨の下で後方に動かすように働く。しかしヒラメ筋や腓腹筋のような主要な底屈筋が、足部を前方に引くように働くのである。そのため結果としてせん断力は 800N から 300N まで劇的に軽減される。筋のこの働きはせん断力に対抗するメカニズムとして認識されている。

5.4 動力学的・運動学的データに基づく問題

1. **(a)** 支持期中（フレーム 28 – 69）の床反力の垂直成分をプロットし（付録 A の表 A.5(a)）、体重を示す線を描け。支持期の初期と終期に床反力が体重よりも大きくなる理由を論ぜよ。支持期中期の床反力が体重よりも小さくなる期間については、身体の質量中心の加速度に関して何がいえるか？
   (b) 右足の踵接地の際、水平方向の床反力は正である。これから、踵が床に接した際の状況について何がいえるか。
   (c) もしこの被験者が完全に一定速度で歩いていたとしたら、そのことは床反力の水平成分にどのように現れるか？ 実際にはこの被験者は加速していたか、減速していたか、それとも一定速度で歩いていたのか？

2. **(a)** フレーム 20 と 60 について x 方向と y 方向の足関節反力を計算し、結果を表 A.5(a) のデータと比較せよ。
   (b) フレーム 72 について、表 A.5(a) のデータを用いて足関節の発揮モーメントを計算せよ。得られた結果について、遊脚期初期の足関節の役割という視点から論ぜよ。
   (c) フレーム 60 について、2(b) と同様の計算を行え。結果について、支持期終期の足関節筋群の役割という視点から論ぜよ。

3. **(a)** 足関節の関節反力が得られている際に、膝関節の関節反力を計算せよ。x 成分と y 成分について、フレーム 20 と 60 について計算を行い、結果を表 A.5(a) のデータと比較せよ。
   (b) 足関節の関節反力と発揮モーメントが得られている際に、膝関節の発揮モーメントを計算せよ。フレーム 90 についての計算を行い、適宜運動学的データや表 A.5(a) に示すデータを用いよ。得られた結果について、遊脚期終期の膝関節筋群の役割という視点から論ぜよ。
   (c) フレーム 35 について 3(b) と同様の計算を行え。得られた結果について、支持期に脚への荷重が増加する際の膝関節筋群の役割という視点から論ぜよ。

4．(a) 膝関節の関節反力が得られている際に、股関節の関節反力を計算せよ。x 成分と y 成分について、フレーム 20 と 60 について計算を行い、結果を表 A.5 (a) のデータと比較せよ

(b) 膝関節の関節反力と発揮モーメントが得られている際に、股関節の発揮モーメントを計算せよ。フレーム 90 についての計算を行い、適宜運動学的データや表 A.5 (a) に示すデータを用いよ。得られた結果について、遊脚期終期の股関節筋群の役割という視点から論ぜよ。

(c) フレーム 30 について **4 (b)** と同様の計算を行え。得られた結果について、支持期に脚への荷重が増加し始める際の股関節筋群の役割という視点から論ぜよ。

5．(a) 支持期において、下肢全体のサポートモーメントを計算してプロットせよ。28 番目のフレームから始め、2 フレーム毎に計算を行え。サポートモーメント M_s では 3 つの関節における伸展モーメントを考えるので、$M_s = -M_a + M_k - M_h$ となる。ここで M_a と M_h のマイナス記号は、これらの関節における時計回りの伸展モーメントを正にするために導入している。逆に屈曲モーメントは負になる。脚全体の協調的な動作について論ぜよ。

(b) ストライドの全期間について、足関節モーメントの向きと大きさを調べよ。右の踵接地（フレーム 28）から次の右踵接地（フレーム 97）までを対象とせよ。ストライド期間中の足関節の機能について説明せよ。

(c) **5 (b)** と同様の分析を膝関節モーメントについて行え。

(d) **5 (b)** と同様の分析を股関節モーメントについて行え。

5.5 引用文献

Bresler, B. and J. P. Frankel. "The Forces and Moments in the Leg during Level Walking," *Trans. ASME* **72**: 27-36, 1950.

Elftman, H. "Forces and Energy Changes in the Leg during Walking," *Am. J. Physiol.* **125**: 339-356, 1939.

Gage, W. G., D. A. Winter, J. S. Frank, and A. L. Adkin. "Kinematic and Kinetic Validation of Inverted Pendulum Model in Quiet Standing," *Gait & Posture* **19**: 124-132, 2004.

Hsiao, H., J. Guan, and M. Wetherly. "Accuracy and Precision of Two In-Shoe Pressure Measurement Systems," *Ergonomics* **45**: 537-555, 2002.

Jian, Y., D. A. Winter, M. G. Ishac, and L. Gilchrist. "Trajectory of the Body COG and COP during Initiation and Termination of Gait," *Gait and Posture* **1**: 9-22, 1993.

Paul, J. P. "Forces Transmitted by Joints in the Human Body," *Proc. Inst.*

Mech. Eng. **18**(3): 8-15, 1966.

Pedotti, A. "A Study of Motor Coordination and Neuromuscular Activities in Human Locomotion," *Biol. Cybern.* **26**: 53-62, 1977.

Pitie, D. L., M. Lord, A. Foster, S. Wilson, P. Watkins, and M. E. Edmonds. "Plantar Pressures Are Elevated in the Neuroischemic and Neuropathic Diabetic Foot," *Diabetic Care* **23**: 1966-1970, 1999.

Scott, S. H. and D. A. Winter. "Internal Forces at Chronic Running Injury Sites," *Med. Sci. in Sports & Exercise* **22**: 357-369, 1990.

Wells, R. P. "The Projection of Ground Reaction Force as a Predictor of Internal Joint Moments," *Bull. Prosthet. Res.* **18**: 15-19, 1981.

Winter, D. A. "Overall Principle of Lower Limb Support during Stance Phase of Gait," *J. Biomech.* **13**: 923-927, 1980.

Winter, D. A. "Energy Generation and Absorption at the Ankle and Knee during Fast, Natural and Slow Cadences," *Clin. Orthop. Rel. Res.* **197**: 147-154, 1983.

Winter, D. A. "Kinematic and Kinetic Patterns in Human Gait: Variability and Compensating Effects," *Human Movement Sci.* **3**: 51-76, 1984.

Winter, D. A., F. Prince, J. S. Frank, C. Powell, and K. F. Zabjek. "A Unified Theory Regarding A/P and M/L Balance During Quiet Standing," *J. Neurophysiol.* **75**: 2334-2343, 1996.

Winter, D. A., A. E. Patla, F. Prince, M. G. Ishac, and K. Gielo-Perczak. "Stiffness Control of Balance in Quiet Standing," *J. Neurophysiol.* **80**: 1211-1221, 1998.

6

力学的仕事、エネルギー、パワー

6.0 イントロダクション

　エネルギー論に関連する変数は生体力学変数の中で最も多くの情報を含むものの一つである。エネルギー論に関連する変数の知識がなければ、エネルギーフローに関連する事柄は何もわからない。エネルギーフローは、我々が観察している動作を引き起こすものである。そして、いかなる運動もエネルギーフローなしには生じない。病的歩行の評価の中で、関節の力学的パワーが診断上最も識別力を有することがわかっている。関節の力学的パワーがなければ、誤りのある、もしくは不完全な評価をすることになるであろう。EMGやモーメント解析のみではこのことに気付かない。また、スポーツや仕事に関連する課題動作の効率評価全般において、力学的仕事の正しい計算は必須である。評価を始めるまでに力学的なエネルギー、仕事、パワーに関連する特定の用語と法則をしっかりと覚えておかなければならない。

6.0.1 力学的エネルギーおよび仕事

　力学的エネルギーと仕事は同じ単位（J：ジュール）を持つが、その意味は異なる。力学的エネルギーは、物体が仕事をできる量に関連する時々刻々の状態量である。例えば、200Jの運動エネルギー、150Jの位置エネルギーを持つ物体は他の物体に対して350Jの仕事をすることができる。一方、仕事は、ある物体か

ら他の物体へのエネルギーフローの量である。仕事がなされる間には時間が経過しなければならない。物体Aから物体Bへエネルギーが流れるならば、物体Aが物体Bに仕事をしているという。また、筋からセグメントへエネルギーが流れる場合では、筋AはセグメントBに仕事をしているといえる。

6.0.2 エネルギー保存則

エネルギー保存則は、全ての瞬間に身体全ての点においてあてはまる。例えば、どんな身体セグメントであっても、エネルギーが流入する場合、もしくは、隣接する組織（腱や靭帯や関節の接触面）に流出する場合のみ、そのエネルギーが変化する。図6.1は、近位端と遠位端で接触状態にあり、4箇所に筋が付着しているようなセグメントを描いたものである。この状況においては6つのエネルギーフローの経路がある。図6.1aは、各点において短い時間Δtの間になされる仕事（単位はJ）を示している。エネルギー保存則は、全てのエネルギーフローの代数和がセグメントのエネルギー変化と等しくなければならないことを述べている。示した例では$\Delta E_s = 4 + 2.4 + 5.3 - 1.7 - 0.2 - 3.8 = 6.0$ Jである。従って、6つの点で個々のエネルギーフローを計算できるならば、そのセグメントの力学的エネルギーを単独に解析することを通してΔE_sを確認できるであろう。実際には測定誤差が存在し、また使用するリンク・セグメント・モデルがその解析に内在する仮定を完全には満たしていないため、エネルギーバランスは完全ではないであろう。エネルギーバランスを見る第2の方法は、図6.1bに示されているように、パワーバランスを通して見る方法である。この方法ではセグメントに流入もしくは流出するエネルギーの速さをみている。エネルギーフローの速さとセグメントのエネ

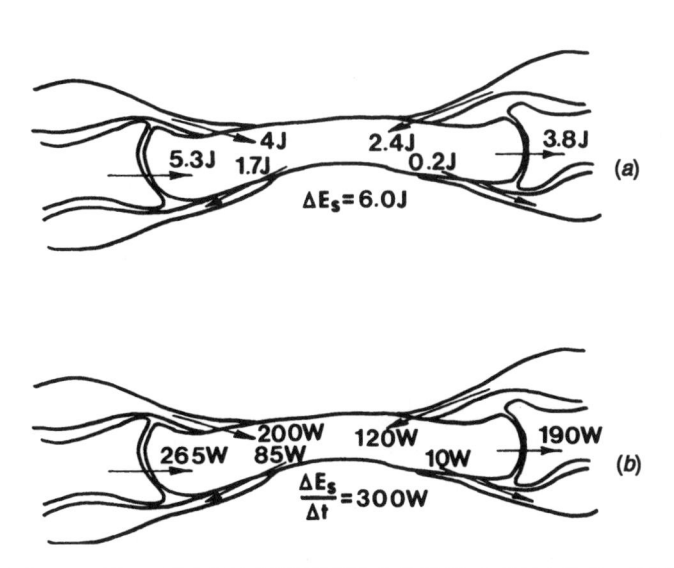

図6.1 (a) 時間Δtの間に、隣合う結合組織や関節の接触面に入るエネルギーおよびそれらから出るエネルギーの流れ。(b)(a)で示された時刻における、同一セグメントのエネルギーフローの速さ（パワー）。これから"パワーバランス"を計算できる。詳細については本文を参照。

ルギー変化の速さは同じになる。従って、Δt が 20 ms の場合、$\Delta E_s / \Delta t$ = 200 + 120 + 265 − 85 − 10 − 190 = 300 W となる。

その他、各セグメント内でエネルギーは保存される。各セグメント内では、位置エネルギーおよび運動エネルギー（並進と回転）の形をとって、エネルギーが蓄積される。セグメントのエネルギー E_s は、いかなる時刻においても位置エネルギーと運動エネルギーのみの組み合わせで構成できる。これはセグメントへのエネルギーの流入や流出とは完全に独立している。6.2.1 節において、各エネルギー成分の解析の実例を示す。また、セグメント内で起きるエネルギー保存についても説明する。

6.0.3　内的仕事と外的仕事の比較

ヒト身体における唯一の力学的エネルギー生成源は筋であり、エネルギー吸収の主な場所もまた筋である。関節における摩擦や結合組織の粘性によって熱として消失するエネルギーは非常にわずかである。従って、力学的エネルギーは連続的に筋に流入および流出したり、また、セグメント間を流れたりする。エネルギーが外部負荷に到達するまでにはエネルギーの産生源と外的負荷の間にあるセグメントにおいて、何度もエネルギーが変化する可能性がある。物を持ち上げる課題（図6.2参照）において、外部負荷に対する仕事率は 200 W かもしれないが、下肢の筋が身体全体のエネルギーを増加させる仕事率は 400 W である可能性もある。この場合、内的仕事率と外的仕事率の合計は 600 W となる。図に示されているように、このエネルギーの産生は多数の筋によるものかもしれない。また、

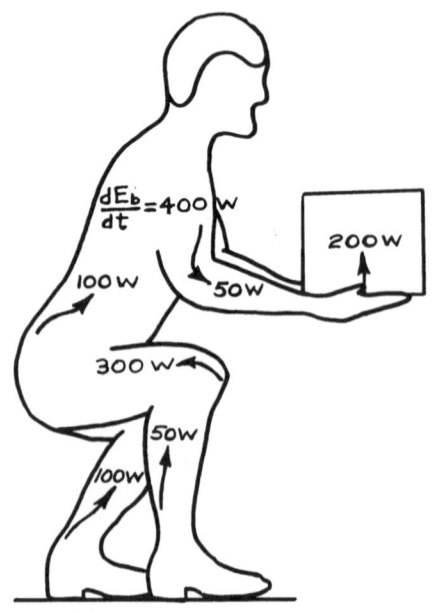

図6.2　物を持ち上げる課題。多数の筋からのパワーの産生、身体全体のエネルギー変化率（内的仕事）、負荷へのエネルギーフローの速さ（外的仕事）を示している。

歩行や走行など外部負荷のない動作課題も数多くある。そのような動作ではエネルギーの産生や吸収の全てが、身体セグメント自体を動かすためだけに必要とされる。身体セグメントに対してなされる仕事（内的仕事と呼ぶ）と負荷に対してなされる仕事（外的仕事と呼ぶ）は区別される。重量を持ち上げること、車を押すことやエルゴメータを漕ぐことにおいては、外的負荷の定義が明確である。外的仕事の定義における1つの例外は、自分自身の身体重量を新たな高さまで持ち上げることである。つまり、丘を駆け上がることには内的・外的仕事の両方が含まれる。外力が身体に掛かり、身体が外力に動かされる場合、外的仕事は負になり得る。つまり、コンタクトスポーツでは通常、押されたり、タックルされたりする選手に外的仕事がなされる。野球のボールは、捕手の手や腕が後退する際に捕手に対して仕事をする。

　自転車エルゴメータでは、サイクリストは自転車（負荷のないもの）を通して、自身の体肢を動かすために内的仕事をする。図6.3は、サイクリストが内的仕事と外的仕事両方を行った状態を示している。この複合的な実験では2台の自転車エルゴメータがチェーンを介して接続されている。つまり、1人のサイクリストは前方向に自転車を漕ぐことができ（正の仕事）、一方でもう1人は後方向に漕ぐ（負の仕事）。この新しいアイデアを取り入れた研究者らは、それぞれのサイクリストは等しい量の仕事をすると仮定した（Abbotら、1952）。この仮定は正しくない。なぜなら、正の仕事をするサイクリストは、自身の内的仕事、負の仕事をするサイクリストにおける内的仕事、そのサイクリストに対する何らかの付加的な負の仕事をしなければならないためである。従って、各サイクリストの内的仕事率が75Wであった場合、正の仕事をするサイクリストは、両サイクリストに負荷のかからない状態で回すだけで、150Wの仕事率で力学的仕事をしなければならないであろう。そして、負の仕事のサイクリストが筋を収縮するにともない、付加的な負荷が加わるであろう。従って、負の仕事のサイクリストが

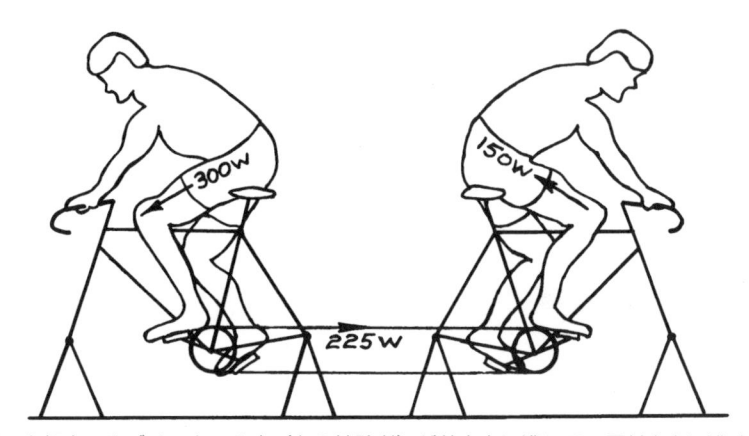

図6.3　自転車エルゴメータ。1人（左の被験者）が前方向に漕いで、反対方向に漕ぐ2人目の被験者に対して仕事を行う様子を示している。正の仕事をするサイクリストは、負の仕事をするサイクリストに対して外的仕事を行うだけではなく、両サイクリストの体肢を動かすための内的仕事も行う。一般的な解釈に反して、両サイクリストが行う力学的仕事の大きさは異なる。

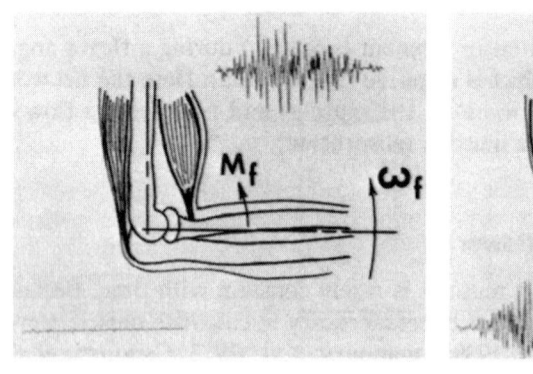

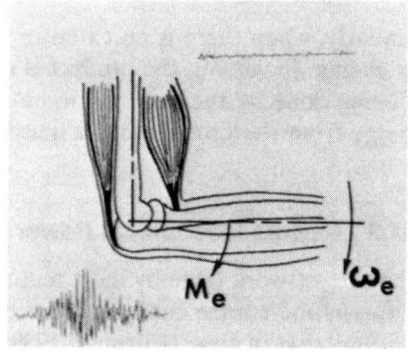

図6.4 正味の筋モーメントと角速度によって決まる正のパワー。(*a*) 前腕が屈曲している間、屈曲モーメントが作用する。(*b*) 前腕が伸展している間、伸展モーメントが作用する。(Physiotherapy Canadaの許可を得て掲載)

150Wの仕事率で仕事を行った場合、正の仕事のサイクリストの負荷は300Wになるであろう。負の仕事のサイクリストが楽に車輪を回すことができる一方で、正の仕事のサイクリストが急速に疲労することは不思議ではない。両者は単純に同じ力学的仕事率で仕事をしてはいないのである。さらに、正の仕事の代謝要求は負の仕事のそれを大幅に上回る。

6.0.4 筋の正の仕事

正の仕事とは、コンセントリック(求心性)収縮中になされる仕事のことである。その際、筋モーメントは関節の角速度と同じ方向に作用する。屈曲筋が短縮している状況の場合、屈曲モーメントと角速度はともに正であると考えることができる。図6.4*a*で示されているような場合、筋モーメントと角速度の積は正であり、パワーも正である。図6.4*b*で示されているように伸展筋によるモーメントと伸展の角速度がともに負の場合であっても、パワーはやはり正である。収縮時間全体にわたってパワーを積分した値は、筋によってなされた正味の仕事である。その値は生成されたエネルギーを示しており、筋から体肢に移動したエネルギーでもある。

6.0.5 筋の負の仕事

負の仕事とは、エキセントリック(遠心性)収縮中になされる仕事のことである。その際、筋モーメントは関節の動きと反対方向に作用する。通常この状況は、外力(F_{ext})がセグメントに作用した時に起きる。その際、外力は筋モーメントよりも大きな関節モーメントを生み出す。外力には重力や床反力も含まれる。前述した極性の定義を用いると、図6.5*a*の場合ではモーメントは屈曲方向(正)、

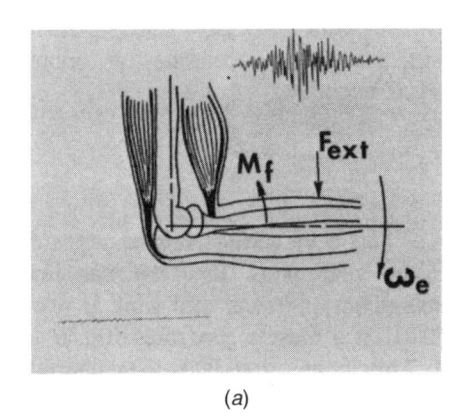

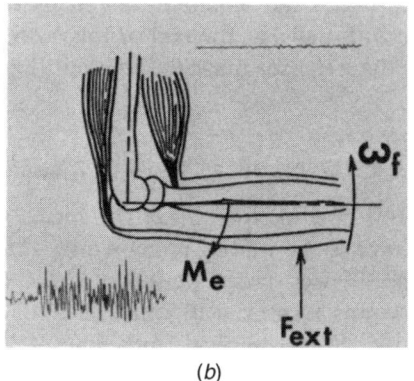

図6.5 正味の筋モーメントと角速度によって決まる負のパワー。(a)屈曲筋が活動している時、外力が伸展を引き起こす。(b)伸展筋によるモーメントが存在する時、外力が屈曲を引き起こす。(Physiotherapy Canadaの許可を得て掲載)

角速度は伸展方向（負）であることがわかる。その積は負のパワーを生み出し、その結果、関節が伸展している間になされる仕事は負となる。同様に、関節が屈曲（正）している間、伸展モーメント（負）が働くと、その積は負となる（図6.5b）。ここで、正味の仕事は筋に対して外力によってなされる仕事であり、体肢から筋へとエネルギーが流れること（筋によるエネルギー吸収）を意味する。

6.0.6 筋の力学的パワー

大部分の筋において、その仕事率が時間によらず一定になるということはほとんどない。仕事率の時系列変化は急であるため、時間の関数として筋パワーを計算することが必要とされてきた（Elftman、1939；Quanburyら、1975；Cappozzoら、1976；WinterとRobertson、1978）。任意の関節において、筋パワーは正味の筋モーメントと角速度の積である。

$$P_m = M_j \omega_j \quad \text{W} \qquad (式6.1)$$

ここで P_m = 筋パワー（W）
M_j = 正味の筋モーメント（N・m）
ω_j = 関節角速度（rad/s）

前節で述べたように、P_mは正か負いずれの値もとり得る。最も単純な動作中でさえパワーの符号は何度か反転する。図6.6は、前腕の単純な伸展・屈曲動作中の筋モーメント、角速度、筋パワーについて、時間の関数として描いたものである。図からわかるとおり、M_jとω_jの時系列変化はおよそ90度位相がずれている。伸展初期においては、伸展モーメントと伸展方向の角速度が見られる。これは上腕三頭筋が前腕に対して正の仕事をおこなっているためである。伸展後期の局面では、前腕は上腕二頭筋によって減速されている（屈曲モーメント）。こ

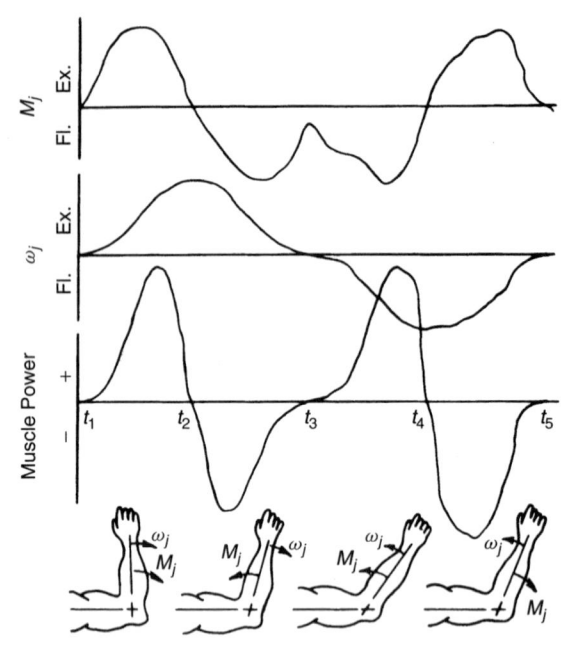

図6.6 前腕の単純な伸展・屈曲動作中の一連の事象。筋パワーのグラフでは、2回の正のバーストと2回の負のバーストが交互に起きていることが示されている。

こで上腕二頭筋は負の仕事をしている（力学的エネルギーの吸収）。前腕の動きが停止した際、まだ上腕二頭筋によって生み出されたモーメントが存在するため、前腕はすぐに屈曲方向に加速を始める。ここでは上腕二頭筋は正の仕事をしている。最終的に動作の終盤では、伸展筋が伸ばされるにつれ上腕三頭筋は前腕を減速させる。ここで P_m は負となる。

6.0.7 筋の力学的仕事

ここまで、パワーと仕事という用語を類似のものとして用いてきた。パワーは仕事をする速度（仕事率）である。つまり、なされた仕事を計算するためには、その全時間に渡ってパワーを積分する必要がある。パワーと時間の積は仕事であり、仕事はジュール（1 J = 1 W·s）の単位で測定される。ある筋が100Wのパワーを0.1秒間発揮する場合、なされる力学的仕事は10Jである。これは、10Jの力学的エネルギーが筋から体肢のセグメントへ運ばれることを意味する。図6.6の例が示すように、パワーは時間とともに連続的に変化する。従って、なされた力学的仕事を計算するには、パワーの曲線を時間積分する必要がある。時刻 t_1 と t_2 間で筋によってなされた仕事は次式から求まる。

$$W_m = \int_{t_1}^{t_2} P_m \, dt \quad \text{J} \tag{式6.2}$$

図 6.6 の例では、t_1 から t_2 までになされた仕事は正、t_2 から t_3 までは負、t_3 から t_4 までは再び正であり、t_4 から t_5 までは負となる。前腕が最初の姿勢に戻る場合、筋によってなされた正味の仕事はゼロとなる。これは、t_1 から t_5 までの P_m の時間積分がゼロとなることを意味している。そのため、事象間の負の仕事の合計値および正の仕事の合計値を計算するためには、P_m の極性が反転する正確な時刻を把握することが重要となる。

6.0.8 外部負荷に対してなされる力学的仕事

身体の任意の部位が隣合うセグメントや外部の物体に対して力を掛ける時、動きがある場合のみ仕事をすることができる。この場合、仕事は物体に作用している力とその力方向における物体の変位の積として定義される。ある力が微小変位 ds を引き起こす際になされる仕事 dW は次式で表わされる。

$$dW = F\,ds \qquad (式 6.3)$$

また、F が距離 S_1 にわたって作用する際になされる仕事は次式で表わされる。

$$W = \int_0^{S_1} F\,ds = F S_1 \qquad (式 6.4)$$

力が一定ではない場合(ほとんどの場合がこの状態である)、時間とともに変化する変数は2つとなる。そのため時間の関数としてパワーを計算し、そのパワー曲線を時間積分して、なされた仕事を求める必要がある。パワーは仕事率である。もしくは、dW/dt である。

$$\begin{aligned}P &= \frac{dW}{dt} = F\frac{ds}{dt} \\ &= \overline{F}\cdot\overline{V}\end{aligned} \qquad (式 6.5)$$

ここで　$P =$ 瞬間パワー(W)
　　　　$\overline{F} =$ 力(N)
　　　　$\overline{V} =$ 速度(m/s)

力と速度はともにベクトルであるため、内積もしくは、力とその力と同じ方向の速度成分の積をとる必要がある。つまり、式で表わすと次のようになる。

$$P = FV\cos\theta = F_x V_x + F_y V_y \qquad (式 6.6)$$

ここで　$\theta =$ 力ベクトルと速度ベクトルによって定義された平面におけるベクトル間の角度
　　　　F_x および $F_y = x$ 軸方向および y 軸方向の力
　　　　V_x および $V_y = x$ 軸方向および y 軸方向の速度

力と速度が常に同じ方向を向いているものと仮定すると、$\cos\theta = 1$ であり次式が成り立つ。

$$P = FV \quad \text{W}$$
$$W = \int_0^t P\,dt = \int_0^t FV\,dt \quad \text{J} \tag{式 6.7}$$

例 6.1.

野球ボールが一定の加速力（100N）で 180ms 間、投げられているとする。また、ボールの質量は 1.0kg であり、ボールは静止状態から加速を始めるとする。ここで、力が掛かっている間にボールに対してなされる仕事を計算する。

解答：

$$S_1 = ut + \tfrac{1}{2}at^2$$
$$u = 0$$
$$a = F/m = 100/1.0 = 100 \text{ m/s}^2$$
$$S_1 = \tfrac{1}{2} \times 100(0.18)^2 = 1.62 \text{ m}$$
$$W = \int_0^{S_1} F\,ds = FS_1 = 100 \times 1.62 = 162\,\text{J}$$

例 6.2.

質量 1 kg の野球ボールが投げられている。ボールに掛かる力は図 6.7 に示されるように時間とともに変化するものとする。力方向のボール速度もプロットしている。横軸のスケールはあわせてある。ボール速度は加速度の曲線を時間積分して求めた（ボール質量が 1 kg であるため、加速度曲線は力曲線と同じ値を持つ）。ボールに対する瞬間パワーと投球中にボールに対してなされた総仕事量を計算する。

ここで計算されたピークパワーが非常に高値であると思われるかもしれないが、このピーク値は一瞬であることに注意を要する。投球中の平均パワーは 500W に満たない。現実の状況では、力が一定になることはまずないであろう。従って、時々刻々の瞬間パワーを計算する必要がある。ボールがキャッチされたとき、手部の力はボールに抗してしばらくの間作用する。その際、力と速度のベクトルが反対方向になる。従って、パワーは負となり、なされる仕事もまた負となる。これはボールが身体に対して仕事をしていることを示している。

6.0.9　セグメント間の力学的エネルギーの移動

各身体セグメントは近隣のセグメントに対して力を掛ける。その際、関節が並進運動している場合にはセグメント間に力学的エネルギーの移動が生じる。言い

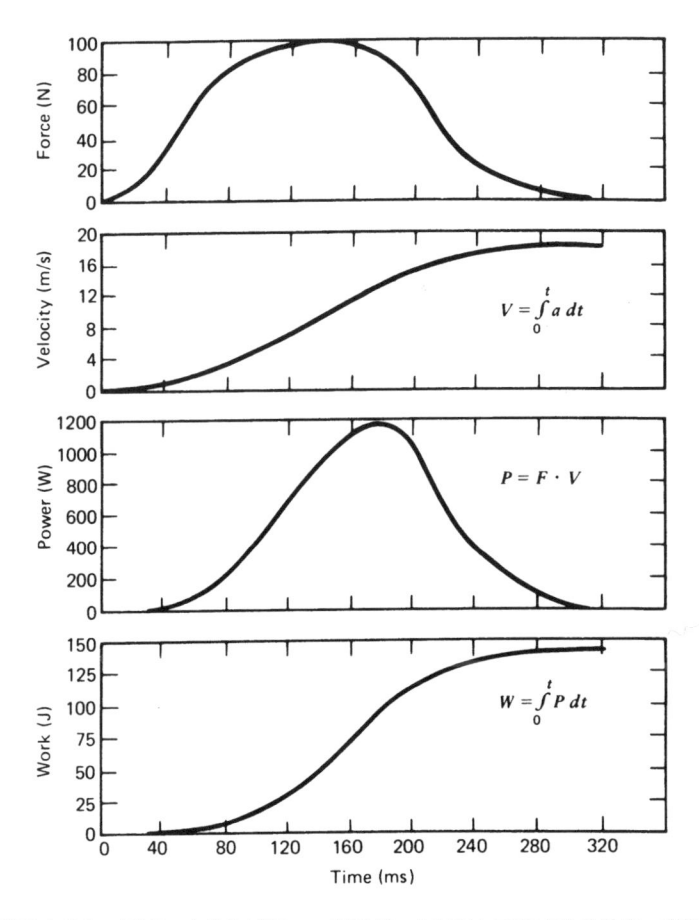

図6.7 投球中の力、速度、力学的パワー、野球ボールに対してなされる仕事。詳細については本文を参照。

換えると、1つのセグメントは隣合うセグメントに対して、力と変位によって、関節中心を通して仕事をすることができる（Quanburyら、1975）。筋の仕事（6.0.4 – 6.0.7節参照）に加えて、このような仕事が作用する。式（6.5）および（6.6）は、関節中心間のエネルギーの移動速度（すなわち、パワー）を計算するためにも用いることができる。図6.8は隣合う2つのセグメント間における関節の様子を示したものである。この状況について考える。F_{j1}（セグメント1におけるセグメント2からの反力）は、速度ベクトルV_jとある角度θ_1をもって作用している。$F_{j1}V_j\cos\theta_1$の値は正である。このことはエネルギーがセグメント1へ移動していることを示している。逆に、$F_{j2}V_j\cos\theta_2$の結果は負である。このことはセグメント2からエネルギーが流出していることを示している。$P_{j1} = -P_{j2}$であるため、セグメント2からの流出とセグメント1への流入は等しい。n個の関節を持つ系では、n点でパワーフローがある。しかし、それら全てのパワーフローの代数和はゼロとなる。これらのフローは受動的であり、それゆえに全身のエネルギーを加減することはないということを強調しておく。

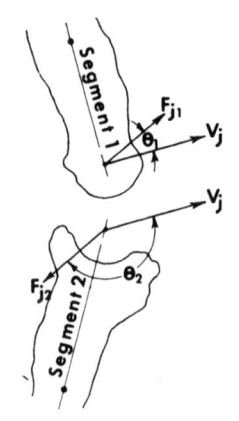

図6.8 動的活動中の関節における反力と速度。力ベクトルと速度ベクトルの内積が力学的パワーである。

隣合うセグメント間でエネルギーが移動する際のこのメカニズムは、全ての運動におけるエネルギー保存という観点から非常に重要である。それは、この運動が受動的な過程であり、筋活動を必要としないためである。歩行について、この点が詳細に分析されている（Winter と Robertson、1978）。例えば、遊脚期後半では遊脚側の足部と下腿は大腿や体幹へとエネルギーが上方に移動することによって大部分のエネルギーを失う。しかしながらエネルギーは保存されており、上半身を前方に加速するための運動エネルギーへと変換される。

6.1 効率

効率という用語はヒトの運動に関するエネルギー論の中で、おそらく最も誤用され、誤解されているものである。混乱と誤解は、効率の式の分子と分母両方の不適切な定義に由来する（Gaesser と Brooks、1975；Whipp と Wasserman、1969）。次節では非効率な動作の4つの原因について詳細を述べる。ここから派生した全ての公式において、これら4つのメカニズムを理解していることが必要である。これら4つのメカニズムに加えて、非効率な動作をもたらす2つの基礎的な原因がある。1つは代謝エネルギーから力学的エネルギーへの変換における非効率性であり、もう1つは力学的エネルギーを制御する際の神経科学的な非効率性である。代謝エネルギーは腱において力学的エネルギーに変換される。また代謝効率は、各筋の状態、筋の代謝（疲労）状態、被験者の食べ物、代謝疾患等によって変化する。このエネルギー変換は代謝もしくは筋の効率と呼ばれ、次式のように定義される。

$$\text{代謝効率（筋効率）} = \frac{\text{全ての筋によってなされた力学的仕事}}{\text{筋の代謝エネルギー量}} \quad (\text{式 6.8})$$

現時点では、そのような効率を計算することはできない。それは各筋において、仕事の計算と代謝エネルギーの分離ができないためである。各筋の仕事を計算するためには、動作中の各筋の力と収縮速度のデータが必要となる。従って効率の計算では妥協せざる得ない。そこで、セグメントの仕事と補正された代謝コストを基に計算する。代謝コストの補正は、実際の代謝コストから実際の力学的仕事とは関係ない付帯的なコストの推定値を差し引くことによって行う。つまり、効率は次のように定義される。

$$\text{力学的効率} = \frac{\text{力学的仕事（内的な仕事＋外的な仕事）}}{\text{代謝コスト} - \text{安静時代謝コスト}} \quad \text{(式 6.9)}$$

例えば、自転車漕ぎにおける安静時代謝コストは、自転車にまたがってじっと座っているために必要なコストとなる。

さらに変更した定義が仕事効率であり、次のように定義される。

$$\text{仕事効率} = \frac{\text{外的な力学的仕事}}{\text{代謝コスト} - \text{ゼロ仕事の状態の代謝コスト}} \quad \text{(式 6.10)}$$

ゼロ仕事のコストは、負荷のない状態で自転車を漕いだ際に測定されるコストである。ここで述べた全ての効率計算において、仕事は正負の多様な値をとる。正の仕事の代謝コストは同水準の負の仕事のそれに比べて大きい。しかしながら、ほとんどの活動で負の仕事は無視できない。水平歩行では正と負の仕事量が等しい。

丘を駆け上がるランニングでは、正の仕事は負の仕事よりも大きい。下り坂の移動では逆である。

従って、全ての効率計算において得られる結果の値は、正および負の仕事の相対的な比率に強く影響される。次式を用いることでこの問題は回避される。

$$\text{代謝コスト(正の仕事)} + \text{代謝コスト(負の仕事)} = \text{代謝コスト}$$

もしくは

$$\frac{\text{正の仕事}}{\eta_+} + \frac{\text{負の仕事}}{\eta_-} = \text{代謝コスト} \quad \text{(式 6.11)}$$

ここで、η_+ と η_- はそれぞれ、正および負の仕事の効率である。

効率という用語を単に、代謝系がどの程度効率良く生化学的エネルギーを力学的エネルギーに変換しているのかを示す尺度であると見なすのであれば、その解釈は誤っている。むしろ、神経系がどの程度効率良くエネルギーの変換を制御しているかを示す尺度であるとみなすべきである。直感とは異なる結果が得られる例を示す。一般の健常な成人が歩行する際、1ストライド毎に100Jの力学的仕事を行う（半分は正、半分は負）。1ストライド毎の代謝コストは300Jであり、この場合、効率は33％と計算される。神経疾患のある成人の場合、ぎこちない

歩行様式となるため、より大きな力学的仕事が必要である。その量はおおよそ1ストライド毎に200Jと言われている。代謝的に、コストが1ストライド毎に500Jであった場合、40％の効率となる。健常な成人は明らかに効率的な歩行者である。しかしながら、この効率の計算ではその事実を反映していない。身体に障害のある人は、効果的かつなめらかな神経パターンを生成していないため、神経科学的にとても非効率である。しかしながら、腱における代謝エネルギーから力学的エネルギーへの変換では、とても効率的である。これが、健常成人よりも効率を示すスコアが高い理由である。

6.1.1 非効率な動作の要因

セラピストや指導者にとって、効率に直接的に目を向けるのは難しいことが多い。どちらかと言えば、それよりも非効率の個々の要因に着目し、それらを改善することで自動的に動作の効率が改善することの方が合理的である。ここでは力学的非効率の4つの主な要因（Winter、1978）について述べる。

6.1.1.1 共収縮（Cocontraction）

筋が共収縮をしている状態では、筋がお互いにその活動を阻害し合い、動きが生じない。そのため明らかに非効率である。ある運動が30N·mの屈曲モーメントでもって成し遂げられたと仮定する。この運動を行うための最も効率的な方法は屈曲筋のみが活動することである。しかしながら、全く同じ運動を40N·mの屈曲モーメントと10N·mの伸展モーメントで行うことも可能である。もしくは、50N·mの屈曲モーメントと20N·mの伸展モーメントでも可能である。後者の場合では、伸展と屈曲双方に20N·mの不必要なモーメントがある。別の見方では、屈曲筋は伸展筋が行う負の仕事分を克服するために不必要な正の仕事を行っていることになる。

共収縮は多くの病的状態、特に片まひや痙性の脳性まひで生じる。関節を安定させることが必要な時には、限られた範囲ではあるが通常の動作中にも共収縮は生じる。特に重い重量を持ち上げている場合や、歩行や走行中の足関節において生じる。今のところ、不必要な共収縮の測定を行うには拮抗筋のEMG活動を測定するしかない。各筋の張力に対するEMGの正確な較正値がない場合、共収縮の定量的測定はできない。FalconeとWinter（1985）は共収縮を定量するための式を示した。

$$\%\text{COCON} = 2 \times \frac{M_\text{antag}}{M_\text{agon} + M_\text{antag}} \times 100\% \qquad (式6.12)$$

ここで、M_antagとM_agonはそれぞれ拮抗筋および主働筋によるモーメントである。

報告された例では、拮抗筋の活動は主働筋においても等しい増加をもたら

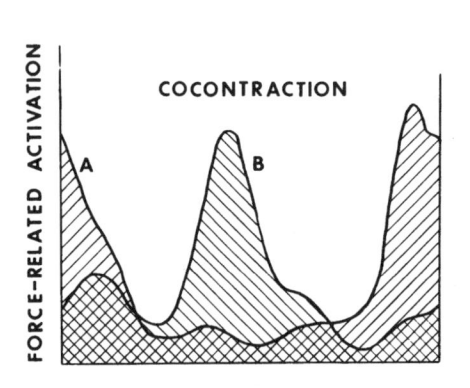

図6.9 2つの拮抗筋の活動を示したグラフ。斜線が交差した模様の範囲は共収縮を示している。考察や分析の詳細については本文を参照。

す。従って、不必要な活動の合計は拮抗筋のみの活動の2倍となる。拮抗筋が20N·mの伸展モーメント、主働筋が50N·mの屈曲モーメントを発揮した場合、%COCONは40/70 × 100% = 57%となる。しかしながら、大半の動作において筋の張力は連続的に変化する。つまり、動作開始時点で主働筋であっても、その役割が反転し、動作後半には拮抗筋となることもあり得る。第5章の多くのグラフで見られたように、関節モーメントは何度も極性が反転する。つまり、これらの時系列変化にも対応できるよう、式(6.12)の修正が必要である。図6.9は、ある動作中の2つの拮抗筋の活動の様子を示したグラフである。右上がり・右下がりの斜線は筋 A と B の活動をそれぞれ示している。これらの斜線が交差した模様の範囲は、両筋ともに活動が起きている、つまり、共収縮を示す範囲である。従って、共収縮の割合（%COCON）は次のように定義される。

$$\%\text{COCON} = 2 \times \frac{\text{common area } A \& B}{\text{area } A + \text{area } B} \times 100\% \qquad (式6.13)$$

EMGが筋の張力を示す尺度（ただし、最大発揮張力に対する相対的な値）であるとすると、生のEMGデータにおいても相応に処理し、図6.9のようなグラフを作成することが可能である（Milner-Brownら、1973；Winter、1976）。一般的な筋の多くで、その活動のグラフは図6.9で描かれているようなグラフと非常に似たものとなる。図6.9は、歩行中の前脛骨筋（筋 A）とヒラメ筋（筋 B）の1ストライド分の結果である。図6.9の結果に対して式(6.13)を用いて計算すると、%COCONは24%となった。

6.1.1.2 重力に抗した等尺性収縮

通常の動作では、重力に抗して体肢のセグメント位置を保持するための筋活動はごくわずかである。これは身体および体肢のセグメントにおいてエネルギーが円滑に交換されるためである。しかしながら、多くの病態において、動作はとて

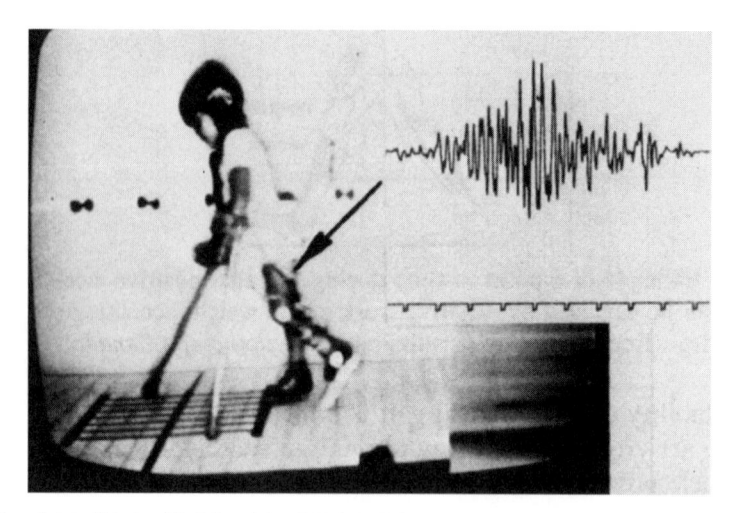

図6.10 重力に抗した"仕事"の例。非効率な動作の要因の1つである。この図は、脳性まひの子供が脚を振り出すまでのしばらくの間、重力に抗して脚を持ち上げている状態を示している。(Physiotherapy Canadaの許可を得て掲載)

もゆっくりとしたものであり、体肢のセグメントや体幹が等尺性収縮に近い状態で保たれる時間が長くなる。痙性の脳性まひ患者では、膝を曲げて身をかがめた姿勢がよく見られる。この姿勢を保つために大腿四頭筋は過度に活動する。また、図6.10に見られるように脳性まひの子供のかがんだような姿勢の歩行では、脚を振り出すまでの時間、床から脚が離れた状態が続く。

これらの状況では動きがないため、重力に抗するための仕事を定量することは現在のところ不可能である。使えるかもしれない唯一の手法はEMGである。ただし、筋を収縮させるために必要となる余分な代謝について、各筋ごとにEMGを較正する必要がある。今のところ、この非効率の代謝コストを分離するために有効な手法は開発されていない。

6.1.1.3 関節におけるエネルギーの生成と吸収

ある関節においてある筋群が正の仕事を行っている時、同時に他の関節で負の仕事が行われていることがある。これは最も知られておらず理解されていない非効率の要因である。実際には、このような事象は共収縮中に生じている事象の延長である(例えば、主働筋の正の仕事は拮抗筋の負の仕事によって打ち消される)。この非効率が起きる瞬間を可視化することはとても難しい。通常の歩行では、この非効率が両脚支持期において生じる。両脚支持期では、蹴り脚のエネルギーが増大する時、同時に、体重支持脚においてエネルギーが吸収される。図6.11はこの点について示したものである。左脚における蹴り出し(正の仕事)は主に底屈筋によって行われ、右脚におけるエネルギー吸収(負の仕事)は大腿四頭筋や前脛骨筋において行われる。病的歩行の不安定性が、この種の非効率な筋活動を生み出す主な要因となることに疑いはない。そのような非効率を分析する唯一の

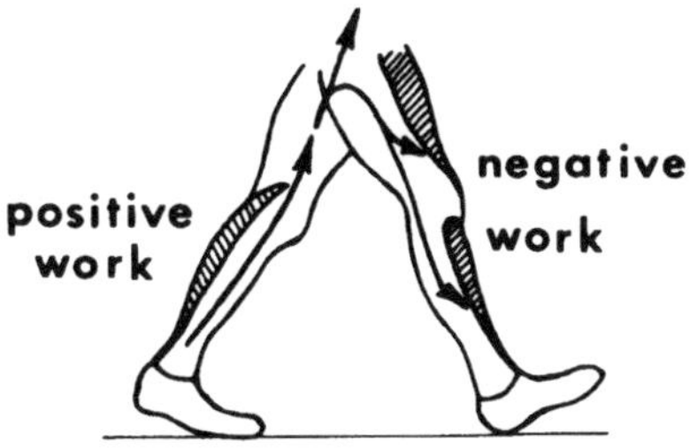

図6.11 歩行中のある時刻における仕事を示した例。蹴り脚の筋による正の仕事が、体重支持脚の筋による負の仕事によって打ち消され得ることを示している。(Physiotherapy Canada の許可を得て掲載)

手法は、各関節における筋パワーを計算し、正および負の仕事が同時に起きている局面を定量化することである。

そのような非効率があるにしても、歩行や走行など多くの複雑な動作では、複数の機能的課題を同時に行う必要があることを忘れてはならない。図 6.11 に示す例はそのような状況を図示したものである。底屈筋は蹴り出し動作を行っており、一方で反対側の筋の役割は体重支持の役割を果たしている。これらの事象はどちらも、安全な歩行様式に不可欠なものである。

6.1.1.4 ぎこちない動作

効率的なエネルギー交換では、動作がなめらかに見えるという特徴がある。バレエダンサーや走り高跳びの選手は、それぞれ目的（前者は芸術目的、後者は効率的なパフォーマンスを達成することが目的）が異なっても、どちらもなめらかな動作を行う。ある関節でなされた正の仕事によって身体に付加されたエネルギーは保存される。このエネルギーが負の仕事を行う筋によって失われることはほとんどない。脳性まひの子供のぎこちない歩行では正反対である。ある時刻に付加されたエネルギーは、何分の1秒か後には消失する。脳性まひの子供の歩行はなめらかに連続した動きではなく、動作の停止と開始がはっきりとした断続的な動きとなる。動作の停止と開始の際には正および負の仕事の急な変化が生じ、それぞれに代謝コストがかかる。ぎこちない動作のエネルギーコストは2つの方法で評価できる。1つはセグメントごとにエネルギー解析を行い、その解析に基づいて仕事量の分析を行う方法である。もう1つは関節ごとにパワー解析を行う方法である。どちらの手法についても後ほど解説する。

6.1.2 エネルギーフローのまとめ

代謝レベルから外部負荷までのエネルギーの流れをまとめておくことは有益である。図 6.12 はこの過程の概略を示したものである。代謝エネルギーを直接的に計測することはできない。しかし、O_2 の取り込み量や排出された CO_2 の量か

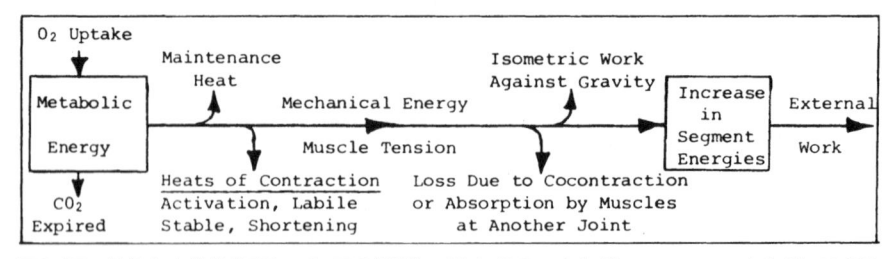

図6.12 外的な力学的仕事についての代謝レベルからのエネルギーフロー。エネルギーは収縮過程において熱として失われる。もしくは、力学的エネルギーに変換された後の非効率性によって失われる。

ら間接的に計算することはできる。これらの計算や解釈についての詳細は多くの教科書で説明されている上、この本の範疇を超えるためここでは述べない。

　基礎レベル（静止している状態や横になっている状態）において、筋は弛緩している。しかしそのような状態であっても、生命を維持するために筋は代謝エネルギーを必要とする。このエネルギーレベルの値を維持熱（*Maintenance heat*）と呼ぶ。筋は収縮する際にエネルギーを必要とする。このエネルギーは活性化熱（*Activation heat*）と呼ばれる付加的な熱となって表れる。この熱は筋内における張力増加の速度と関連することがわかっている。また、筋の収縮要素の内部短縮を伴う。安定熱（*Stable heat*）は、筋内で張力を維持するために必要とされるエネルギーに相当する熱のことである。3番目のタイプの熱は不安定熱（*Labile heat*）であり、等尺性収縮の際に見られる。この熱は張力や、張力の増加速度によって産生される熱とは異なる。熱損失の最後のタイプは短縮熱（*Shortening heat*）である。この熱は、負荷の掛かった状態での実際の筋の短縮に関連している。これらの熱については Hill（1960）による素晴らしい総説があるので、そちらを参照されたい。最後に、腱において力学的形態のエネルギーが見られる。筋張力は4種類の力学的負荷に寄与する可能性がある。共収縮、重力に抗する等尺性の"仕事"、他の筋によって同時に吸収されるエネルギー、そして身体エネルギーの正味の変化、である。後者の場合では、正の仕事がなされた時には正味の身体エネルギーは増加し、負の仕事がなされた時には減少する。最終的に、身体が外部の物体に力を掛けた時、身体が外的な仕事を行うので、エネルギーのいくらかが物体に移動する。

6.2　エネルギー蓄積の形態

1．位置エネルギー

　位置エネルギー（PE：Potential Energy）は重力によるエネルギーである。そのため、物体の高さに伴い増加する。その高さは地面であったり、その他の適当な参照可能な基準面からの高さである。

$$PE = mgh \quad J \qquad (式6.14)$$

ここで、$m =$ 質量（kg）
$g =$ 重力加速度（9.8m/s^2）
$h =$ 質量中心高（m）

$h = 0$ の場合、位置エネルギーはゼロまで減少する。しかしながら、高さの基準面については問題に適したものとなるよう注意深く選ぶ必要がある。これは通常、その動作中に身体がとり得る最も低い地点とされる。飛び込み選手にとっては水面の高さであろうし、歩いている人にとっては行程の中で最も低い地点となるであろう。

2．運動エネルギー

運動エネルギー（KE：Kinetic Energy）には2種類ある。1つは並進速度によるものであり、もう1つは回転速度によるものである。

$$\text{translational KE} = 1/2 mv^2 \quad J \qquad (式6.15)$$

ここで、$v =$ 質量中心速度（m/s）である。

$$\text{rotational KE} = 1/2 I\omega^2 \quad J \qquad (式6.16)$$

ここで、$I =$ 慣性モーメント（kg·m^2）
$\omega =$ セグメントの回転速度（rad/s）

これら2つのエネルギーは、速度の2乗に比例して増加することに注意を要する。速度の2乗は常に正であるので速度の方向に関する極性は重要ではない。そのため、運動エネルギーが最小値となるのは物体が静止している時であり、その値はゼロである。

3．総エネルギー量およびセグメント内のエネルギー交換

前に述べたとおり、物体のエネルギーは3つの形態で存在し、その総エネルギー量は次式で表すことができる。

$$\begin{aligned} E_s &= \text{PE} + \text{translational KE} + \text{rotational KE} \\ &= mgh + \tfrac{1}{2}mv^2 + \tfrac{1}{2}I\omega^2 \quad J \end{aligned} \qquad (式6.17)$$

物体内でエネルギー交換し、総エネルギー量を一定に保つことは可能である。

例6.3.

例6.1の野球ボールを垂直に投げ上げることを考える。リリースした時刻、最大高に到達した時刻、地面に落ちた時刻、それぞれの時刻での位置エネルギーおよび運動エネルギーを計算する。地面から2mの高さでリリースし、垂直方向の加速力は100Nとする。ただし、加速力の100Nについては、既に重力分を差

し引いた値であるものとする。リリース時では、

$$a = 100 \text{ m/s}^2 \quad (\text{例 6.1 で計算したとおりである})$$

$$v = \int_0^{t_1} a\, dt = at_1 = 100t_1$$

$$t_1 = 180 \text{ ms}$$
$$v = 18 \text{ m/s}$$

$$\text{並進の運動エネルギー} = \frac{1}{2}mv^2 = \frac{1}{2} \times 1 \times 18^2 = 162 \text{J}$$

この162Jはリリースまでにボールになされた仕事に等しいことに注意を要する。

$$\text{総エネルギー量} = \text{PE}(t_1) + \text{並進の KE}(t_1) = 19.6 + 162 = 181.6 \text{J}$$

空気抵抗を無視するならば、ボールが飛んでいる間総エネルギー量は一定のままである。ボールが最大高に達した時刻では、全エネルギーが位置エネルギーとなり、運動エネルギーはゼロとなる。つまり、ボールが最大高に達した時刻を t_2 とすると、PE (t_2) = 181.6J これは、ボールが mgh_2 = 181.6J となる高さ h_2 に到達したことを意味する。つまり、

$$h_2 = \frac{181.6}{1.0 \times 9.8} = 18.5 \text{ m}$$

ボールが地面に当たる時刻 (t_3) では、$h = 0$ となる。従って、PE $(t_3) = 0$ かつ KE (t_3) =181.6J となる。これは、ボールの速度が $1/2mv^2$=181.6J となる速度であることを意味する。すなわち、

$$v = 19.1 \text{ m/s}$$

この速度は、リリース時の速度（18m/s）よりもすこし速い。これは、地面よりも2m高い位置でボールがリリースされたためである。

6.2.1 身体セグメントのエネルギーおよびセグメント内エネルギー交換

どのような動作、また、どのような時点においても、ほとんどのセグメントで3つのエネルギー全てがさまざまな量で含まれている。飛び込みの頂点でダイバーは大きな位置エネルギーを持っている。飛び込み中にその位置エネルギーは運動エネルギーへと変換される。同様にブーメランの場合では、リリース時には回転と並進の運動エネルギーを持ち、最も高い位置にある時に並進の運動エネルギーのいくらかが位置エネルギーに変換された状態となる。運動の最後には、ブーメランは並進の運動エネルギーの大半を再獲得する。

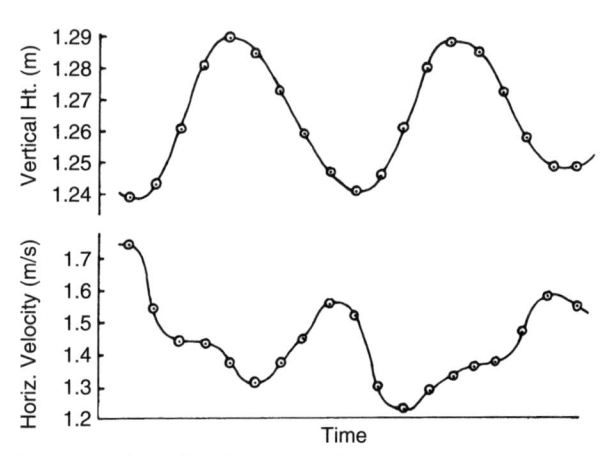

図6.13 歩行中のHATの垂直変位と水平速度のプロット。上半身におけるエネルギー交換の様子を示している。

　ヒトの身体のように複数のセグメントからなる系では、エネルギー交換は非常に複雑なものとなる。セグメント内でのエネルギー交換もあれば、隣合うセグメント間での交換もある。セグメント内でのエネルギー交換の良い例は通常歩行中のものである。上半身（HAT : Head-Arm-Trunk）の位置エネルギーには1ストライド中に2回のピークがある。各ピークは各脚の立脚中期に出現する。この時、HATの前方向の速度は減少し最小値をとる。そして、身体が両脚支持の姿勢へと前方向に倒れていくにつれて速度は増加する。その際、速度増加の代償として高さが減少する。エネルギー交換の形跡は、HAT重心の水平速度と垂直変位のプロットからわかるであろう（図6.13参照）。高さに応じて変化する位置エネルギーは、おおむね正弦波のように変化する。その値は両脚支持期において最少となり、立脚中期に最大となる。前方向の速度はほぼ180度位相がずれている。つまり、両脚支持期に概ねピークになり立脚中期に最少となる。

　セグメント内でのエネルギー交換の特徴は、位置エネルギーと運動エネルギーの変化が反対なことである。図6.14は完全な交換が起きた場合の状況を示している。摩擦のない振り子で見られるような状況である。位置エネルギーと運動エネルギーの大きな変化が存在する状況においても、総エネルギー量は全時間にわ

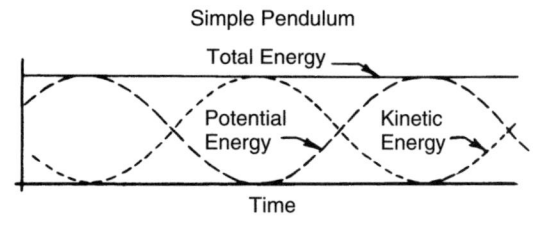

図6.14 摩擦のない振り子における運動エネルギーと位置エネルギーの交換。系の総エネルギー量は一定であり、エネルギーが付加されたり、失われたりしていないことを示している。（Physiotherapy Canadaの許可を得て掲載）

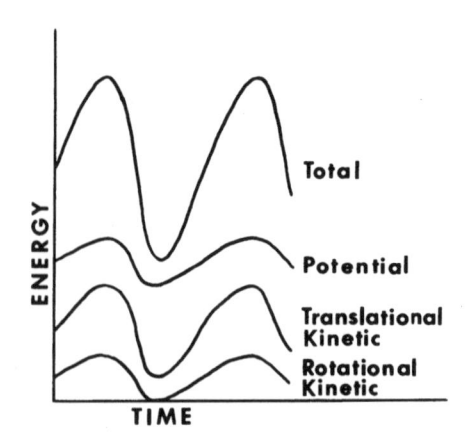

図6.15 エネルギー交換が起きていないセグメントのエネルギーパターン。全てのエネルギー成分の位相が完全に合っている。

たって常に一定に保たれる。

対極の場合、つまり、エネルギー交換が起きない状況を考える。そのような状況の特徴は、全体として各エネルギーの位相が合っていることである。図6.15にその状況を示した。合計エネルギーの大きさは必ずしも同じではない。

6.2.1.1 セグメント内エネルギー交換の近似式

エネルギー交換の近似値（E_{ex}）は、各エネルギー成分の区間全体におけるピーク to ピーク（最大振幅値）がわかれば計算可能である。

$$E_{ex} = \Delta E_p + \Delta E_{kt} + \Delta E_{kr} - \Delta E_s \qquad (式6.18)$$

ここで、E_p は位置エネルギー、E_{kt} は並進の運動エネルギー、E_{kr} は回転の運動エネルギー、E_s はセグメントの総エネルギー量である。交換がなければ、$\Delta E_p + \Delta E_{kt} + \Delta E_{kr} = \Delta E_s$ である。100%交換されれば、$\Delta E_s = 0$ である。

例6.4.

歩行中の下腿セグメントのエネルギーをグラフから測ると、1ストライド全体におけるエネルギーの最大値と最小値は次のようになる：E_s(max) = 29.30 J、E_s(min) = 13.14 J、E_p(max) = 15.18 J、E_p(min) = 13.02 J、E_{kt}(max) = 13.63 J、E_{kt}(min) = 0.09 J、E_{kr}(max) = 0.95 J、E_{kr}(min) = 0 J。従って、$\Delta E_s = 29.30 - 13.14 = 16.16$ J、$\Delta E_p = 15.18 - 13.02 = 2.16$ J、$\Delta E_{kt} = 13.63 - 0.09 = 13.54$ J、$\Delta E_{kr} = 0.95 - 0 = 0.95$ J となる。$\Delta E_p + \Delta E_{kt} + \Delta E_{kr} = 16.65$ J であるから、1ストライド全体で 16.65 - 16.16 = 0.49 J のエネルギーが交換されたといえる。つまり、下腿はエネルギーがほとんど保存されない系である。

6.2.1.2 セグメント内エネルギー交換の厳密な式

今考察してきた例は、関心のある区間全体で最大と最小にピークが1回のみの単純な状況であった。各エネルギー成分が複数のピークを有する場合、区間全体にわたる絶対的なエネルギー変換の合計値を計算する必要がある。Nサンプル区間中にセグメントに対してなされる仕事、および、セグメントによってなされる仕事（W_s）は次式から求まる。

$$W_s = \sum_{i=1}^{N} |\Delta E_s| \quad \text{J} \tag{式6.19}$$

3つの成分のいずれの間にもエネルギー交換が起きないと仮定すると（Normanら、1976）、Nサンプル区間中にセグメントによってなされる仕事は次式から求まる。

$$W'_s = \sum_{i=1}^{N} (|\Delta E_p| + |\Delta E_{kt}| + |\Delta E_{kr}|) \quad \text{J} \tag{式6.20}$$

従って、その時間、セグメント内で保存されるエネルギー（W_c）は次のようになる。

$$W_c = W'_s - W_s \quad \text{J} \tag{式6.21}$$

この事象中のエネルギー保存率（C_s）は次のようになる。

$$C_s = \frac{W_c}{W'_s} \times 100\% \tag{式6.22}$$

$W'_s - W_s = 0$ の場合、3つのエネルギー成分全ての位相が合っており（グラフの形が正確に合っており、同時にピーク値をとる）、エネルギーの保存はない。逆に、理想的な振り子の例で示したように、$W_s = 0$ の場合は100％のエネルギーが保存される。

6.2.2 複数のセグメントからなる系の総エネルギー量

身体の総エネルギー量の計算を行う場合は、単純に各時刻において各身体セグメントのエネルギーを合計する（BreslerとBerry、1951；RalstonとLukin、1969；Winterら、1976）。つまり、任意の時刻における身体の総エネルギー量（E_b）は次のとおりとなる。

$$E_b = \sum_{i=1}^{B} E_{si} \quad \text{J} \tag{式6.23}$$

ここで、E_{si} = i番目のセグメントのその時刻における総エネルギー量
　　　　B = セグメント数

個々のセグメントのエネルギーが時間とともに連続的に変化するため、これらのエネルギーの和も時間とともに変化することは驚くべきことではない。しかしながら、セグメント間のエネルギー移動の可能性や、各関節における複数のエネルギーの産生源および吸収源間のエネルギー移動の可能性について考える際、E_b の変化の解釈には注意を要する。例えば、セグメント間のエネルギー移動（6.0.9節参照）では、身体の総エネルギー量は増加も減少もしない。しかしながら、非常に単純な動作以外では、コンセントリックとエキセントリックの収縮がいくつか同時におきる可能性がある。つまり、区間全体の中で 2 つの筋群が 30 J のエネルギーを産生し、一方で他の筋群が 20 J のエネルギーを吸収しているといった可能性がある。その区間の身体の正味のエネルギー変化は 10 J の増加となる。各関節における力学的パワーの詳細な解析（6.3.1.4 節参照）を行わなくては、その打ち消し合いの程度を評価できない。そのような現象は明らかに非効率であるが、多くの動作様式においてこれが必要とされる。

ここで、筋が含まれた単純な系を考える。この系は 1 つの単軸関節と、その関節をまたぐ 1 対の筋（m_1 と m_2）からなる。また、振り子のようにセグメントの端点に質量を持つ。図 6.16 は、系の総エネルギー量の時系列変化を示すグラフに沿って、系の状態を示したものである。時刻 t_1 ではセグメントは反時計回りに $\omega_1 \mathrm{rad/s}$ の角速度で回転している。時刻 t_2（筋 m_2 が収縮する時刻）まで筋は活動しない。$t_1 - t_2$ 間では通常の振り子のエネルギー交換が起き、総エネルギー量は一定のまま維持される。しかしながら、$t_2 - t_3$ 間では筋 m_2 によって、セグメントの運動エネルギーと位置エネルギーの両方が増加する。筋モーメントの方向は回転方向と同じである。そのため筋はセグメントに対して正の仕事を行い、セグメントの総エネルギー量は増加する。$t_3 - t_4$ 間では両筋ともに活動しておらず、総エネルギー量は高いまま一定に保たれている。時刻 t_4 ではセグメントを減速するために筋 m_1 が収縮する。セグメントのエネルギーは失われ、筋 m_1 によって吸収される。この収縮中、筋は伸ばされているため、筋によってなされた負の仕事の分エネルギーが失われる。従って、時刻 t_5 では時刻 t_4 よりもセグメ

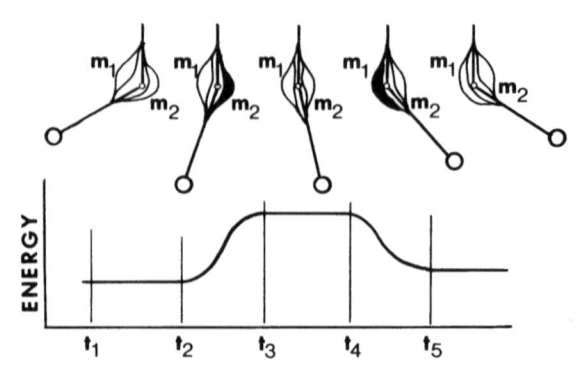

図6.16 筋が含まれた振り子様の系。正の仕事がなされるとき総エネルギー量は増加し、負の仕事がなされるとき総エネルギー量は減少する。

ントの総エネルギー量は減少する。この例から下記の主要な結論が導かれる。
1. 筋が正の仕事をする時は、身体の総エネルギー量は増加する。
2. 筋が負の仕事をする時は、身体の総エネルギー量は減少する。
3. 水平面上での一定速度のランニングなど、周期的な活動では1ストライド毎の正味のエネルギー変化はゼロである（小さな空気抵抗や靴の摩擦による減少は無視する）。つまり、1ストライド毎に行う内的な正の仕事は、1ストライド毎になされる内的な負の仕事に等しい。

6.3 内的仕事および外的仕事の計算

内的仕事と外的仕事は、研究者ごとにさまざまな方法で計算されてきた。ある研究者は、身体の質量中心におけるエネルギー変化は全筋によってなされた内的仕事の総量を反映すると仮定している。またある研究者は、身体重心の位置エネルギーの増加をもたらす"垂直方向の仕事"のみに着目している。さらには、内的仕事を完全に無視する研究者さえいる（特に運動生理学領域の研究者）。そのため、代謝コストのかかる筋活動の中で可能性のある活動全てに着目し、それらが記載された"チェックリスト"をすぐに利用できるように用意して、いずれの解析が実際にどれほど完全であるかを確認することが重要である。これと同じリストは、非効率な動作を引き起こしている可能性のある要因に注意を向ける目的でも役立つ（6.1.1節参照）。

6.3.1 内的仕事の計算

内的仕事を計算するための各種の手法は何年もかけて全体的に改善されてきた。研究の大部分はヒトの歩行に関する領域で行われてきた。歩行は複雑な動作であるため、これらの先行研究は正しい例・正しくない例として参考になる。

6.3.1.1 セグメントにおけるエネルギー増加からのアプローチ

初期の頃は多くの研究者が、身体もしくは個々のセグメントにおける位置エネルギーと運動エネルギーの増加量を基に、仕事の計算を行うことを試みた。Fenn（1929）は、代謝エネルギーから力学的エネルギーまでのエネルギーフローの説明の中で、短距離選手の主要なセグメントの運動エネルギーと位置エネルギーを計算した。そして、彼は各セグメントのエネルギーにおける増加量（1ストライド分）を合計し、正味の力学的仕事を求めた。不幸にもFennの計算では2つの重要なエネルギー保存機構（セグメント内エネルギー交換、セグメント間の受動的なエネルギー移動）が無視された。従って、計算された力学的仕事は過大評価されたものであった。結果として単距離選手の平均パワーは3馬力（約2200W）と計算されるに至った。逆にSaundersら（1953）、CotesとMeade（1960）、

Liberson（1965）は、身体によってなされた全仕事を表すものとして体幹の"垂直方向の仕事"を計算した。この計算では、HAT セグメント内で生じる大きなエネルギー交換、また、下肢によってなされる大きな仕事が無視されている。

6.3.1.2　質量中心からのアプローチ

身体質量中心の位置エネルギーと運動エネルギーに基づいた手法がある。Cavagna と Margaria が 1966 年に提案し、その後の多くの研究で用いられた手法である。彼らは歩行および走行中の床反力データを取得し、そのデータから並進の運動エネルギーと位置エネルギーを計算した。ただし、そのようなモデルでは誤った仮定（"質量中心は全てのセグメントのエネルギー変化を反映する"）がなされている。身体の質量中心に掛かる合力は、全てのセグメントについて質量と加速度の積を取り、ベクトル的に合計したものである。そのため、反対の極性をもったものは打ち消される。しかしながらエネルギーはスカラーであり、ベクトルではないので単純に打ち消すことはできない。一方で彼らの手法では、歩行や走行で特徴的に見られる左右交互に動くような運動のエネルギーが大部分打ち消されてしまうのである。つまり、逆に動いている複数のセグメントにおいて同時に起きるエネルギーの増加や減少を個別に捉えられない。また、Cavagna の手法では床反力データが必要であり、走行中の体重の掛かっていない局面では、身体重心について何もわからない。従って既に立証（Winter、1979）されているとおり、この手法には過小推定誤差が含まれており限界がある。また、質量中心を用いたこのアプローチでは、異なる関節において同時に生じるエネルギー産生と吸収によるエネルギー消失が考慮されていない。

6.3.1.3　セグメントエネルギーの和からのアプローチ

Ralston と Lukin（1969）、Winter ら（1976）によって、それ以前の手法が大きく改善された。彼らは変位変換器と TV 撮像手法を用いて、主要なセグメントの運動エネルギーおよび位置エネルギーを計算した。各セグメント内のエネルギー成分の和については各セグメント内で保存されること（6.2.1 節参照）とされ、関節をまたぐ全てのセグメントの和については隣接するセグメント間で移動があるもの（6.0.9 節参照）とされた。身体の総仕事量は次式を用いて計算された（Winter、1979）。

$$W_b = \sum_{i=1}^{N} |\Delta E_b| \quad \text{J} \qquad (式6.24)$$

しかしながらこの計算では、異なる関節で生じる同時のエネルギー産生と吸収が過小に推定される。従って W_b には、ヒトの運動系によってなされる正と負の仕事が低く見積もられて反映される。Williams と Cavanagh（1983）は走行におけるこれらの過小推定を修正するために、実験に基づいて推定を行った。

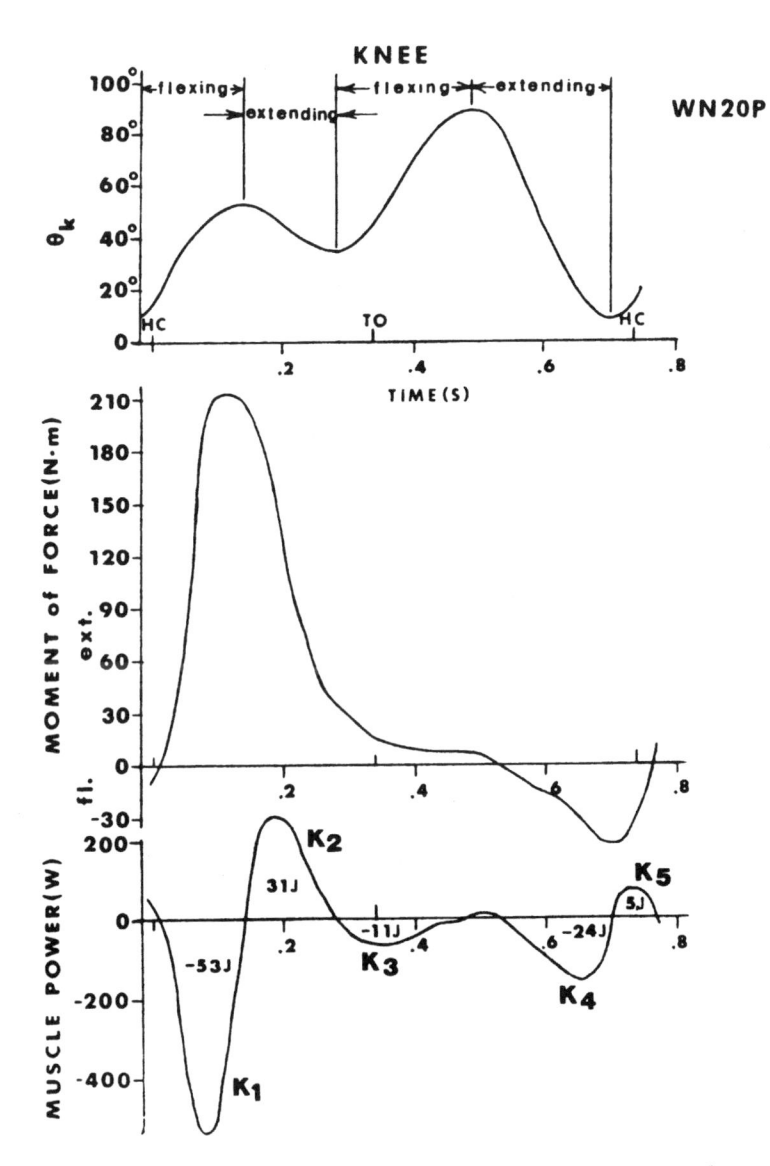

図6.17 ゆっくりとした走行中の膝関節の角度、モーメント、パワーを示したグラフ。パワーにおいて、5つの局面があることがはっきりとわかる。K_1では膝関節伸展筋によってエネルギーが吸収される。K_2では筋が力発揮している状態で短縮しているため、正の仕事がなされる。K_3では大腿が立脚後期および遊脚初期に前方へ動くため、下腿と足部の後方への回転が減速される。K_4では踵接地までに膝関節屈曲筋によって下腿と足部の振り出しが減速される。K_5では下腿をわずかに曲げ、踵接地までに下腿の前方への速度をほぼゼロに減速するための正の小さなピークがある。(J. Biomechanicsの許可を得てWinter、1983より引用)

6.3.1.4 関節パワーおよび仕事からのアプローチ

各関節における正および負の仕事を計算するための手法を6.0.6節および6.0.7節において示した。パワー曲線の時間積分［式（6.6）］を用いて、全ての力学的エネルギーの"産生側"および"吸収側"における値を得ることができる。図6.17は、ゆっくりとした走行中の膝関節の状態を示した例である。パワーが大き

くなる各局面を K_1 から K_5 までに分け、各局面の時間積分から得られたエネルギーの産生／吸収の値をグラフ内に示している（Winter、1983）。この走者の場合、立脚初期で膝関節伸展筋によって53Jのエネルギーが吸収され、遊脚後期で膝関節屈曲筋によって24Jのエネルギーが吸収された。これらのエネルギーが収支の大きな割合を占めていることは明らかである。膝関節伸展筋によって立脚中期および後期でエネルギーが産生されているものの、その量はわずか31Jである。

この手法では、なされた外的な仕事は自動的に計算されることに注意を要する。外的なパワーは関節モーメントの増加を通して計算結果に反映される。つまりこれは、関節モーメントの増加分に角速度を掛けることによって得られたパワーの増加分が、外的なパワーと等しくなることを示している。

6.3.1.5 筋パワーおよび仕事からのアプローチ

前節で述べたような詳細な解析をもってしても、筋の共収縮による仕事が過小に見積もられる。先ほど計算したように、関節パワーは関節モーメント M_j と角速度 ω_j の積である。M_j は、全ての主働筋と拮抗筋の活動の結果得られる正味のモーメントである。そのため、同時に生じる主働筋によるエネルギーの産生と拮抗筋によるエネルギーの吸収を考慮することはできない。逆の場合（主働筋が吸収し、拮抗筋が産生する場合）も同様である。例えば $M_j = 40\,\mathrm{N \cdot m}$ かつ $\omega_j = 3\,\mathrm{rad/s}$ の場合、関節パワーは120Wと計算される。しかしながら共収縮があった場合、拮抗筋によって10N·mのモーメントが反対向きに生じる可能性もある。つまりこの場合、主働筋が $50 \times 3 = 150\,\mathrm{W}$ の速さでエネルギーを産生している一方で、拮抗筋は $10 \times 3 = 30\,\mathrm{W}$ の速さで吸収している。従って6.3.1.4節で述べたような正味のパワーおよび仕事の計算では、各関節において筋群によってなされる正負の仕事は両方とも過小評価される。各筋ごとのパワーや仕事の計算については、今日までほとんど進展してこなかった。正味のモーメントにおける各筋の貢献度合いを分離する際に主な問題がある。この問題については既に5.3.1節で述べた。しかしながら、筋張力 F_m と筋の収縮速度 V_m が既知であれば、筋の仕事 W_m は次式から得られる。

$$W_m = \int_{t_1}^{t_2} F_m \cdot V_m \, dt \qquad \text{(式 6.25)}$$

Morrison（1970）は通常歩行における4筋のパワーと仕事を分析した。その後、Yack（1986）は歩行中の筋張力とパワーについて主要な3つの二関節筋群に関して分析した。

6.3.1.6 仕事の計算手法のまとめ

過去数十年にわたって述べられてきたさまざまな手法、および手法ごとに考慮されていないエネルギー成分について、表6.1にまとめた。

表6.1 内的仕事を計算するための手法

Technique		Work Components Not Accounted for by Technique	
Increase PE or KE Fenn (1929) Saunders et al. (1953) Liberson (1965)	Energy exchange within segments and transfers between segments	Simultaneous increases or decreases in reciprocally moving segments	Cocontractions	Work against g
Center of mass Cavagna and Margaria (1966)		Simultaneous increases or decreases in reciprocally moving segments	Cocontractions	Work against g
Σ Segment energies Winter (1979)		Simultaneous generation and absorption at different joints	Cocontractions	Work against g
Joint power* $\int M_j \omega_j \, dt$ Winter (1983)		Simultaneous generation and absorption at different joints	Cocontractions	Work against g
Muscle power* $\int F_m V_m \, dt$ Yack (1986)				Work against g

*Also accounts for external work if it is present.

6.3.2 外的仕事の計算

　式(6.2)および(6.25)を用いて計算される仕事には、その仕事が内的か外的かとは関係なく、自動的に筋による仕事が考慮されることを 6.3.1.4 および 6.3.1.5 節で述べた。ヒトと外的負荷間の接触点の計測をしない限り、外的な仕事を分離する方法はない。例えば自転車を漕ぐ人を解析する場合、ペダルにフォーストランスデューサを取り付けた上でペダルの速度を測定する必要がある。同様に、おもりを持ち上げたり引いたりする人の動作を解析するためには、手とおもりの間にフォーストランスデューサを取り付けたり、おもりと身体の動きを映像として記録する必要がある（これらのデータを用いて逆動力学解析を行い、反力や速度を計算することになる）。外的な仕事 W_e は次式によって求められる。

$$W_e = \int_{t_1}^{t_2} \overline{F}_r \cdot \overline{V}_c \, dt \qquad (式 6.26)$$

ここで、$\overline{F}_r$ 　　＝反力ベクトル（N）
　　　　$\overline{V}_c$ 　　＝接触点の速度（m/s）
　　　　t_1、t_2 ＝各パワー局面の最初と最後の時刻

6.4　関節およびセグメント内におけるパワーバランス

　6.0.2 節では、セグメント内の力学的エネルギー保存則の実例を示した。また、6.0.6 節では筋の力学的パワーについて説明し、6.0.9 節では関節間での受動的なエネルギー移動の概念を述べた。ここではエネルギー論のもう 1 つの側面を述べる。これは、活動状態にある筋はエネルギーを産生したり吸収したりする通常の役割に加えて、セグメントからセグメントにエネルギーを移動させることができるというものである。このメカニズムはセグメントそれぞれのパワーバランスを完全に理解するために必要なものである。

6.4.1　筋を介したエネルギー移動

　2つのセグメントが同じ方向に回転している場合、筋は一方のセグメントから他方のセグメントへエネルギーを移動させることができる。図 6.18 は、異なる角速度でありながらも、同じ方向に回転する2つのセグメントを示している。M と ω_2 の積は正である（M と ω_2 はともに同じ極性である）。これは、エネルギーがモーメント M を生じさせる筋群からセグメント2へと流れていることを意味する。セグメント1に対しては逆が成り立つ。$M\omega_1$ は負であり、これは、エネルギーがセグメントから流出し、筋に流入していることを示している。$\omega_1 = \omega_2$（つまり、等尺性収縮）の場合、セグメント1からのエネルギーの流出速度とセグメ

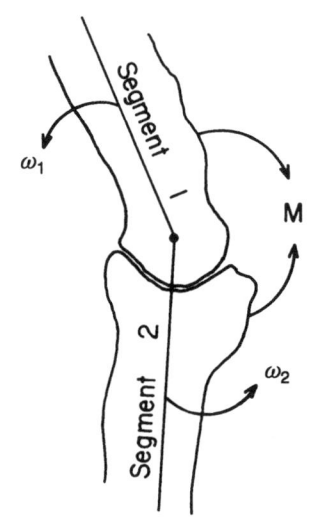

図6.18 両セグメントが同じ方向に回転し、関節間に働く正味のモーメントが存在するとき、セグメント間にエネルギー移動が生じる。詳細については本文を参照。

ント2へのエネルギーの流入速度は等しくなる。この際、エネルギーは等尺性の状態で活動している筋群を介して移動する。$\omega_1 > \omega_2$ の場合、筋は伸長される。従って、移動とともにエネルギーの吸収が起きる。一方 $\omega_1 < \omega_2$ の場合、筋は短縮する。つまり、移動とともにエネルギーの産生が起きる。表6.2（RobertsonとWinter、1980）は、パワーの作用について、起こり得る作用全てをまとめた表である。これらの作用は任意の関節で起こり得るものである。筋を介したこれらのエネルギー移動を考慮しない場合、各セグメント内の全体のパワーバランスについて明らかにすることはできない。

エネルギーの移動成分を分離するためには、式(6.1)を隣合うセグメントの角速度を含むものに変更する必要がある。そのような理由から、ω_j を $(\omega_1 - \omega_2)$ に置き換えると次式を得る。

$$P_m = M_j(\omega_1 - \omega_2) \quad \text{W} \qquad (式6.27)$$

つまり、ω_1 と ω_2 が同じ極性であれば、移動の速度は、2つのパワー成分それぞれよりも小さくなるであろう。この計算を実際に試し、使われている符号の意味を明確に示すために6.4.2節では例を示した。

6.4.2 セグメント内のパワーバランス

エネルギーは、筋および関節（近位端と遠位端両方）においてセグメントに出入りできる。関節における受動的な移動［式(6.5)］、能動的な移動と吸収もしくは産生［式(6.27)］を計算しなければならない。図6.19aについて考える。これは任意の時刻、任意のセグメントにおける状態を示している。関節中心（近位端

表6.2 筋によるパワーの産生、移動、吸収

Description of Movement	Type of Contraction	Directions of Segmental Angular Velocities	Muscle Function	Amount, Type, and Direction of Power
Both segments rotating in opposite directions (a) joint angle decreasing	Concentric		Mechanical energy generation	$M\omega_1$ generated to segment 1 $M\omega_2$ generated to segment 2
(b) joint angle increasing	Eccentric		Mechanical energy absorption	$M\omega$ absorbed from segment 1 $M\omega_2$ absorbed from segment 2
Both segments rotating in some direction (a) joint angle decreasing (e.g. $\omega_1 > \omega_2$)	Concentric		Mechanical energy generation and transfer	$M(\omega_1 - \omega_2)$ generated to segment 1 $M\omega_2$ transferred to segment 1 from 2
(b) joint angle increasing (e.g. $\omega_2 > \omega_1$)	Eccentric		Mechanical energy absorption and transfer	$M(\omega_2 - \omega_1)$ absorbed from segment 2 $M\omega_1$ transferred to segment 1 from 2
(c) joint angle constant ($\omega_1 = \omega_2$)	Isometric (dynamic)		Mechanical energy transfer	$M\omega_2$ transferred from segment 2 to 1
One segment fixed (e.g. segment 1) (a) joint angle decreasing ($\omega_1 = 0$, $\omega_2 > 0$)	Concentric		Mechanical energy generation	$M\omega_2$ generated to segment 2
(b) joint angle increasing ($\omega_1 = 0$, $\omega_2 > 0$)	Eccentric		Mechanical energy absorption	$M\omega_2$ absorbed from segment 2
(c) joint angle constant ($\omega_1 = \omega_2 = 0$)	Isometric (static)		No mechanical energy function	Zero

From Roberston and Winter (1980). (Reproduced by permission from J. Biomechanics.)

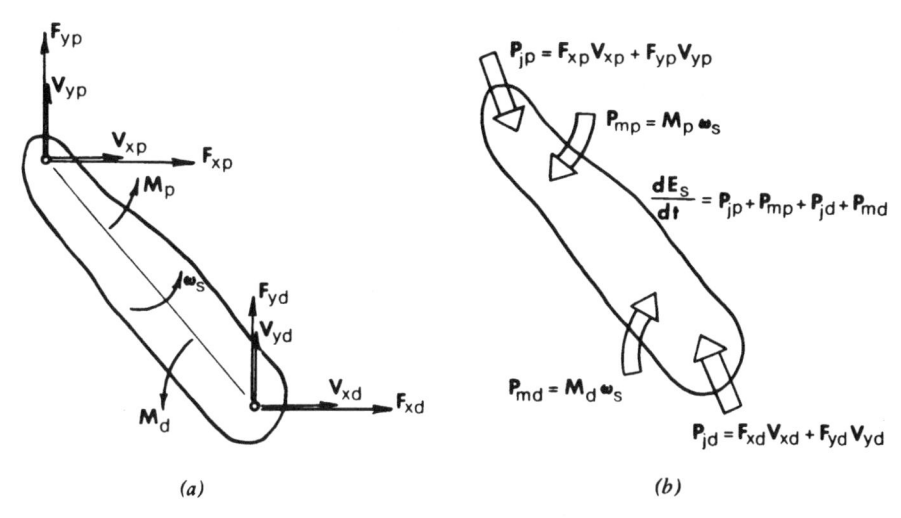

図6.19 (a) 任意のセグメントのある瞬間の状態を記述するバイオメカニクス変数。受動的なエネルギー移動が近位および遠位の関節中心において起きる可能性がある。また、セグメントの近位端や遠位端において、筋を介した能動的な移動が起きる可能性もある。(b) (a) で示した変数を用いて計算されるパワーバランス。P_{jp}は近位端における受動的なパワーフロー、P_{jd}は遠位端における受動的なパワーフロー、P_{mp}は近位端における能動的なパワー（筋パワー）、P_{md}は遠位端における能動的なパワーである。これらの合計値はセグメントのエネルギー変化率（dE_s/dt）と等しくなる。

と遠位端両方）における反力および速度、セグメントの角速度ベクトルに平行な軸周りに働くモーメント（近位端と遠位端両方）が示してある。式(6.17)で計算されるセグメントの総エネルギー量 E_s も知る必要がある。図 6.19b はこのセグメントにおけるパワーバランスである。矢印はパワーが正となる方向を示している。エネルギーは関節もしくはモーメントを支配している筋群の腱を通してセグメントに流入する。力と速度の積、もしくはモーメントと角速度の積が負になる場合は、エネルギーがセグメントから流出する。エネルギー保存則に従うと、セグメントのエネルギー変化率はこれら４つのパワーに等しいはずであるため、次式が成り立つ。

$$\frac{dE_s}{dt} = P_{jp} + P_{mp} + P_{jd} + P_{md} \qquad \text{(式 6.28)}$$

このようなパワーバランスの使用法を実際に説明し、そして、人体運動のエネルギー論において主要な機構である関節および筋を介した受動的なエネルギー移動の重要性を示すために、２つの隣合うセグメントについての計算を例題として示す。

例6.5

５フレーム目の下腿および大腿セグメントにおけるパワーバランスの計算を行う。つまり、各セグメントのエネルギーフローのダイナミクスを別々に推定し、

膝関節周りの筋のパワーダイナミクス（産生、吸収、移動）を求める。

表 A.2a より股関節速度は
$$V_{xh} = 1.36\,\text{m/s} \quad V_{yh} = 0.27\,\text{m/s}$$

表 A.2b より膝関節速度は
$$V_{xk} = 2.61\,\text{m/s} \quad V_{yk} = 0.37\,\text{m/s}$$

表 A.2c より足関節速度は
$$V_{xa} = 3.02\,\text{m/s} \quad V_{ya} = 0.07\,\text{m/s}$$

表 A.3b より下腿の角速度は
$$\omega_{lg} = 1.24\,\text{rad/s}$$

表 A.3c より大腿の角速度は
$$\omega_{th} = 3.98\,\text{rad/s}$$

表 A.5a より下腿の反力とモーメントは
$$F_{xk} = 15.1\,\text{N},\quad F_{yk} = 14.6\,\text{N},\quad F_{xa} = -12.3\,\text{N},\quad F_{ya} = 5.5\,\text{N},$$
$$M_a = -1.1\,\text{N}\cdot\text{m} \quad M_k = 5.8\,\text{N}\cdot\text{m}$$

表 A.5b より大腿の反力とモーメントは
$$F_{xk} = -15.1\,\text{N},\quad F_{yk} = -14.6\,\text{N},\quad F_{xh} = -9.4\,\text{N},\quad F_{yh} = 102.8\,\text{N},$$
$$M_k = -5.8\,\text{N}\cdot\text{m},\quad M_h = 8.5\,\text{N}\cdot\text{m}$$

表 A.6 より下腿のエネルギーは
$$E_{lg}(\text{フレーム}\,6) = 20.5\,\text{J},\ E_{lg}(\text{フレーム}\,4) = 20.0\,\text{J}$$

表 A.6 より大腿のエネルギーは
$$E_{th}(\text{フレーム}\,6) = 47.4\,\text{J},\ E_{th}(\text{フレーム}\,4) = 47.9\,\text{J}$$

1. 下腿のパワーバランス

$$\begin{aligned}
\Sigma\,\text{powers} &= F_{xk}V_{xk} + F_{yk}V_{yk} + M_k\omega_{lg} + F_{xa}V_{xa} + F_{ya}V_{ya} + M_a\omega_{lg} \\
&= 15.1 \times 2.61 + 14.6 \times 0.37 + 5.8 \times 1.24 - 12.3 \\
&\quad \times 3.02 + 5.5 \times 0.7 - 1.1 \times 1.24 \\
&= 44.81 + 7.19 - 33.3 - 1.36 \\
&= 17.34\,\text{W}
\end{aligned}$$

$$\frac{\Delta E_{lg}}{\Delta t} = \frac{20.5 - 20.0}{0.0286} = 17.5 \, \text{W}$$
$$\text{balance} = 17.5 - 17.34 = 0.16 \, \text{W}$$

2．大腿のパワーバランス

$$\begin{aligned}
\Sigma \, \text{powers} &= F_{xh}V_{xh} + F_{yh}V_{yh} + M_h\omega_{th} + F_{xk}V_{xk} + F_{yk}V_{yk} + M_k\omega_{th} \\
&= -9.4 \times 1.36 + 102.8 \times 0.27 + 8.5 \times 3.98 \\
&\quad - 15.1 \times 2.61 - 14.6 \times 0.37 - 5.8 \times 3.98 \\
&= 14.97 + 33.83 - 44.81 - 23.08 \\
&= -19.09 \, \text{W}
\end{aligned}$$

$$\frac{\Delta E_{th}}{\Delta t} = \frac{47.4 - 47.9}{0.0286} = -17.5 \, \text{W}$$
$$\text{balance} = -17.5 - (-19.09) = 1.59 \, \text{W}$$

3．パワーフローのまとめ

　　図6.20にパワーフローをまとめた。23.08Wが大腿から膝関節伸展筋へと流れ、7.19Wが膝関節伸展筋から下腿へと流れている。つまり、膝関節伸展筋は能動的に7.19Wを大腿から下腿へと移動させている。また同時に15.89Wを吸収している。

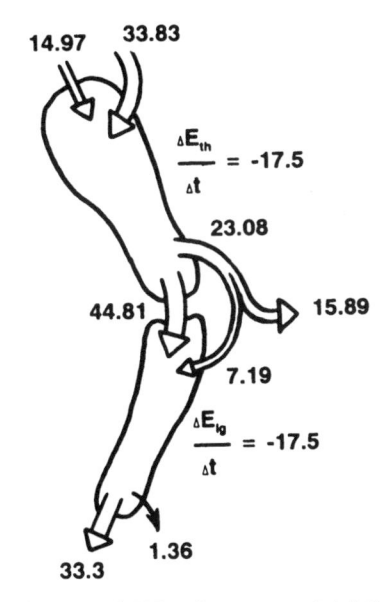

図6.20 例6.5で計算した大腿および下腿のパワーフローのまとめ。膝関節を介した44.81Wの受動的なパワーフローに加えて、大腿四頭筋を介した大腿から下腿に向けての7.19Wのパワーフローがある。

6.5 動力学および運動学データに基づく問題

1. (a) 20 フレーム目の下腿セグメントについて、位置エネルギー、並進の運動エネルギー、回転の運動エネルギーを計算せよ。その際、適当な運動学データを用いて計算せよ。また、その解答を付録 A の表 A.6 と照合せよ。
   (b) 70 フレーム目の大腿セグメントについても同様に計算し、解答を照合せよ。

2. (a) 下腿の 3 つのエネルギー成分と総エネルギー量を、1 ストライド全体（28 から 97 フレーム目まで）にわたって 2 フレーム毎にプロットせよ。そして、セグメントのエネルギーが 1 ストライド全体で保存されたかどうかについて考察せよ。
   (b) 大腿セグメントについても同様にせよ。
   (c) HAT セグメントについても同様にせよ。式 (6.18) を用いて、1 ストライド全体における HAT セグメントのエネルギー保存率の概算値を計算せよ。また、式 (6.19) から (6.22) の厳密な式を用いて計算した値と先ほど計算した概略値を比較せよ。

3. (a) 左右対称な歩行を仮定して、28 フレーム目の身体全体の総エネルギー量を計算せよ。［ヒント：68 フレーム分の 1 ストライドデータについて、左半身のデータは 1 ストライドの後半 34 フレーム分の右半身データを用いて推定することができる。］
   (b) 全てのセグメントの総エネルギー量を調べ、1 ストライド全体における下肢のエネルギー変化について、HAT のそれと比較せよ。下肢と HAT の運動のどちらが代謝系に大きな負荷を与えているか推論せよ。

4. (a) 付録の表 A.7 にあるセグメントの角速度データと、その他の表の適当なデータを用いて、下記の関節における筋のパワー産生と吸収を計算せよ。各場合について、産生や吸収に関わる筋群を特定せよ。得られた数値について表 A.7 と照合せよ。
   (i) 30 フレーム目の足関節
   (ii) 50 フレーム目の足関節
   (iii) 65 フレーム目の足関節
   (iv) 35 フレーム目の膝関節
   (v) 40 フレーム目の膝関節
   (vi) 65 フレーム目の膝関節
   (vii) 20 フレーム目の膝関節
   (viii) 50 フレーム目の股関節
   (ix) 70 フレーム目の股関節

(x) 4フレーム目の股関節
- (b) (i) 表A.7にある筋パワーのリストを調べ、歩行中のエネルギーの主な産生部位はどこか特定せよ。歩行周期の中でエネルギー産生がいつ起きるか、また、どの筋によって起きるか？
  (ii) 歩行中、膝関節伸展筋は大きなエネルギーを産生するか？もし産生するのであれば、歩行周期の中で、いつ産生するか？
  (iii) どの股関節筋群が、下肢の振りを補助するためのエネルギーを産生するか？このエネルギーはいつ産生されるか？
5. 次の関節について、式(6.6)を用いて（図6.8参照）、受動的なエネルギー移動の速さを計算せよ。そして、表A.7と答えを照合せよ。どこのセグメントからどこのセグメントへとエネルギーが流れているか？
   (i) 20フレーム目の足関節
   (ii) 33フレーム目の足関節
   (iii) 65フレーム目の足関節
   (iv) 2フレーム目の膝関節
   (v) 20フレーム目の膝関節
   (vi) 65フレーム目の膝関節
   (vii) 2フレーム目の股関節
   (viii) 20フレーム目の股関節
   (ix) 67フレーム目の股関節
6. (a) 図6.19b内の式を用いて、20フレーム目の足部セグメントのパワーバランスを求めよ。
   (b) 20フレーム目の下腿セグメントについても同様にせよ。
   (c) 65フレーム目の下腿セグメントについても同様にせよ。
   (d) 63フレーム目の大腿セグメントについても同様にせよ。
7. 2つの隣合うセグメントが同じ方向に回転する時、筋はセグメント間でエネルギーを移動させることができる。次のセグメント間のパワー移送を計算し、エネルギーフローの方向を示せ。また、求めた答えと表A.7に挙げられた値を比較せよ。
   (a) 60フレーム目の下腿と足部セグメント
   (b) 7フレーム目の大腿と下腿セグメント
   (c) 35フレーム目の大腿と下腿セグメント

6.6 引用文献

Abbot, B. C., Bigland, and J. M. Ritchie. "The Physiological Cost of Negative Work," *J. Physiol.* **117**: 380–390, 1952.

Bresler, B. and F. Berry. "Energy Levels during Normal Level Walking," Rep.

of Prosthetic Devices Res. Proj., University of California, Berkeley, May 1951.

Cappozzo, A., F. Figura, and M. Marchetti. "The Interplay of Muscular and External Forces in Human Ambulation," *J. Biomech.* **9**: 35-43, 1976.

Cavagna, G. A. and R. Margaria. "Mechanics of Walking," *J. Appl. Physiol.* **21**: 271-278, 1966.

Cotes, J. and F. Meade. "The Energy Expenditure and Mechanical Energy Demand in Walking," *Ergonomics* **3**: 97-119, 1960.

Elftman, H. "Forces and Energy Changes in the Leg during Walking," *Am. J. Physiol.* **125**: 339-356, 1939.

Falconer, K. and D. A. Winter. "Quantitative Assessment of Cocontraction at the Ankle Joint in Walking," *Electromyogr. & Clin. Neurophysiol.* **25**: 135-148, 1985.

Fenn, W. D. "Frictional and Kinetic Factors in the Work of Sprint Running," *Am. J. Physiol.* **92**: 583-611, 1929.

Gaesser, G. A. and G. A. Brooks. "Muscular Efficiency during Steady Rate Exercise: Effects of Speed and Work Rate," *J. Appl. Physiol.* **38**: 1132-1139, 1975.

Hill, A. V. "Production and Absorption of Work by Muscle," *Science* **131**: 897-903, 1960.

Liberson, W. T. "Biomechanics of Gait: A Method of Study," *Arch. Phys. Med. Rehab.* **46**: 37-48, 1965.

Milner-Brown, H., R. Stein, and R. Yemm. "The Contractile Properties of Human Motor Units during Voluntary Isometric Contractions," *J. Physiol.* **228**: 288-306, 1973.

Morrison, J. B. "Mechanics of Muscle Function in Locomotion," *J. Biomech.* **3**: 431-451, 1970.

Norman, R. W., M. Sharratt, J. Pezzack, and E. Noble, "A Re-examination of Mechanical Efficiency of Horizontal Treadmill Running," *Biomechanics*, Vol. V-B, P. V. Komi, Ed. (University Park Press, Baltimore, MD, 1976), 87-93.

Quanbury, A. O., D. A. Winter, and G. D. Reimer. "Instantaneous Power and Power Flow in Body Segments during Walking," *J. Human Movement Studies* **1**: 59-67, 1975.

Ralston, H. J. and L. Lukin. "Energy Levels of Human Body Segments during Level Walking," *Ergonomics* **12**: 39-46, 1969.

Robertson, D. G. E. and D. A. Winter. "Mechanical Energy Generation, Absorption, and Transfer amongst Segments during Walking," *J. Biomech.* **13**: 845-854, 1980.

Saunders, J. B. D. M., V. T. Inman, and H. D. Eberhart. "The Major

Determinants in Normal and Pathological Gait," *J. Bone Jt. Surg.* **35A**: 543–558, 1953.

Whipp, B. J. and K. Wasserman. "Efficiency of Muscular Work," *J. Appl. Physiol.* **26**: 644–648, 1969.

Williams, K. R. and P. R. Cavanagh. "A Model for the Calculation of Mechanical Power during Distance Running," *J. Biomech.* **16**: 115–128, 1983.

Winter, D. A., Biomechanical Model Relating EMG to Changing Isometric Tension. *Dig. 11th Int. Conf. Med. Biol. Eng.*, 362–363, 1976.

Winter, D. A. "Energy Assessments in Pathological Gait," *Physiotherapy Can.* **30**: 183–191, 1978.

Winter, D. A. "A New Definition of Mechanical Work Done in Human Movement," *J. Appl. Physiol.* **46**: 79–83, 1979.

Winter, D. A. "Moments of Force and Mechanical Power in Slow Jogging," *J. Biomech.* **16**: 91–97, 1983.

Winter, D. A., A. O. Quanbury, and G. D. Reimer. "Analysis of Instantaneous Energy of Normal Gait," *J. Biomech.* **9**: 253–257, 1976.

Winter, D. A. and D. G. Robertson. "Joint Torque and Energy Patterns in Normal Gait," *Biol. Cybern.* **29**: 137–142, 1978.

Yack, H. J. "The Mechanics of Two-Joint Muscles During Gait," Ph.D. thesis, University of Waterloo, Waterloo, Ont., Canada, 1986.

7

3次元の運動学と動力学

7.0　イントロダクション

　過去20年の間に、3次元のバイオメカニクス的研究のためのハードウェア・ソフトウェア製品が大いに発展してきた。第3章では3次元の画像データ取得システムについて説明した。それらの多くは複数のカメラを用いたテレビのシステムで、パッシブなマーカを用いる。一方でアクティブな赤外発光ダイオード（IRED）と赤外線センサを用いるシステムもある。どのシステムを使うにしろ、データ取得段階の出力はそれぞれのマーカの、それぞれのサンプリング時点でのx、y、z座標を含むファイルとなる。これらの座標は実験室やデータ取得を行う場所に固定したグローバル座標系（GRS）を参照して表される。この章ではこれらの座標を身体セグメントの解剖学的座標系を参照したものに変換する手順を説明する。これによって第3、5、6章で2次元（2D）について解説したのと同様な手法で、3次元の動力学的な分析を行うことが可能になる。

7.1　座標系

　すでに説明したGRSの他にも、解説しておくべき座標系と軸の定義がいくつかある。第1に、それぞれのセグメントに付けられたマーカは、それぞれのセグメントにおけるマーカ座標系の軸を定義するのに用いられる。これはセグメント

に固定されたローカル座標系（LRS）である。第2に、それぞれのセグメントの主軸を定めるLRSを定義する。これらの主軸の決定には骨格上のランドマークを用いるので、これは解剖学的座標系と呼ばれる。

7.1.1　グローバル座標系

説明を簡便にするために、グローバル座標系については一貫して以下の定義を用いる：Xは前後の向き、Yは垂直（重力方向）の向き、Zは左右（内側－外側）の向きである。従ってXZ面は水平面であり、その定義より垂直軸に直交する。GRSについてのこれらの軸の定義はフォースプレートにおける軸の定義と同一である。この関係を明確にするために、キャリブレーションフレーム（立方体か3つの直交軸の形状をした堅牢なフレーム）にマーカを配置し、フォースプレートのXYZ軸に合わせるようにして置く。フォースプレートの原点から見たこれらのマーカの位置は既知なので、これをコンピュータに入力する。フォースプレートを複数使う場合には、フォースプレートの原点間の位置関係をX座標とZ座標で記録する。フォースプレートの設置位置の高さが異なる場合にはY座標も記録する（これは階段や坂道の歩行のバイオメカニクス的研究のためには必要である）。多くの研究室ではカメラの配置が固定されているので、GRSを毎日キャリブレーションする必要はない。臨床応用の歩行研究室ではそのようなセッティングになっており、第3章に示したとおりである（図3.12参照）。しかし多くの研究の場では、新たな動作を最も良くキャプチャーできるようにカメラを配置し直す。そのためGRSをその都度キャリブレーションする必要がある。キャリブレーションが済んだらカメラは固定しておく必要があるので、誤って動かしてしまわないよう注意が必要である。

7.1.2　ローカル座標系と軸の回転

それぞれのセグメントでは解剖学的な軸を定義する。原点は質量中心（COM）におき、y軸はセグメントの長軸と平行にするか、骨盤のようなセグメントの場合には骨格上のランドマーク（骨盤の場合はPSISやASIS等）を結ぶ線に平行にする。その他のローカル座標系の軸は表面のマーカを参照して定義する。GRSからマーカ座標系へ、そしてマーカ座標系から解剖学的座標系に変換するので、計2回の変換をすることになる。図7.1にこの変換がどのように行われるかを示す。ここでは軸x、y、zを軸x'''、y'''、z'''に変換する。回転の順序には多くの種類があるが、ここではカルダン（Cardan）の順序として知られている$x-y-z$の順序を用いる。これは最初の回転をx軸の周りに行い、次の回転を新たなy軸の周りに行い、最後の回転を新たなz軸の周りに行うことを意味する。最初の回転はx軸の周りにθ_1で、新たな軸はx'、y'、z'となる。ここではx軸の周りに回転しているのでx軸は変化せず$x = x'$となる。y軸とz軸はそれぞれ変化

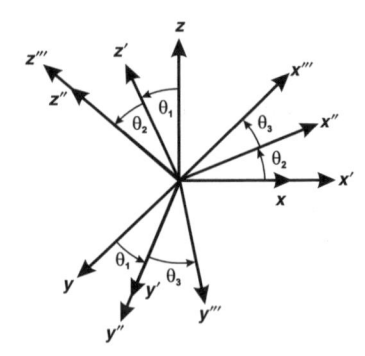

図7.1 x、y、z軸の周りのカルダンの順序による回転。最初の回転θ_1はx軸の周りになされ、x'、y'、z'軸が生成される。2番目の回転θ_2は新たな軸y'の周りになされ、x''、y''、z''軸が生成される。最後の回転θ_3はz''軸の周りになされる。その結果x'''、y'''、z'''軸が得られる。

してy'、z'となる。2番目の回転はy'軸の周りにθ_2で、新たな軸はx''、y''、z''となる。ここではy'軸の周りに回転しているのでy'軸は変化せず$y' = y''$となる。最後の回転はz''軸の周りにθ_3で、新たな軸はx'''、y'''、z'''となる。最初のxyz座標系でx_0, y_0, z_0と表される点があり、同じ点が$x' y' z'$座標系でx_1, y_1, z_1と表されるとする。回転角θ_1を用いて次の関係式が成り立つ。

$$x_1 = x_0$$
$$y_1 = y_0 \cos\theta_1 + z_0 \sin\theta_1$$
$$z_1 = -y_0 \sin\theta_1 + z_0 \cos\theta_1$$

$c_1 = \cos\theta_1$、$s_1 = \sin\theta_1$という簡略表記を用い、かつ行列表記にすることでこの関係は次のとおりに表せる。

$$\begin{bmatrix} x_1 \\ y_1 \\ z_1 \end{bmatrix} = \begin{bmatrix} 1 & 0 & 0 \\ 0 & c_1 & s_1 \\ 0 & -s_1 & c_1 \end{bmatrix} \begin{bmatrix} x_0 \\ y_0 \\ z_0 \end{bmatrix} = [\Phi_1] \begin{bmatrix} x_0 \\ y_0 \\ z_0 \end{bmatrix} \quad (\text{式 7.1})$$

2番目のy'軸周りのθ_2の回転後に、この点の座標がx''、y''、z''の座標系でx_2, y_2, z_2と表されるとすると、次の関係式が成り立つ。

$$\begin{bmatrix} x_2 \\ y_2 \\ z_2 \end{bmatrix} = \begin{bmatrix} c_2 & 0 & -s_2 \\ 0 & 1 & 0 \\ s_2 & 0 & c_2 \end{bmatrix} \begin{bmatrix} x_1 \\ y_1 \\ z_1 \end{bmatrix} = [\Phi_2] \begin{bmatrix} x_1 \\ y_1 \\ z_1 \end{bmatrix} \quad (\text{式 7.2})$$

最終的に3番目のz''軸周りのθ_3の回転後に、この点がx'''、y'''、z'''の座標系でx_3, y_3, z_3と表されるとすると、次の関係式が成り立つ。

$$\begin{bmatrix} x_3 \\ y_3 \\ z_3 \end{bmatrix} = \begin{bmatrix} c_3 & s_3 & 0 \\ -s_3 & c_3 & 0 \\ 0 & 0 & 1 \end{bmatrix} \begin{bmatrix} x_2 \\ y_2 \\ z_2 \end{bmatrix} = [\Phi_3] \begin{bmatrix} x_2 \\ y_2 \\ z_2 \end{bmatrix} \quad (\text{式 7.3})$$

式(7.1)、(7.2)、(7.3)をまとめて次の関係式を得る。

$$\begin{bmatrix} x_3 \\ y_3 \\ z_3 \end{bmatrix} = [\mathbf{\Phi}_3][\mathbf{\Phi}_2][\mathbf{\Phi}_1] \begin{bmatrix} x_0 \\ y_0 \\ z_0 \end{bmatrix} \quad (式7.4)$$

式(7.4)の行列の積の演算は可換でないことに注意を要する。すなわちこの変換はまず$[\mathbf{\Phi}_1]$を行い、次に$[\mathbf{\Phi}_2]$、最後に$[\mathbf{\Phi}_3]$という順で行わなくてはならない。別の言葉でいえば、行列演算において$[\mathbf{\Phi}_1][\mathbf{\Phi}_2] \neq [\mathbf{\Phi}_2][\mathbf{\Phi}_1]$である。式(7.4)を展開すると次の式を得る。

$$\begin{bmatrix} x_3 \\ y_3 \\ z_3 \end{bmatrix} = \begin{bmatrix} c_2c_3 & s_3c_1 + s_1s_2c_3 & s_1s_3 - c_1s_2c_3 \\ -c_2s_3 & c_1c_3 - s_1s_2s_3 & s_1c_3 + c_1s_2s_3 \\ s_2 & -s_1c_2 & c_1c_2 \end{bmatrix} \begin{bmatrix} x_0 \\ y_0 \\ z_0 \end{bmatrix} \quad (式7.5)$$

7.1.3 回転の順序

理論的に可能な回転の順序は12通りあり、全てがスイスの数学者 Leonhard Euler (1707-1783) によって導かれた。全ての使用可能な回転の順序を下記のリストに示す。先に述べた例は一般にカルダン (Cardan) の順序と呼ばれており、バイオメカニクスではよく用いられる。一方で $z-x-z$ の回転は一般にオイラー (Euler) の順序と呼ばれており、機械工学分野でよく用いられる。

$$\begin{array}{llll} x-y'-x'' & x-y'-z''(\text{Cardan}) & x-z'-x'' & x-z'-y'' \\ y-x'-y'' & y-x'-z'' & y-z'-x'' & y-z'-y'' \\ z-x'-y'' & z-x'-z''(\text{Euler}) & z-y'-x'' & z-y'-z'' \end{array}$$

7.1.4 内積と外積

3次元ではもっぱらベクトルを扱う。そしてベクトルの積を求める際には、内積あるいは外積と呼ばれる数学的演算を用いる。内積はスカラー積とも呼ばれているが、これは結果がスカラー値として得られるためである。一方で外積はベクトル積とも呼ばれており、結果はベクトルとして得られる。内積は6.0.8節で、力と速度から機械的なパワーを求める際に初めて紹介した。力 F と速度 V の、平行な成分のみがパワーになる。その関係式は $P = F \cdot V = |F||V|\cos\theta$ であり、θ は F と V がなす角である。3次元空間ではパワーは $P = F_xV_x + F_yV_y + F_zV_z$ となる。

外積の計算は、1つの平面にある2つのベクトルについて行い、その平面に垂直なベクトルを生み出す。いまベクトル $A = (A_x, A_y, A_z)$ とベクトル $B = (B_x$、

B_y、B_z) があり、その外積がベクトル C、すなわち $C = (A \times B)$ であるとする。C はベクトル A と B に垂直であり、その向きは右ねじの向きになる。その大きさは $|A||B|\sin\theta$ である。ここで θ は A と B のなす角である。C は次の行列式の計算を行うことで得られる。ここで i、j、k はそれぞれ x、y、z 軸方向の単位ベクトルである。

$$C = A \times B = \begin{vmatrix} i & j & k \\ A_x & A_y & A_z \\ B_x & B_y & B_z \end{vmatrix}$$

$$\begin{aligned} C &= (A_y B_z - A_z B_y)i - (A_x B_z - A_z B_x)j + (A_x B_y - A_y B_x)k \\ &= iC_x + jC_y + kC_z \end{aligned} \quad \text{(式7.6)}$$

7.2 マーカ座標系と解剖学的座標系

　以下にマーカの x、y、z 座標を、GRS から、動作を行っている人の身体セグメントの解剖学的座標系に変換する手順を説明する。図 7.2 に考慮するべき座標系を示している。ここで c はセグメントの質量中心であり、x-y-z 軸の定義は図に示すとおりである。GRS には X-Y-Z 軸があり、これらは固定されている。2 番目の座標系が x_m-y_m-z_m であり、これはマーカ位置に応じて設定する座標系で、研究室によって異なる設定をしている場合もある。同じ研究室であっても、実験によって異なるマーカの配置をするかもしれない。正しい 3 次元的な分析のためには、それぞれのセグメントに最低 3 つの独立なマーカが取り付けられている必要があり、その中には隣のセグメントと共通に用いるものがあってはならない。また、これらのマーカは同一直線上にあってはならず、3 次元空間内に 1 つの平面を定める必要がある。図 7.2 では 3 つのトラッキング用マーカ m_{T1}、m_{T2}、m_{T3} が平面を構築している。この平面は x_m 軸と z_m 軸を含み、かつ 3 つのマーカが全て $x_m > 0$、$z_m > 0$ の象限にあるようにとる。マーカから定義されるこの面の中の 1 点を原点に定める。ここでは m_{T1} を原点に定め、m とラベルを付けている。m_{T1} から m_{T3} を結ぶ線が z_m 軸であり、またこの方向が正の向きである。y_m は 3 つのマーカで形成される面に垂直である。また、x_m は y_m-z_m で形成される面に垂直であり、正の向きは右手系に従って定める。

　解剖学的キャリブレーションを行う目的は、マーカ座標系 x_m-y_m-z_m と解剖学的座標系 x-y-z の関係を導くことである。そのために被験者は良く定義された肢位をとる必要がある。通常は解剖学的肢位が用いられる。この際、一時的にキャリブレーション用のマーカをセグメントに追加して良く定義された解剖学的ランドマークの位置を定め、これをセグメントの解剖学的軸の決定に使うこともある。例えば下腿のセグメントについては、3 つのマーカを腓骨頭（m_{T3}）、

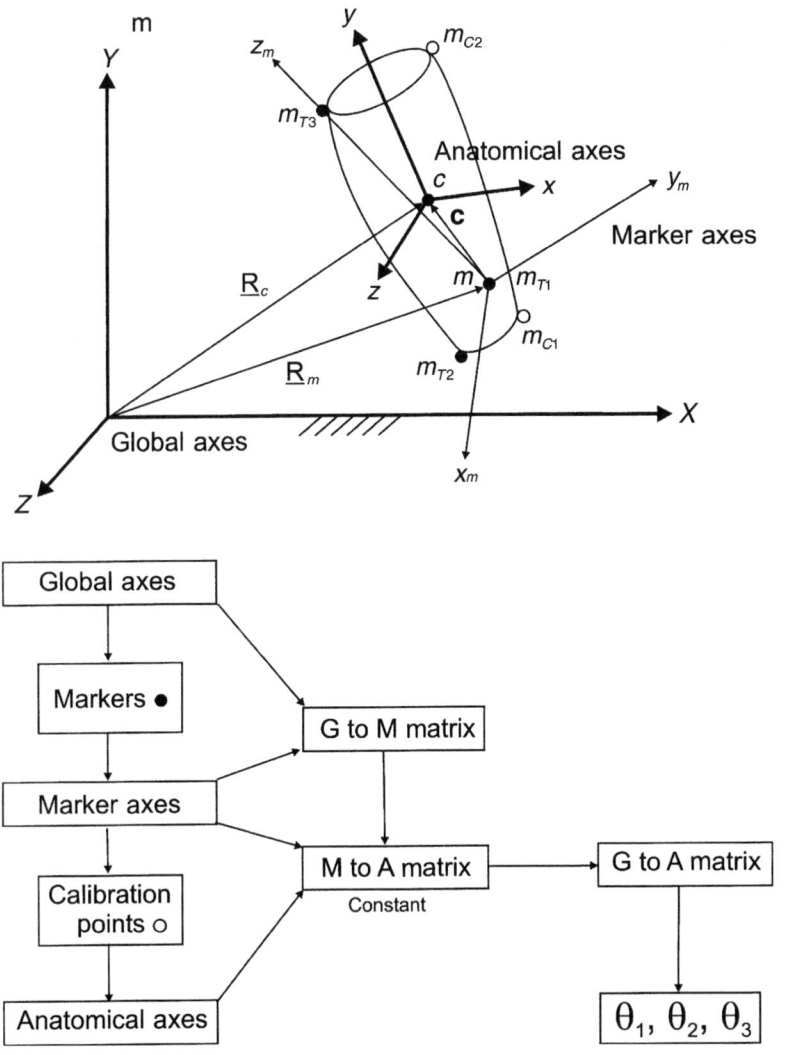

図7.2 解剖学的セグメントをGRS、マーカ座標系（Marker axes）、解剖学的座標系（Anatomical axes）とともに示す。トラッキング用マーカm_{T1}, m_{T2}, m_{T3}とキャリブレーション用マーカm_{C1}, m_{C2}を用いて定数行列［M to A］を生成する。トラッキング用マーカから変数行列［G to M］を生成する。変数行列［G to M］と定数行列［M to A］を掛けることで行列［G to A］が得られ、これからそれぞれのフレームについてθ_1、θ_2、θ_3を求める。

外果（m_{T2}）、脛骨前面の中央（m_{T1}）に取り付け、キャリブレーションの際に一時的にマーカm_{C1}とm_{C2}を内果と脛骨の内側顆に取り付けることがある。被験者が約1秒間静止立位を保っている間に、3つのトラッキング用マーカとキャリブレーション用マーカの位置を記録し、時間平均を計算する。下腿の長軸（y軸）を、内果と外果（m_{T2}とm_{C1}）の中間地点と、腓骨頭と脛骨内側顆（m_{T3}とm_{C2}）の中間地点を結ぶ線として定める。これらの中間地点はそれぞれ足関節と膝関節に相当する。このy軸と、m_{C1}とm_{T2}を結ぶ線は平面を定義するが、x軸はこれに垂直になる。下腿のz軸はx-y軸で形成される面に垂直にとり、

x-y-z軸が右手系をなすようにする。下腿の解剖学的座標系は3つのトラッキングマーカに対して相対的に定める。下腿の質量中心はy軸上に、足関節からある既知量離れた場所にあることがわかっている。そのため、図に示すベクトルc、つまりマーカ座標系の原点mからの相対的な位置もわかる。こうしてマーカ座標系の向きが定まり、新たに設定した解剖学的座標系との相対的な関係も固定しているので、この時点で2つのキャリブレーション用マーカは不要となり取り除くことができる。

臨床応用の歩行研究室では脳性麻痺や脳卒中の患者を数多く計測する。その際被験者は、例え短い時間でも解剖学的肢位をとることが不可能である。そのため臨床応用の歩行研究者によって、多くの特殊な人体計測学的データが取得され、一貫性のあるマーカの配置が考案されてきた。これらは足関節部や膝関節部の直径等の変数を含む。この直径の情報を一般的なX線撮影の像からの計測値と組み合わせることで、トラッキングマーカから関節中心へのオフセット距離を知ることができる。患者は既に述べたのと同様に、多くの一時的キャリブレーション用マーカを取り付けた状態で静的立位姿勢を保つ。結果として、臨床応用の研究室における大きな相違は被験者が解剖学的肢位ではなく、彼らにとって快適な立位姿勢をとっている際にキャリブレーションを行う、ということになる。実際の臨床応用の研究室において関節の運動学的データを取得する際の具体的な手順は、Davisら（1991）やŌunpuuら（1996）の中で詳細に述べられている。

図7.2には2つの変換行列が示されている。[G to M] は3×3の変換行列でGRSをマーカ座標系x_m-y_m-z_mに変換する。マーカ座標系はGRSに対して常に変化しているので、これは時間変化する行列である。[M to A] は3×3行列で、マーカ座標系から解剖学的座標系への変換を行う。これは定数行列であることが想定され、キャリブレーションの手順を経て決定される。これら2つの行列を組み合わせることで [G to A] 行列が生み出され、選択した回転の順序に従ってこの行列からθ_1, θ_2, θ_3の値を得ることができる。これらの角度の値は時間変化する。この最終的な行列を用いて、GRSにおいて取得したトラッキング用マーカの座標から直接解剖学的な軸の向きを得ることができる。

しかし、図7.2に関する議論はまだ十分ではない。セグメントCOMの位置を求めるためには、並進位置の変換を行う必要がある。点cの位置はベクトルR_cで与えられるが、これはベクトルR_mとベクトルcの和として$R_m + c$と与えられる。ここでベクトルR_mはマーカのGRS座標m_{T1}から得られる。cは点mと点cを結ぶ一定値のベクトルで既に導出したものである。

7.2.1　運動学的データの例

7.2.1.1　キャリブレーション － マーカ座標系から解剖学的座標系への変換行列

さまざまな変換がどのように行われているかを見るために、実際の数値データ

を用いて追っていく。図7.2の下腿セグメントを例に用いる。このセグメントにはトラッキング用マーカが3つとキャリブレーション用マーカが2つ付けられており、被験者が解剖学的肢位で安静に立位を保った際にキャリブレーション用のデータを取得したことに留意して欲しい。図7.2では被験者はX軸の正方向を向いており、左の下腿を分析しているとする。表7.1に、GRSにおける座標の1秒間の平均値を示す。

このキャリブレーションにおいては、足関節の位置について次の関係が成り立つ。

$$\text{ankle} = (m_{T2} + m_{C1})/2, \ X_a = 2.815, \ Y_a = 10.16, \ Z_a = 22.685$$

同様に膝関節の位置については次式が成り立つ。

$$\text{knee} = (m_{T3} + m_{C2})/2, \ X_k = 6.67, \ Y_k = 41.89, \ Z_k = 20.965$$

下腿のCOMは($0.567 \times$(膝関節の位置)$+ 0.433 \times$(足関節の位置))と求まるので、次のとおりとなる。

$$X_c = 5.001, \ Y_c = 28.151, \ Z_c = 21.710$$

ここで、解剖学的x、y、z軸を定める必要がある。足関節から膝関節を結ぶ線をy軸とし、外果と内果を結ぶ線を暫定的にz軸とする（この定義によるとz軸とy軸が厳密には垂直にならないが、この点については後に修正を加える）。この2つの軸で平面が定められ、x軸はその定義からyz平面に垂直になる。従ってy軸とz軸の外積を求めることによってx軸を求められる。すなわち$x_{an} = (y_{an} \times z_{an})$となる。下付き文字"$an$"により解剖学的軸を表すことにし、次の式を得る。

$$z_{an} = (m_{C1} - m_{T2}): \quad x_z = -0.21, \quad y_z = 0.12, \quad z_z = 7.67$$
$$y_{an} = (\text{knee} - \text{ankle}): \quad x_y = 3.855, \quad y_y = 31.73, \quad z_y = -1.72$$
$$x_{an} = (y_{an} \times z_{an}): \quad x_x = 243.576, \quad y_x = -29.207, \quad z_x = 7.126$$

この解剖学的定義に最後の修正を加える。z_{an}は内果と外果を結ぶ線で、これは長軸y_{an}とほぼ90°の角をなす。解剖学的座標系の各軸がそれぞれ直交することを確実にするため、z_{an}を修正する必要がある。従って$z_{an} = (x_{an} \times y_{an})$と

表7.1 立位キャリブレーション時のマーカの座標。Midleg（下腿中央）、Lateral malleolus（外果）、Fibular head（腓骨頭）、Medial malleolus（内果）、Medial condyle（脛骨内側顆）

Marker	Location	X (cm)	Y (cm)	Z (cm)
m_{T1}	Midleg	9.39	30.02	21.90
m_{T2}	Lateral malleolus	2.92	10.10	18.85
m_{T3}	Fibular head	5.05	41.90	15.41
m_{C1}	Medial malleolus	2.71	10.22	26.52
m_{C2}	Medial condyle	8.29	41.88	26.52

修正する。成分毎に見ると $x_z = -175.869$、$y_z = 446.42$、$z_z = 7841.24$ である。これらのベクトルは長さが1になっていないが、通常は単位ベクトルとして表現されることに注意を要する。例えば x_{an} の長さは 245.424cm である。そのため全ての値を x_{an} の長さで割って次の単位ベクトルを得る：$x_x = 0.9925$、$y_x = -0.1190$、$z_x = 0.0290$。同様に y_{an} についても単位ベクトルにする：$x_y = 0.1204$、$y_y = 0.9913$、$z_y = -0.0537$。同様に z_{an} についても単位ベクトルにする：$x_z = -0.0224$、$y_z = 0.0568$、$z_z = 0.9981$。下腿の解剖学的座標系とグローバル座標系の変換行列（Leg-Anatomical-to-Global matrix）［LA to G］は次のとおりになる。

$$\begin{bmatrix} 0.9925 & 0.1204 & -0.0224 \\ -0.1190 & 0.9913 & 0.0568 \\ 0.0290 & -0.0537 & 0.9981 \end{bmatrix}$$

この行列の対角要素の値がほぼ1であることに注意を要する。これは被験者がキャリブレーションの姿勢をとった際に、解剖学的座標系がほぼ完全にグローバル座標系と同じ向きを向いていたことを意味する。より便利に使える変換行列は、下腿についてのグローバル座標系から解剖学的座標系へのもの［LG to A］で、これは［LA to G］の転置行列となる。

$$\begin{bmatrix} 0.9925 & -0.1190 & 0.0290 \\ 0.1204 & 0.9913 & -0.0537 \\ -0.0224 & 0.0568 & 0.9981 \end{bmatrix}$$

この解剖学的座標系はその原点が足関節にある。しかし先に紹介したように逆ダイナミクス演算を行う際には、解剖学的座標系の原点が下腿セグメントの COM に置かれていた方が良い（図 7.2）。そこで、解剖学的座標系の原点を COM に置いた際の足関節、膝関節と3つのトラッキング用マーカの位置を求める必要がある。

COM を原点とすると、足関節の位置は（グローバル座標系における足関節の位置 − グローバル座標系における COM の位置）として求められる。

$x_{al} = X_a - X_c = 2.815 - 5.001 = -2.186$, $y_{al} = Y_a - Y_c = 10.16 - 28.151$
 $= -17.991$, $z_{al} = Z_a - Z_c = 22.685 - 21.710 = 0.975$

解剖学的座標系から見た値に変換するために行列［LG to A］を掛ける。

$$\begin{bmatrix} 0.9925 & -0.1190 & 0.0290 \\ 0.1204 & 0.9913 & -0.0537 \\ -0.0224 & 0.0568 & 0.9981 \end{bmatrix} \begin{bmatrix} -2.186 \\ -17.991 \\ 0.975 \end{bmatrix} = \begin{bmatrix} \approx 0 \\ -18.15 \\ \approx 0 \end{bmatrix}$$

こうして、解剖学的座標系から見た足関節の位置ベクトルが得られる。これは膝関節と足関節を結ぶ線に平行で、足関節は COM から 18.15cm 遠位に位置している。この位置ベクトルの x 成分と z 成分は理論的にはゼロになるべきであるが、

計算上は小数の丸め誤差の関係で、小さくはあるが非ゼロの値になっている。同じ手順を膝関節とトラッキング用の3つのマーカ m_{T1}、m_{T2}、m_{T3} にもあてはめて次の位置ベクトルを得る。

解剖学的座標系から見た膝関節	解剖学的座標系から見た m_{T1}	解剖学的座標系から見た m_{T2}	解剖学的座標系から見た m_{T3}
$\begin{bmatrix} \approx 0 \\ 13.86 \\ \approx 0 \end{bmatrix}$	$\begin{bmatrix} 4.139 \\ 2.371 \\ 0.198 \end{bmatrix}$	$\begin{bmatrix} 0.000 \\ -17.991 \\ -3.833 \end{bmatrix}$	$\begin{bmatrix} -1.770 \\ 13.974 \\ -5.508 \end{bmatrix}$

これで、マーカ座標系から解剖学的座標系へ変換する定数行列(図 7.2 に示す [M to A])を求めることができる。3つのトラッキング用マーカが GRS 内で平面を決定するので、この平面を用いてマーカ座標系を定めることができる。m_{T2} をこの座標系の原点にし、m_{T2} と m_{T3} を結ぶ線を z 軸にし、z_m とラベルを付ける。m_{T2} と m_{T1} を結ぶベクトルに A とラベルを付ける。これは y_m と x_m を定めるための暫定的なベクトルである。y_m は z_m と A によって定められる平面に垂直である。また、x_m は y_m と z_m によって定められる平面に垂直である。

$$z_m = \text{local } m_{T3} - \text{local } m_{T2} : [-1.770, 31.965, -1.675]$$
$$A = \text{local } m_{T1} - \text{local } m_{T2} : [4.139, 20.362, 4.030]$$
$$y_m = (z_m \times A) : [162.925, 0.200, -168.344]$$
$$x_m = (y_m \times z_m) : [5380.78, 570.87, 5208.25]$$

こうして下腿の解剖学的座標系からマーカ座標系への変換行列 [LA to M] は次のとおりに得られる。

$$\begin{bmatrix} 0.7165 & 0.0760 & 0.6935 \\ 0.6954 & 0.0009 & -0.7186 \\ -0.0552 & 0.9971 & -0.0522 \end{bmatrix}$$

下腿のマーカ座標系から解剖学的座標系への変換行列 [LM to A] はその転置行列である。

$$\begin{bmatrix} 0.7165 & 0.6954 & -0.0552 \\ 0.0760 & 0.0009 & 0.9971 \\ 0.6935 & -0.7186 & -0.0522 \end{bmatrix}$$

7.2.1.2 トラッキング用マーカ:グローバル座標系からマーカ座標系への変換行列の計算

これで、図 7.2 に示す [G to M] の行列を計算することができる。表 7.2 に下腿のトラッキング用マーカの GRS から見た座標が、歩行遊脚期の3フレーム分示してある。ここで [G to M] の行列を求める手順は [M to A] の行列を求める手順の後半部と全く同じである。フレーム6の座標を考える。

表7.2 歩行時のトラッキングマーカの座標

Frame	m_{T1} X	Y	Z	m_{T2} X	Y	Z	m_{T3} X	Y	Z
5	20.65	33.87	35.95	1.30	25.74	32.14	26.52	44.43	28.10
6	25.46	34.47	35.95	6.60	25.32	31.86	30.94	45.31	28.22
7	30.18	34.97	35.94	11.98	24.64	31.60	35.08	46.10	28.36

$$\mathbf{z}_m = (m_{T3} - m_{T2}) : [X_z = 24.34, Y_z = 19.99, Z_z = -3.64]$$
$$A = (m_{T1} - m_{T2}) : [X_a = 18.86, Y_a = 9.15, Z_z = 4.09]$$
$$y_m = (z_m \times A) : [115.065, -168.201, -154.30]$$
$$x_m = (y_m \times z_m) : [3696.709, -3336.825, 6394.162]$$

従って下腿のグローバル座標系からマーカ座標系への変換行列は次のとおりとなる。

$$\begin{bmatrix} 0.4561 & -0.4117 & 0.7889 \\ 0.4501 & -0.6580 & -0.6036 \\ 0.7677 & 0.6305 & -0.1148 \end{bmatrix}$$

7.2.1.3 グローバル座標系から解剖学的座標系への変換行列

図7.2において、最後のステップは［G to A］の行列を求めることである。これは定数行列［M to A］に変数行列［G to M］を掛けることで得られる。フレーム6についてはこの行列は次のとおり求められる。

$$\begin{bmatrix} 0.7165 & 0.6954 & -0.0552 \\ 0.0760 & 0.0009 & 0.9971 \\ 0.6935 & -0.7186 & -0.0522 \end{bmatrix} \begin{bmatrix} 0.4561 & -0.4117 & 0.7889 \\ 0.4501 & -0.6580 & -0.6036 \\ 0.7677 & 0.6305 & -0.1148 \end{bmatrix}$$
$$= \begin{bmatrix} 0.5974 & -0.7874 & 0.1518 \\ 0.8005 & 0.5968 & -0.0551 \\ -0.0472 & 0.1544 & 0.9868 \end{bmatrix}$$

式 (7.5) より、［G to A］行列は次の行列に等しい。

$$\begin{bmatrix} c_2 c_3 & s_3 c_1 + s_1 s_2 c_3 & s_1 s_3 - c_1 s_2 c_3 \\ -c_2 s_3 & c_1 c_3 - s_1 s_2 s_3 & s_1 c_3 + c_1 s_2 s_3 \\ s_2 & -s_1 c_2 & c_1 c_2 \end{bmatrix}$$

この行列を θ_1, θ_2, θ_3 について解く。3行目の各成分を見比べると $s_2 = -0.0472$、$-s_1 c_2 = 0.1544$、$c_1 c_2 = 0.9868$ となる。$s_2 = -0.0472$ より、$\theta_2 = -2.71°$ または $\theta_2 = -177.29°$ となる。$\theta_2 = -2.71°$ とすると、$c_2 = 0.99888$ となる。$-s_1 c_2 = 0.1544$ および $c_1 c_2 = 0.9868$ より、$s_1 = -0.1544/0.99888 = -0.1550$ および $c_1 = 0.9868/0.99888 = 0.9879$

となる。つまり、$\theta_1 = -8.92°$と求められる。次に、第1列の第1成分と第2成分を見てθ_3を定める。$c_2c_3=0.5974$、$-c_2s_3=0.8005$であり、最初に$\theta_2=-2.71°$と仮定しているため、$c_3=0.5974/0.99888=0.5981$ および $s_3=-0.8005/0.99888=-0.8014$となる。つまり、$\theta_3=-53.26°$と求められる。一方、最初に$\theta_2=-177.29°$と仮定した場合は$\theta_1=171.08°$、$\theta_3=126.74°$と求められる。後者の場合、解剖学的にあり得ない姿勢となるため、最終的に前者の$\theta_1=-8.92°$、$\theta_2=-2.71°$、$\theta_3=-53.26°$と定まる。これらの3つの回転をまとめると（図7.1）、グローバル座標系の軸を解剖学的座標系のものと同じ向きにするためには、最初にX軸の周りに$-8.92°$回転させる。これによって新たなy'軸とz'軸が生み出されるが、ここでy'軸の周りに$-2.71°$回転させる。これによって新たなx''軸とz''軸が生み出される。最後の回転は1番大きく（これは下腿のセグメントの遊脚期を分析しているからである）、大きさは$-53.26°$であり、新たなx'''、y'''、z'''軸を生み出す。これらの最終的な軸が図7.2に示す解剖学的 $x-y-z$ 軸である。最終的にセグメントのCOMを求めるためには、ベクトル c をGRSを参照して求める必要がある。いま c の値を下腿の解剖学的座標系の中で得ており、その値は $-$［解剖学的座標系を参照した m_{T2}］$=$ $[0.000, 17.991, 3.833]$である。これをGRSを参照した値に変換すると次の値が得られる。

$$c = [\text{A to G}]\,[0.0000, 17.991, 3.833]$$

$$= \begin{bmatrix} 0.5974 & 0.8005 & -0.0472 \\ -0.7874 & 0.5968 & 0.1544 \\ 0.1518 & -0.0551 & 0.9868 \end{bmatrix} \begin{bmatrix} 0.000 \\ 17.991 \\ 3.833 \end{bmatrix} = \begin{bmatrix} 14.221 \\ 11.329 \\ 2.791 \end{bmatrix}$$

図7.2より、グローバル座標系でみたベクトルは $R_c = R_m + c = [20.821, 36.649, 34.651]$ となる。練習としてこの計算をフレーム5及び7に対して繰り返すと次の答えを得る。

フレーム5： $\theta_1 = -8.97°, \theta_2 = -1.31°, \theta_3 = -56.02°,$
$\mathbf{R}_c = [16.120, 36.325, 34.697]$

フレーム7： $\theta_1 = -8.56°, \theta_2 = -4.08°, \theta_3 = -49.89°,$
$\mathbf{R}_c = [25.429, 36.818, 34.623]$

7.3 セグメントの角速度と角加速度の同定

7.1.2節と図7.2に示したように、GRSから解剖学的座標系に変換するためには3つの時間変化する角度θ_1、θ_2、θ_3を決定する必要がある。これらの角度の1階微分から、セグメントの角速度の成分を得ることができる。

$$\boldsymbol{\omega} = d\theta_1/dt \cdot \mathbf{e}_x + d\theta_2/dt \cdot \mathbf{e}_{y'} + d\theta_3/dt \cdot \mathbf{e}_{z''} \tag{式7.7a}$$

ここで $\mathbf{e}_x$、$\mathbf{e}_{y'}$、$\mathbf{e}_{z''}$ は図7.1に示す3つの回転軸 x、y'、z'' の向きを向いた単位ベクトルである。軸 x の周りの角速度 $\boldsymbol{\omega}'$ を考える。ここでは $\boldsymbol{\omega}' = d\theta_1/dt \cdot \mathbf{e}_x$ であり、θ_2 や θ_3 の回転は無いとする。この角速度は次のとおり表わされる。

$$\boldsymbol{\omega}' = \begin{bmatrix} \dot{\theta}_1 \\ 0 \\ 0 \end{bmatrix}$$

2番目の角速度 $\boldsymbol{\omega}''$ は、$d\theta_2/dt \cdot \mathbf{e}_{y'}$ に、$\boldsymbol{\omega}'$ を式(7.2)に示す $[\boldsymbol{\Phi}_2]$ で変換したものを足すことで得られる。

$$\boldsymbol{\omega}'' = \begin{bmatrix} 0 \\ \dot{\theta}_2 \\ 0 \end{bmatrix} + \begin{bmatrix} c_2 & 0 & -s_2 \\ 0 & 1 & 0 \\ s_2 & 0 & c_2 \end{bmatrix} \begin{bmatrix} \dot{\theta}_1 \\ 0 \\ 0 \end{bmatrix} = \begin{bmatrix} 0 \\ \dot{\theta}_2 \\ 0 \end{bmatrix} + \begin{bmatrix} c_2\dot{\theta}_1 \\ 0 \\ s_2\dot{\theta}_1 \end{bmatrix} = \begin{bmatrix} c_2\dot{\theta}_1 \\ \dot{\theta}_2 \\ s_2\dot{\theta}_1 \end{bmatrix}$$

同様に3番目の角速度 $\boldsymbol{\omega}'''$ は、$d\theta_3/dt \cdot \mathbf{e}_{z''}$ に、$\boldsymbol{\omega}''$ を式(7.3)に示す $[\boldsymbol{\Phi}_3]$ で変換したものを足すことで得られる。

$$\boldsymbol{\omega}''' = \begin{bmatrix} 0 \\ 0 \\ \dot{\theta}_3 \end{bmatrix} + \begin{bmatrix} c_3 & s_3 & 0 \\ -s_3 & c_3 & 0 \\ 0 & 0 & 1 \end{bmatrix} \begin{bmatrix} c_2\dot{\theta}_1 \\ \dot{\theta}_2 \\ s_2\dot{\theta}_1 \end{bmatrix} = \begin{bmatrix} 0 \\ 0 \\ \dot{\theta}_3 \end{bmatrix} + \begin{bmatrix} c_3c_2\dot{\theta}_1 + s_3\dot{\theta}_2 \\ -s_3c_2\dot{\theta}_1 + c_3\dot{\theta}_2 \\ s_2\dot{\theta}_1 \end{bmatrix}$$

$$= \begin{bmatrix} c_3c_2\dot{\theta}_1 + s_3\dot{\theta}_2 \\ -s_3c_2\dot{\theta}_1 + c_3\dot{\theta}_2 \\ s_2\dot{\theta}_1 + \dot{\theta}_3 \end{bmatrix}$$

$\boldsymbol{\omega}'''$ を3つの解剖学的軸に沿った向きに分解すると次式を得る。

$$\boldsymbol{\omega} = \begin{bmatrix} \omega_x \\ \omega_y \\ \omega_z \end{bmatrix} = \begin{bmatrix} c_2c_3 & s_3 & 0 \\ -c_2s_3 & c_3 & 0 \\ s_2 & 0 & 1 \end{bmatrix} \begin{bmatrix} \dot{\theta}_1 \\ \dot{\theta}_2 \\ \dot{\theta}_3 \end{bmatrix} \quad (\text{式 7.7b})$$

これで次節に述べる3次元の逆動力学方程式の解を得るために必要なセグメントの角速度 ω_x、ω_y、ω_z を得ることができる。時間変化する角度 θ_1、θ_2、θ_3 は式(7.5)から求まる。これらの1階微分は、2次元の方程式を扱った際に用いた式(3.15)と同様の方法で数値微分して求める。セグメントの角加速度 α_x、α_y、α_z については数値微分の式(3.17)または(3.18c)を用いて求める。これで、3次元の動力学計算を行うために必要な全ての運動学的変数が得られた。

7.4 反力とモーメントの動力学的分析

解剖学的座標系からグローバル座標系へ、グローバル座標系から解剖学的座標系への変換行列が得られたので、それぞれの関節における反力とモーメントを求めることができる。床反力はGRSを参照して計測され、慣性モーメントは解剖学的座標系を参照して定められるので、前もって計算した変換行列を活用して動力学的計算を進める。最初の段階では、全ての関節反力はGRSを参照して計算され、関節モーメントは解剖学的座標系を参照して求められる。

7.4.1 セグメントの3次元運動のニュートン方程式

全ての反力はGRSを参照して計算され、また重力もセグメントCOMの加速度もGRSを参照して求まっているので、セグメントの関節反力もGRSを参照して計算するのが便利である。2次元のリンク・セグメント・モデルとフリー・ボディー・ダイアグラムは5.1節に示したとおりである。図7.3に、セグメントの動力学的挙動を計算するためのステップを示した。2次元から3次元へ拡張した結果増えた部分は、3番目の次元zが加わったことだけである。フォースプレートからの計測値、あるいは遠位のセグメントとの間の関節反力という形で、セグメント遠位に働く反力はわかっている。セグメント遠位端に働く反力やモーメントは、近位に働くものとは逆の符号になることに注意が必要である。これは5.1節に示した定義と同じである。

ステップ1：セグメント近位にはたらく反力を、GRSを参照して求める。

$$\Sigma F_X = ma_X \quad \text{or} \quad R_{XP} - R_{XD} = ma_X \quad \text{(式7.8a)}$$
$$\Sigma F_Y = ma_Y \quad \text{or} \quad R_{YP} - R_{YD} - mg = ma_Y \quad \text{(式7.8b)}$$
$$\Sigma F_Z = ma_Z \quad \text{or} \quad R_{ZP} - R_{ZD} = ma_Z \quad \text{(式7.8c)}$$

ここで、a_X、a_Y、a_ZはセグメントCOM加速度のX、Y、Z成分であり、GRSを参照している。R_{XP}、R_{XD}、R_{YP}、R_{YD}、R_{ZP}、R_{ZD}は近位・遠位に働く反力のX、Y、Z成分である。

ステップ2：近位と遠位に働く反力を、[G to A]行列を用いて解剖学的座標系を参照した値に変換する。[G to A]行列は式(7.5)に示すとおりθ_1、θ_2、θ_3の関数となる。こうして近位と遠位の関節反力を解剖学的座標系x、y、zを参照してR_{xp}、R_{xd}、R_{yp}、R_{yd}、R_{zp}、R_{zd}と求めることができる。

ステップ3：遠位に働くモーメントを、GRSを参照した値から解剖学的座標系を参照した値に変換する。これには[G to A]行列を用いる。これらはM_{xd}、M_{yd}、M_{zd}として得られる。こうして、近位の関節に働くモーメントを解剖学的座標系を参照して求めるために必要な変数値が全て揃う。

7.4.2 セグメントの3次元運動のオイラー方程式

3次元の動力学的解析に用いる方程式はオイラーの方程式である。原点をセグメントのCOMにおき、解剖学的座標系に沿って記述することで、方程式を劇的に簡単化することができる。図7.3の$x-y-z$軸はこの条件を満たすように定められている。この座標系における角速度の値はωである。回転運動の方程式は次のとおりに書ける。

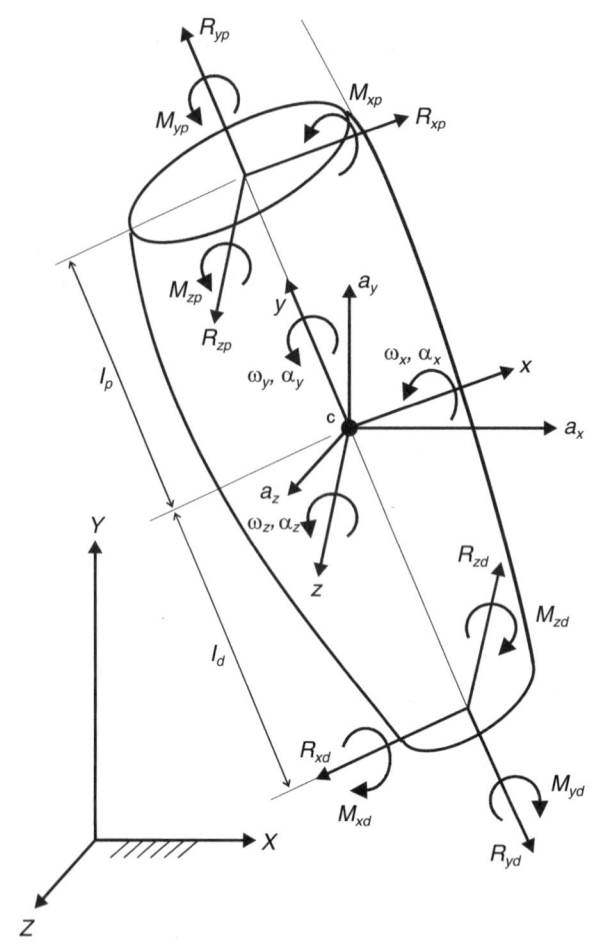

図7.3 3次元の逆動力学解析のためのフリー・ボディー・ダイアグラム。既知の変数は遠位のモーメント、反力、COMの並進加速度、セグメントの角速度と角加速度である。運動方程式(7.8)と(7.9)を用いて近位の反力とモーメントを求める。

$$I_x\alpha_x + (I_z - I_y)\omega_y\omega_z = \Sigma M_x = R_{zd}l_d + R_{zp}l_p + M_{xp} - M_{xd} \quad \text{(式 7.9a)}$$
$$I_y\alpha_y + (I_x - I_z)\omega_x\omega_z = \Sigma M_y = M_{yp} - M_{yd} \quad \text{(式 7.9b)}$$
$$I_z\alpha_z + (I_y - I_x)\omega_x\omega_y = \Sigma M_z = -R_{xd}l_d - R_{xp}l_p + M_{zp} - M_{zd} \quad \text{(式 7.9c)}$$

ここで

I_x、I_y、I_z　　　　　　　　　＝ $x-y-z$ 座標系における各軸周りの
　　　　　　　　　　　　　　　　　　慣性モーメント

ω_x、ω_y、ω_z　　　　　　　　　＝角速度 ω の $x-y-z$ 座標系における
　　　　　　　　　　　　　　　　　　各軸の成分

α_x、α_y、α_z　　　　　　　　　＝角加速度 α の $x-y-z$ 座標系における
　　　　　　　　　　　　　　　　　　各軸の成分

M_{xd}、M_{yd}、M_{zd} ＝前のステップで求めた遠位のモーメント（図7.3には示していない）の $x-y-z$ 座標系における各軸の成分

R_{xp}、R_{xd}、R_{yp}、R_{yd}、R_{zp}、R_{zd} ＝関節反力（$x-y-z$ 座標系を参照した値に変換したもの）

l_p、l_d ＝COMから近位・遠位の関節への距離

これら3つの方程式の中の未知数は近位の x、y、z 軸周りに働くモーメント（M_{xp}、M_{yp}、M_{zp}）のみである。式 (7.9) は2次元の式 (4.5) と同じであり、他の2つの軸周りの角速度の影響 $(I_1-I_2)\omega_1\omega_2$ の項が加わっているだけであることに注意を要する。また、y 軸（セグメントの長軸）周りのモーメントは遠位・近位の関節反力の影響を受けないことも注意を要する。これは、これらの力の y 軸周りのモーメントアームがゼロであるためである。

7.4.3　動力学データセットの例

表7.3と7.4に示す運動学・動力学データは歩行の支持期に取得したもので、ここでは下腿の運動を分析する（図7.3）。人体計測学的データとしては次の値を用いることとし、フレームレートは60Hzとする。$m=3.22$ kg、$I_x=0.0138$ kg·m²、$I_y=0.0024$ kg·m²、$I_z=0.0138$ kg·m²、$l_d=13.86$ cm、$l_p=18.15$ cm。表7.3と7.4に示す運動学・動力学データから、フレーム6の分析を行う。ここで $a_X=7.029$ m/s²、$a_Y=1.45$ m/s²、$a_Z=-0.348$ m/s² である。次の3ステップについては7.4.1節で既に説明した。

表7.3　足関節の反力(N)とモーメント(N·m)。GRSを参照した値

Frame	R_{XD}	R_{YD}	R_{ZD}	M_{XD}	M_{YD}	M_{ZD}
4	−86.55	−766.65	−13.81	10.16	6.74	−97.55
5	−102.71	−790.27	−12.12	11.94	4.65	−102.50
6	−119.04	−791.44	−12.03	14.29	2.11	−103.85
7	−134.33	−763.38	−10.26	16.13	−0.49	−101.32
8	−146.37	−704.00	−5.26	16.64	−2.88	−94.59

表7.4　下腿の角度変位(rad)と角速度(rad/s)

Frame	θ_1	θ_2	θ_3	$\dot{\theta}_1$	$\dot{\theta}_2$	$\dot{\theta}_3$
4	−0.14246	−0.02646	−0.37248	−0.1752	0.2459	−2.358
5	−0.14512	−0.02362	−0.41396	−0.1607	0.0434	−2.641
6	−0.14781	−0.02501	−0.46053	−0.0911	−0.1048	−2.909
7	−0.14815	−0.02705	−0.51094	−0.1139	−0.0923	−3.209
8	−0.15161	−0.02809	−0.56749	−0.1109	0.2175	−3.472

ステップ1

$$R_{XP} - R_{XD} = ma_X, \quad R_{XP} = -119.04 + 3.22 \times 7.029 = -96.41 \text{ N}$$
$$R_{YP} - R_{YD} - mg = ma_Y, \quad R_{YP} = -791.44 + 3.22 \times 9.814 + 3.22 \times 1.45$$
$$= -755.17 \text{ N}$$
$$R_{ZP} - R_{ZD} = ma_Z, \quad R_{ZP} = -12.03 + 3.22 \times (-0.348) = -13.15 \text{ N}$$

ステップ2

$$\theta_1 = -0.1478 \text{ rad} = -8.468°, \ \theta_2 = -0.025 \text{ rad} = -1.432°,$$
$$\theta_3 = -0.4605 \text{ rad} = -26.385°$$

$$\cos\theta_1 = 0.9891, \quad \sin\theta_1 = -0.1473$$
$$\cos\theta_2 = 0.9997, \quad \sin\theta_2 = -0.025$$
$$\cos\theta_3 = 0.8958, \quad \sin\theta_3 = -0.4444$$

これらの値を [G to A] 行列 [式(7.5)] に代入して次の値を得る。

$$\begin{bmatrix} c_2c_3 & s_3c_1 + s_1s_2c_3 & s_1s_3 - c_1s_2c_3 \\ -c_2s_3 & c_1c_3 - s_1s_2s_3 & s_1c_3 + c_1s_2s_3 \\ s_2 & -s_1c_2 & c_1c_2 \end{bmatrix} = \begin{bmatrix} 0.8955 & -0.4363 & 0.0876 \\ 0.4443 & 0.8877 & -0.121 \\ -0.025 & 0.1473 & 0.9888 \end{bmatrix}$$

ここで関節反力を、グローバル座標系を参照した値から解剖学的座標系を参照した値に変換する。

$$\begin{bmatrix} R_{xd} \\ R_{yd} \\ R_{zd} \end{bmatrix} = \begin{bmatrix} 0.8955 & -0.4363 & 0.0876 \\ 0.4443 & 0.8877 & -0.121 \\ -0.025 & 0.1473 & 0.9888 \end{bmatrix} \begin{bmatrix} R_{XD} \\ R_{YD} \\ R_{ZD} \end{bmatrix}$$

$$= \begin{bmatrix} 0.8955 & -0.4363 & 0.0876 \\ 0.4443 & 0.8877 & -0.121 \\ -0.025 & 0.1473 & 0.9888 \end{bmatrix} \begin{bmatrix} -119.04 \\ -791.44 \\ -12.03 \end{bmatrix} = \begin{bmatrix} 237.65 \\ -754.00 \\ -125.50 \end{bmatrix}$$

$$\begin{bmatrix} R_{xp} \\ R_{yp} \\ R_{zp} \end{bmatrix} = \begin{bmatrix} 0.8955 & -0.4363 & 0.0876 \\ 0.4443 & 0.8877 & -0.121 \\ -0.025 & 0.1473 & 0.9888 \end{bmatrix} \begin{bmatrix} R_{XP} \\ R_{YP} \\ R_{ZP} \end{bmatrix}$$

$$= \begin{bmatrix} 0.8955 & -0.4363 & 0.0876 \\ 0.4443 & 0.8877 & -0.121 \\ -0.025 & 0.1473 & 0.9888 \end{bmatrix} \begin{bmatrix} -96.41 \\ -755.17 \\ -13.15 \end{bmatrix} = \begin{bmatrix} 241.99 \\ -711.61 \\ -121.83 \end{bmatrix}$$

ステップ3：同様に、足関節のモーメントをグローバル座標系から解剖学的座標系を参照した値に変換する。

$$\begin{bmatrix} M_{xd} \\ M_{yd} \\ M_{zd} \end{bmatrix} = \begin{bmatrix} 0.8955 & -0.4363 & 0.0876 \\ 0.4443 & 0.8877 & -0.121 \\ -0.025 & 0.1473 & 0.9888 \end{bmatrix} \begin{bmatrix} M_{XD} \\ M_{YD} \\ M_{ZD} \end{bmatrix}$$

$$= \begin{bmatrix} 0.8955 & -0.4363 & 0.0876 \\ 0.4443 & 0.8877 & -0.121 \\ -0.025 & 0.1473 & 0.9888 \end{bmatrix} \begin{bmatrix} 14.29 \\ 2.11 \\ -103.85 \end{bmatrix} = \begin{bmatrix} 2.78 \\ 20.79 \\ -102.73 \end{bmatrix}$$

式 (7.7b) を用いて、オイラーの運動方程式 (7.9) を解くために必要な角速度と角加速度を計算する。フレーム6について既に計算したとおり、$c_2 = 0.9997$、$c_3 = 0.8958$、$s_2 = -0.025$、$s_3 = -0.4444$ である。

$$\begin{bmatrix} \omega_x \\ \omega_y \\ \omega_z \end{bmatrix} = \begin{bmatrix} c_2c_3 & s_3 & 0 \\ -c_2s_3 & c_3 & 0 \\ s_2 & 0 & 1 \end{bmatrix} \begin{bmatrix} \dot{\theta}_1 \\ \dot{\theta}_2 \\ \dot{\theta}_3 \end{bmatrix} = \begin{bmatrix} 0.8955 & -0.4444 & 0 \\ 0.4443 & 0.8958 & 0 \\ -0.025 & 0 & 1 \end{bmatrix} \begin{bmatrix} -0.0911 \\ -0.1048 \\ -2.909 \end{bmatrix}$$
$$= \begin{bmatrix} -0.0350 \\ -0.1344 \\ -2.907 \end{bmatrix}$$

フレーム5について同様に、

$$\begin{bmatrix} \omega_x \\ \omega_y \\ \omega_z \end{bmatrix} = \begin{bmatrix} -0.1646 \\ -0.0249 \\ -2.637 \end{bmatrix}$$

フレーム7について、

$$\begin{bmatrix} \omega_x \\ \omega_y \\ \omega_z \end{bmatrix} = \begin{bmatrix} -0.0542 \\ -0.13621 \\ -3.206 \end{bmatrix}$$

ここで Δt をサンプリング周期として、セグメントの角加速度を計算する。

$$\alpha_x(\text{fr.6}) = [\omega_x(\text{fr.7}) - \omega_x(\text{fr.5})]/2\Delta t = [-0.0542 - (-0.1646)]/0.03333$$
$$= 3.312 \,\text{rad/s}^2$$
$$\alpha_y(\text{fr.6}) = [\omega_y(\text{fr.7}) - \omega_y(\text{fr.5})]/2\Delta t = [-0.13621 - (-0.0249)]/0.03333$$
$$= -3.340 \,\text{rad/s}^2$$
$$\alpha_z(\text{fr.6}) = [\omega_z(\text{fr.7}) - \omega_z(\text{fr.5})]/2\Delta t = [-3.206 - (-2.637)]/0.03333$$
$$= -17.07 \,\text{rad/s}^2$$

ここで近位のセグメントについてオイラーの運動方程式を解く。

$$I_x\alpha_x + (I_z - I_y)\,\omega_y\omega_z = \Sigma M_x = R_{zd}l_d + R_{zp}l_p + M_{xp} - M_{xd}$$
$$M_{xp} = 2.79 + 121.83 \times 0.1815 + 125.5 \times 0.1386 + 0.0138 \times 3.312$$
$$\quad + (0.0138 - 0.0024) \times 0.1344 \times 2.907 = 42.35 \,\text{N} \cdot \text{m}$$
$$I_y\alpha_y + (I_x - I_z)\,\omega_x\omega_z = \Sigma M_y = M_{yp} - M_{yd}$$
$$M_{yp} = 20.79 - 0.0024 \times 3.340 + (0.0138 - 0.0138) \times 0.035 \times 2.907$$
$$\quad = 20.78 \,\text{N} \cdot \text{m}$$
$$I_z\alpha_z + (I_y - I_x)\,\omega_x\omega_y = \Sigma M_z = -R_{xd}l_d - R_{zp}l_p + M_{zp} - M_{zd}$$
$$M_{zp} = -102.73 + 241.99 \times 0.1815 + 237.65 \times 0.1386 - 0.0138$$
$$\quad \times 17.07 + (0.0024 - 0.0138) \times 0.035 \times 0.1343 = -26.11 \,\text{N} \cdot \text{m}$$

片脚支持期に荷重を支えている期間についての、左膝関節に関するこれらのモーメントの解釈を以下に述べる。M_{xp} の値は正である。そのため、これは反時計回りの向きであり、膝関節に外転モーメントが作用していることがわかる。このモーメントは上体に掛かる重力によって生じる大きなモーメント（下向きで支持脚の内側に作用する）に抗していることがわかる。M_{yp} は下腿の長軸の周りに作用するモーメントで、左股関節の内旋筋が骨盤、上体、右脚を前方に向けて回転させ、ステップ長を長くする作用を反映している。M_{zp} は負の値で、時計回り（屈曲方向）のモーメントが矢状面で作用していることを表しており、これは支持期後期、爪先離地直前に膝関節を屈曲させる動作を助けていることがわかる。動力学解析の次の段階は、これらの膝関節モーメント M_{xp}、M_{yp}、M_{zp}（いずれも下腿の解剖学的座標系を参照した値となっている）を、グローバル座標系を参照した値に変換し、逆ダイナミクス演算を大腿のセグメントに対しても行えるようにすることである。この変換は下腿についての [A to G] 行列を用いてなされ、大腿の計算で用いる遠位のモーメント M_{XD}、M_{YD}、M_{ZD} を生み出す。

練習として、フレーム 5 と 7 についても同様の計算をしてみると良い。フレーム 5 については $a_X = 5.89 \text{m/s}^2$、$a_Y = 1.30 \text{m/s}^2$、$a_Z = -1.66 \text{m/s}^2$ である。フレーム 7 については $a_X = 9.60 \text{m/s}^2$、$a_Y = 1.94 \text{m/s}^2$、$a_Z = -0.020 \text{m/s}^2$ である。フレーム 5 については $M_{xp} = 40.76 \text{N·m}$、$M_{yp} = 21.61 \text{N·m}$、$M_{zp} = -31.23 \text{N·m}$ である。フレーム 7 については $M_{xp} = 41.85 \text{N·m}$、$M_{yp} = 19.20 \text{N·m}$、$M_{zp} = -19.80 \text{N·m}$ である。

7.4.4　関節における力学的パワー

ここで、遠位と近位の関節において生成・吸収される力学的パワー P_d と P_p を、式 (6.1) を用いてそれぞれのモーメントの成分について求めることができる。その際、それぞれに対応した角速度の成分を用いる。

$$P_d = M_{xd}\omega_{xd} + M_{yd}\omega_{yd} + M_{zd}\omega_{zd} \quad \text{(式 7.10a)}$$
$$P_p = M_{xp}\omega_{xp} + M_{yp}\omega_{yp} + M_{zp}\omega_{zp} \quad \text{(式 7.10b)}$$

ここでのモーメントは既に導いたものであり、ω_{xd}、ω_{yd}、ω_{zd}、ω_{xp}、ω_{yp}、ω_{zp} は遠位端・近位端の関節角速度である（図 7.3 には示していない）。角速度の単位は rad/s、モーメントの単位は N·m、パワーの単位は W である。パワーの値が正の場合には着目している筋群がエネルギーを生成しており、パワーの値が負の場合にはエネルギーを吸収しているといえる。

7.4.5　モーメントとパワー曲線の例

図 7.4 には、歩行ストライド中の足関節、膝関節、股関節の関節モーメントの、複数被験者の平均値を示している（Eng と Winter、1995）。踵接地（HC）はス

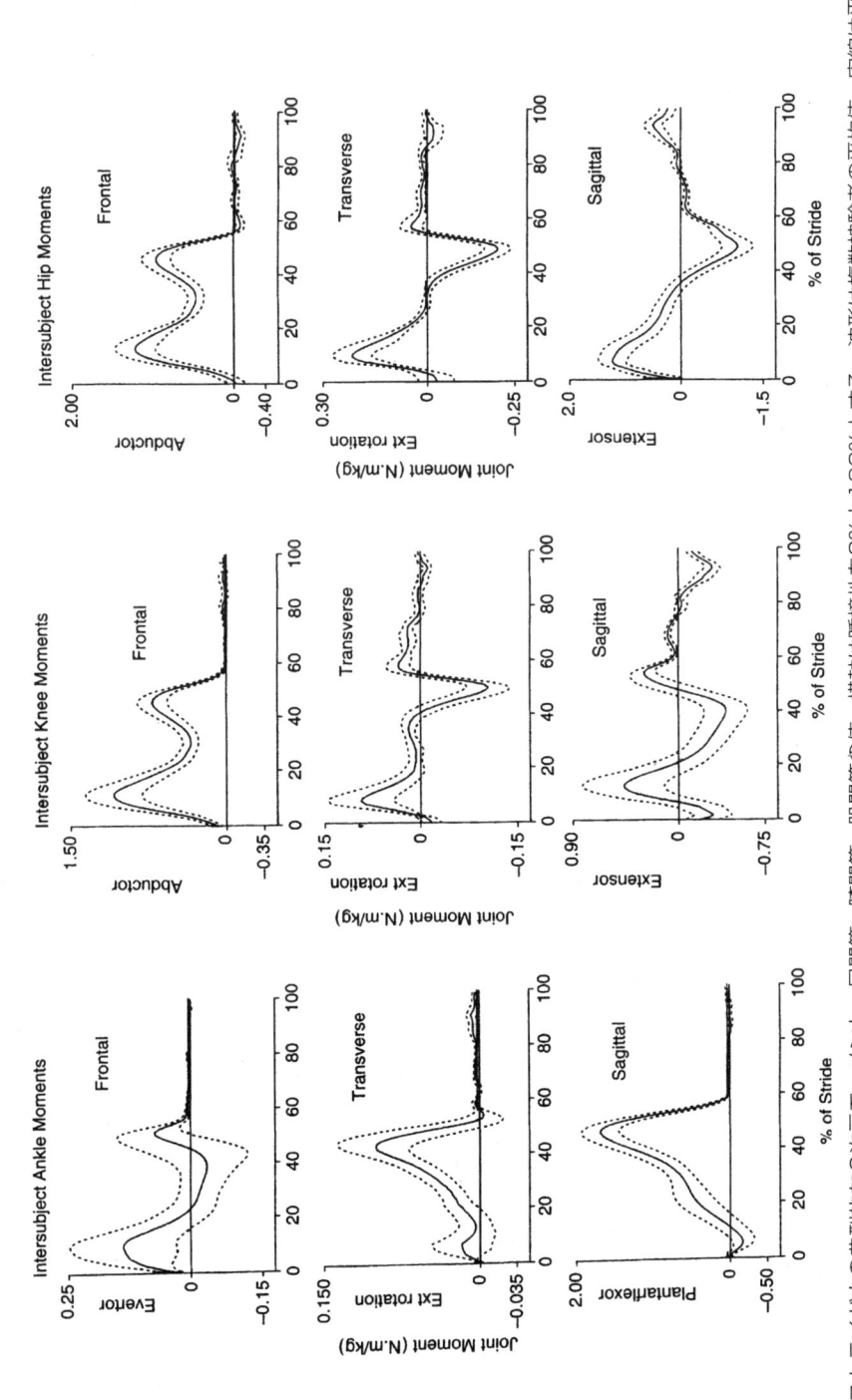

図7.4 歩行ストライド中の典型的な3次元モーメント。足関節、膝関節、股関節の値。横軸は踵接地を0%と100%とする。波形は複数被験者の平均値。実線は平均値を、点線は平均値±標準偏差を示す。波形の詳細な解釈については本文を参照。

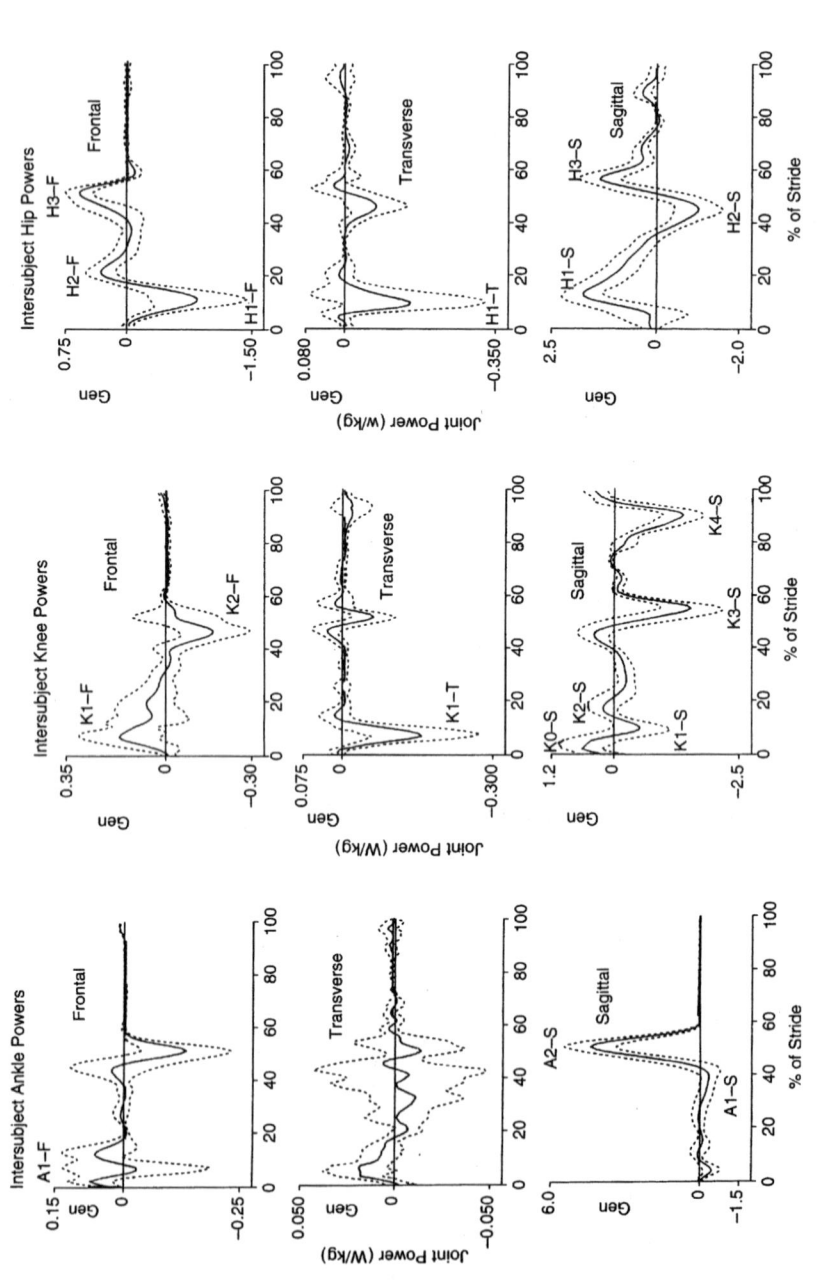

図7.5 足関節、膝関節、股関節における力学的なパワーの生成と吸収。図7.4と同じ試行についての平均値。パワーの生成が正の値、吸収が負の値。波形の解釈については本文を参照。

トライドの0％で、爪先離地（TO）は60％である。図7.5は3次元的パワーについての複数被験者の平均値である（EngとWinter、1995）。これらのカーブは身体質量に対する相対値として示してある。モーメントの単位はN·m/kgであり、パワーの単位はW/kgである。矢状面（Sagittal plane）では伸展モーメントが正の値である。横断面（Transverse plane）では外旋モーメントが正で、前額面（Frontal plane）では外転・外反モーメントが正である。これらのモーメントの果たす役割についての詳細な説明は本書の対象外であるが、大きな、あるいは機能的な面で比較的重要なモーメントについて、いくつかコメントする。

1. 歩行動作中最大のモーメントは矢状面上で、足関節において見られる。踵接地の直後（HC）に、小さな背屈モーメントが働き足部を地面に降ろす。この後、底屈モーメントが大幅に増加し、ストライドの約50％の時点でピークに達して足関節を急速に底屈させ、下肢を上方かつ前方に蹴り出す。そして爪先離地（TO）の後、遊脚期が始まる（図7.5におけるA2-Sのパワー発揮を参照）。

2. 膝関節伸筋群はストライドの8-25％で活動しており、脚が荷重を支える際の膝関節屈曲をコントロールしている（K1-Sのエネルギー吸収期）。その後、モーメントの向きは屈曲側になるが、これは腓腹筋が足関節の底屈モーメントを増大させる際の副産物である。TOの直前と直後に小さな膝関節伸展モーメントが働き、支持期後期と遊脚期初期の膝関節の屈曲を制限する（K3-Sのエネルギー吸収期）。HC直前の屈曲モーメントは、踵接地に備えて遊脚を減速する作用がある（K4-Sのエネルギー吸収期）。

3. 股関節については、支持期の前半では伸展モーメントが働き、後半では屈曲モーメントが働く。前半においては伸展筋群の作用で体幹が前方に倒れるのを防ぎ、姿勢を安定化させる。この作用が無ければ、股関節における大きな後ろ方向の反力の影響で体幹は倒れてしまう。これは同時に膝関節伸展筋が膝を伸ばし、膝折れを防ぐのを補助する。また、この作用で、従来"後ろからの推す力"と説明されて来たメカニズムにより身体を前方に推進するのに貢献する（H1-Sのエネルギー生成局面）。支持期後半の屈曲モーメントには2つの役割がある。まず、股関節にはたらく前方への反力の影響で体幹部が後方に倒れるのを防ぐ。次に、支持期の最後と遊脚期の最初に（ストライドの50-75％）大腿部を持ち上げる（H3-Sのエネルギー生成局面）。

4. 横断面における大きな動きは股関節でなされる。支持期の前半では、支持脚の外旋筋が骨盤と体幹の回旋を減速する（H1-Tのエネルギー吸収期）。そして後半では、骨盤と遊脚を回旋させて前方に運ぶ動きを内旋筋群が安定化させる。

5. 前額面では、支持脚に強い外転モーメントが作用する。これによって骨盤（さらには上体全体）が重力の作用で落ちてしまうことを防ぐ。この際、重力は支持脚の股関節より約10cm内側に働く（骨盤が落ちる期間は

H1-F のエネルギー吸収期；続く H2-F と H3-F のエネルギー生成期では骨盤、体幹、遊脚が持ち上げられ、爪先が地面に引っかからないよう、安全な距離を保つことを補助する）。支持脚でも同様のモーメント発揮のパターンが見られるのは興味深いが、これは筋活動の結果ではない。むしろこれは荷重を支持する膝関節の、大きな重力負荷に対する応答であるといえる。ここでは膝関節は内反しそうになるが、内側の受動的な荷重保持と外側の荷重が減少する作用により、関節内部に外反モーメントが発生する。この例は骨格・靱帯の構造が筋活動を補助する（場合によっては妨げる）ことを示すものである。義肢の製作に携わるリハビリテーション工学者は、その設計においてバネ、ダンパ、機械的な動作制限機構などが発生する内部的なモーメントの影響を認識しておくべきである。

7.5 参考文献

D'Sousa, A. F. and V. J. Garg. *Advanced Dynamics Modeling and Analysis* (Prentice-Hall, Englewood Cliffs, NJ, 1984).

Greenwood, D. T. *Principles of Dynamics, 2nd edition.* (Prentice-Hall, Englewood Cliffs, NJ, 1988), Chapter 7.

Zatsiorsky, V. M. *Kinetics of Human Motion* (Human Kinetics, Champaign, IL, 2002).

7.6 引用文献

Davis, R. B., S. Õunpuu, D. Tyburski, and J. R. Gage. "A Gait Analysis Data Collection and Reduction Technique," *Human Movement Sci.* **10**: 575–587, 1991.

Eng, J. J. and D. A. Winter. "Kinetic Analysis of the Lower Limbs during Walking: What Information Can Be Gained from a Three-dimensional Model," *J. Biomech.* **28**: 753–758, 1995.

Õunpuu, S., R. B. Davis and P. A. DeLuca. "Joint Kinetics: Methods, Interpretation and Treatment Decision-Making in Children with Cerebral Palsy and Myelomeningocele," *Gait & Posture* **4**: 62–78, 1996.

8

順動力学解析

8.0 イントロダクション

　これまで、人体運動の動力学解析の大半で逆動力学が用いられてきた。第5章や7章で詳細を述べたように、逆動力学解析では運動学的な測定を行い、それらのデータと外力（すなわち床反力）を合わせて、内的（関節）反力やモーメントを見積もる。そこでは動作を引き起こす力を予測するために計測データとリンク・セグメント・モデルを用いた。これはもちろんのこと、実際に起きている事象とは逆である。現実の一連の事象は、筋を駆動するさまざまな神経信号から始まる。神経信号は主働筋や拮抗筋の動員レベルを決める。活動する全ての筋の張力の正味の作用は各関節において時変のモーメントを生み出す。このモーメントは隣合うセグメントを次々に加速（もしくは減速）させ、最終的に変位を引き起こす。そしてこの変位がカメラで記録される。このアプローチをコンピュータ内で模倣すると、順動力学解析（forward solution）と呼ばれる解析を行っていることになる。

　順動力学解析用のモデルには逆動力学解析と比較して大きな制約がある。例えば、逆動力学解析によって片脚の足関節および膝関節モーメントを計算したい場合、全てのセグメントのデータは必要ない。関連するセグメントのデータだけがあればよい（この場合は足部と下腿セグメント）。大腿、対側肢、体幹、腕、頭部の運動学的もしくは動力学的データは何も必要ない。順動力学解析では、解析を始めるまでに身体全体をモデル化する必要がある。あるいは身体の一部分が空

199

間に固定される場合では、動くことができるセグメント全てをモデル化する必要がある。用いるリンク・セグメント・モデルが解剖学的に妥当なものでない場合、予測には大きな誤差が含まれることになる。体肢間に力のカップリングがあるため、完全なリンク系をモデル化しなければならない。モデルには各関節における正味の筋モーメントと、位置や速度の初期条件を入力する。各関節モーメントは2つの隣合うセグメントに作用する。そしてそれらのセグメントは、さらに遠く離れたセグメントまで次々に反力を生み出していく。例えば歩行では、足関節において蹴り出しを行う筋（底屈筋）は大きな底屈モーメントを生み出す。そして、そのモーメントは足関節の急速な底屈をもたらす。膝関節における水平および垂直反力は、この底屈モーメントによって劇的な影響を受ける。これらの反力は今度は大腿に作用し、大腿の加速度を変化させる。同様に股関節、対側の股関節、体幹における反力もまた変化する。つまり、全ての身体セグメントの加速度が足関節の筋によって影響を受ける。解剖学的モデルのいずれの部位に誤差があったとしても予測値に誤差が含まれることになる。いずれかのセグメントの質量が誤っている、もしくは、関節における拘束条件が欠落しているか非現実的であるといった状況では、リンク系全体が変位誤差を生成し始め、これらの誤差が時間とともに蓄積していく。つまり、解剖学的に不十分なモデルの場合、入力するモーメントの時系列データが妥当なものであったとしても、軌跡のエラーは急速に蓄積する。

8.0.1 順動力学解析モデルの仮定と制約

1. リンク・セグメント・モデルにおいては、5.0.1節で示した逆動力学解析用のモデルと同じ仮定をおく。
2. モデルには一切の運動学的拘束があってはならない。つまり、モデルは運動入力に命令された通り、つまずいたり、跳んだり、倒れたりすることが出来なければならない。
3. 初期条件には全てのセグメントの位置および速度が含まれていなければならない。
4. モデルへの唯一の入力は、外的に付加される力および内的に生成される筋張力もしくは筋モーメントである。
5. モデルには、自由度および拘束について重要なもの全てが組み込まれていなければならない。例えば、股関節や肩関節は3つの回転軸を有していなければならない。ただし、靭帯のような受動的な内部組織があるため、可動域には制限がある。それらは受動的な内力および内的なモーメントとしてモデル化される。
6. 外的な反力については計算しなければならない。例えば足部が接地しているとき、床反力はセグメントの質量と加速度の積を全セグメントについて代数的に合計したものと等しくなる。身体が2つ以上の点で外部物体と接

触している際、反力の配分問題は1つの独立した問題であり、場合によっては大きな問題になる。

8.0.2 順動力学シミュレーションの可能性

研究および臨床やスポーツの現場において、シミュレーションの将来性は非常に大きい。しかし前節で述べたような厳しい制約があるため、不幸にもその将来性は認識されてこなかった。"もしある処置を行ったらどのような結果が得られるか？"という類の問題に、シミュレーションを用いて対処し得ると考えられる。例えば、外科医は次のような問いかけをするかもしれない。"筋の始点をある点から他の点に移動したならば、何が起きるであろう？特定の筋痙性を減少させるために腱を解放（伸長）した場合、何が起きるであろう？"また、指導者であれば、"私のランナーの動作パターンは最適か？もしそうでなければ、動作パターンの何を変えれば改善する可能性があるのか？"と問いかけるかもしれない。また、基礎分野の研究者であれば、歩行の制御に関してある説を持っているかもしれない。そしてその説をテストしてみたいと思うかもしれない。

ただし、何らかの妥当な答えを得る以前に、まず人体構造のリンク・セグメント・モデルが妥当なものでなければならない。研究者は、これまで内部妥当性（モデルの首尾一貫性）の必要条件（十分条件ではない）をテストしてきた。そのようなテストでは、求める各平面（矢状面、前額面など）の各関節モーメントを計算するために逆動力学解析が必要である。逆動力学解析によって得られた運動パターンを、計測された初期条件とともに入力として用いると、順動力学解析によって元々計測された運動学的データを再現できるはずである。モデルがこのテストを通過しなければ、他のいかなる疑問に答えようとしても無駄である。生じる結果全ては、誤りのあるバイオメカニクスモデルに上塗りされた誤りのあるものとなる。

8.1 順動力学解析モデルのレビュー

ヒトの移動動作は、研究者の注目を最も集めてきた運動である。動作およびリンク・セグメント・モデルが複雑であるため、明らかに過度な単純化をしたり、動作の中でもごく短い区間のみシミュレーションしたりされてきた。TownsendとSeireg (1972)は、左右の股関節でそれぞれ1自由度（屈曲／伸展）を持つヒトモデルを構築した。その際、下肢は質量を持たない剛体としてモデル化した。Hemami (1980)は、足部を持たない剛体脚を含む3セグメントの3次元モデルを提案した。また、PandyとBerme (1988)は足部を持たない5セグメントからなる2次元モデルを用いて、片脚支持期のみをシミュレーションした。そのような大幅な単純化は妥当な答えを生み出さないことは明白であろう。より完全な

モデルを構築したとしても、多くの研究者はモデルの各部位を運動学的に拘束している（BeckettとChang、1968；ChaoとRim、1973；Townsend、1981）。例えば、体幹や骨盤セグメントの軌跡を正弦曲線と仮定したりする。そのような拘束は、信用に値するシミュレーション結果を得るための主要な要件の１つを破ることになる。我々の研究室の最初の研究（OnyshkoとWinter、1980）では、身体を７セグメント（足部２個、下腿２個、大腿２個、HAT １個）からなる系としてモデル化した。しかしそのモデルでは、解剖学的な拘束（歩行動作は３関節と足部剛体セグメントにおいて矢状面内で起こるという拘束）のために、内部妥当性の必要条件が満たされなかった。そのモデルは最終的には歩行したが、モーメントパターンを変えることが必要だった。このような結果から、２つ（複数）の誤りが積み重なると一見正しい結果を導くこともあることを認識し、注意する必要がある。モデルが不完全な場合、不完全な運動パターンが入力された場合のみ、もっともな動作が生成される訳である。より複雑なモデル（セグメント数がより多く、各関節における自由度がより高いモデル）も発表されてきている（Hemamiら、1982b；Chenら、1986）。しかし、まだ内部妥当性については検証されていない。

　単純な動作についてはそれなりに上手くモデル化されてきた。Phillipsら（1983）は下肢を振る動作をモデル化した。その際、股関節モーメントとともに股関節を振る並進の加速度も用いてシミュレーションを行った。Hemamiら（1982a）は、膝を固定して前額面上で身体を揺らす動作をモデル化した。股関節および足関節における内転／外転アクチュエータへの入力を用いて、系全体の安定性を定義した。

　より最近の３次元（３D）歩行モデルでは、これまでよりは多少成功している。これまでの試みの主要な問題の１つは初期接地時のモデル化であった。初期のモデルでは、足部や靴の底面の弾性特性を表現するためにバネが用いられた。しかしこのモデルでは、足部セグメントに非常に大きな加速度を生じさせ、また同様に床反力に大きなスパイクを生じさせる。この現象は粘弾性モデルを用いることで解決された（GilchristとWinter、1996）。粘弾性モデルは足部剛体セグメントの下にバネとダンパーを並列に配置するものである。GilchristとWinter（1997）はADAMSというソフトウェア（8.2節で述べる）を用いて、９セグメントからなる３D歩行モデルを構築した。彼らは逆動力学解析で得た関節モーメントを入力として用い、ある程度成功した例を示した。モデルでは、膝関節、足関節、中足趾節関節の動きが解剖学的な可動域の範囲に収まるように拘束するために非線形バネが用いられた。股関節には線形バネが用いられた。また、滑らかな動作を保証するために全ての関節にダンパーが組み込まれた。しかしながら、関節モーメントにおける小さな誤差が約500ミリ秒後に非常に大きな運動学的誤差の蓄積を招くことが明らかとなった。その蓄積はモデルが不安定になったり倒れたりする程であった。これらの誤差の蓄積は、全ての順動力学解析に本質的に存在する特性である。変位誤差はセグメントの加速度（入力、反モーメント、反力に起因

する）を2回積分する際に生じる。この変位誤差は時間とともに増大し、入力される関節モーメントを絶えず微調整することでしか修正できない。つまり、8.0.1節で挙げた順動力学解析モデルの制約条件のいくつかを破らざる得ない。

8.2 数学的定式化

　セグメントが連なった系の動力学解析では、相互に接続された質量要素、バネ、ダンパー、アクチュエータ（動作生成器）からなる数学モデルが用いられることが多い。そのようなモデルでは、個々のセグメントの時間ごとの位置を規定することで動きが求まる。また、運動のための力を働かせることによっても動きが求まる。ただしその場合、セグメントの動きは物理法則に従って求まる。

　つい最近まで、問題の非線形な性質が一般的動力学モデルの解法の障害となってきた。コンピュータの進歩に伴い、研究者は非線形性問題に取り組むことができるようになった。また、コンピュータを利用して多数の要素からなるモデルを作成することができるようにもなった。この後のページでは、一般的なモデル構成の運動方程式を記述するための系統的手法について説明する。単純なモデル構成、もしくはそれほど複雑ではないモデル構成の場合、系統的手法は手作業による運動方程式導出に適している。複雑なモデルの場合、系統的手法は、LISP、PROLOG、MAPLE などの記号を用いたコンピュータ言語でのプログラム記述に簡単に合わせることができ、運動方程式を生成することができる。また、入力としてモデル記述を受け入れ、出力としてモデル応答を渡すことができる汎用的な自動定式化のコンピュータプログラムを記述する際、C 言語や BASIC などのコンピュータ言語を用いることも可能である。実際、Mechanical Dynamics 社（ミシガン州アナーバー）は動力学シミュレーション過程を自動化するコンピュータプログラムを開発した。彼らの製品は、ADAMS（Automatic dynamic analysis of mechanical systems；Chace, 1984）という名前で販売されている。

　運動方程式の定式化にはいくつかの手法がある。まず最も直接的な手法は、最も効率の悪いものかもしれないが、モデルの各セグメントにニュートンの力学法則を適用する手法である。反力や反トルクは解法の副産物として得られるが、方法は煩雑であり汎用的な動力学シミュレーションに容易には結び付かない。ただし、ニュートンの運動法則にグラフ理論のいくつかの概念を取り入れれば系統的手順が定められる。それは動力学シミュレーション用の自動定式化プログラムを記述するために利用できる。Waterloo 大学において、これらの考え利用した3つのコンピュータプログラムが開発された。1つは粒子の3次元解析用のパッケージである VECNET（vector network；Andrews と Kesavan, 1975）、もう1つは平面機構用の PLANET（plane network）、3つ目は3次元システム用の ADVNET（advanced network；Andrews, 1977；Singhal と Kesavan, 1983）である。

運動方程式の定式化のための2番目の方法は、ラグランジュの力学を用いるものである（Wells、1967）。ラグランジュの方程式では仮想変位の概念が必要であり、運動の2階微分方程式を得るために一般化座標の関数として系のエネルギーと仕事を用いる。ほとんどの場合ラグランジュの手法を用いることで、動力学の全領域が同じ基本ステップを含む1つの手続きに収束する。これは関連するセグメント数、用いる座標系の種類、モデルの拘束の数、拘束が作用しているかどうかによらない。DYMAC（Paul、1978）で用いられているような、ダランベールの原理を用いた拡大仮想仕事の手法といった他の手法も用いられている。

ここで、どの手法がより適しているかを考える。それぞれの手法に長所と短所があるが、ラグランジュの方法は単純なことが特徴である。また、各問題に適した任意の座標系に対して用いる事が出来る。この章の役割はラグランジュの力学を基にした処理手順を解説することである。この手法は記号処理言語を用いてコンピュータへ実装するのに適している。実装する際、系の各要素は連結したリストによって記述される。各リストは名前とインデックスを持っており、そのリストと関連付けられた多数のパラメータを含んでいる。リストの最初の要素は、通常、系において、そのリストと他の関連するリスト間のリンクを規定する整数である。そして、これらのリストを系統的に操作することによって運動方程式を得る。さらに進める前に、ラグランジュの方法について概説する。

8.2.1 ラグランジュの運動方程式

以下はラグランジュの運動方程式の簡単な説明である。これらの式の導出については、Greenwood（1977）やWells（1967）などによる発展的な古典力学の教科書を参照されたい。

8.2.2 一般化座標と自由度

任意の系において最初に決めなければならないことの1つは、モデルを表現する座標の数である。系の構成を明確に表現する時間依存パラメータの一式が、系の座標としての機能を果たすことを認識することが重要である。これらのパラメータは一般化座標として知られている。一般化のために、それらは $[\mathbf{q}]^t$ で示される。

$$[\mathbf{q}]^t = [q_1, q_2, \ldots, q_n] \qquad (式8.1)$$

$[\ ]^t$ という記号は配列や行列の転置を示すために使われるものである。例えば、図8.1に示されるような、xy平面上の点pを考える。点pは$(x、y)$、$(r、\theta)$、$(A、\sin\theta)$、$(r、\sin\theta)$など、いくつかの数値のペアで表わすことができる。実際、位置を指定するために定義し得る座標系の数に制限はない。さらに、それらの異なるペア同士の関係は簡単にわかる。最初と最後のペアを用いて、仮

に $q_1 = r$, $q_2 = \sin\theta$ とすると、$x = q_1[1-(q_2)^2]^{0.5}$、$y = q_1 q_2$ であることがわかる。空間に存在するセグメントは6自由度（DOF：Degrees of Freedom）を持つことができる。一方、質点の自由度は最大3DOFである。系の自由度は、各要素の自由度の合計と定義される。S個のセグメント、P個の質点、C個の拘束からなる系の自由度は次式で与えられる。

$$\mathrm{DOF} = 6S + 3P - C \qquad \text{(式 8.2)}$$

系における拘束は、拘束式 [**Φ**] = [0] で表わされる。それらの拘束は関節によるものである（すなわち、関節が隣合うセグメントの2点の軌跡が同じになるように力を働かせる）。もしくは、動作様式を外から強制的に制御することによっても拘束が生まれる。拘束は幾何学的な条件というよりも拘束力 $[\lambda]^t$ の形で運動方程式に組み込まれる。各拘束式に関連して拘束力が存在する。それらは反力と類似のものである。拘束力 $[\lambda]^t$ はラグランジュ乗数として知られている。前の例では点の運動が平面に限定されているため自由度は2である。つまり、拘束式 **Φ** は $z = 0$ の形態をとる。この拘束式に関連した拘束力はz軸方向の力である。その力によって点の運動はxy平面に保持される。全体が拘束された系（DOF = 0）についてはその方程式を運動学的に解くことができる。過剰に拘束された系（DOF < 0）については冗長な拘束を取り除かない限り方程式を解くことができない。

独立な一般化座標は拘束を破ることなく独立して変化できる座標であり、モデルの自由度と等しくなければならない。独立な一般化座標を用いると拘束力について解くことなく、ほとんどのモデルの解析が可能である。モデルにおける何らかの付加的な座標は、過剰もしくは従属座標として知られている。独立座標と従属座標間の関係は実際には拘束式 [**Φ**] = [0] のことである。従属座標を消去できるとき、その系は"ホロノミック"である。ノンホロノミックな系において系を記述するためには、常に自由度よりも多くの座標が必要である。定義上、一般化座標を時間で1階微分したものを一般化速度 $\dot{q}_i$、2階微分したものを一般化加速度 $\ddot{q}_i$ と呼ぶ。系における点iの位置ベクトル $\mathbf{r}_i$ と一般化座標 $[\mathbf{q}]^t$ の関係を示す式を変換方程式（Transformation Equation）と呼ぶ。これらの方程式は次の形態をとるものと仮定する。

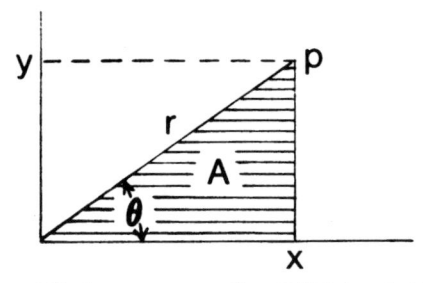

図8.1 点pは、いくつかの変数（r、x、y、θ、A）の関数として定めることができる。

$$x_i = f_{xi}(q_1, q_2, q_3, \ldots, q_n, t)$$
$$y_i = f_{yi}(q_1, q_2, q_3, \ldots, q_n, t)$$
$$z_i = f_{zi}(q_1, q_2, q_3, \ldots, q_n, t)$$
(式8.3)

ここで、一般化座標は一部のみが含まれていても全てが含まれていてもよい。X 軸方向の速度成分は x_i を時間微分することで得られる。

$$\dot{x}_i = \sum_{j=1}^{n} \left(\frac{\partial x_i}{\partial q_j}\right)\left(\frac{dq_i}{dt}\right) + \frac{\partial x_i}{\partial t}$$
(式8.4)

$\dot{y}_i$、$\dot{z}_i$ 成分についても同様の関係を記述できる。

8.2.3 ラグランジュ関数 L

ラグランジュ関数（ラグラジアン）L は、系の全運動エネルギー（KE：Kinetic Energy）と全ポテンシャルエネルギー（PE：Potential Energy）の差として定義される。

$$L = \mathrm{KE} - \mathrm{PE}$$
(式8.5)

ある1つのセグメントの運動エネルギーは、静止状態からある値 **v** まで速度を増加させるためにセグメントになされる仕事として定義される。**v** はグローバル（慣性）座標系を参照して測定される値である。慣性座標の存在は古典力学の基本的な前提条件である。ポテンシャルエネルギーは、系が保存力の影響下にある場合に存在する。つまり、セグメントのポテンシャルエネルギー（位置エネルギー）は、重力場においてセグメント（もしくは質点）がその位置にあることによって保持するエネルギーと定義される。その位置は系の中で選ばれた基準面（通常は地表面）に対してのものとなる。バネの場合、ポテンシャルエネルギーは弾性変形によってバネに蓄えられるエネルギーのことである。

8.2.4 一般化力 $[Q]$

セグメントに働く非保存力 $\mathbf{F}_j$ は、系の各一般化座標（q_i、$i = 1$、$\cdots$、n）に対応する成分に分解できる。これは拘束力についてもあてはまる。一般化力 Q_i は q_i だけが変化し、その他全ての一般化座標が一定であるときに仕事をする力のことである。つまり、仕事を q_i で偏微分したものである（式8.34 参照）。より便利な形で表すと、f 個の力が系に働く場合は次のように表せる。

$$Q_i = \sum_{j=1}^{f} \lambda_j \left(\frac{F_{xj}\partial R_{xj}}{\partial q_i} + \frac{F_{yj}\partial R_{yj}}{\partial q_i} + \frac{F_{zj}\partial R_{zj}}{\partial q_i}\right)$$
(式8.6)

ここで、$\mathbf{R}_j$ は力 $\mathbf{F}_j$ の位置ベクトルである。これらの力によって生じるモーメ

ントや外部から作用するモーメントは、角度系の選び方によって大きな影響を受ける。この点については後ほど詳細を述べる。拘束式が m 個の場合は、

$$Q_i = \sum_{j=1}^{m} \lambda_j \frac{\partial \Phi_j}{\partial q_i} \tag{式8.7}$$

式 (8.6) と (8.7) は使う前に足し合わせる必要がある。

8.2.5 ラグランジュの運動方程式

n 個の一般化座標、m 個の拘束式をもった系のラグランジュの運動方程式の主要な形態の1つは次のものである。

$$\frac{d(\partial L/\partial \dot{q}_i)}{dt} - \frac{\partial L}{\partial q_i} = Q_i, \quad (i=1,\ldots,n) \tag{式8.8}$$

$$[\mathbf{\Phi}] = [0] \tag{式8.9}$$

これらの式は n 個の2階非線形微分方程式と m 個の拘束式からなる。全体で $n+m$ 個の未知数（$[\mathbf{q}]^t$、$[\lambda]^t$）を持つ。

8.2.6 点および座標系

動く点 (pt) の自由度は最大で3である。これは任意の直交座標系 (RS: Reference System) についてあてはまる。点が特定の動作に拘束されている場合、自由度はその拘束に従って減少する。座標系そのものの運動を考える際には、原点の並進の自由度に加えて最大で3つの回転の自由度がある。これも任意の座標系についてあてはまる。ここでいう「点」とは、座標系の原点、セグメントの質量中心、外力が掛かる点、関節中心、筋の起始、その他関心のある箇所を意味する。点が属する座標系については、セグメントのローカル座標系 (LRS) かグローバル座標系 (GRS) を都合良く選ぶことになる。

動く座標系 (LRS) は GRS に対して、その向きや原点の位置が与えられれば定義される。一方で動く点は、座標系 (RS) が与えられ、そのローカル座標値がわかれば定義される。RS_j に対して動く点 $pt(i)$ を、連結リストの表記と添え字 (i, j, k) を用いることによって次のように表す。

$$pt(i) = [j, x_i, y_i, z_i] \tag{式8.10}$$

同様に、動く LRS(j) を次のように表す。LRS(j) の原点は $pt(k)$ であり、方向（通常はゼロ座標系 GRS に対してのもの）は与えられているものとする。

$$\text{LRS}(j) = [k, \theta_{1j}, \theta_{2j}, \theta_{3j}, 0] \tag{式8.11}$$

2次元の系では式 (8.10) と (8.11) は次のようになる。

$$pt(i) = [j, x_i, y_i] \quad \text{および} \quad \text{LRS}(j) = [k, \theta_j]$$

　GRS は、系の何らかの都合の良い静止地点 $pt(0)$（ゼロ点）を起点にして構成される。GRS のインデックスにはゼロが与えられる。GRS の定義域におけるその他の点は式(8.10)によって指定される。ここでは、インデックス(j)をゼロに設定する。これらの点には原点やモデルの LRS のいくつかが含まれている。各点は固有のインデックス値を持たなければならない。モデルの各 LRS は式(8.11)によって指定される。それらもまた、固有のインデックス値を持つ。その手続きをモデル内の全ての点に対して LRS が示されるまで繰り返す。従ってモデル構成は、2種類の連結リストで示されるベクトルネットワークに単純化される。

　実例として図 8.2 に示した例を考える。図 8.2 では、質量 m_2 のブロックが質量 m_1 のブロック上を、そして同じく質量 m_1 のブロックが水平面上を滑る。この例では、各ブロックを質点として取り扱う。系の自由度は2である。そのため、図で示すような2つの独立した一般化座標（q_1、q_2）を選ぶ。この系は、1つの LRS と2つの pt で次のように表される。

$$\begin{aligned} \text{LRS}(1) &= [1, \theta] \\ pt(1) &= [0, q_1, 0] \\ pt(2) &= [1, d_1 - q_2, 0] \end{aligned} \qquad \text{(式 8.12a)}$$

　ここで、式(8.10)の x と y は適当な変数変換によって置換されている。q は陰に時間依存する変数であり、その他の記号は定数として取り扱われることに注意を要する。質量 m_2 のブロックと質量 m_1 のブロックが離れないための拘束力を計算するために、質量 m_2 のブロックにもう1つ自由度（一般化座標：q_3）を与える。ここで、質量 m_2 のブロックの質量中心と滑走面との距離を d_2 とする。次に、系の状態を維持する（ブロックが離れない）ための拘束を加える。

$$\begin{aligned} pt(2) &= [1, d_1 - q_2, q_3] \\ 0 &= q_3 - d_2 \end{aligned} \qquad \text{(式 8.12b)}$$

　これらのリストが一度定められれば、各リストの最初の要素を用いて任意の点の変位や速度ベクトルを簡単に得ることができる。2つのブロックの質量と質量中心が与えられると系は完全に定まる。これには次のリストを用いる。

$$\begin{aligned} \text{seg}(1) &= [1, m_1] \\ \text{seg}(2) &= [2, m_2] \end{aligned} \qquad \text{(式 8.12c)}$$

　seg は、質点や剛体セグメントといった系内の質量要素を表現するためのセグメントのリストである。この例（図 8.2 参照）の詳細については、具体的なリストや (8.12d) から (8.12g) の式を用いて後ほど述べる。

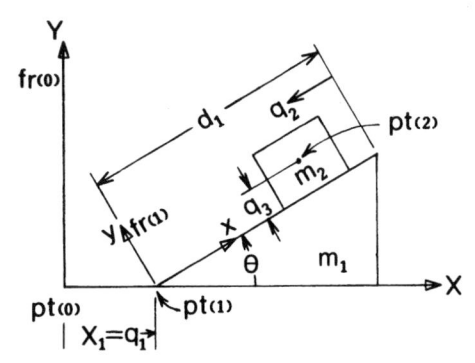

図8.2 質量を持ったブロックが滑る例。質量m_1のブロックが水平方向に動き、質量m_2のブロックはm_1のブロック上面の斜面に沿って動く。

8.2.7 変位および速度ベクトル

この後の議論では、LRSに対しては**r**、**v**、x、y、z、…という表記を、GRSに対しては**R**、**V**、X、Y、Z、…という表記を用いる。文字cおよびsについては、それぞれ余弦関数(cosine)および正弦関数(sine)を示すものとする。導出された変位および速度ベクトルは2つのリスト(disp、velo)に保存される。ここで、エントリー(i)については次のように符号化する。

$$\mathrm{disp}(i) = [x_i, y_i, z_i] \tag{式8.13}$$

$$\mathrm{velo}(i) = [\dot{x}_i, \dot{y}_i, \dot{z}_i] \tag{式8.14}$$

式(8.13)および(8.14)は、それぞれ$pt(i)$の変位および速度を表す。特に複雑な系の場合には、これらの値を必要な際にその都度導出するよりも、一旦導出した後に値を保存しておき、必要に応じて読み出してくるようにした方が、大きな時間の節約になる。また、LRSの角速度ベクトルはOmgaに保存する。Omgaにおけるエントリー(j)はLRS(j)の角速度成分を表す。

$$\mathrm{Omga}(j) = [\omega_{jx}, \omega_{jy}, \omega_{jz}] \tag{式8.15}$$

8.2.7.1 2次元の系

$pt(a)$をLRS(i)において動く点とする(図8.3)。点aのGRSを参照した際の位置ベクトルを$\mathbf{R}_a$とする。ベクトル代数から次式が得られる。

$$\mathbf{R}_a = \mathbf{R}_i + [\phi]\mathbf{r}_{ia} \tag{式8.16}$$

ここで、$[\phi]$はベクトル$\mathbf{r}_{ia}$をLRSからGRS参照へと変換するための2×2の行列である。これはx_iとX軸間の角度によって定まる。

同式を展開すると次のようになる。

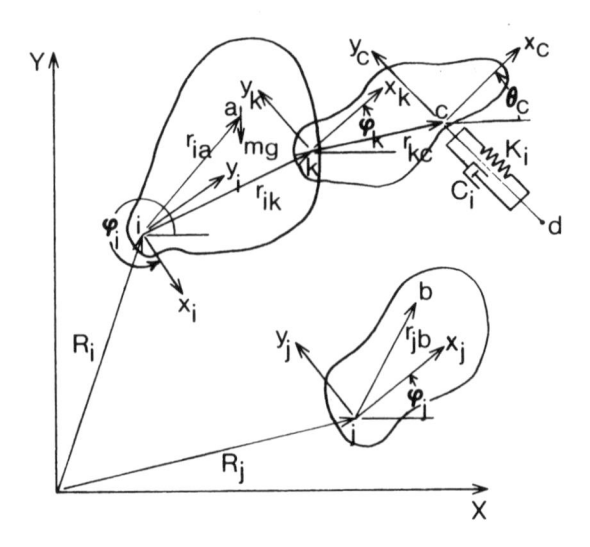

図8.3 3つのセグメント、1つのバネ、1つのダンパーからなる平面モデルを示すリンク・セグメント図。3つのLRSが示されている。詳細については本文を参照。

$$\begin{bmatrix} X \\ Y \end{bmatrix}_a = \begin{bmatrix} X \\ Y \end{bmatrix}_i + \begin{bmatrix} c & -s \\ s & c \end{bmatrix} \begin{bmatrix} X \\ Y \end{bmatrix}_{ia} \tag{式 8.16'}$$

同点の速度ベクトルは式(8.16)を時間微分することで得られる。$\omega_z = d\theta_z/dt$ であることを思い出すと次式が得られる。

$$\mathbf{V}_a = \mathbf{V}_i + [\phi] \mathbf{v}_{ia} + [\phi][\tilde{\omega}] \mathbf{r}_{ia} \tag{式 8.17}$$

$[\tilde{\omega}]$は角速度の歪対称行列であり、次のような2×2の行列である。

$$[\tilde{\omega}] = \begin{bmatrix} 0 & -\omega_z \\ \omega_z & 0 \end{bmatrix} \tag{式 8.18}$$

ここで、滑るブロックの例に戻る (図8.2参照)。$\theta = 45°$、$\omega = 0$ rad/sとする。ただし、$\cos(45) = \sin(45) = 0.707$ とする。変位および速度リストは次のようになる。

$$\begin{aligned} \text{DISP}(1) &= [q_1, 0] \\ \text{VELO}(1) &= [\dot{q}_1, 0] \end{aligned} \tag{式 8.12d}$$

LRS (1) の原点は $pt(1)$ であることから、式(8.16)より次式が得られる。

$$\begin{aligned} \text{DISP}(2) &= \text{DISP}(1) + [\phi][d_1 - q_2 q_3]^t \\ &= [q_1 + 0.707(d_1 - q_2) - 0.707 q_3, 0.707(d_1 - q_2) + 0.707 q_3] \\ \text{VELO}(2) &= [\dot{q}_1 - 0.707(\dot{q}_2 + \dot{q}_3), 0.707(\dot{q}_3 - \dot{q}_2)] \end{aligned} \tag{式 8.12e}$$

(8.12c)、(8.12d)、(8.12e) のリストから、系のエネルギーおよびラグランジュ

関数［式 (8.5)］は次のようになる。

$$\text{KE} = \tfrac{1}{2}m_1(\dot{q}_1)^2 + \tfrac{1}{2}m_2\left\{[q_1 - 0.707(\dot{q}_2 + \dot{q}_3)]^2 + [0.707(\dot{q}_3 - \dot{q}_2)]^2\right\}$$
$$\text{PE} = 0.707\, m_2 g\,(d_1 + q_3 - q_2)$$
$$L = \tfrac{1}{2}(m_1 + m_2)(\dot{q}_1)^2 + \tfrac{1}{2}m_2\left[(\dot{q}_2)^2 + (\dot{q}_3)^2 - 1.414(\dot{q}_1)(\dot{q}_2 + \dot{q}_2)\right]$$
$$- 0.707\, m_2 g\,(d_1 + q_3 - q_2) \tag{式 8.12f}$$

式 (8.7) および (8.12b) から、拘束力 [**Q**] は次にようになる。

$$Q_1 = 0, \quad Q_2 = 0, \quad Q_3 = \lambda_3, \tag{式 8.12g}$$

式 (8.8)、(8.9)、(8.12f)、(8.12g) から、q_1 に対する運動方程式は、

$$0 = (m_1 + m_2)\ddot{q}_1 - (0.707 m_2)\ddot{q}_2 - (0.707 m_2)\ddot{q}_3$$

q_2 に対しては、

$$0 = -(0.707 m_2)\ddot{q}_1 + (m_2)\ddot{q}_2 - (0.707 m_2 g)$$

q_3 に対しては、

$$\lambda_3 = -(0.707 m_2)\ddot{q}_1 + (m_2)\ddot{q}_2 + (0.707 m_2 g)$$
$$0 = q_3 - d_2$$

これら4つの式には4つの変数（q_1、q_2、q_3、λ_3）が含まれる。拘束力が必要なければ、最初の2つの式が必要な式となる。ただし、最初の式の q_3 は差し引く。

記号を用いたコンピュータ言語によるコンピュータへの実装において、連結リストで表した系の変数やパラメータを入力として受け付け、運動方程式を出力として与えるような汎用的なプログラムをエンコードすることは単純な作業である。運動方程式を手作業で導出する場合は、関連するリストを含んだ表を作成する必要がある。これらの表のいくつかは導出途中で用いる。導出に際して行うことは表の空欄を埋めるだけの単純なものである。

8.2.7.2 3次元の系

図 8.4 で示すような3D系の LRS の定義域において、動く点 $pt(j)$ に対して、式 (8.16) および (8.17) を書き換えると次式のようになる。LRS の原点は $pt(i)$ にあるものとする。

$$\mathbf{R}_j = \mathbf{R}_i + [\phi]\mathbf{r}_{ij}$$
$$\mathbf{V}_j = \mathbf{V}_i + [\phi]\,\mathbf{v}_{ij} + [\phi]\,[\tilde{\boldsymbol{\omega}}]\,\mathbf{r}_{ij}$$

ここで、$[\phi]$ は、方向余弦行列（DCM：Direction cosines matrix）として知られている 3×3 の変換行列である。また、$[\tilde{\boldsymbol{\omega}}]$ は角速度ベクトル ω の歪対称行列であり、3×3 の行列である。各行列の要素は用いている角度系に大きく依

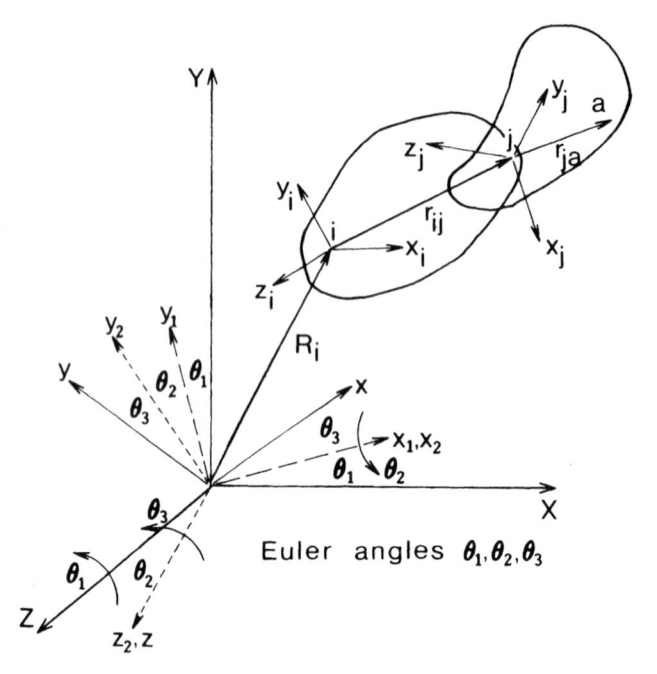

図8.4 3次元のリンク・セグメント系。3つのオイラー角（θ_1、θ_2、θ_3）とi番目およびj番目のセグメントの2つのLRSを示している。

存する。オイラー角は一般的なパラメータの1つであり、空間におけるセグメントの角度方向を表すために用いられる。図8.4では、zxzの回転順序に従うオイラー角を示している。LRSの角度方向（図内のxyz座標）は3つの回転の結果として表されている。最初の回転θ_1は、Z軸周りに行われる。その回転の結果、x_1、y_1、z_1で示される座標となる。2番目の回転θ_2はx_1軸周りに行われ、x_2、y_2、z_2で示される座標が作られる。3番目の回転θ_3はz_2軸周りに行われ、最終的な方向となる。$\cos(\theta_1)$と$\sin(\theta_1)$を、それぞれc_1とs_1と表記するものとする。各回転に関連する変換行列は次のようになる。

$$[\phi_1] = \begin{bmatrix} c_1 & s_1 & 0 \\ -s_1 & c_1 & 0 \\ 0 & 0 & 1 \end{bmatrix}, \quad [\phi_2] = \begin{bmatrix} 1 & 0 & 0 \\ 0 & c_2 & s_2 \\ 0 & -s_2 & c_2 \end{bmatrix}, \quad [\phi_3] = \begin{bmatrix} c_3 & s_3 & 0 \\ -s_3 & c_3 & 0 \\ 0 & 0 & 1 \end{bmatrix}$$

DCMは、3回の回転の結果を回転と同じ順序で合成する（$[\phi]=[\phi_3][\phi_2][\phi_1]$）ことで得られる。式を展開すると次のようになる。

$$[\phi] = \begin{bmatrix} c_1 c_3 - s_1 c_2 s_3 & s_1 c_3 + c_1 c_2 s_3 & s_2 s_3 \\ -c_1 s_3 - s_1 c_2 c_3 & -s_1 s_3 + c_1 c_2 c_3 & s_2 c_3 \\ s_1 s_2 & -c_1 s_2 & c_2 \end{bmatrix} \quad (\text{式 8.19})$$

オイラー角の1階の時間微分（ω_1、ω_2、ω_3）は実際には、それぞれZ、x_1、z_2方向のベクトルである。これらの成分はxyz方向について表現した方がセグメ

ントのエネルギー計算ではより役に立つ。それは、次式の変換によって与えられる。

$$\begin{bmatrix} \omega_x \\ \omega_y \\ \omega_z \end{bmatrix} = \begin{bmatrix} s_2 s_3 & c_3 & 0 \\ s_2 c_3 & -s_3 & 0 \\ c_2 & 0 & 1 \end{bmatrix} \begin{bmatrix} \omega_1 \\ \omega_2 \\ \omega_3 \end{bmatrix} \qquad (式 8.20)$$

最終的に、$\omega = [\omega_x、\omega_y、\omega_z]^t$ の歪対称行列は次のようになる。

$$[\tilde{\boldsymbol{\omega}}] = \begin{bmatrix} 0 & -\omega_z & \omega_y \\ \omega_z & 0 & -\omega_x \\ -\omega_y & \omega_x & 0 \end{bmatrix} \qquad (式 8.21)$$

外部から掛けられるトルクτ（もしくは $\mathbf{T}$）は常に xyz 方向の成分で表わされることに注意を要する。トルクの成分と、ラグランジュの運動方程式に必要な一般化トルクとの関係は次式で与えられる。

$$\begin{bmatrix} Q_{\theta 1} \\ Q_{\theta 2} \\ Q_{\theta 3} \end{bmatrix} = \begin{bmatrix} s_2 s_3 & s_2 c_3 & c_2 \\ c_3 & -s_3 & 0 \\ 0 & 0 & 1 \end{bmatrix} \begin{bmatrix} \tau_x \\ \tau_y \\ \tau_z \end{bmatrix} \qquad (式 8.22)$$

8.3 系のエネルギー

任意の時刻において系のエネルギーは、運動と位置に由来するセグメントのエネルギー、弾性変形によってバネに蓄積されるエネルギー、摩擦によって散逸するエネルギーからなる。1番目と2番目のエネルギーは系のラグランジュ関数 L に含まれている。3番目のエネルギーはエネルギーというよりもむしろ、適当な点において系に掛かる外力として取り扱うことができる。そのためこれは外力として取り扱われる。ダンパーの場合は、ラグランジュの方程式に含めることができる形態でエネルギーを表わすことが可能である。この後の節では3つのエネルギーの詳細について述べる。

8.3.1 セグメントのエネルギー

これまでに述べたとおり、セグメントは任意のLRSに置き換えられる。仮にセグメントのLRSの原点を $pt(j)$、質量中心を $pt(c)$ とする。セグメントの質量は M、慣性テンソルは $[\mathbf{J}]$ とする。次式はセグメントの運動エネルギーを計算するものである（Wittenburg、1977）。

$$\mathrm{KE} = \tfrac{1}{2} M [v_j]^t [v_j] + M [v_j]^t [\tilde{\boldsymbol{\omega}}] [\mathbf{r}_{jc}] + \tfrac{1}{2} [\boldsymbol{\omega}]^t [\mathbf{J}] [\boldsymbol{\omega}] \qquad (式 8.23)$$

1番目と3番目の項をよく見ると、よく知られた運動エネルギーの式

$[1/2(mv^2 + I\omega^2)]$ であることがわかる。2番目の項は、セグメントの質量中心の選び方というよりも、LRS の原点の選び方を反映する項である。$pt(c)$ と $pt(j)$ が一致するとき、2番目の項は消える。慣性テンソル $[\mathbf{J}]$ は 3×3 の行列であり、LRS についてのセグメントの慣性モーメント (I_{xx}、I_{yy}、I_{zz}) および慣性乗積 (I_{xy}、I_{xz}、I_{yz}) を含む。次式は慣性テンソルの一般形である。

$$[\mathbf{J}] = \begin{bmatrix} I_{xx} & -I_{xy} & -I_{xz} \\ -I_{yx} & I_{yy} & -I_{yz} \\ -I_{zx} & -I_{zy} & I_{zz} \end{bmatrix} \quad (\text{式 8.24})$$

慣性乗積が消え、テンソル $[\mathbf{J}]$ が対角行列となるように LRS を選ぶことが可能である。そのように選ばれた LRS の軸を"セグメントの慣性主軸"と呼ぶ。GRS の Z 軸を重力方向に選び、GRS の原点を系のゼロレベルとする場合、セグメント j の位置エネルギーは次のように定義される。

$$PE_j = MgZ_c \quad (\text{式 8.25})$$

ここで、g は重力定数、Z_c は $\mathbf{R}_c$ の z 成分である。$pt(c)$ のリストの1番目の要素は、セグメント LRS のインデックスであることに注意を要する［式(8.11)］。つまり $pt(c)$ のリストには、セグメントのキネマティクスに関する必要な情報が含まれている。質量、慣性、中心点のインデックスが与えられると、セグメント i の特性は完全に定まるということになる。この情報は $seg(i)$ のリストに次のように並べて入れることができる。

$$seg(i) = [c, M, I_{xx}, I_{yy}, I_{zz}, I_{xy}, I_{xz}, I_{yz}] \quad (\text{式 8.26})$$

このリストには異なる形態のものが多数ある。セグメント LRS が慣性主軸に沿って定義されている時、最後の3つの要素は必要ない。2次元の系におけるセグメントでは、リストの最初の3つの要素でその特性が完全に定まる。一方で質点の場合は2つの要素のみで定まる。質量を持たないセグメント（すなわち2点を結ぶ剛体リンク）については明記する必要がないことに注意を要する。この場合はセグメントとしてではなく単純に座標系として扱えばよい。

8.3.2 バネのポテンシャルエネルギーと散逸エネルギー

図8.3で示すような線形バネとダンパーの場合（バネ定数 k_l、粘性係数 c_l、自然長 l_s、端点は $pt(e)$ と $pt(f)$)、ポテンシャルエネルギーは次式で与えられる。

$$PE_s = \tfrac{1}{2} k_l (l - l_s)^2 \quad (\text{式 8.27})$$

ここで、l は $\mathbf{r}_{ef}$ の長さである。従って、線形バネ j はバネの両端点とリストに入力されている特性によって定められる。

$$spl(j) = [e, f, k_l, c_l, l_s] \qquad \text{(式 8.28)}$$

2つの隣合う座標系 **LRS**(g) と **LRS**(h) の端点に取り付けられているバネ定数 k_t のねじりバネを考える。ポテンシャルエネルギーは $\mathbf{PE}_s = 1/2 k_t (\theta - \theta_s)^2$ である。ここで、θ は2つの LRS 間の回転軸周りの角度であり、θ_s は無負荷の際のバネの角度である。ねじりバネのリスト $spt(j)$ は次のようになる。

$$spt(j) = [g, h, k_t, c_t, \theta_s] \qquad \text{(式 8.29)}$$

ダンパーによる散逸エネルギー（DE：Dissipative Energy）は、レイリーの散逸関数 $p = cv^{n+1}/(n+1)$ を用いて得られる。粘性摩擦の場合は $n=1$ である。また、v はダンパーの両端の間の相対速度である。ダンパーが d 個含まれる系では、DE は次式によって与えられる。

$$DE = \sum_{j=1}^{d} \tfrac{1}{2} c_j (v_j)^2 \qquad \text{(式 8.30)}$$

ダンパーによる一般化力 Q_i は次式によって与えられる。

$$Q_i = -\frac{\delta DE}{\delta \dot{q}_i} \qquad \text{(式 8.31)}$$

この式の左辺もしくは右辺がラグランジュの方程式に加えられる。

8.4 外力および外トルク

ある点 a に働く外力 j は、モデル表現の一部として次のような力のリスト frc によって与えられる。frc には力成分と力の掛かる点が含まれる。

$$frc(j) = [a, F_x, F_y, F_z] \qquad \text{(式 8.32)}$$

モータやアクチュエータなどのように双方向に力が発揮される場合、大きさが等しく、方向が逆の2つの力として取り扱われる。またそれら2つの力は、2つのセグメントに働く。その際、式 (8.32) をもう一方の端点を含むものに修正する。同様に、フレーム j と k の間に働く外トルクやトルクモータ i は、次のリストによって与えられる。

$$trq(i) = [j, k, \tau_x, \tau_y, \tau_z] \qquad \text{(式 8.33)}$$

ここで、(τ_x, τ_y, τ_z) は外トルクの成分である。外力や外トルクの一般化力に対する貢献は次式によって得られる。

$$Q_i = \frac{\delta W}{\delta q_i} \qquad \text{(式 8.34)}$$

ここで、W は外的な力やトルクによってなされる総仕事量である。

8.5 関節の取扱い

ラグランジュの力学では、任意のモデルにおいて2通りの関節の取扱い方が可能である。それは、関節における作用・反作用の力が仕事をしないためである。関節反力を求める必要がなければ、関節を2つの隣合うセグメントの共通点としてみなすことができる。関節反力を得るためには関節を2つの別々の点として、それぞれが適当なセグメント LRS 上にあるものと設定する。その際、これらの点間の関係を表す式を書く。この式は"環閉合式（もしくは拘束式）Φ"として知られているものである。この拘束を維持するための力 λ が反力である。単軸関節や球関節の場合、2つの点の関係は、それらの点を結ぶベクトルがゼロということである。その他の関節に関してはここでの話題の範疇を超えるため省略する。

8.6 実例

立っているヒトは倒立振り子としてモデル化される。図 8.5a で示す3つの要素は、下腿、大腿、体幹のセグメントを表す。セグメント長は l を用いて表す。セグメントの質量中心は r を用いて表す。それらは、全て遠位端からの値とする。外乱となる水平方向の力 F は股関節に掛けられる。足部に作用する水平方向の外乱は、接地点に一定の加速度（$\ddot{x}$）が働くものとしてシミュレーションした。関節トルク T_1、T_2、T_3 は、それぞれ足関節、膝関節、股関節トルクを表す。系は4つの変数 $q_1(=x)$、$q_2(=\theta_1)$、$q_3(=\theta_2)$、$q_4(=\theta_3)$ を持つ。そのため、4つの微分方程式が得られる。最初の段階としてモデルを適当な座標系 LRS と点 pt に書き換える。モデルのパラメータはこれらの点と座標に対して表す。LRS の原点をセグメントの質量中心に選ぶことで定式化が簡単になる。しかし、ここでは一般化のために LRS の原点をセグメントの遠位端に置くこととする。また、変数（θ_1、θ_2、θ_3）は関節角度を表すものとして選ぶこともできるが、ここではセグメントの角度とする。また、関節における反力は求める必要がないものとする。これらの選択を基にして、図 8.5b で示すとおり、3つの LRS、6つの点、3つのセグメント、3つのトルク、1つの力によって、モデルが完全に定まる。それらは次のリストで記述される。

$$\text{LRS}(1) = [1, q_2],\ \text{LRS}(2) = [3, q_3],\ \text{LRS}(3) = [5, q_4]$$
$$pt(1) = [0, q_1, 0], pt(2) = [1, r_1, 0], pt(3) = [1, l_1, 0],$$
$$pt(4) = [2, r_2, 0], pt(5) = [2, l_2, 0], pt(6) = [3, r_3, 0]$$

8. 順動力学解析

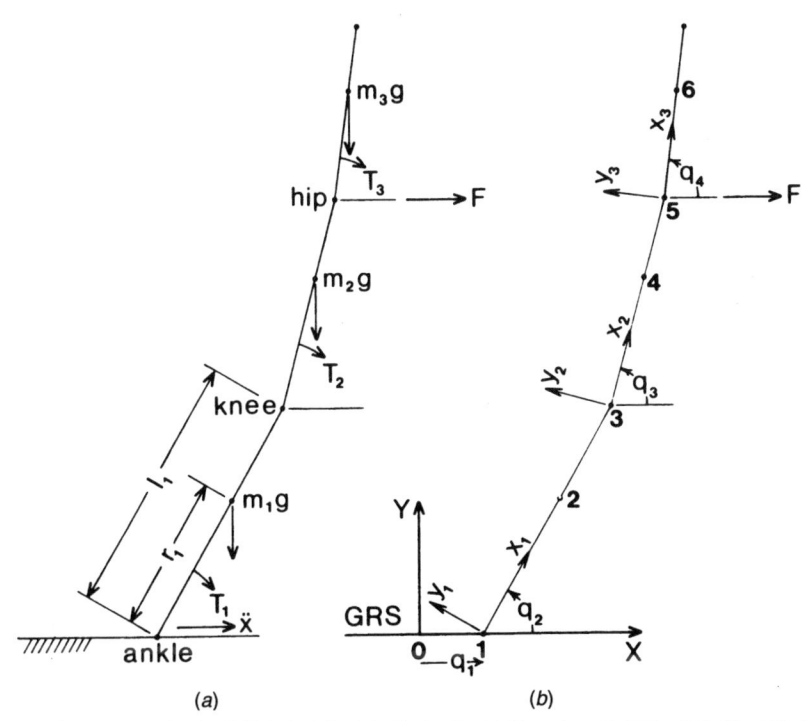

図8.5 (a) 下腿、大腿、体幹からなる3セグメントモデル。立ってバランスを保っている際のモデルである。足部（足関節）には水平方向の加速度$\ddot{x}$、股関節には水平方向の力Fによって外乱が与えられる。系は3つの関節トルク（T_1, T_2, T_3）によって応答する。(b) (a) のリンク・セグメント・モデル。グローバル座標系、3つのローカル座標系、出力変位の変数（q_1, q_2, q_3, q_4）を示している。

$$\text{seg}(1) = [2, m_1, I_1], \text{seg}(2) = [4, m_2, I_2], \text{seg}(3) = [6, m_3, I_3]$$
$$trq(1) = [0, 1, T_1], trq(2) = [1, 2, T_2], trq(3) = [2, 3, T_3],$$
$$frc(1) = [5, F, 0]$$

次のステップでは、全ての点についての変位および速度のリストを作成する。またその結果を用いて、ラグランジュの方程式に必要な、系のラグランジュ関数と一般化力を求める。次に示すものは導出過程の疑似コードである。

$p = 1$、…、6 に対しては、$pt(p)$ の変位と速度式を導出する［式 (8.16)、(8.17)］。
$s = 1$、2、3 に対しては、seg(s) の KE と PE を計算し、ラグランジュ関数を更新する［式(8.5)、(8.23)、(8.25)］。
$t = 1$、2、3 に対しては、トルク $trq(t)$ によってなされる仕事を見つけ、系の仕事 W を更新する［式 (8.34)］。
$f = 1$ に対しては、力 $frc(f)$ によってなされる仕事を見つけ、W を更新する［式 (8.34)］。
$i = 1$、…、4 に対しては、座標 q_i にラグランジュの方程式を適用する［式 (8.8)、(8.9)］。

これらのステップの関連箇所の中間結果は次のようになる。
1. 変位ベクトル

$$\mathrm{disp}(1) = [q_1, 0]$$
$$\mathrm{disp}(2) = [q_1 + r_1 \cos(q_2), r_1 \sin(q_2)]$$
$$\mathrm{disp}(3) = [q_1 + l_1 \cos(q_2), l_1 \sin(q_2)]$$
$$\mathrm{disp}(4) = [q_1 + l_1 \cos(q_2) + r_2 \cos(q_3), l_1 \sin(q_2) + r_2 \sin(q_3)]$$
$$\mathrm{disp}(5) = [q_1 + l_1 \cos(q_2) + l_2 \cos(q_3), l_1 \sin(q_2) + l_2 \sin(q_3)]$$
$$\mathrm{disp}(6) = [q_1 + l_1 \cos(q_2) + l_2 \cos(q_3) + r_3 \cos(q_4), l_1 \sin(q_2) + l_2 \sin(q_3) + r_3 \sin(q_4)]$$

2. 選択点の速度ベクトル

$$\mathrm{velo}(2) = [\dot{q}_1 - r_1 \dot{q}_2 \sin(q_2), r_1 \dot{q}_2 \cos(q_2)]$$
$$\mathrm{velo}(4) = [\dot{q}_1 - l_1 \dot{q}_2 \sin(q_2) - r_2 \dot{q}_3 \sin(q_3), l_1 \dot{q}_2 \cos(q_2) + r_2 \dot{q}_3 \cos(q_3)]$$
$$\mathrm{velo}(6) = [\dot{q}_1 - l_1 \dot{q}_2 \sin(q_2) - l_2 \dot{q}_3 \sin(q_3) - r_3 \dot{q}_4 \sin(q_4), l_1 \dot{q}_2 \cos(q_2) + l_2 \dot{q}_3 \cos(q_3) + r_3 \dot{q}_4 \cos(q_4)]$$

3. ラグランジュ関数 $L = \mathrm{KE} - \mathrm{PE}$

$$\begin{aligned}L = &\tfrac{1}{2} m_1 \left\{ [\dot{q}_1 - r_1 \dot{q}_2 \sin(q_2)]^2 + [r_1 \dot{q}_2 \cos(q_2)]^2 \right\} + \tfrac{1}{2} I_1 (\dot{q}_2)^2 \\ & - m_1 g [r_1 \sin(q_2)] + \tfrac{1}{2} m_2 \{[\dot{q}_1 - l_1 \dot{q}_2 \sin(q_2) - r_2 \dot{q}_3 \sin(q_3)]^2 \\ & + [l_1 \dot{q}_2 \cos(q_2) + r_2 \dot{q}_3 \cos(q_3)]^2 \} + \tfrac{1}{2} I_2 (\dot{q}_3)^2 - m_2 g [l_1 \sin(q_2) \\ & + r_2 \sin(q_3)] + \tfrac{1}{2} m_3 \{[\dot{q}_1 - l_1 \dot{q}_2 \sin(q_2) - l_2 \dot{q}_3 \sin(q_3) \\ & - r_3 \dot{q}_4 \sin(q_4)]^2 + [l_1 \dot{q}_2 \cos(q_2) + l_2 \dot{q}_3 \cos(q_3) \\ & + r_3 \dot{q}_4 \cos(q_4)]^2 \} + \tfrac{1}{2} I_3 (\dot{q}_4)^2 - m_3 g [l_1 \sin(q_2) + l_2 \sin(q_3) \\ & + r_3 \sin(q_4)]\end{aligned}$$

ラグランジュ関数 L は、前式を展開し、整理することで簡約化される。

$$\begin{aligned}L = &\tfrac{1}{2} (\dot{q}_1)^2 (m_1 + m_2 + m_3) \\ & + \tfrac{1}{2} (\dot{q}_2)^2 \left[m_1 (r_1)^2 + I_1 + m_2 (l_1)^2 + m_3 (l_1)^2 \right] \\ & + \tfrac{1}{2} (\dot{q}_3)^2 \left[m_2 (r_2)^2 + I_2 + m_3 (l_2)^2 \right] + \tfrac{1}{2} (\dot{q}_4)^2 \left[m_3 (r_3)^2 + I_3 \right] \\ & - \dot{q}_1 \dot{q}_2 \sin(q_2)(m_1 r_1 + m_2 l_1 + m_3 l_1) - \dot{q}_1 \dot{q}_3 \sin(q_3) \\ & \cdot (m_2 r_2 + m_3 l_2) - \dot{q}_1 \dot{q}_4 \sin(q_4)(m_3 r_3) + \dot{q}_2 \dot{q}_3 l_1 \cos(q_3 - q_2) \\ & \cdot (m_2 r_2 + m_3 l_2) + \dot{q}_2 \dot{q}_4 l_1 \cos(q_4 - q_2)(m_3 r_3) \\ & + \dot{q}_3 \dot{q}_4 l_2 \cos(q_4 - q_3)(m_3 r_3) - m_1 g r_1 \sin(q_2) - m_2 g [l_1 \sin(q_2) \\ & + r_2 \sin(q_3)] - m_3 g [l_1 \sin(q_2) + l_2 \sin(q_3) + r_3 \sin(q_4)]\end{aligned}$$

4．外的な仕事 W

$$W = T_1(q_2 - 0) + T_2(q_3 - q_2) + T_3(q_4 - q_3) + F(q_1 \\ + l_1 \cos(q_2) + l_2 \cos(q_3))$$

5．最終的に、一般化座標（q_1、q_2、q_3、q_4）についての微分方程式として運動方程式が得られる。

(a) $F = \ddot{q}_1(m_1 + m_2 + m_3)$
$$- \left[(\dot{q}_2)^2 \cos(q_2) + \ddot{q}_2 \sin(q_2)\right] \cdot (m_1 r_1 + m_2 l_1 + m_3 l_1)$$
$$- \left[(\dot{q}_3)^2 \cos(q_3) + \ddot{q}_3 \sin(q_3)\right] \cdot (m_2 r_2 + m_3 l_2)$$
$$- \left[(\dot{q}_4)^2 \cos(q_4) + \ddot{q}_4 \sin(q_4)\right] \cdot m_3 r_3$$

(b) $T_1 - T_2 - Fl_1 \sin(q_2) = -\ddot{q}_1 \sin(q_2)(m_1 r_1 + m_2 l_1 + m_3 l_1)$
$$+ \ddot{q}_2 \left[m_1 (r_1)^2 + I_1 + m_2 (l_1)^2 + m_3 (l_1)^2\right]$$
$$+ \left[\ddot{q}_3 \cos(q_3 - q_2) + (\dot{q}_3)^2 \right.$$
$$\left. \cdot \sin(q_3 - q_2)\right](m_2 r_2 l_1 + m_3 l_1 l_2)$$
$$+ \left[\ddot{q}_4 \cos(q_4 - q_2) + (\dot{q}_4)^2 \right.$$
$$\left. \cdot \sin(q_4 - q_2)\right](m_3 r_3 l_1)$$
$$+ g(m_1 r_1 + m_2 l_1 + m_3 l_1)\cos(q_2)$$

(c) $T_2 - T_3 - Fl_2 \sin(q_3) = -\ddot{q}_1 \sin(q_3)(m_2 r_2 + m_3 l_2)$
$$+ \left[\ddot{q}_2 \cos(q_3 - q_2) - (\dot{q}_2)^2 \right.$$
$$\left. \cdot \sin(q_3 - q_2)\right](m_2 r_2 l_1 + m_3 l_1 l_2)$$
$$+ \ddot{q}_3 \left[m_2 (r_2)^2 + m_3 (l_2)^2 + I_2\right]$$
$$+ \left[\ddot{q}_4 \cos(q_4 - q_3)\right] - (\dot{q}_4)^2$$
$$\cdot \sin(q_4 - q_3)](m_3 r_3 l_2)$$
$$+ g(m_2 r_2 + m_3 l_2)\cos(q_3)$$

(d) $T_3 = -\ddot{q}_1 m_3 r_3 \sin(q_4) + \left[\ddot{q}_2 \cos(q_4 - q_2) \right.$
$$\left. + (\dot{q}_2)^2 \sin(q_4 - q_2)\right](m_3 r_3 l_1) + [\ddot{q}_3 \cos(q_4 - q_3)$$
$$+ (\dot{q}_3)^2 \cdot \sin(q_4 - q_3)](m_3 r_3 l_2)$$
$$+ \ddot{q}_4 \left[m_3 (r_3)^2 + I_3\right] + m_3 g r_3 \cos(q_4)$$

これら4つの方程式は、モデルを表現するために必要な最小数である。これらは極めて非線形であり、密結合である。また非常に長く、エラーが混入しやすい。関節でモデルを細分化し、付加的な一般化座標とそれら余分な座標に対する

拘束式を用いることで、擬似的な DOF を導入することができる。この擬似的な DOF を導入することによって、より短く、扱いやすく、モデルに関する情報がより多く含まれた大きな方程式群が得られる。

また、これらの4式は密結合であり、8.1 節において述べた潜在的な誤差を引き起こす。例えば、あるセグメントの質量に誤差があると、4座標全てに誤差が生じる。質量 m_3（HAT の質量）は4式全てに現れており、q_1、q_2、q_3、q_4 の計算に影響を与える。また、誤差は時間の経過とともに蓄積する。従って、モデルを研究に使うまでに、人体測定データおよび関節の内的拘束の全てがほぼ完全となっている、すなわち内部妥当性が満たされていることが必須である。

8.7 結論

この章ではモデルの運動方程式を導く過程を述べた。その方法は、モデル構成を置き換え、連結リスト群によってパラメータを集めるものである。各リストの最初の要素は他の関連するリストとそのリストをつなぐものである。一度、これらのリストを正しく書ければ、運動方程式は系統的手続きに従って導出される。これにより、この手法はコンピュータへの実装により適したものとなっている。手作業による導出に関しては、単純なモデルから複雑なモデルまで、その違いは作業量のみである。

8.8 引用文献

Andrews, G. C. "A General Restatement of the Laws of Dynamics Based on Graph Theory," in *Problem Analysis in Science and Engineering*, F. H. Branin, Jr., Ed. (Academic Press, New York, 1977).

Andrews, G. C. and H. K. Kesavan. "The Vector Network Model: A New Approach to Vector Dynamics," *J. Mechanisms and Mach. Theory* **10**: 57–75, 1975.

Beckett, R. and K. Chang. "On the Evaluation of the Kinematics of Gait by Minimum Energy," *J. Biomech.* **1**: 147–159, 1968.

Chace, M. A. *Methods and Experience in Computer Aided Design of Large Displacement Mechanical Systems*, NATO ASI Series, vol. **F9**. (Springer, Berlin, 1984).

Chao, E. Y. and K. Rim. "Applications of Optimization Principles in Determining the Applied Moments in Human Leg Joints During Gait," *J. Biomech.* **6**: 497–510, 1973.

Chen, B., M. J. Hines, and H. Hemami. "Dynamic Modeling for Implementation of a Right Turn in Bipedal Walking," *J. Biomech.* **19**: 195-206, 1986.

Gilchrist, L. A. and D. A. Winter. "A Two-Part, Viscoelastic Foot Model for Use in Gait Simulations," *J. Biomech.* **29**: 795-798, 1996.

Gilchrist, L. A. and D. A. Winter. "A Multisegment Computer Simulation of Normal Human Gait," *IEEE Trans. Rehab. Eng.* **5**: 290-299, 1997.

Greenwood, D. T. *Classical Dynamics.* (Prentice-Hall, Englewood Cliff, NJ, 1977).

Hemami, H. "A Feedback On-Off Model of Biped Dynamics," *IEEE Trans. on Systems, Man and Dynamics* **SMC-10**: 376-383, 1980.

Hemami, H., M. J. Hines, R. E. Goddard, and B. Friedman. "Biped Sway in the Frontal Plane with Locked Knees," *IEEE Trans. System. Man. Cybern.* **SMC-12**: 577-582, 1982a.

Hemami, H., Y. F. Zhang, and M. J. Hines. "Initiation of Walk and Tiptoe of a Planar Nine-Link Biped," *Math. Biosci.* **61**: 163-189, 1982b.

Onyshko, S. and D. A. Winter. "A Mathematical Model for the Dynamics of Human Locomotion," *J. Biomech.* **13**: 361-368, 1980.

Pandy, M. G. and N. Berme. "Synthesis of Human Walking: A Planar Model of Single Support," *J. Biomech.* **21**: 1053-1060, 1988.

Paul, B. "DYMAC: A Computer Program to Simulate Machinery Dynamics," *J. Agric. Eng.* **59**: 15-16, 1978.

Phillips, S. J., E. M. Roberts, and T. C. Huang. "Quantification of Intersegmental Reactions During Rapid Swing Motion," *J. Biomech.* **16**: 411-417, 1983.

Singhal, K. and H. K. Kesavan. "Dynamic Analysis of Mechanisms via Vector-Network Model," *J. Mechanisms Mach. Theory* **18**: 175-180, 1983.

Townsend, M. A. "Dynamics and Coordination of Torso Motions in Human Locomotion," *J. Biomech.* **14**: 727-738, 1981.

Townsend, M. A. and A. Seireg. "The Synthesis of Bipedal Locomotion," *J. Biomech.* **5**: 71-83, 1972.

Wells, D. A. *Lagrangian Dynamics with a Treatment of Euler's Equations of Motion.* (McGraw-Hill, New York, 1967).

Wittenburg, J. *Dynamics of Systems of Rigid Bodies.* (Teubner, Stuttgart, West Germany, 1977).

9

筋の力学的特性

9.0 イントロダクション

　バイオメカニクス分野の中で最も面白く、また取り組み甲斐のある領域は筋肉そのものかも知れない。これはバイオメカニクスで取り扱うシステムの中で"生きている"部分である。筋については、神経系からのコントロールや代謝、そしてバイオメカニクス的特性が継続的に研究されてきている。この章の目的はモーターユニット、結合組織、そして筋そのものの生物物理学的特性についての知識を紹介することである。それぞれの構成要素の特性を詳細に説明し、これらの特性が筋全体のバイオメカニクス的特性にどのような影響を与えるのかを示す。

9.0.1 モーターユニット

　筋の中で制御可能な最小単位を"モーターユニット（運動単位）"と呼ぶ。モーターユニットはそれぞれが個別に運動神経により支配されている。神経科学的には、モーターユニットは脊髄前根のシナプス結合、運動神経、筋線維の運動終板からなる。モーターユニットの支配下には、少ない場合には3本、多い場合には2,000本の筋線維が含まれ、その数は要求される制御の繊細さに依存する（Feinsteinら、1955）。指、顔、眼球等の部分のモーターユニットには少数の短い筋線維が含まれ、脚の大きな筋のモーターユニットには多数の長い筋線維が含まれる。1本の筋線維は直径約$100\mu m$で、直径約$1\mu m$の筋原線維から構成さ

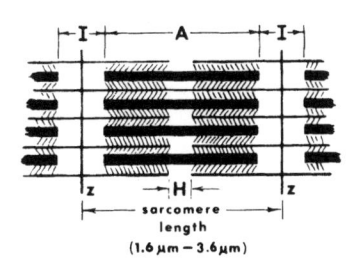

図9.1 筋収縮要素の基本的な構造。Z盤とサルコメア長を示している。暗く太く見えるミオシンのフィラメントはクロスブリッジ（斜め線の部分）を通して細いアクチンのフィラメントと相互作用する。暗いバンドと明るいバンドは、A、H、I のバンドを示している。

れる。筋原線維は直径 100Å 程度のフィラメントからなる。筋原線維を電子顕微鏡で観察すると、アクチンとミオシンのフィラメントが相互作用する機械的な構造を見ることができる。図 9.1 に示す模式図では、黒く太いミオシンのタンパク質の帯と、明るく細いアクチンのタンパク質の帯とが互い違いになっている。これらの線維の間にはクロスブリッジ（架橋）の構造が形成されており、このクロスブリッジにおいて張力が発生し、収縮が起こる。筋の中で張力を発生する部分は"収縮要素"と呼ばれており、正（負）の仕事がなされる際にはこの部分が収縮（伸長）する。筋原線維の基本となる長さはZ盤（Z帯）の間の長さであり、これは"サルコメア長"と呼ばれている。この長さは最大収縮時には $1.5\,\mu m$ 程度、自然長では $2.5\,\mu m$ 程度、最大伸長時には $4.0\,\mu m$ 程度である。

筋では、多くのフィラメントが並列に並び、多くのサルコメアが直列に並んで1つの収縮要素を構成している。今、断面積 $0.1\,cm^2$ で自然長が $10\,cm$ のモーターユニットを考える。直列に並んでいるサルコメアの数は $10\,cm / 2.5\,\mu m =$ 40,000 個となる。1本のフィラメントの断面積を $10^{-8}\,cm^2$ とすると、並列に並んでいるフィラメントの数は $0.1 / 10^{-8} = 10^7$ 本となる。このように、このモーターユニットに含まれる収縮要素の数は、サルコメア長を1単位とすると 4×10^{11} 個ということになる。

これらアクティブな収縮要素は、"筋膜"と呼ばれる別の線維性の結合組織に包まれている。この組織は筋を包む鞘のようになっており、筋を層状に分けたりグループ化したりして、最終的には両端で腱に接続している。結合組織の力学的特性は筋のバイオメカニクス的振舞いに大きな影響を及ぼす。これら結合組織には収縮要素と直列に接続されているものと並列に接続されているものがある。結合組織の特性はバネや粘性のあるダンパーとしてモデル化されており、その詳細については 9.3 節で論じる。

9.0.2 モーターユニットの動員

それぞれの筋には複数のモーターユニットが含まれ、それぞれのモーターユニットは独立した神経終末により支配されている。個々のモーターユニットの興

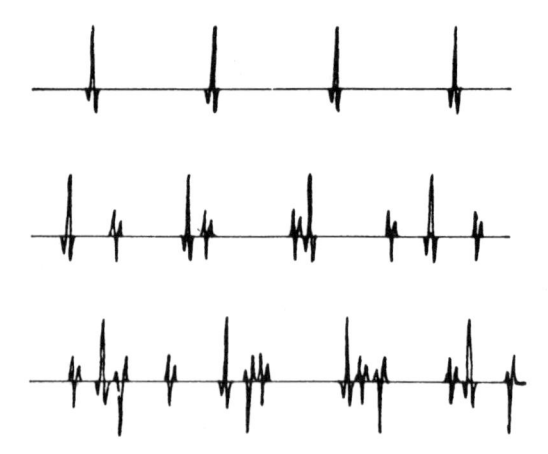

図9.2 留置電極を用いて計測した、力発揮初期のEMG。最も小さいモーターユニットが最初に動員され、その発火頻度が高まるにつれ、2番目・3番目のモーターユニットが動員される。それぞれの活動電位は電極の位置に応じて固有の波形を示す。これはモーターユニットの大きさと、電極からモーターユニットの線維までの距離によって決まる（10.1.3節参照）。

奮は「全か無か」の形でなされる。モーターユニットの活動電位は電気的に計測することができるが、その活動電位に応じて単収縮の張力が発生する。張力の増大には2つの方策がある。1つはあるモーターユニットへの刺激の頻度を増加することであり、もう1つは別のモーターユニットを興奮させる（動員する）ことである。図9.2は筋の張力を徐々に増加させた際の筋電図を、針電極を用いて計測したものである。1番上のグラフでは1つのモーターユニットが発火している。真ん中では2つのモーターユニットが発火しており、1番下では3つのモーターユニットが発火している。力発揮の初期段階では、最初に動員されたモーターユニットの発火頻度が増加することで筋張力が増大する。個々のユニットには最大の発火頻度があるが、この最大頻度に到達するのは、次のユニットが動員されたずっと後である（Erimら、1996）。張力が減少する際には逆のプロセスが起こる。まず、動員されている各ユニットの発火頻度が低下し、その後、最後に動員されたユニットの活動が他のユニットよりも先に停止する。その際の発火頻度は、このユニットが最初に動員された際の発火頻度よりも低いことが普通である。張力が更に低下すると、他のユニットも次々に活動を停止していくが、その順序は動員の際と逆となる。個々のユニットの発火頻度は張力の増加に伴い単調に増加する。しかし張力が最大随意収縮の0％から100％に増加する際、張力と発火頻度の関係は非線形になる（Erimら、1996）。モーターユニットの動員を表現する数学的モデルがWaniとGuha（1975）、Milner-BrownとStein（1975）、Fuglevandら（1993）、Erimら（1996）などによって提唱されてきた。

9.0.3 サイズの原理

過去30年間に、モーターユニットがどのように動員されるのかという問題に

ついて多くの研究がなされてきたが、これまでに得られた結果は矛盾している。どのユニットが最初に動員されるのか？ ユニットは常に同じ順序で動員されるのか？ 現在のところ、モーターユニットはサイズの原理に従って動員されるという知見が一般的に受け入れられている（Henneman、1974a）。この原理は、新たに動員されるモーターユニットの大きさはそれが動員される際の張力に従って大きくなる、というものである。すなわち、最も小さいユニットが最初に動員され、最も大きなユニットが最後に動員されるわけである。このため、必要とされる張力が小さい運動は、なだらかなステップで実行できる。一方で、大きな張力を必要とするがそれほど繊細さを要求しない運動では、大きなモーターユニットが動員される。いくつかのモーターユニットを順に動員した際の張力曲線を図9.3に概念図として示す。最も小さいモーターユニット M.U.1 が最初に動員される。この際の周波数は 5 ～ 13Hz である。M.U.1 の発火頻度が増加すると張力が増し、ある張力に達した時点で M.U.2 が動員される。最初 M.U.2 は低頻度で発火し、M.U.1 と M.U.2 両方の発火頻度を増加させることで張力が増す。ある張力で M.U.1 の発火頻度は最大値に達し（15 ～ 60Hz）、その張力も最大になる。このように張力が増加し、閾値に達し、別の大きなモーターユニットを動員する、というプロセスが筋の最大発揮張力に達するまで続く（図9.3には示していない）。張力が最大となる時点では、全てのモーターユニットが最大の頻度で発火してい

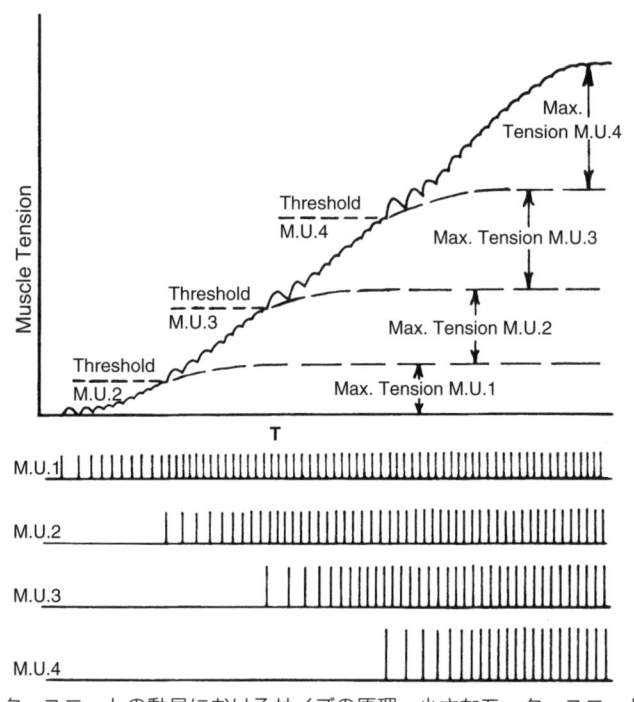

図9.3 モーターユニットの動員におけるサイズの原理。小さなモーターユニットが最初に動員される。張力を上げるに従い徐々に大きなユニットが発火するようになる。どの場合にも、新しく動員されたユニットは低い頻度で発火し始め、徐々にその頻度が増加して最終的に最大頻度に達する。

る。張力の減少は逆のプロセスで起こる。発火頻度が順に低下していき、大きなモーターユニットの活動から先に停止していく（DeLucaら、1982）。急激な動作の際にはモーターユニットの発火頻度は120Hzにも達することが知られている（DesmedtとGodaux、1978）。

　モーターユニットの活動電位の大きさは、モーターユニットそのものの大きさに依存する（Milner-BrownとStein、1975）。これには2つの理由がある。まず、モーターユニットが大きくなるとそれを支配する運動神経も大きくなる。そのため運動終板における脱分極電位も大きくなる。次に、モーターユニットの体積が大きくなると、電極の位置で観測される電圧の変化も大きくなる。しかし、計測したデータに基づいてモーターユニットの大きさを同定することは不可能である。これは、活動電位は電極までの距離に応じて低下するためである。大きなモーターユニットでも、電極からの距離が離れていると小さな活動電位として記録される可能性があり、逆に小さなモーターユニットでも、電極のすぐ近くにあると大きな活動電位として記録される可能性がある。

9.0.4　モーターユニットの種類：速筋線維と遅筋線維

　筋の中のモーターユニットの分類に関して、多くの判別基準と用語がこれまで用いられてきた（Henneman、1974b）。生化学の研究者は筋の代謝特性や染色特性を用いて筋線維を分類してきた。バイオメカニクスの研究者は力（単収縮）の特性を用い（Milner-Brownら、1973b）、電気生理学者はEMGの特性を用いてきた（WormoltsとEngel、1973；Milner-BrownとStein、1975）。比較的小さな、単収縮の遅いモーターユニットは"トニック（tonic）なユニット"と呼ばれてきた。組織化学的にはこれらは小さなユニットである（タイプⅠ）。代謝的には高い有酸素的代謝能力を備えている。これは、これらのユニットがミトコンドリアに富む線維を持っており、毛細血管が多いためである。力学的には単収縮張力のピーク値が低く、ピーク値に達するまでの時間が長い(60 – 120ms)という特徴がある。比較的大きな、単収縮の速いモーターユニットは"フェイジック（phasic）なユニット"と呼ばれる（タイプⅡ）。この線維にはミトコンドリアが少なく、毛細血管も少ない。そのため無酸素的な代謝に依存する特性がある。単収縮張力のピーク値は高く、ピークに至るまでの時間も短い（10 – 50ms）。図9.4は遅筋線維と速筋線維の両方を含む筋に組織化学的染色を施した典型的な例である。ここではATPase染色を行ったので、遅筋線維が黒く、速筋線維が白く見える。これらの線維の近傍に留置電極を挿入して計測すると、黒い遅筋線維からの活動電位は、白い速筋線維からの活動電位よりも小さくなる。

　上記のような組織化学的区別もあるが、近年の生物物理学的研究成果により（Milner-Brownら、1973b）、どのような運動神経に支配されるモーターユニット群においても、その大きさと興奮特性には幅広い分布があることがわかっている。

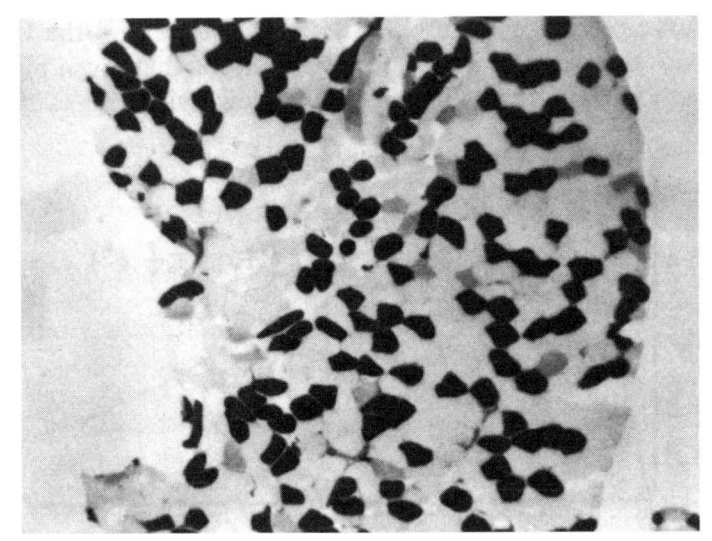

図9.4 筋に組織化学的染色（Myofibrillar ATPase染色）を施した写真。遅筋線維は濃い色に、速筋線維は薄い色にみえる。pH4.3で女性バレーボール選手の外側広筋を染色した。(Professor J.A. Thomson, University of Waterlooの許可を得て掲載)

9.0.5 筋の単収縮

これまでは、単収縮における張力増加の特性そのものについてはあまり言及してこなかった。9.0.4節で説明したとおり、それぞれのモーターユニットには固有の張力増加の特性がある。新たに動員されるモーターユニットの特性はそれぞれに異なっているが、全てのモーターユニットには共通の収縮特性がある。すなわち、発揮張力の時間経過は、2次のシステムが臨界制動の状態にある際のインパルス応答に非常に良く似ている（Milner-Brownら、1973）。活動電位に現れるモーターユニットの電気的刺激は時間的にも短く、インパルスとみなすことができる。このインパルスに対する力学的な応答が単収縮として現われるが、これは時間的にはずっと長い。2次の系が臨界制動にある際のインパルス応答は次の式で表される。

$$F(t) = F_0 \frac{t}{T} e^{-t/T} \qquad \text{(式 9.1)}$$

図9.5に示す曲線では、張力が最大になるまでの時間を単収縮時間 T と表している。また、F_0 はモーターユニットに固有の定数である。T は、遅筋線維では速筋線維よりも大きな値となる。一方で F_0 は速筋線維で大きくなる。Buchthal と Schmalbruch（1970）は、さまざまな筋について、最大下の刺激強度で T の値を計測し、値に大きな違いがあることを明らかにした。概して上肢の筋では下肢の筋よりも T の値が小さかった。典型的な T の値と分布を次に示す。

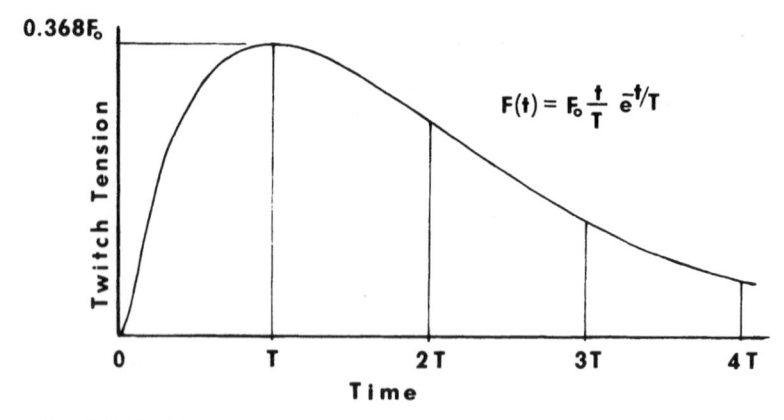

図9.5 筋の単収縮応答の時間的変化。2次の臨界制動系のインパルス応答としてモデル化。単収縮時間 T はモーターユニットの種類に応じて、約20msから100msの間の値を取る。実効張力は時刻 $4T$ 程度まで続く。

上腕三頭筋	44.5 ms	(16 − 68 ms)
上腕二頭筋	52.0 ms	(16 − 85 ms)
前脛骨筋	58.0 ms	(38 − 80 ms)
ヒラメ筋	74.0 ms	(52 − 100 ms)
腓腹筋内側頭	79.0 ms	(40 − 110 ms)

また、筋の温度を下げると T の値が増加することもわかった。例えば、上腕二頭筋では単収縮時間が37℃では54msであったが、23℃では124msとなった。温度の低下により代謝の速度が遅くなったこと、そして筋の粘性が増加したことが張力発揮遅延の原因であることは明らかである。

他にも多くの研究者が、さまざまな技術を用いて種々の筋について調査を行ってきた。Milner-Brown ら（1973b）は、随意的な収縮の際の第一背側骨間筋の T の値を計測し、約55ms（±12ms）という結果を得た。一方でDesmedt と Godaux（1978）は同じ筋に対して閾値を上回る刺激を与え、約60msという結果を得た。また、Desmedt と Godaux（1978）は同じ手法を用いて前脛骨筋とヒラメ筋についても調べ、それぞれ84ms、100msという結果を得た。Bellemare ら（1983）は同様に閾値を上回る刺激を与え、ヒラメ筋について116ms（±9ms）、上腕二頭筋について66ms（±9ms）という結果を得た。つまり、単収縮時間は筋、被験者、用いる実験技術などによって大きく異なることがわかる。

9.0.6 張力発揮時の時間遅れ

各筋の随意収縮の際の張力発揮曲線は、ある程度それぞれの筋の単収縮張力発揮曲線に依存する。例えば、ある筋が最大収縮を行う際、張力の増加率はそれぞれのモーターユニットと、それらがどのように動員されるかに依存する。仮に、

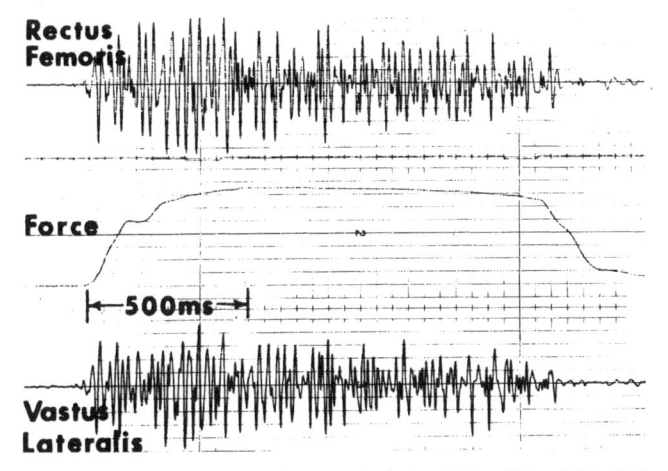

図9.6 素早い最大努力筋収縮と弛緩の際の、張力上昇と低下の様子。張力がピークに達するまでの時間は200msかそれ以上になることもある。この遅れは主としてサイズの原理に従った動員と、それぞれのモーターユニットに活動電位が達してから張力が発生するまでの時間遅れが原因である。EMGの活動が消失した後も150ms程度張力が発揮されることに注意を要する。

全てのモーターユニットが同時に動員され最大頻度で発火したとしても、筋の単収縮時間よりも短い時間で発揮張力を最大にすることはできない。また、図9.2と図9.3に示したとおり、随意収縮ではモーターユニットの動員は同時には起こらない。サイズの原理に従って最初に小さな遅筋線維のユニットが動員され、それらのユニットの張力が増大した後に大きなユニットが動員される。そのため張力が最大に達するまでには数百ミリ秒を要する。随意的に筋を弛緩させる場合は、張力の低下は単収縮曲線の立ち下がり部分の形状に支配される。この際の時間遅れは、力の立ち上がりの遅れよりも顕著なものとなる。この遅れと、サイズの原理に従うモーターユニットの脱動員における時間遅れのため、筋が弛緩するには緊張・張力発揮するよりも長く時間がかかる。図9.6に示すように典型的な時間遅れは張力発揮時に200msであるが、弛緩時には300msになる。図では最大努力での力発揮と弛緩をした際の張力増加と減少の様子を、EMGとともに示してある。

9.1 筋の力－長さ関係

9.0.1節で示したように、筋は"収縮要素"と呼ばれる能動的な要素と、受動的な結合組織からなっている。筋全体の力－長さ関係は、これら能動的・受動的な要素の力－長さ関係の組み合わせで決定される。

9.1.1 収縮要素の力－長さ関係

力－長さ関係の形状に大きく影響するのは、サルコメアレベルでの筋線維の

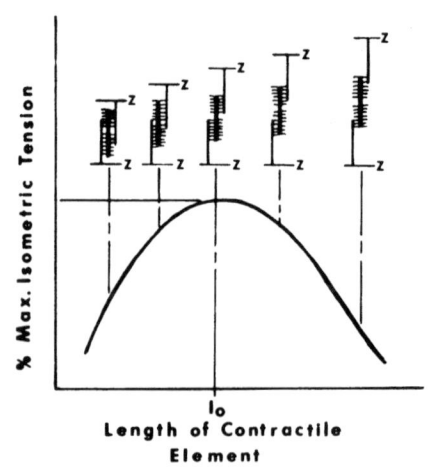

図9.7 筋が発揮する張力はその長さに応じて変化する。張力は筋が自然長l_0にある際に最大となり、筋長がそれ以上でも以下でも発揮張力は低下する。これは収縮要素のクロスブリッジの相互作用で説明できる。

構造変化である（Gordonら、1966）。図9.7はクロスブリッジ中のミオシンとアクチンの配置を示す模式図である。自然長においてサルコメア長は約$2.5\mu m$で、フィラメント間には最大数のクロスブリッジがあり、そのため最大の張力発揮が可能である。筋長が長くなるとフィラメントは引き離され、クロスブリッジの数は減り、張力は減少する。サルコメア長が最大長（約$4.0\mu m$）に達するとクロスブリッジは無くなり、張力はゼロになる。筋長が自然長よりも短い際にはクロスブリッジに重複が生じ、干渉が起こる。そのため、完全な重複が起こる$1.5\mu m$まで張力は減少し続ける。張力はゼロになる訳ではないが、この干渉のために大幅に低下する。

9.1.2 並列弾性要素の影響

収縮要素の周囲の結合組織も力−長さ関係に影響する。この組織は"並列弾性要素"と呼ばれ、ゴムバンドのような振舞いをする。筋が自然長以下の長さにある際、並列弾性要素はたるんだ状態にあり、張力を発生しない。筋長が増加すると並列弾性要素のたるみが取れて張力を発揮し始める。最初は小さく、長さの増加に伴い徐々に大きな力を発揮するようになる。線形の力−長さ関係を持つ通常のバネとは異なり、並列弾性要素の特性は非線形である。図9.8に並列弾性要素の力−長さ関係（F_p）と収縮要素の力−長さ関係（F_c）を重ねて示す。これらの要素の張力を合計すると筋全体の力−長さ関係（F_t）を得ることができる。通常示される力−長さ関係は、最大努力において張力発揮した際のものである。並列弾性要素の受動的な力F_pは常に存在するが、収縮要素の能動的な張力は随意的なコントロールを受ける。そのため全体としての力−長さ関係は筋の興奮レベルの関数となる。この関係を図9.9に示す。

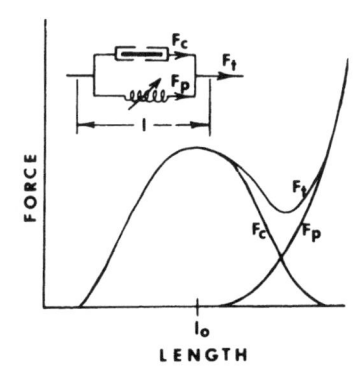

図9.8 最大努力時の収縮要素の発揮張力F_cと、並列弾性要素による張力F_pを示す。腱張力 $F_t=F_c+F_p$となる。

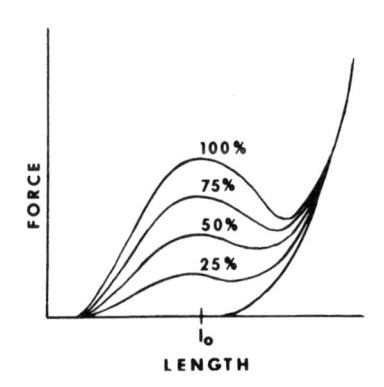

図9.9 さまざまな筋活動レベルに応じた腱張力。並列弾性要素は収縮要素の活動とは独立に張力を発揮する。

　簡単な実験により、筋長が長すぎても短すぎても張力発揮能力が低下することを示せる。二関節筋であるハムストリングスの長さは以下の方法で非常に短くなる。すなわち、片脚で立ち、浮かした脚の股関節を完全に伸展し（大腿部を後方に振り出し）、体幹を後傾する。そして浮かした脚の膝関節を屈曲してハムストリングスを収縮させる。こうすると股関節の伸展と膝関節の屈曲が同時におこる。そのため膝関節が完全に屈曲する前にハムストリングスの長さが非常に短くなり、発揮張力が大幅に低下する。逆に膝関節が完全に伸展した状態で股関節を伸展する際にも同様の現象を感じることができる。この場合はハムストリングスが長くなり過ぎるため、やはり発揮張力が低下する。

9.1.3　直列弾性要素

　腱を含めて、収縮要素と直列な結合組織は全て"直列弾性要素"と呼ばれる。筋が等尺性力発揮を行う際、張力の増加に伴って直列弾性要素は伸長する。ただし、動的な状況下では、直列弾性要素と粘性要素が筋張力の時間変化に大きく影

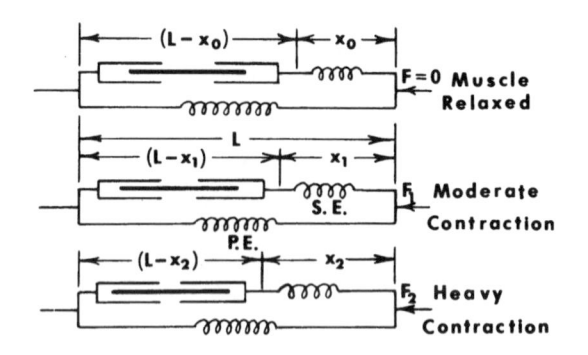

図9.10 直列弾性（S.E.：series elastic）要素の働き。等尺性の筋活動において、腱張力は直列弾性要素の伸長と、収縮要素の内的な収縮を反映する。ヒトの運動では多くの場合、直列弾性要素はそれ程大きな貢献をしないが、跳躍等の力学的出力の大きい運動では、急激な短縮の前に筋が伸長された際にエネルギーを蓄える。

響する。

　等尺性の張力発揮時には、直列弾性要素には張力が掛かるのでわずかに伸長する。筋全体の長さは一定なので、直列弾性要素が伸長した分だけ収縮要素長が短縮する。これは内的収縮と呼ばれるものである。図9.10は、3つの収縮レベルを例にこの点を説明している。筋全体の長さLは一定であるが、収縮要素の張力増加に伴って直列弾性要素は伸長する。その伸長量と同じ量だけ収縮要素長は短縮する。弛緩時から最大随意収縮時までの内的収縮の長さは殆どの筋について数％程度であるが（van Ingen Schenau、1984）、一部の筋については7％にも達すると報告されている（Bahler、1967）。スポーツ動作において、爆発的な筋収縮の前に一度筋が伸長され、直列弾性要素に大きなエネルギーが蓄えられることが広く推察されている。しかし、van Ingen Schenau（1984）は、事前のストレッチによる運動パフォーマンスの改善を説明するには、直列弾性要素の弾性特性による貢献は小さすぎることを示している。彼は、運動パフォーマンスの改善はクロスブリッジレベルの他のメカニズムによって説明できると主張している。

　直列弾性要素の力－長さ関係に関する実験は摘出筋を用いてのみ可能であり、実験の際には力や長さを動的に変化させる必要がある。典型的な実験設定を図9.11に示す。ここでは、筋をある一定長に保持しつつ、一定レベルに刺激する。ある瞬間に筋の一端をリリースして負荷（張力）を瞬間的にゼロにする。力が一瞬にしてゼロになると、直列弾性要素（質量はゼロと仮定する）はその自然長まで一瞬の内に短縮する。この急激な短縮を記録して、他の張力レベルでも同様の実験を繰り返す。これらのデータから直列弾性要素の力－長さ関係をプロットする。約2msの急激な短縮期には、収縮要素はまだ力発揮をしているが、その長さはまだ変化していないと仮定する。この実験を行う際にはもう2点注意するべき事項がある。第1に、リリース前の等尺性収縮時の長さは、並列弾性要素が張力を発揮しない値に設定する必要がある。そのため筋長は自然長以下である必要

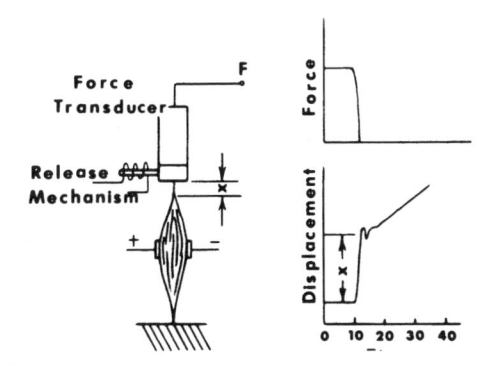

図9.11 直列弾性要素のバネ定数を同定するための実験設定。筋を刺激し、張力が増加した後にリリース機構を作動させる。直列弾性要素の長さはほぼ瞬間的に短縮する（この大きさをxとする）。この際、フォーストランスデューサで張力の変化を測定する。

がある。第2に、直列弾性要素の急激な短縮を記録する装置の質量と粘性は無視できる程度であることが必要である。急激な短縮に伴う加速度と速度は非常に大きいので、記録装置の発生する抗力を小さくするためには、この条件が必要となる。このような実験設定が不可能な場合には、トランスデューサの質量と粘性に関する補正を施す必要がある。

9.1.4　In vivo の力－長さ関係測定

　横紋筋の力－長さ関係は哺乳類や両生類の標本を用いてよく研究されてきたが、ヒト生体では、最大努力の随意収縮中（MVC：Maximum Voluntary Contraction）に関節モーメントを計測し、関節角度を変えていくという類の研究に限られてきた。このような研究には2つの問題点がある。第1に、1つの主働筋にMVCを発揮させ、他の筋は活動させない、ということが通常不可能である。そのため関節モーメントは複数の主働筋の発揮するモーメントを合計したものとなる。多くの場合、それぞれの筋は力－長さ関係の異なる部位で活動している。また第2に、筋張力により発生するモーメントは力とモーメントアーム長を掛けたものとなる。力もモーメントアーム長も関節角度の関数として変化する。このような問題点があるため、関節角度を変化させた際のモーメントの変化は、筋の力－長さ関係だけには帰着できない。

　Saleら（1982）は in vivo の測定を用いて、価値ある成果を報告した。この研究では足関節角度を50°の幅（30°底屈位から20°背屈位まで）で変化させ、底屈モーメントを計測した。膝関節を90°屈曲させ、腓腹筋をたるませることでその貢献を減少させた。そのためヒラメ筋の貢献が支配的であると考えられる。また、この幅で足関節角度を変化させても、ヒラメ筋のモーメントアーム長はあまり変化しないと考えられる。そのため足関節のモーメントと角度の変化はヒラメ筋の力－長さ関係を反映していると考えられる。結果は、MVC、単収縮時のモーメ

ントのピーク値、10Hzの強収縮の際のモーメント値に関して全て同じ傾向がみられた。モーメントのピーク値は15°の背屈位でみられ、足関節30°の底屈位でゼロになるまで線形に低下した。このような変化は、15°の背屈位において筋長が自然長にあり、30°の底屈位でクロスブリッジが重複すると考えると説明できる。

9.2 力−速さ関係

前節では主として等尺性の状況について論じており、また多くの生理学的実験は等尺性の状況下で行われている。しかし、身体運動の際には必ず筋長が変化する。どのような動作を行っていても筋長は必ず伸び縮みを繰り返すため、筋の収縮・伸張速度が張力発揮に及ぼす影響を考える必要がある。

9.2.1 コンセントリックな張力発揮

筋が力発揮しながら収縮する際、筋の張力は等尺性の場合に比較して低下する。この特性を表現する曲線を"力−速さ曲線"と呼ぶ（図9.12）。通常この曲線では、最大努力（100％）の収縮時の値が示される。しかし実際にはこの条件はほとんど満たされず、満たされるのも運動競技中のごく短い間だけである。図9.12には75％、50％、25％の努力度の際の曲線についても示す。等尺性収縮はこのグラフ上では速度ゼロの軸に相当し、考え得る収縮速度の中の1つの値（収縮速度ゼロ）と考えれば良い。この曲線はある一定の筋長における値を示していることにも注意が必要である。ここで収縮速度だけではなく筋長も変数として取り扱うとプロットが3次元になるが、その詳細については9.2.3節で議論する。

収縮速度が大きくなるにつれて筋張力が低下する現象については、主として2つの理由があると考えられる。主な理由としては、クロスブリッジが解離し、短縮した位置で再度形成される際の張力の低下が挙げられる。2番目には収縮要素と結合組織内の粘性が挙げられる。このような粘性は抵抗となり、これに抗するには内力が必要となる。そのため、張力が低下するのである。張力低下の原因が何であれ、結果としてみられる振舞いは機械的なシステムにおける粘性と類似している。そのため粘性をもつダンパーとしてモデル化することができる。張力の低下はクロスブリッジの解離と再結合の効果と、受動的な粘性効果が組み合わさったものであるため、力−速さ関係は複雑なものとなる。もし受動的な粘性だけが働くのであれば、力−速さ曲線の傾きは筋の活動レベルとは無関係になるはずである。逆にアクティブなクロスブリッジの数のみで振舞いが決定されるのであれば、曲線の傾きは活動レベルに比例するはずである。Green（1969）はさまざまな力−速さ曲線を分析してこれらの要因がどの程度寄与しているかを求めた。

FennとMarsh（1935）は力−速さ曲線を次式で表した。

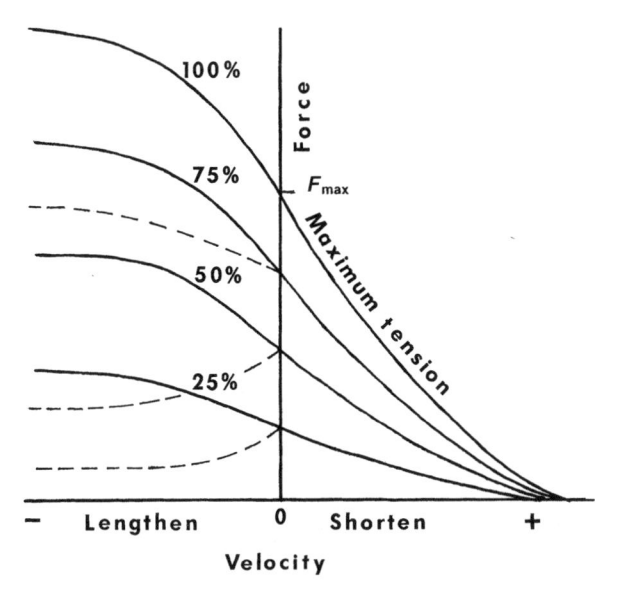

図9.12 異なる活動レベルにおける筋の力ー速さ関係。25%、50%、75%、100%の刺激強度に対応した曲線を示す。筋が収縮・伸長する際に張力等を計測し、筋長も記録する。収縮時、この曲線はHillの双曲線に従ったものとなる。伸長時の曲線の形状は実験のプロトコルによって変わる。等張性の活動の際は実線で示した振舞いをする。等速性の活動の際は破線で示した振舞いになる。

$$V = V_0 e^{P/B} - KP \qquad (式 9.2)$$

ここで V ＝収縮速度
V_0 ＝無負荷状態での収縮速度
P ＝力
B, K ＝定数 である。

その後、Hill (1938) は別の形の関数を提唱した。これは筋の熱力学的振舞いに基づいたものであり、双曲線の形をしている。

$$(P+a)(V+b) = (P_0+a)b \qquad (式 9.3)$$

ここで P_0 ＝最大等尺性張力
a ＝収縮熱の係数
b ＝ $a \cdot V_0/P_0$
V_0 ＝最大速度（$P=0$） である。

この関数の中で用いられる定数には、経験的に定められたものもあるが、近年、この値については、限られた条件下（自然長付近かつ等尺性収縮に近い条件下）でしかあてはまらないことが明らかになっている。

しばしば最大収縮速度は筋収縮要素中の、筋束の自然長 l_0 に比例すると表現

される。動物実験の結果により、最大収縮速度は約 $6\,l_0$/s であると報告した研究がある（Faulknerら、1980；Close、1965）。しかし、この値は人間の一部の運動には低すぎるようにみえる。例えば Woittiez（1984）はヒラメ筋の収縮速度を約 $10l_0$/s であると報告している。この値はモーメントアーム長を5 cm とし、8 rad/s よりも大きな速度で足底屈を行った際のデータに基づいて算出したものである。

9.2.2 エキセントリックな張力発揮

　摘出筋を用いて in vivo で行った研究のほとんどはコンセントリックな張力発揮を取り扱っている。そのため、筋が伸長しつつある際の力−速さ関係については、比較的限られた知見しか得られていない。この領域での筋の振舞いは、コンセントリックな領域用に作られた数学的関係式とは全く異なるものである。

　このようにエキセントリックな収縮についての情報が限られている状況は良いとはいえない。それは通常のヒトの動作では、コンセントリックな活動とエキセントリックな活動が同程度に行われるためである。空気抵抗と地面との間の摩擦力を除いて考えると、平地を歩く際には正の仕事と負の仕事が同量ずつ行われる。また、坂を下る際には負の仕事の方が多くなる。図9.12 にエキセントリックな筋活動の際の力−速さ関係の概略を示す。これはコンセントリックな領域の曲線を拡張したものであることがわかる。等張性のエキセントリックな筋活動では実線で示した曲線があてはまる（Winters、1990）。一方で等速性のエキセントリックな筋活動では破線で示した曲線があてはまる（Zahalak、1990；Sutarnoと McGill、1995）。等尺性の最大筋張力を $F_{\max}$ とすると、エキセントリックな活動中の最大筋張力は $1.1F_{\max}$ から $1.8F_{\max}$ に達する（Winters、1990）。伸張速度が増加するに従って発揮張力が増加するのは、クロスブリッジ中の結合を解離させるのに必要な力が長さを一定に保つ力（等尺性の力）より大きいためである。伸張速度が大きくなり、クロスブリッジの結合が容易に離れ、引っ張る力の増加を必要としなくなると、曲線も平坦になる。筋線維の周囲の液体には粘性摩擦があり、この摩擦力にも抗する必要がある。しかし、Huxley のクロスブリッジ説をモデル化した Distributed Moment（DM）モデルでは（Zahalakと Ma、1990）、等速性のストレッチを施した際、エキセントリックな領域で張力の低下が起こるという逆の結果が得られた。

　エキセントリックな仕事を含む実験は、ヒトの筋に外的に力を働かせる道具が必要となるため実施が難しい。この実験を行うには外力を働かせるためにモータを使用する必要がある。これは筋そのものより大きな力を容易に出すことができる。摘出筋を用いた実験は安全に行い得るが、ヒトを用いた in vivo の実験は難しい。これらの装置では関節の安全な可動域を超えた動作をする可能性があるので、過剰な力により関節部が重大な損傷を受ける可能性がある。絶対に誤動作が起こらないよう安全機構を組み込んで、このような事故を防がなくてはならない。

9.2.3 力-長さ-速さ関係

9.1節と本節で述べたように、腱に掛かる張力が収縮要素の長さと速度の関数であることは明らかである。そのためこれらの関係を適切に表現するためには図9.13のような3次元プロットを描く必要がある。結果として得られる関係は曲線ではなく曲面となる。ここでは最大努力の張力発揮に限った値を示す。最大下の努力時の張力発揮はここで示す値の一定割合となる。そのためそれぞれの活動レベルの割合、例えば75％、50％、25％等に対応した曲面を描く必要がある。

9.2.4 筋の特性と負荷のつりあい

筋は人体の中で唯一の駆動源であり、筋が活動している際には負荷との釣り合いが取れていなくてはならない。その負荷は静的な場合もあれば、動的な場合もある。例えば、おもりを重力に抗して保持したり、壁や床などの固定された対象に対して力を発揮したりする場合は、静的な場合にあたる。あるいは等尺性収縮時に、ある筋が別の筋の発揮力に静的に抗する場合もある。一方で、負荷が動いている場合には、筋は慣性負荷を加速・減速したり、摩擦や粘性力に抗する力を発揮したりする。大多数の随意運動では静的・動的な負荷が混在している。釣り合いの条件は動作全体の中で常に満たされている。いつの瞬間でも、動作の状態を見ると外的な負荷と筋張力が釣り合っていることがわかる。動的な運動の際にはこの釣り合いの点が常に変化する。運動方程式のそれぞれが釣り合いの関係を

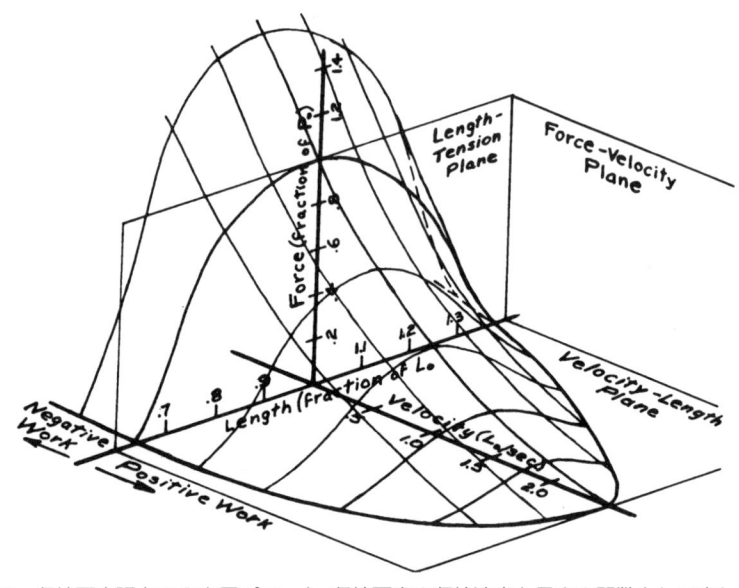

図9.13 収縮要素張力の3次元プロット。収縮要素の収縮速度と長さの関数として表している。この3次元曲面は最大努力の筋力発揮に応じたものである。最大下努力の収縮の際には興奮水準に応じた曲面をそれぞれ描く必要がある。並列弾性要素の影響は示していない。

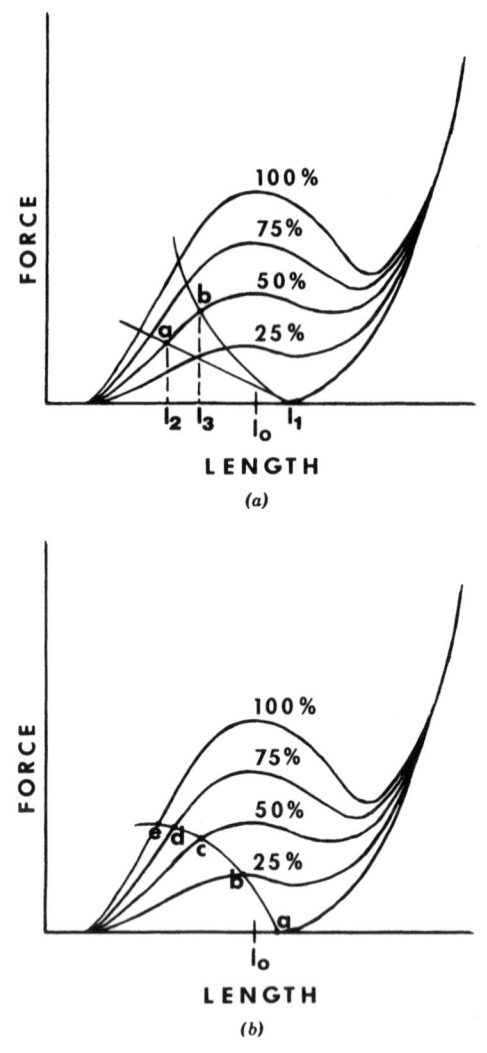

図9.14 (*a*) 4つの異なる興奮水準に応じた筋の力−長さ曲線。線形・非線形のバネ要素の特性とともに示す。バネ（負荷）と筋の特性の交点が釣り合いの点である。(*b*) 重力負荷に抗しつつ肘関節を屈曲する際の、負荷と肘関節屈曲筋の釣り合い点の遷移。

表すことを第5章において示した（式(5.3)、その後に説明した例5.1、5.2、5.3、5.4）。しかし、これらの関係式ではそれぞれの関節に働く全ての筋張力の効果を一括してトルクとして表しており、それぞれの筋固有の特性は全く考慮していない。この点について更に考察する。筋がバネのような負荷に接続されている状況を考える。バネの力−長さ関係は線形でも非線型でもどちらでも良い。図9.14aには、4つの異なる活動レベルにおける筋の力−長さ関係と、線形・非線型のバネの負荷を示している。いま、線形のバネが自然長にある際に、筋長は筋の自然長l_0よりも長いl_1にあるとする。筋に50％の力発揮をさせてバネに力をかけると、筋長はl_1からl_2まで収縮し、点aで釣り合いとなる。非線形のバネの場合、筋長はl_1からl_3まで収縮し、点bで釣り合いとなる。肘関節の屈曲筋が重力に

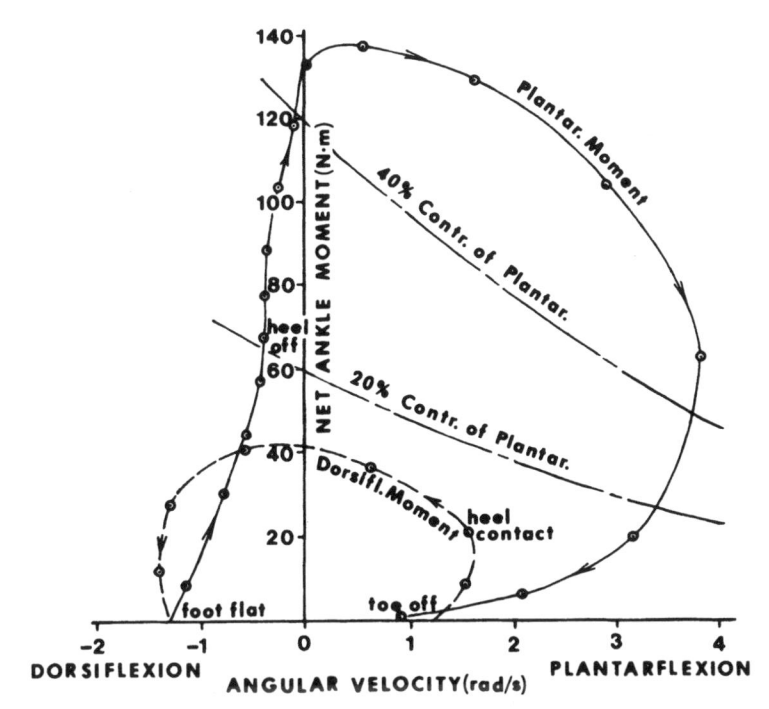

図9.15 歩行における体重支持期中の筋モーメントと足関節角速度の関係。背屈モーメントは破線で示してあり、底屈モーメントは実線で示してある。支持期は負の仕事で始まり、その後、正・負の仕事をし、最終的には蹴り出し期後期に大きな正の仕事を発揮する。爪先離地で支持期を終える。

抗しておもりを保持する場合、筋は図9.14bに示すようなふるまいをする。前腕を体の側面で伸展させて垂直にした際、その釣り合い位置は点 a となる。筋を収縮させるに従って釣り合い位置は点 b から e へと移動する。最終的に筋の努力度は100%となるため、釣り合い位置は点 e となる。点 a から e への遷移において釣り合いの点は力－速さ関係も満たすので、実際には3次元曲面の上を移動することになる。次に動的な釣り合いについて説明する。

通常の歩行動作のデータを用いて、足関節の筋収縮の時間的変化を示す。足関節角度の変化は比較的小さいため、筋長の変化は足関節角度の変化に比例し、かつ、この長さ変化も小さいとする。この場合、筋の振舞いを2次元の力－速さ関係曲線上にプロットすることができる。伸長・収縮速度は足関節の角速度に比例すると考え、腱に掛かる張力は筋モーメントに比例すると考える。この仮定のもと、in vivo のデータを用いて一般的な力－速さ関係がモーメント－角速度関係として表される。その結果、図9.15で示したような踵接地から爪先離地までのプロットが得られる。このモーメントと角速度の関係から、一般的な動作であっても筋の振舞いは極めて複雑なものであることがわかる。力－速さ関係から一見予測されることとは異なり、筋の状態は単純な曲線に沿って遷移する訳ではない。実際、力と収縮速度は複雑に変化する。まず、踵接地から足底が床に平らに着くまでの、足関節が底屈する間、背屈筋が活動する。この間、床反力は足関節より

も後方で作用する。そのため、足部を床に降ろす間、背屈筋により負の仕事がなされる。足部が床に平らに着いた後は底屈筋群が主要な貢献をし、床に固定された足部の上を下腿が回転する動きを減速する。この際にも筋は負の仕事をする。何フレームか後に踵離地が起こり、正の仕事が始まる。これは底屈モーメントの発揮と底屈方向の足関節角速度からわかる。これは能動的な蹴り出し期であり、この期間に"新たな"力学的エネルギーが身体に供給される。

9.3 筋のモデリング

　筋の張力発揮モデルとしてはさまざまなものがこれまで提案されてきた。これらは刺激入力の信号に対して発揮張力を計算するものである。Crowe（1970）やGottliebとAgarwal（1971）は、収縮要素と、線形の直列・並列弾性要素、線形の粘性要素からなるモデルを提案した。Glantz（1974）は非線形の弾性要素と線形の粘性要素を提案した。Winter（1976）は質量・線形バネ・ダンパーからなる系で、2次の臨界制動単収縮をシミュレーションした。この節では、特定のモデルを他と比較して優劣を論ずるのではなく、それぞれの要素をモデル化する際に留意するべき基本的な原理について説明する。図9.16に、これまでに提案された線形・非線型のバネとダンパーの力−変位関係と力−速さ関係を示す。粘性ダンパーはシリンダーとピストンで示してある。このシリンダーは適切な粘度を持った液体で満たされており、その粘性定数はKであるとする。より一般的な非線形のモデルでは、速度の指数関数の形になっていたり、速度のa乗の形（aは通常1よりも大きい）になっていたりする。これは特に粘性摩擦の際にあてはまり、速度の2乗に比例した式が良くあてはまることが多い。

　受動的な要素全てを含めたモデルはさまざまな形態を取り得る。その例を図9.17aに示す。並列弾性要素はダンパーと並列であると考える場合もあり、またダンパーと直列弾性要素の直列な配置を考える場合もある。線形な要素の場合には、どちらの配置を考えても全く相違はなく、数学的に等価であることが示せる。

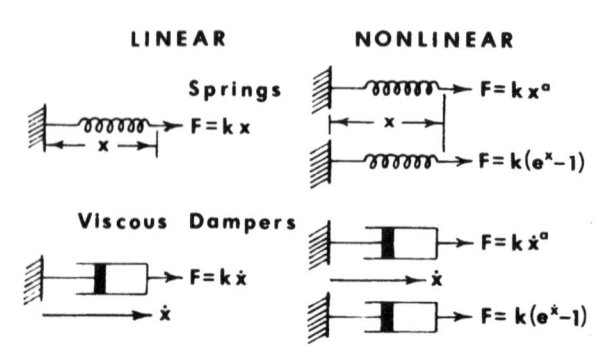

図9.16 筋の受動的な粘弾性を表す模式図。線形・非線形のバネとダンパーを示す。

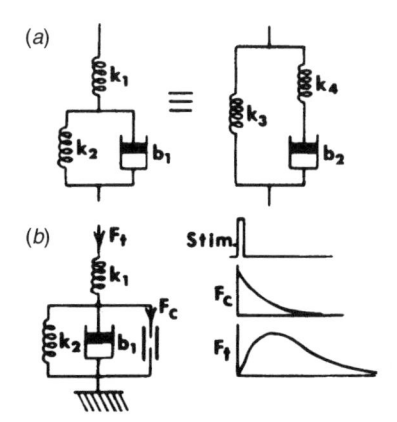

図9.17 (a) 筋モデルにおける線形要素の配置。これら2つの配置は、直列・並列の構成に相違があるが力学的に等価なものである。(b) 粘弾性要素に収縮要素が作用するモデル。収縮要素に指数関数的張力F_cを発揮させると、腱において単収縮の張力F_tが得られる。

Fung（1971）は次の関係を示した。

$$k_1 = k_3 + k_4, \qquad \frac{k_1 k_2}{k_1 + k_2} = k_3, \qquad \frac{b_1}{k_1 + k_2} = \frac{b_2}{k_4} \qquad （式9.4）$$

この関係より、どちらかのモデルの形態がわかれば、もう一方の等価なモデルも導くことができる。両者のモデルの力学的な振舞いは全く同じである。全体としての筋腱複合体モデルでは、収縮要素の特性を何らかの駆動源として表さなくてはならない。収縮要素の張力の時間変化は"アクティブ・ステイト（active state)"と呼ばれることがあり、これは、刺激入力に対する指数関数的な応答と考えられることが多い。図9.17bには収縮要素、受動的な要素、アクティブ・ステイトの時間変化、そして結果として得られる腱張力の時間変化F_tを示している。これまでに、より複雑なモデルも開発されており、その一例を次節で解説する。

9.3.1 モデルの例：EMG駆動モデル

現実的な筋モデルでは、運動神経からの指令に相当する入力信号を必要とする。モーターニューロンプール（動員されたモーターユニットの集合）の出力信号をそれぞれの筋について得られることが理想的である。しかしこれを実験的に行うことは不可能であるため、妥協点としてその筋からのEMGを記録して利用することとなる。EMGの記録と解釈についてあまり詳しくない読者は第10章を読んでからこの筋モデルの説明に進んで頂きたい。

表面筋電図は、留置電極を用いた筋電図よりも再現性が高いことがわかっている（KomiとBuskirk、1970）。また、表面筋電図で計測できる範囲にあるモーターユニットの数は、留置電極で計測する場合よりもずっと多い。このような利点と、その使用の容易さから、表面筋電図は表層の筋におけるモーターユニットの

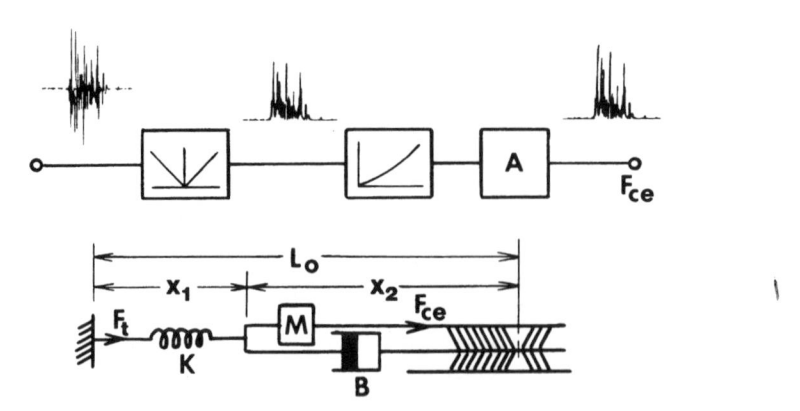

図9.18 等尺性収縮の条件下で、さまざまな張力で力発揮をしている筋のふるまいを示すバイオメカニクスモデル。F_{ce}はインパルス状のふるまいをする収縮要素の張力で、筋組織の質量M、線形のダンパーB、直列弾性要素Kに作用する。モデルへの入力としてのF_{ce}は全波整流したEMGと同じ形状であり、経験則的な曲線回帰がなされている。より詳細な説明と、これらの仮定の妥当性に関する議論については本文を参照。

平均的な活動を示す妥当な信号であるといえる。それぞれのモーターユニットが収縮すると、特徴的な活動電位がみらる。また、活動した筋線維はインパルス状の力発揮をする。クロスブリッジのレベルで発揮される張力の波形と腱のレベルでみられる単収縮の波形には矛盾がある。研究者によっては筋内部の張力の波形（アクティブ・ステイトと呼ぶこともある）は1次の指数関数の形状をしていると考えている（Hatze、1978；GottliebとAgarwal、1971）。しかし、筋を用いた研究で、筋の活動は生化学的・熱力学的にはインパルス状の振舞いをすることが示されている（Hill、1953）。カエルの筋を用いた実験で、0℃における熱の産生率は刺激後30msで最大になることがわかっている。化学反応の速度が10℃ごとに2〜3倍になることを考えると、37℃では反応速度が15〜40倍になる。そのため熱産生（クロスブリッジにおける化学エネルギーの放出を示す）は2msで終了する程度の速度であることがわかる。従って、これとともに起こる力学的エネルギーの放出も短時間にインパルス状になされると考えられる。幸い大きなモーターユニットは大きな活動電位を示す。そのためEMGの絶対値は短時間のインパルスが連なったものとなり、それぞれのインパルスが収縮要素のインパルス状の力を表していると考えられる。このため、全波整流したEMGの信号を非線形関数を用いて処理し、EMGと収縮要素の間の関係を記述する。

図9.18にモデル全体を示す。これには収縮要素、粘性や速度依存の要素を表す線形ダンパーB（収縮要素と結合組織に存在する）、腱・筋束・クロスブリッジ中に存在する直列の弾性を表現する線形バネK、質量Mが含まれている。質量Mは、力のインパルスが運動神経終板から両端の腱に伝わる際に加速される筋組織の実効的な質量である。等尺性の筋活動において、筋長L_0は一定値を保つが、x_2は減少（収縮）し、筋の直列弾性要素力x_1は増加（伸長）する。収縮要素が発揮するインパルス状の力F_{ce}は質量に作用してこれを加速するが、この

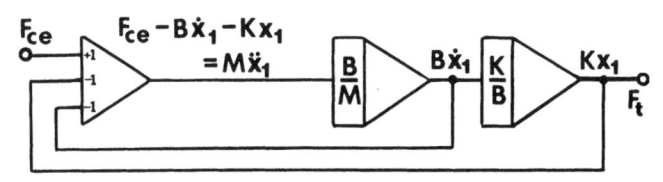

図9.19 筋において、F_{ce}に応じた腱張力F_tを求めるための解法。このモデルの動作はアナログ的に求めても、デジタル的に求めても良い。B/MとK/Bは、対象とする筋について単収縮時間Tがわかれば定められる。詳細な説明については本文を参照。

際、質量はダンパーとバネに力を及ぼす。このため運動方程式は次のとおりとなる。

$$x_1 + x_2 = L_0 = \text{constant}$$

$$F_{ce} = M\ddot{x}_1 + B\dot{x}_1 + Kx_1 \tag{式 9.5a}$$

腱張力F_tは、直列弾性要素のバネが自然長よりも伸びた際に限って発生する。

$$F_t = Kx_1 \tag{式 9.5b}$$

アナログまたはデジタル的解法を用いて、この2次の微分方程式を解いてx_1を求め、EMG信号に対する腱張力を得る。このモデルを用いた計算の最終段階は筋のK、B、Mを求めることである。幸いこれらを別々に計測する必要はない。単収縮から得られる波形が2次の系の臨界制動に非常によく似ていることが利用できる（Milner-Brownら、1973）。単収縮の長さは十分に長く、時間的に比較すると、活動電位の波形はインパルス状であるとみなせる。臨界制動の質量・バネ・ダンパー系においては単収縮時間T（9.0.5節を参照）から以下の比率を得ることができる。すなわち$T = 2M/B$、または$B/M = 2/T$である。同じく$B = 2\sqrt{MK}$である。よって$K/B = B/4M = 1/2T$となる。従って図9.19に示す運動方程式は、B/MとK/Bの値を得れば解くことができる。そしてどの筋であれ、これらの値はTの値から自動的に導くことができる。曲線のフィッティングのためにはもう1つパラメーター値が必要である。これはゲインの値Aであり、この値によってEMG（単位はμV）が収縮要素の張力F_{ce}（単位はN）に関連づけられる。

図9.20は計算により得た張力F_tを実験的に計測した値と比べたものである。ここでは上腕二頭筋のEMGを計測し、また手首にカフを用いてしっかりと取り付けたフォーストランスデューサで肘屈筋の力を計測した。滑らかな曲線がトランスデューサの出力で、ノイズの乗った曲線が計算により得たF_tである。計測値と計算値の差はわずかである。また、この差の一部は計測の誤差や仮定の誤りとして説明できる。第1に、ここでは腱張力を直接計測するのではなく、手首に取り付けたトランスデューサによって力を計測している。そのため計測された力の値はカフや手首の組織、肘関節包中の関節液や軟組織でダンピングされる。第2に、まだ説明していない事項であるが、モデル構築に際して、他の主働筋（腕

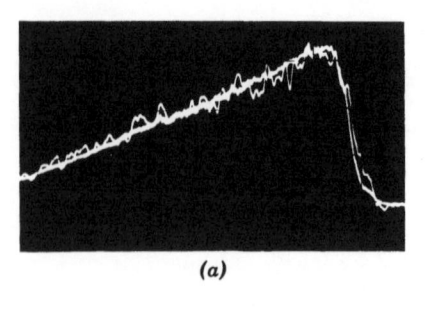

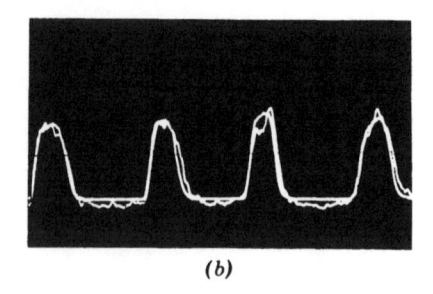

図9.20 計算から得たF_tの値を、フォーストランスデューサを用いて得た値に重ねたもの（上腕二頭筋の等尺性の力発揮時）。(a) 張力をランプ状に増加させた際のデータ。ノイズの乗った曲線がF_tで、滑らかな曲線がフォーストランスデューサからのデータ。(b) 急激で短い張力発揮を繰り返した際のデータに同様の処理を施したもの。

橈骨筋、上腕筋）は上腕二頭筋と全く同じように活動すること、全ての拮抗筋（上腕三頭筋）は活動していないこと等を仮定している。

9.4　引用文献

Bahler, A. S. "Series Elastic Component of Mammalian Muscle," *Am. J. Physiol.* **213**: 1560–1564, 1967.

Bellemare, F., J. J. Woods, R. Johansson, and B. Bigland-Ritchie. "Motor Unit Discharge Rates in Maximal Voluntary Contractions in Three Human Muscles," *J. Neurophysiol.* **50**: 1380–1392, 1983.

Buchthal, F. and H. Schmalbruch. "Contraction Times and Fibre Types in Intact Human Muscle," *Acta Physiol. Scand.* **79**: 435–452, 1970.

Close, R. "The Relation Between Intrinsic Speed of Shortening and Duration of the Active State of Muscles," *J. Physiol.* **180**: 542–559, 1965.

Crowe, A. "A Mechanical Model of Muscle and its Application to the Intrafusal Fibres of Mammalian Muscle Spindle," *J. Biomech.* **3**: 583–592, 1970.

DeLuca, C. J., R. S. LeFever, M. P. McCue, and A. P. Xenakis. "Control Scheme Governing Concurrently Active Motor Units during Voluntary Contractions," *J. Physiol.* **329**: 129–142, 1982.

Desmedt, J. E. and E. Godaux. "Ballistic Contractions in Fast and Slow Human Muscles: Discharge Patterns of Single Motor Units," *J. Physiol.* **285**: 185–196, 1978.

Erim, Z., C. J. DeLuca, and K. Mineo. "Rank-Ordered Regulation of Motor Units," *Muscle & Nerve* **19**: 563–573, 1996.

Faulkner, J. A., J. H. Niemeyer, L. C. Maxwell, and T. P. White. "Contractile Properties of Transplanted Extensor Digitorum Longus Muscle of Cats,"

Am. J. Physiol. **238**: 120–126, 1980.

Feinstein, B., B. Lindegard, E. Nyman, and G. Wohlfart. "Morphological Studies of Motor Units in Normal Human Muscles," *Acta Anat.* **23**: 127–142, 1955.

Fenn, W. O. and B. S. Marsh. "Muscular Force at Different Speeds of Shortening," *J. Physiol. London* **85**: 277–297, 1935.

Fuglevand, A. J., D. A. Winter, and A. E. Patla. "Models of Recruitment and Rate Coding Organization in Motor Unit Pools," *J. Neurophysiol.* **70**: 2470–2488, 1993.

Fung, Y. C. "Comparison of Different Models of the Heart Muscle," *J. Biomech.* **4**: 289–295, 1971.

Glantz, S. A. "A Constitutive Equation for the Passive Properties of Muscle," J. Biomech. **7**: 137–145, 1974.

Gordon, A. M., A. F. Huxley, and F. J. Julian. "The Variation Is Isometric Tension with Sarcomere Length in Vertebrate Muscle Fibres," *J. Physiol.* **184**: 170, 1966.

Gottlieb, G. L. and G. C. Agarwal. "Dynamic Relationship between Isometric Muscle Tension and the Electromyogram in Man," *J. Appl. Physiol.* **30**: 345–351, 1971.

Green, D. G. "A Note on Modelling in Physiological Regulators," *Med. Biol. Eng.* **7**: 41–47, 1969.

Hatze, H. "A General Myocybernetic Control Model of Skeletal Muscle," *Biol. Cybern.* **28**: 143–157, 1978.

Henneman, E. "Organization of the Spinal Cord," in *Medical Physiology*, vol. 1, 13th edition, V. B. Mountcastle, Ed. (C. V. Mosby, St. Louis, MO, 1974a).

Henneman, E. "Peripheral Mechanism Involved in the Control of Muscle," in *Medical Physiology*, vol. 1, 13th edition, V. B. Montcastle, Ed. (C. V. Mosby, St. Louis, MO, 1974b).

Hill, A. V. "The Heat of Shortening and Dynamic Constants of Muscle," *Proc. R. Soc. B.* **126**: 136–195, 1938.

Hill, A. V. "Chemical Change and Mechanical Response in Stimulated Muscle," *Proc. R. Soc. B.* **141**: 314–320, 1953.

Komi, P. V. and E. R. Buskirk. "Reproducibility of Electromyographic Measures with Inserted Wire Electrodes and Surface Electrodes," *Electromyography* **10**: 357–367, 1970.

Milner-Brown, H. S. and R. B. Stein. "The Relation between the Surface Electromyogram and Muscular Force," *J. Physiol.* **246**: 549–569, 1975.

Milner-Brown, H. S., R. B. Stein, and R. Yemm. "The Contractile Properties of Human Motor Units during Voluntary Isometric Contractions," *J. Physiol.* **228**: 285–306, 1973*a*.

Milner-Brown, H. S., R. B. Stein, and R. Yemm. "The Orderly Recruitment of Human Motor Units during Voluntary Isometric Contractions," *J. Physiol.* **230**: 359–370, 1973*b*.

Sale, D., J. Quinlan, E. Marsh, A. J. McComas, and A. Y. Belanger. "Influence of Joint Position on Ankle Plantarflexion in Humans," *J. Appl. Physiol.* **52**: 1636–1642, 1982.

Sutarno, C. G. and S. M. McGill. "Isovelocity Lengthening Behaviour of Erector Spinae Muscles," Europ. *J. Appl. Physiol.* **70**: 146–153, 1995.

van Ingen Schenau, G. J. "An Alternate View of the Concept of Utilization of Elastic Energy in Human Movement," *Human Movement Sci.* **3**: 301–336, 1984.

Wani, A. M. and S. K. Guha. "A Model for Gradation of Tension Recruitment and Rate Coding," *Med. Biol. Eng.* **13**: 870–875, 1975.

Winter, D. A. "Biomechanical Model Related EMG to Changing Isometric Tension," in *Dig. 11th Int. Conf Med. Biol. Eng.*, 362–363, 1976.

Winters, J. M. "Hill-Based Muscle Models: A System Engineering Perspective," in *Multiple Muscle Systems: Biomechanics and Movement Organization*, J. M.Winters and S. L. J. Woo, Eds. (Springer, New York, 1990), 69–93.

Woittiez, R. O. "A Quantitative Study of Muscle Architecture and Muscle Function," Ph.D. dissertation, Free University (Amsterdam), The Netherlands, 1984.

Wormolts, J. R. and W. K. Engel. "Correlation of Motor Unit Behaviour with Histochemical-Myofiber Type in Humans by Open-Biopsy Electromyography," in *New Developments in Electromyography and Clinical Neurophysiology*, vol. 1, J. E. Desmedt, Ed. (Karger, Basel, Switzerland, 1973).

Zahalak, G. I. "Modelling Muscle Mechanics (and Energetics)," in *Multiple Muscle Systems: Biomechanics and Movement Organization*, J. M. Winters and S. L. J. Woo, Eds. (Springer, New York, 1990), 1–23.

Zahalak, G. I. and S.-P. Ma. "Muscle Activation and Contraction: Constitutive Relations Based Directly on Cross-Bridge Kinetics," *J. Biomech. Eng.* **112**: 52–62, 1990.

10

運動学的筋電図

10.0 イントロダクション

　筋収縮に関連する電気信号は、"筋電図"もしくは"EMG（electromyogram）"と呼ばれる。筋電図学と呼ばれるEMG関連の研究によって、多くの基礎的知見が得られてきた。しかしながら未だに明らかにされていないことが、数多く残されている。随意的筋活動はEMGを生じさせる。また、そのEMGは張力の大きさに合わせて増大する。しかし、EMG信号に影響を与え得る変数は数多くある。例えば、筋の収縮速度や伸長速度、張力の増大速度、疲労、反射活動がそれにあたる。電気生理学やEMGの記録技術に対する理解は、EMGを用いてバイオメカニクスの観点から運動を理解する際に必要不可欠である。

10.1 筋収縮の電気生理学

　筋組織は電圧信号を伝導する特性を持っている。これは神経細胞の軸索が活動電位を伝導するのと同様である。モーターユニットの動員の結果として筋線維に生じる特別な電気信号を"モーターユニット活動電位（m.u.a.p.：motor unit action potential）"と呼ぶ。筋表面上の電極もしくは筋組織中におかれた電極（留置電極）は、それぞれの時刻に筋線維を伝わっているモーターユニット活動電位をその点における代数和として記録する。電極の場所から遠いモーターユニット

の活動電位は、電極に近い場所にある類似の大きさのモーターユニットの活動電位よりも小さい。

10.1.1　運動終板

　筋中に存在するモーターユニットの数はさまざまである。それぞれのモーターユニットは、"運動終板"と呼ばれる特別なシナプス結合を介して、1つの運動神経によって制御される。運動ニューロン（"最終共通路"と呼ばれることもある）を下降する活動電位は、運動終板に到達すると一連の電気化学的現象の引き金を引く。まず、アセチルコリン（Ach）が解放される。アセチルコリンはシナプス間隙（200－500Åの幅）を横断し、シナプス後膜を脱分極させる。そのような脱分極は"終板電位（EPP：end plate potential）"と呼ばれ、適切な微小電極を用いることによって記録できる。通常の環境ではEPPは閾値に達するに十分な大きさであり、隣接する筋線維の細胞膜から活動電位が始まる。神経筋伝導の疾患（例えばアセチルコリンの枯渇）では、運動神経の活動電位とモーターユニット活動電位の間に1対1の関係がみられないことがある。終板が完全に遮断されている場合もあるし、刺激頻度が高い時のみ活動電位が発生する、あるいは活動電位の発生が断続的になる、などの場合もある。

10.1.2　単収縮までの一連の化学的現象

　神経からの刺激が横行小管系に沿って筋線維内部に広がることによって、モーターユニット活動電位が生じる。その際、活動電位は収縮要素のZ盤（9.0.1節参照）から始まる。活動電位の発生は筋小胞体内でのCa^{2+}の放出をもたらす。Ca^{2+}は、収縮のためのフィラメントであるアクチンおよびミオシンフィラメントへと急速に拡散する。そして、それらフィラメントにおいてATPは加水分解され、ADPと熱と力学的エネルギー（張力）が産生される。力学的エネルギーは収縮要素のクロスブリッジにおいてインパルス状の力として現れる。収縮要素の力の経時変化については様々な推察がなされ、9.0.5節で述べたような数学的モデルが構築されてきた。

10.1.3　筋活動電位の発生

　横行小管系と筋小胞体の脱分極は、筋線維方向に沿った脱分極の"波"をもたらす。この脱分極の波とその脱分極の後に起きる再分極の波が、電極によって記録される波形である。

　これまでにさまざまなEMG電極が開発されてきたが、一般的にはそれらは2つのタイプに分類することができる。すなわち表面電極と筋内に留置する電極である。Basmajian（1973）は、異なるタイプの電極の利用と電気的接続につい

て細かくレビューした。表面電極には直径1cm程度の金属製（通常は銀／塩化銀）の円盤が用いられる。表面電極では表層にある筋の平均的な活動を捕捉する。また、筋内に留置するタイプよりも再現性の高い結果が得られる（Komiと Buskirk、1970；Kadabaら、1985）。円盤のサイズが小さければ、小さい筋に対して使用することができる。ただし、微細な運動の評価や深部筋の記録には留置電極が必要となる。針電極は微小な皮下注射針と同じである。針自体は導体であるが、針内部は絶縁体で充たされ、その絶縁体内部に電極となる導体の芯線が存在する。その芯線は針の開放端において露出しており、その箇所が筋組織と接して活動電位を計測する。研究目的で多電極のタイプも開発されてきた。Buchthalら（1959）は多電極タイプの電極を用いて、1つのモーターユニットが支配する領域を調べ、その広さが直径2から15mm程度とさまざまであることを明らかにした。現在は、微小ワイヤー電極（ワイヤーの直径はヒトの髪の毛程度）が広く用いられている。ワイヤー電極を挿入するには皮下注射針が必要である。針を抜いた後、微小ワイヤーの絶縁されていない先端が筋組織に接した状態で筋内に残る。Boydら(1978)はモーターユニットの支配領域に関する理論的予測を行い、それらの結果が実験研究から得られた結果と一致することを明らかにした。留置電極は電極表面のそばを実際に通る波だけでなく、数mmの露出した導体部を通る波にも影響を受ける。同じことが表面電極にもあてはまる。電極電位を表す場の方程式は元々、Lorente de No（1947）によって導出され、後にPlonsey（1964、1974）とRosenfalck（1969）によって厳密に定式化された。これらの式では、筋膜の時空間的脱分極と再分極を表現するために電流密度関数が定式化されており、式が複雑なものとなった。そのため、双極子や三極子を用いた電流密度の単純化が行われた（Rosenfalck, 1969）。AndreassenとRosenfalck（1981）は、活動している線維が電極表面から1mm以上離れているという条件のもと、この単純化を用いて合理的な近似を行えることを示した。双極子モデル（図10.1参照）においては、筋線維に沿った2点に電流が集中しているものと仮定する。ここで流入する電流（脱分極を示す電流）を I、流出する電流（再分極を示す電流）を $-I$、2点間の距離を b とする。電流源から距離 r の点にある電極の電位 Φ は次式で与えられる。

$$\Phi = \frac{I}{4\Pi\sigma} \cdot \frac{1}{r} \tag{式10.1}$$

ここで σ は媒質の伝導率である。また、媒質は等方性（空間内全ての方向に均一）と仮定する。

電流の流入点および流出点の電位差は次のようになる。

$$\begin{aligned}\Phi &= \frac{I}{4\Pi\sigma} \cdot \frac{1}{r_1} - \frac{I}{4\Pi\sigma} \cdot \frac{1}{r_2} \\ &= \frac{I}{4\Pi\sigma}\left(\frac{1}{r_1} - \frac{1}{r_2}\right)\end{aligned} \tag{式10.2}$$

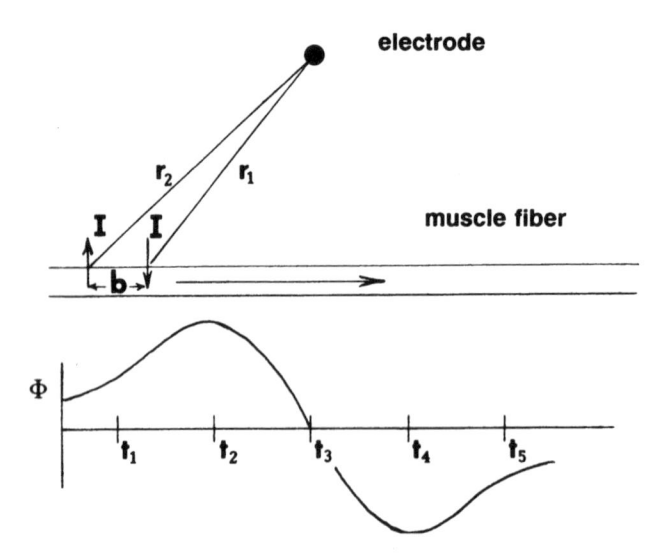

図10.1 活動電位波面の伝播。皮膚表面に置かれた電極下を波面が伝播するときの様子。電圧は双極子の大きさの関数である。また、脱分極および再分極電流と電極間の距離（それぞれ r_1、r_2）の関数でもある。

　ここで r_1 は電流の流入点と電極間の距離、r_2 は流出点と電極間の距離である。
　活動電位の経時変化は r_1 と r_2 に依存する。波は筋線維に沿って伝播するため、r_1 と r_2 は時間とともに変化する。時刻 t_1 では、波は電極に近付いているため（$r_1 < r_2$）、電位は正であり増加する。電位は時刻 t_2 において最大となる。その後 r_1 が r_2 にほぼ等しくなると振幅は急激に減少する。時刻 t_3 においてゼロを通過する。その時、双極子はちょうど真下（$r_1 = r_2$）にある。そして、双極子が電極から離れていく際（$r_1 > r_2$）、電位は負となる。そのため1つの電極によって2相性の波が記録される。
　この2相性の信号の振幅や形は、記録方法に関連する要因や生物学的な要因などさまざまな要因から影響を受ける。それぞれの相の長さは、伝播速度、流入および流出点間の距離 b（0.5から2.0mm程度）、線維の深さ、電極の表面積の関数である。式（10.2）は点電極の場合のものである。典型的な表面電極は、点電極ではなく有限の表面積を持つ。表面上の点のそれぞれを、点電極として考えることができる。従って、表面電位は全ての点における電位の平均として求められる。図10.2はFuglevandら（1992）の研究から引用した図である。電極の大きさと形が電極の電位に与える影響を示している。図では2つの細長い電極が示されており、それぞれ異なる方向に配置されている。Aでは筋線維に平行に電極が配置されており、Dでは筋線維に直角に配置されている。BとEでは、これら2つの細長い電極と同等のものを点電極を用いて表現するために、点電極を細長く配置した様子を示している。10mmの長さに点電極が10個並んだ配置となっている。CとFは各点における活動電位を示している。Aの電極では、電極の各点と線維間の距離 r_f は一定である。従って、各点の活動電位は同じ振幅、

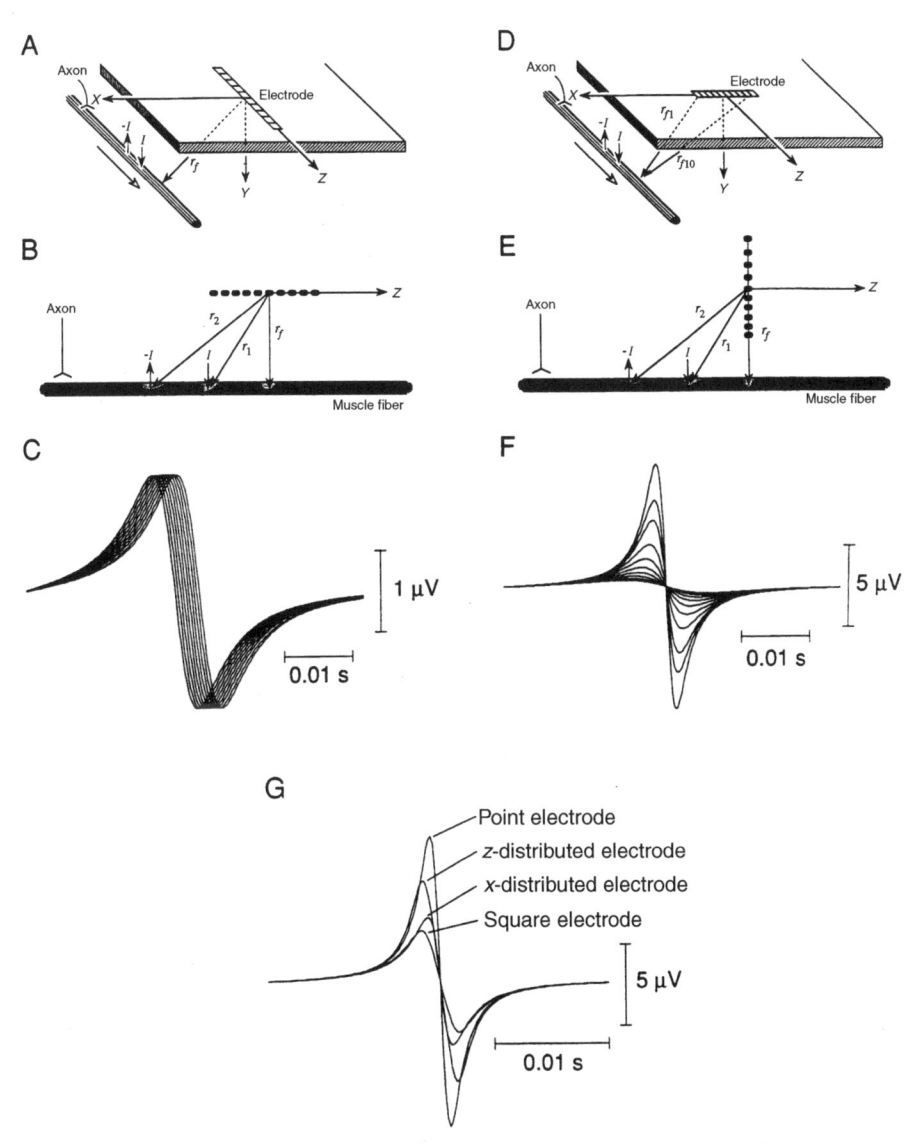

図10.2 電極の配置、形状、サイズと計測される活動電位の関係。電極の電位は、電極を点電極の集合体として捉え、それぞれの点電極で計測された電位の代数平均として計算されたものである。詳細については本文を参照。("Fuglevand, A. J., D. A. Winter, A. E. Patla, and D. Stashuk., Detection of Motor Unit Action Potentials with Surface Electrodes: Influence of Electrode Size and Spacing, Biol. Cybernetics 67:143-153, 1992. Fig. 3A-G." から引用。Biological Cybernetics、Springer Science、Business Media の許可を得て掲載)

同じ形となる。しかしながら各活動電位間の位相は異なるので、平均活動電位は個々の活動電位に比較して電位が低く、時間が長いものとなる。Dの電極では、各点において距離r_fは異なる。従って各点の活動電位は、r_fの増加とともに低下する（図10.2F参照）。位相の点では、各点ともに同じ時刻でゼロ電位となる位相を持つ。しかし、筋線維から遠い点ほど電位は低くなり、活動電位の時間も若干長くなる。最後のGは電極全体の活動電位を比較したものであり、点電極、電極A、電極D、$10 \times 10 \text{mm}^2$の大きさの四角形の電極の電位について示している。これらの活動電位から明らかなように、できる限り小さい表面積の電極を用いることが望ましい。また、この後の10.2.5節で示すように、電極の表面積が小さいほどクロストークの影響を受けにくい。

　1つの電極によって個々の線維から電位を捕捉できる範囲は、2つの生理学的変数（Iとr）に依存する。線維の直径に比例して電流は増加するため、大きな筋線維ほど大きな双極子電流を持つ。モーターユニット活動電位について考える場合は、その運動神経が支配している線維数も考慮しなければならない。1つのモーターユニットの活動によって捕捉される電位は、そのモーターユニットを構成する各線維の電位の和に等しい。そのため、多数の筋線維を支配しているモーターユニットの電位の捕捉範囲は、筋線維数が少ないモーターユニットに比べて広い。捕捉可能範囲は、小さいモーターユニット（線維数：50）の場合で約0.5cm、大きなモーターユニット（線維数：2,500）の場合で約1.5cmと推定される（Fuglevandら、1992）。つまり表面電極では、電極からの距離が非常に近い筋線維からのモーターユニット活動電位の測定に限られる。また、記録している筋がよほど小さくない限り、隣接する筋からの電気信号の混入（"クロストーク"と呼ばれる）は起き難い。

　EMGの計測ではほとんどの場合、筋上に2つの電極を置く必要がある。そして、2つの電極間の電位差を電圧波形として記録する。図10.3は、各電極における電圧波形がほとんど同じであるものの、時間的に若干ずれている状況を示している図である。つまり、1つの電極では2相性として記録される電位波形が、通常は差動計測をすると3相性になる。2つの電極間距離が狭いほど、差動信号はより異なる波形となり、単一の電極で記録した信号を時間微分したような波形となる（Kadefors、1973）。つまり、電極間距離を狭くして計測したEMGのスペクトルは、電極間距離が広い場合のスペクトルよりもより高い周波成分を持つ。

10.1.4　モーターユニット活動電位の持続時間

　前節で示したように、電極の表面積が大きくなると計測されるモーターユニット活動電位の波形の持続時間は長くなる。つまり表面電極の記録波形は自ずと留置電極よりも持続時間が長くなる（Kadefors、1973；Basmajian、1973）。針電極の場合、その時間は3から20msである。一方で表面電極の場合は、その2倍程度の時間となる。ただしいずれの電極であっても、モーターユニット活動電位

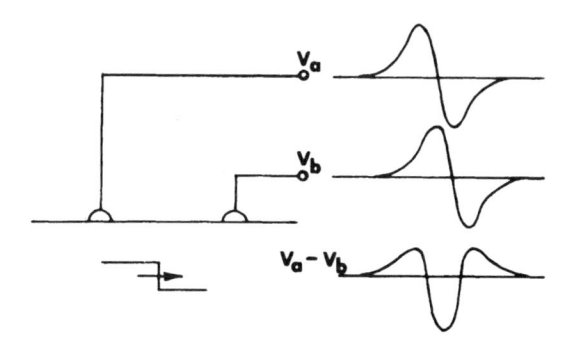

図10.3 1つの伝播波を2つの電極によって計測したときの、各電極における電圧波形。記録される電圧は電圧V_aとV_bの差であり、3相の波形になる。各単一電極では2相の波形が3相の波形となって計測される。

の持続時間は、波形の伝播する速度と電極表面からモーターユニットまでの深さの関数になる。モーターユニット活動電位の伝播速度は通常4 m/s程度であることがわかっている（Buchthalら、1955）。伝播速度が速くなるにつれモーターユニット活動電位の持続時間は短くなる。そのような関係は限られた範囲内ではあるが、伝播速度の変化を調べるために使われてきた。疲労や特定のミオパチー（筋病変）の場合、モーターユニット活動電位の平均速度は減少し、モーターユニット活動電位の持続時間は長くなる（Johanssonら、1970；Gerstenら、1965；Kadefors、1973）。モーターユニット活動電位の各相のピーク振幅値は変わらないので、各相の面積が増加する。従って、EMGの平均振幅値（全波整流された波形から得られる値）を計測すると、その値は増加しているように見える（Fuglevandら、1992）。特別な実験室条件下（Milner-BrownとStein、1975）であれば、随意収縮中のEMGから直接、筋活動電位の持続時間と振幅を調べることができるようになってきた。ただし、制約のない動作において周波数スペクトルの偏移を検出するためには、全EMGのコンピュータ解析が必要となるであろう（Kwatnyら、1970）。また、自己相関分析を行うと、モーターユニット活動電位の持続時間の平均値を得ることができる（PersonとMishin、1964）。モーターユニットと電極表面間の距離は、式(10.2)から予測されるように、活動電位の振幅に大きな影響を与える。また、持続時間にも影響を与える。図10.4は、線維数が50のモーターユニットから得られる活動電位の持続時間と振幅が、モーターユニットと電極表面間の距離を20mmまで変化させた際にどのように変化するかを予測したものである（Fuglevandら、1992）。距離の増加とともに振幅が低下し、振幅が低下するにつれて活動電位の持続時間が長くなっていることがはっきりとわかる。つまり、距離が増加するにつれてモーターユニット活動電位の周波数成分は低下する。Fuglevandら（1992）は、モーターユニット活動電位の平均周波数（Mean Power Frequency）について、1mmの距離の時点で160Hzであったものが20mmでは25Hzまで低下することを示した。

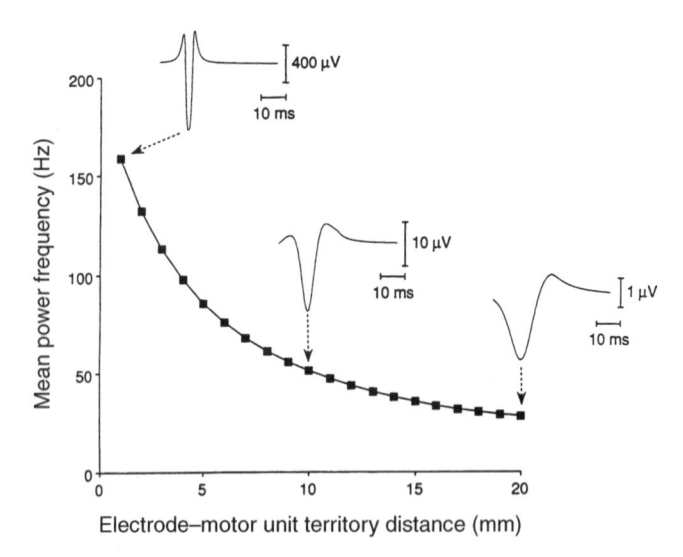

図10.4 電極-モーターユニット間距離とモーターユニット活動電位の振幅および周波数成分の関係。線維数50の小さなモーターユニットを、4mm²の大きさの双極電極（電極間距離11mm）を用いたと仮定して計測した場合の予測値である。電極-モーターユニット間距離が1、10、20mmの場合については、モーターユニット活動電位の波形も示している。（"Fuglevand, A. J., D. A. Winter, A. E. Patla, and D. Stashuk., Detection of Motor Unit Action Potentials with Surface Electrodes: Influence of Electrode Size and Spacing, Biol. Cybernetics 67:143-153, 1992. Fig. 8." から引用。Biological Cybernetics、Springer Science、Business Mediaから許可を得て掲載）

10.1.5 段階的収縮中の筋電図からのモーターユニット活動電位の検出

　DeLucaら（1982）は低い活動レベルの段階的収縮中に、複数の留置電極によって記録された筋電図データから、個々のモーターユニット活動電位を識別する手法を開発した。より最近の手法（De Luca、1993）では、3チャンネルのクワッドリファイラー針電極を用いる。データを記録した後、テンプレートマッチング、テンプレート更新、モーターユニット発火の統計を含む分離アルゴリズムを用いる。Erimら（1996）は、前脛骨筋において4つのモーターユニットを検出し、最大随意収縮（MVC）の0から100％まで発火頻度を調べた。ただし、検出されているモーターユニットは、活動している全モーターユニットの中でも電極アレイの検出範囲内にあるものだけであることに注意を要する。表面電極によるEMGからも、モーターユニットの発火状態を求めるために活動電位の分離がなされてきている（McGill、1987）。

10.2 筋電図の記録

　表面電極を用いるか留置電極を用いるかに関係なく、EMGを記録するには特

定の仕様の生体用増幅器（アンプ）が必要である。"きれいな" EMG信号を得るために求められる仕様について、その背景にある理由を検討することは有益である。きれいなEMG信号はモーターユニット活動電位の和であり、歪んでおらず、ノイズ（雑音）やアーティファクトを含まない。歪んでいないということは、増幅器や記録するためのシステムの全範囲において、信号が線形に増幅されていることを意味する。より大きな信号（〜5mV）も、より小さな信号（100μVかそれ以下）と同様に増幅される。最も一般的なひずみは過度な増幅によって生じるもので、大きな信号の場合、波形の一部が削り取られたようになる。全ての増幅器にはダイナミックレンジ（機器が識別可能な最小信号と最大信号の比）があり、予測される最も大きなEMG信号がその範囲を超えないようにしなければならない。ノイズは筋以外の発生源からも混入し得る。またその原因は、生物学的なものである場合も、人為的なものである場合もある。胸筋群上に貼ったEMG電極によって検出された心電図（ECG：electrocardiogram）信号は、望まれない生物学的ノイズと考えることができる。人為的なノイズは通常、電源ライン（ハム）や機械から来る。もしくは増幅器の部品内部から生じる。アーティファクトは、一般的には電極自体やケーブル類から生じる疑似信号のことを指す。EMGの記録に熟練した人であれば皆、動作アーティファクトと呼ばれる低周波の基線の跳びを思い起こすであろう。これは電極の接触や、ケーブルが動くことから生じる。

EMG増幅器の仕様を定める際には次の点が主に考慮される。

1. 利得（ゲイン）とダイナミックレンジ
2. 入力インピーダンス
3. 周波数応答特性
4. 同相信号除去

10.2.1 増幅器の利得

表面筋電図の最大振幅値は、MVC中に記録される値からわかるとおり、ピークtoピークで5mV程度である。留置電極ではそれよりも高い振幅（〜10mV）となることがある。単一のモーターユニット活動電位の振幅はおおよそ100μVである。増幅器のノイズレベルは、電極をショート（短絡）させた時に見られる高周波のランダム信号の振幅である。また、そのレベルは50μVを超えるべきではなく、20μV程度が望ましい。増幅器の利得は、入力電圧に対する出力電圧の比として定義される。入力が2mV、利得が1000の場合、出力は2Vとなる。適切な利得は出力信号の用途や状況に依存して決まる。EMGはペンレコーダや磁気テープに記録したり、オシロスコープ上で見たり、コンピュータにそのまま入力したりする。いずれの場合でも、増幅されたEMGは記録する機器の入力レンジを超えてはならない。幸運にも、これらの記録機器の大半が内部増幅器を備えており、さまざまな入力信号レベルに合わせることができる。一般に高品質の

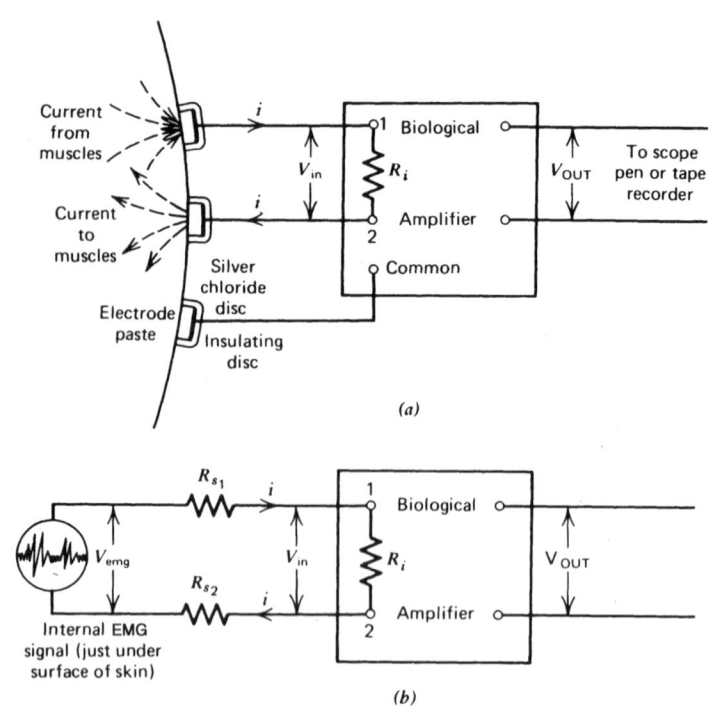

図10.5 電極電位記録用の生体増幅器。(a) 筋活動電位から生じる電流は、電極と皮膚間の接触面を通り、増幅器の入力端子においてV_{in}を発生させる。3番目のコモン電極は生体増幅器が通常、差動増幅器であるため必要とされるものである。(b) 電極を直列な抵抗R_{s1}とR_{s2}に置き換えた等価回路。$R_i \gg R_s$の場合、V_{in}はV_{emg}とほぼ等しくなる。

生体増幅器では100から10,000までの範囲で利得を選択できるはずである。信号の振幅は増幅器の利得とは無関係に、電極において現れる値（mV）で報告すべきである。

10.2.2 入力インピーダンス

生体増幅器の入力端子にはEMG信号が入力される。そのためEMG信号を減衰させないために、生体増幅器の入力インピーダンス（抵抗）は十分に高くなければならない。図10.5で示す増幅器について考える。1と2の端子は信号が入力される端子であり、cはコモン（common）端子である。3つの入力端子を持つ増幅器（差動増幅器）の必要性については10.2.4節で説明する。

電極と皮膚間の各接触面はインピーダンスをもち、その値はさまざまな要因の影響を受ける。皮膚の層の厚さ、電極貼付前の皮膚の処理、電極の表面積、電極ペーストの温度（電極貼付後、室温から上昇していく）などがそれにあたる。留置電極では電極と筋組織との接触部位が小さいため、インピーダンスはより高くなる。

図10.5bは、電極と皮膚間の接触面をそれと等価な抵抗に置き換えたものであ

る。これは実際の状態を単純化したものである。正確にモデル化した場合は、電極と皮膚間の静電容量効果を含んだより複雑なインピーダンスとなる。増幅器と電極を接続すると、微小な EMG 信号が電極抵抗 R_{s1}、R_{s2}、増幅器の入力インピーダンス R_i を流れる電流を生じさせる。電極抵抗を通る電流は電圧降下を引き起こすため、入力端子における電圧 V_{in} は目的の信号電圧 V_{emg} よりも低くなる。例えば $R_{s1} = R_{s2} = 10\text{k}\Omega$、$R_i = 80\text{k}\Omega$ の場合、2 mV の EMG 信号が入力端子において 1.6mV に低下する。つまり各電極において 0.2mV の電圧損失が生じる。皮膚の前処理を改善することで R_{s1} と R_{s2} を 1 kΩ まで低下させ、また、R_i を 1 MΩ まで向上させた場合、2 mV の EMG 信号の入力端子における電圧は 1.998mV となり、この場合の電圧降下はほんのわずかである。従って、入力インピーダンスは 1 MΩ かそれ以上が望ましく、皮膚の接触インピーダンスについては 1 kΩ かそれ以下になるように皮膚の前処理を行うことが望ましい。留置電極の場合は、電極インピーダンスが 50kΩ もの大きさになることがある。そのため、少なくとも 5 MΩ の入力インピーダンスを持つ増幅器を用いるべきである。

10.2.3 周波数応答特性

EMG 増幅器の周波数帯域幅は、EMG に存在する全ての周波数が減衰無く増幅されるようなものでなくてはならない。帯域幅とは図 10.6 に示すように、いずれの増幅器においても、高域側のカットオフ周波数 f_2 と低域側のカットオフ周波数 f_1 の間の差のことである。カットオフ周波数における増幅器の利得は、中央の周波数域における利得の 0.707 倍である。つまり、中央周波数における利得を 100%と表した場合、カットオフ周波数における利得は 70.7%まで低下する。また、パワーについては $(0.707)^2 = 0.5$ 倍まで低下する。これらの周波数は、パワーが半分になる周波数としてよく用いられる。増幅器の利得は、対数形式とデシベル（dB）を用いて表示されることが多い。次式は利得をデシベル表示する

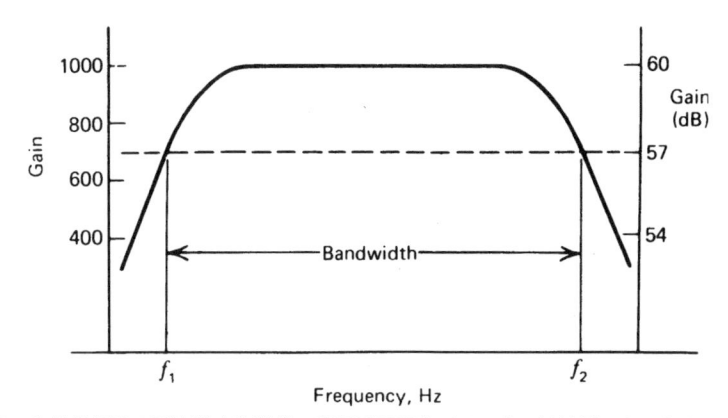

図10.6 生体増幅器の周波数応答特性。利得は1000倍（60dB）、低域側のカットオフ周波数は f_1、高域側のカットオフ周波数 f_2 である。

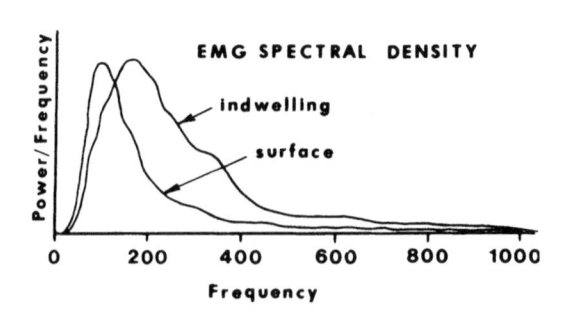

図10.7 表面電極および留置電極を用いて記録されたEMGの周波数スペクトル。留置電極の場合、表面電極に比べて電極間距離が狭く、筋線維との距離が近いため、より高い周波数成分が含まれる。

ための変換式である。

$$\text{gain (dB)} = 20 \log_{10}(\text{linear gain}) \quad (式 10.3)$$

線形ゲインが1000であった場合、利得をデシベルで表すと60dBとなる。また、カットオフ周波数における利得は57dBとなる(中央周波数よりも3dB低くなる)。

音楽再生で用いられるハイファイ (High-fidelity) 増幅器では、f_1 と f_2 は人間の可聴範囲である 50〜20,000Hz に対応するように設計されている。音楽用の増幅器では、ひずみの無い音をスピーカーで再生するために、音楽に存在する周波数全てが均等に増幅される。EMGについても同様に、EMGに含まれる周波数全てが均等に増幅されなければならない。文献で報告されているEMGスペクトルの範囲は幅広く、下限は5Hz、上限は2000Hz程度である。表面電極の場合、モーターユニット活動電位の持続時間は長い。そのため、1000Hz以上のパワーについては無視できる。表面筋電図において推奨される範囲は10-1000Hzである。また、留置電極の場合は20-2000Hzである。個々のモーターユニット活動電位をコンピュータによってパターン認識する場合は、高周波側のカットオフ周波数をそれぞれ、表面電極の場合で5kHz、留置電極の場合で10kHzまで上げるべきである。図10.7はEMGスペクトルの典型例を示したものである。信号の大半は20-200Hzの帯域に集中しており、200Hz以上の成分は少ないことがわかる。

また、その他の生理学的信号やノイズについても考えなければならない。ECG信号は100Hzを超えるパワーを含んでいる。そのため、ECGによる干渉は除去できない可能性がある。胸部周辺の筋活動を計測している場合は特にそうである。EMGにおける干渉の主なものは、電源ラインからのハム(北米では60Hz、ヨーロッパでは50Hz)である。都合の悪いことにハムの周波数はEMGスペクトルの中央付近にあり、フィルタによって取り除くことができない。動作によるアーティファクトは幸いにも0-10Hzの範囲にあり、通常問題は生じないはずである。低品質のケーブルの中には、残念ながらEMGデータの基線に大きく干渉するような低周波アーティファクトを引き起こすものがある。通常このようなア

ーティファクトは、f_1 を 20 Hz 程度に設定した高品質の低周波フィルタによって除去できる。この方法での除去ができない場合、解決策はケーブルを交換するか、皮膚表面に置くタイプのマイクロ増幅器を用いることぐらいしかない。

さまざまな帯域幅のフィルタを用いて、フィルタ処理した際の EMG 信号を見てみることは有益である。図 10.8 はさまざまな帯域幅のフィルタを用いて処理した結果であり、f_1 と f_2 を適切に設定しない場合、信号が明らかにゆがむことを示している。

10.2.4 同相信号除去

人体は良く電気を通す導体である。そのためアンテナのような振舞いをし、さまざまな電磁放射線を拾う。最も一般的な放射線は、電源（電源コード、蛍光灯、電気機械類）からくるものである。その結果生じる混信は、EMG の記録ができないほど大きいことがある。

シングルエンド入力の増幅器を使うとこの混信の大きさがわかる。図 10.9 は、シングルエンド入力の増幅器にハムが混入する様子を示したものである。ハムは正弦波状の信号となり、筋が収縮すると EMG はハムの上に加算される。ハムは 100 mV にもなることがあり、その場合、最大の EMG 信号であってもかき消されるであろう。シングルエンド入力の増幅器を差動増幅器（図 10.10 参照）に換えた場合、ハムの大半を除去することができる。差動増幅器は信号が入力される 2 つの端子間の信号の差を取る。図からわかるとおり、混入するハムは両端子において等しい振幅となる。人体がアンテナとして振舞うため、人体全ての部位が同じハムを拾う。この望まれない信号は両端子において同相であるため、"同相信号" と呼ばれる。端子 1 における最終的な信号は、$V_{\text{hum}} + \text{emg}_1$ である。端子 2 では、$V_{\text{hum}} + \text{emg}_2$ となる。増幅器の利得は A である。従って、理想的な出力信号は次のとおりとなる。

$$\begin{aligned} e_o &= A(e_1 - e_2) \\ &= A(V_{\text{hum}} + \text{emg}_1 - V_{\text{hum}} - \text{emg}_2) \\ &= A(\text{emg}_1 - \text{emg}_2) \end{aligned} \quad (\text{式 10.4})$$

出力 e_o は、電極 1 および 2 の EMG 信号の差が増幅されたものである。個々の電極にどれほどハムが存在していても、差動増幅器内の完全な減算によってハムは除去される。残念ながら完全な減算は技術的に不可能である。そこでどれほど上手く減算されたかを測る尺度として、同相信号除去比（CMRR：Common-Mode Rejection Ratio）がある。CMRR が 1000 対 1 の場合、99.9%（1000 分の 999）のハムが除去される。従って、出力におけるハムの電圧は次式で与えられる。

$$V_o(\text{hum}) = \frac{A \times V_{\text{hum}}}{\text{CMRR}} \quad (\text{式 10.5})$$

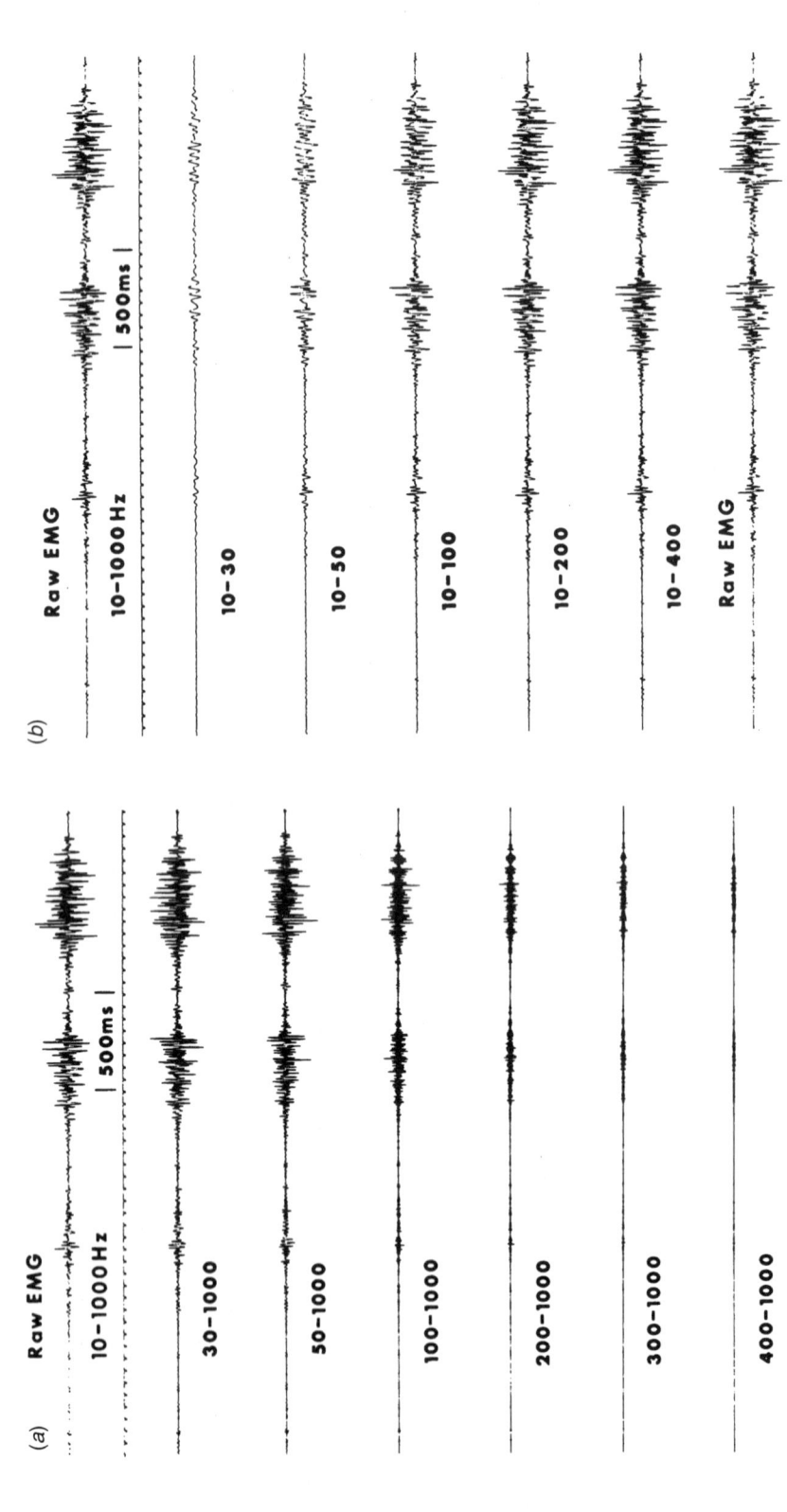

図10.8 カットオフ周波数を変更してフィルタ処理した際の表面筋電図。(a)低域側のカットオフ周波数を30から400Hzまで変更し、低周波を除去した影響を示している。
(b) 高域側のカットオフ周波数を30から400Hzまで変更し、高周波を除去した影響を示している。

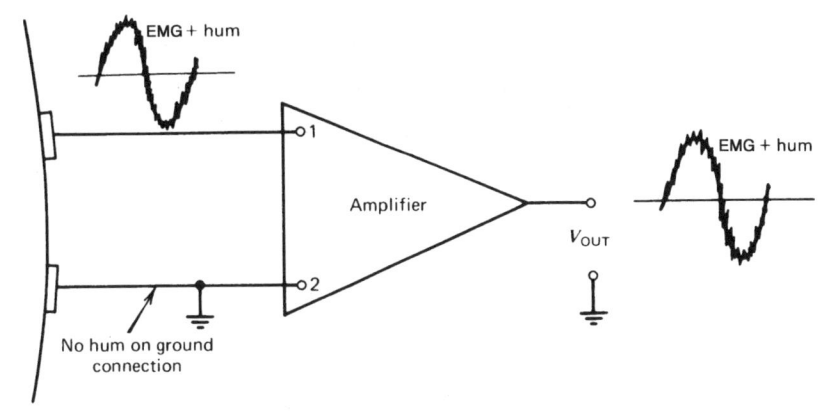

図10.9 シングルエンド増幅器。信号が入力される端子（グランドに接地されていない側の端子）上に存在するハムが除去されないことを示している。

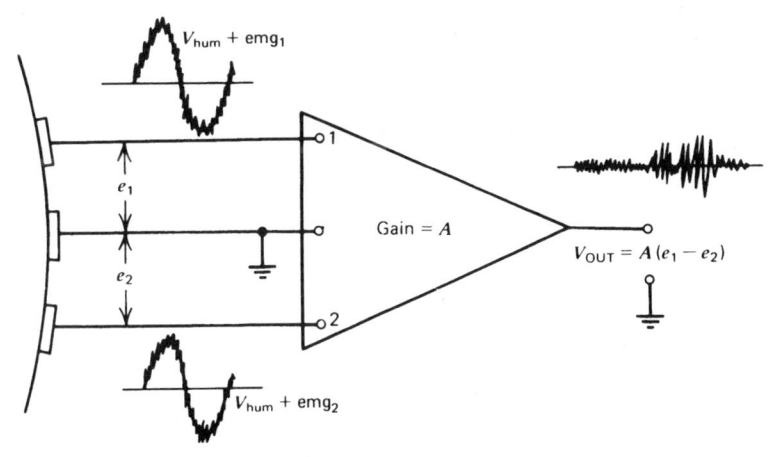

図10.10 生物学用増幅器。差動増幅器における同相（ハム）信号の除去方法について示している。信号が入力される各端子上で振幅が等しいハム信号は、減算することによって除去される。EMG信号は各電極で異なる。そのため減算によって信号が打ち消されることはない。

例 10.1.

皮膚上において振幅が 2 mV の EMG 信号について考える。信号には 500 mV のハムが存在するものとする。また、CMRR は 10,000 対 1、ゲインは 2000 とする。EMG とハムの出力を計算する。

$$e_o = A(\text{emg}_1 - \text{emg}_2)$$
$$= 2000 \times 2\,\text{mV} = 4\,\text{V}$$
$$\text{output hum} = 2000 \times 500\,\text{mV} \div 10,000 = 100\,\text{mV}$$

電源ラインのない環境においてバッテリー駆動の機器で EMG を測定しない限り、ハムは常にある程度のレベルで存在する。その大きさは、EMG 信号のない状態で基線を見るとわかる。図10.11 は2つの EMG データを示している。上段

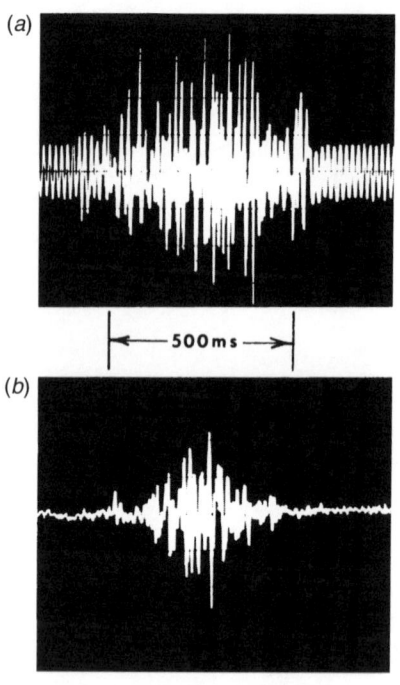

図10.11 ストレージ型オシロスコープで記録したEMG信号。(a) ハムが混入しているEMG信号。(b) ハムが混入していないEMG信号。

のものはハムが混入していることがはっきりとわかるものであり、下段のものはハムが無視できるものである。

CMRRは線形比よりも対数比で示されることが多い。対数比（単位はdB）は次式で表わされる。

$$\mathrm{CMRR\ (dB)} = 20\log_{10}\mathrm{CMRR(linear)} \quad (式10.6)$$

CMRR = 10,000対1の場合、CMRR (dB) = $20\log_{10}10,000$ = 80dBとなる。高品質の生物学用増幅器では、CMRRは80dBかそれ以上であるべきである。

10.2.5 表面筋電図のクロストーク（混信）

Fuglevandら（1992）は表面筋電図によって補足可能な距離を推定し、小さいモーターユニットで0.5cm程度、最大のユニットで1.5cm程度であることを報告した。図10.12では例として、大腿部の中ほどにあるいくつかの筋上に、多数の表面電極を貼り付けたものを示している。各電極の捕捉範囲を電極の直下に円弧状に示している。各電極に近い場所にある筋線維のモーターユニット活動電位については、クロストークの問題は起きない。しかしながら、捕捉範囲が重なっている箇所がある。そこでは2つの電極が同じモーターユニットの活動電位を捕捉することになる。この共通した捕捉のことをクロストークと呼ぶ。

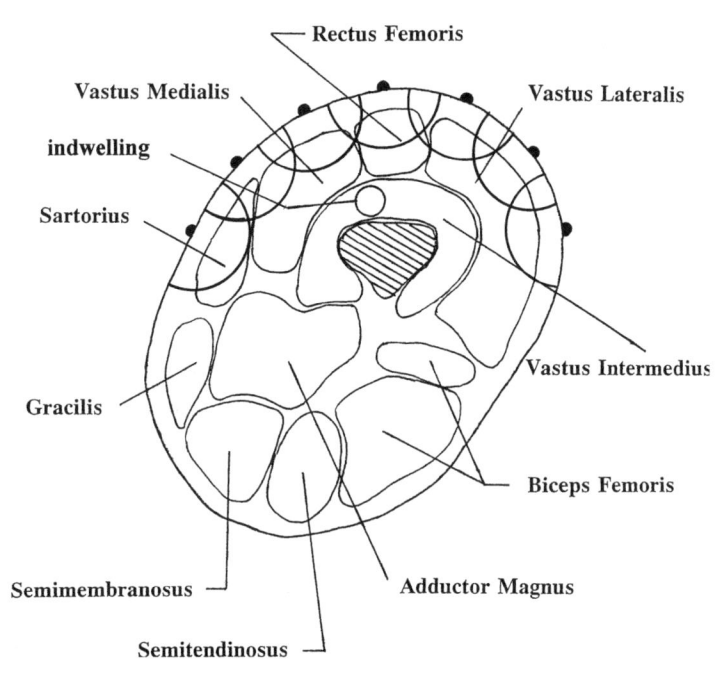

図10.12 電極の配置図。大腿中央部を囲うように7つの電極を配置している。また、各電極の捕捉範囲と各筋との位置関係を示している。各電極の捕捉範囲は電極直下に円弧状に示している。捕捉範囲が隣の電極と重なる範囲があり、この範囲がクロストークを引き起こす。中間広筋（Vastus Intermedius）や大内転筋（Adductor Magnus）といった深部筋の計測には留置電極（indwelling electrode）が必要である。ただし留置電極の場合、電極表面積は小さく、電極間距離が狭い。そのため捕捉範囲は狭い。

　体表解剖学についての知識が豊富な熟練した研究者であれば、クロストークが最小となる電極貼付場所を選ぶ。しかしながら、目的の筋同士がとても近い場合、クロストークが最小となるように確認する必要があるかもしれない。クロストークについてテストするための最も一般的な方法は、実験前に徒手抵抗テストを実施することである。ある動作中、2つの隣合う筋AとBが同時に活動している状況について考える。徒手抵抗テストの目的は、筋Bを一切活動させずに筋Aを収縮させることである。また、逆も同様である。前脛骨筋（TA）、長腓骨筋（PER）、腓腹筋外側頭（LG）は、下腿において近接して存在する。この3筋に電極を貼り付けた場合について考える。機能的に、TAは背屈および内反の筋、PERは外反および底屈の筋、LGは底屈の筋である。図10.13は、PERからTAとLGへのクロストークを調べた機能テストの結果である。多くの被験者に対して、随意的に個別の収縮（PERによる外反など）を行わせることは難しい。このテストを補助するためには被験者にEMGを見せ、視覚的フィードバックを与えることがとても役立つ。図10.13では、PERにまったく異なる2つの収縮を行わせている。最初の収縮は、少し背屈した状態で外反させたものである。TAがわずかに活動していること、LGの活動は無視できる程度であることに注意を要する。2番目の収縮は、少し底屈した状態で外反させたものである。LGがわ

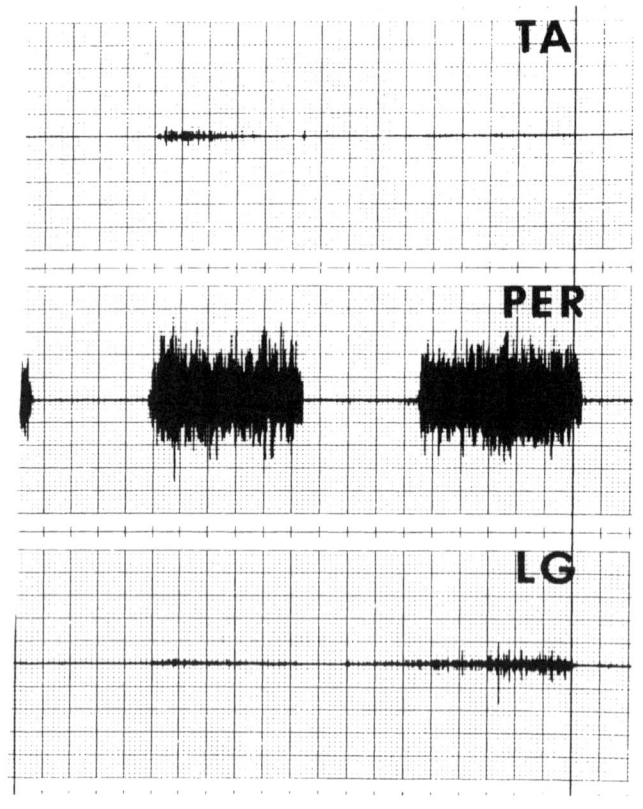

図10.13 徒手抵抗テストの結果。この結果は、長腓骨筋（PER）から前脛骨筋（TA）と腓腹筋外側頭（LG）へのクロストークがないことを保証するものである。最初の収縮が、PERとTA間のクロストークが無視できることを示している。２番目の収縮が、PERとLG間のクロストークが無視できることを示している。詳細については本文を参照。（"Winter, D. A., A. J. Fuglevand, and A. J. Archer., Crosstalk in Surface Electromyography: Theoretical and Practical Estimates, J. Electromyogr. Kinesiol. 4:15-26, 1994." から引用。Elsevierの許可を得て掲載）

ずかに活動していること、TA の活動はないことに注意を要する。両方のテストを同時に行う、もしくはテストを１回で成功させることは重要ではない。詳細および徒手抵抗テストの例については Winter ら（1994）を参照されたい。

ただし、徒手抵抗テストができない状況が多々ある。また、隣接するチャンネルが多少の共通した EMG 信号を含む可能性は十分にある。問題はどの程度共通した信号を含むのか？という点である。Winter ら（1994）は、相互相関と呼ばれる良く知られた信号処理技術を用いて、最初にこの問題に取組んだ（2.1 節参照）。$x(t)$ と $y(t)$ は隣接するチャンネルのデータであり、中程度の収縮強度で等尺性収縮を約 10 秒間実施した際のものである。次式は、信号 $x(t)$ と $y(t)$ の相互相関 $R_{xy}(\tau)$ の一般的な式である。

$$R_{xy}(\tau) = \frac{\frac{1}{T}\int_0^T x(t) \cdot y(t+\tau)\,dt}{\sqrt{R_{xx}(0) \cdot R_{yy}(0)}} \qquad \text{（式 10.7）}$$

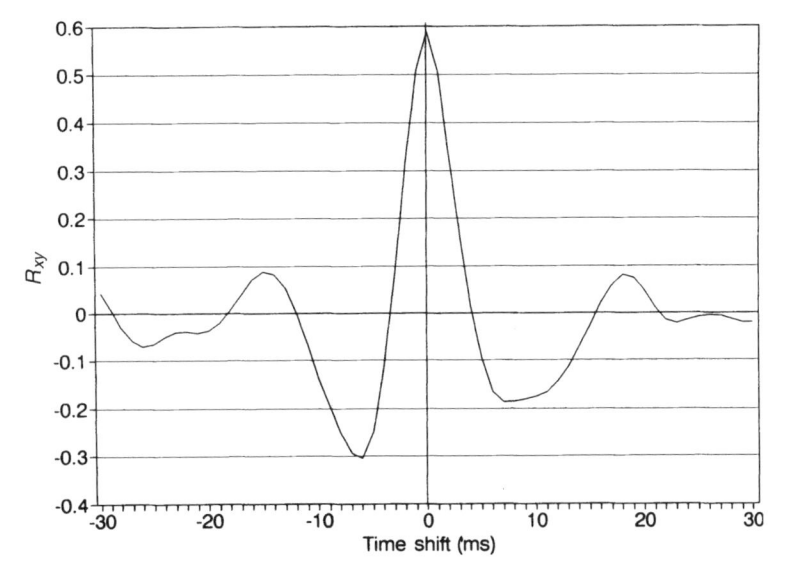

図10.14 図10.13で示した隣接する電極間の相互相関R_{xy}の結果。$R_{xy}=0.6$は、クロストークが36%（$R^2_{xy}=0.36$）であることを示している。("Winter, D. A., A. J. Fuglevand, and A. J. Archer., Crosstalk in Surface Electromyography: Theoretical and Practical Estimates, J. Electromyogr. Kinesiol. 4:15-26, 1994." から引用。Elsevierの許可を得て掲載）

ここで、$x(t)$と$y(t)$は、それぞれ位相偏移がゼロの際のデータである。$R_{xx}(0)$と$R_{yy}(0)$は、それぞれ時刻0からTまでの間の$x(t)$と$y(t)$の二乗平均である。τは通常±30ms程度変化する。図10.14に電極ペア間の距離が2cmの際の相互相関を示した。位相偏移がゼロの際のピーク値が0.6であることに注意を要する。電極ペアは筋線維に対して平行に配置されるため、各ペアはある特定のモーターユニットから同じ距離にある。従って、同じモーターユニットの活動電位は事実上位相が合う。R_{xy}のピーク値が0.6である場合、正味の係数は$R^2_{xy}=0.36$となる。この結果から、2つのEMG信号の36%が共通したものであったといえる。電極ペア間の距離が遠くなるにつれR_{xy}は急激に低下する（Winterら、1994）。距離が2.5cmで$R_{xy}=0.48$（23%のクロストーク）、5.0cmで$R_{xy}=0.24$（6%のクロストーク）、7.5cmで$R_{xy}=0.14$（2%のクロストーク）となる。電極サイズが小さくなるとその捕捉範囲も減少する。それにともないクロストークも減少する。電極からより遠い場所にあるモーターユニットほどより大きなクロストークの要因となる。また、そのようなモーターユニットからの活動電位の持続時間はより長い（より低い周波数となる）。従って微分器を通してEMGを処理すると、より高い周波数（より近いモーターユニット）のモーターユニット活動電位が強調される一方で、より低い周波数（より遠いモーターユニット）のモーターユニット活動電位は弱まる。

10.2.6 推奨される表面筋電図の結果報告方法と電極配置手順

　過去 30 年の間に EMG 記録機器の種類は急激に増えた。また、EMG 機器を使用する研究室の数も急激に増えた。多くの研究室が結果の報告や電極貼付位置の選び方について、独自のプロトコルを作成してきている。そのような状況の中、国際電気生理運動学会（the International Society of Electrophysiological Kinesiology）の専門委員会が初めて推奨基準を作成した（Winter、1980）。より最近では欧州連合の支援を受けて、これまでよりもかなり詳細な SENIAM（Surface EMG a Non-Invasive Assessment of Muscles：非侵襲的筋評価を目的とした表面筋電図）と呼ばれるレポートが出版された。1996 から 1999 年の間レポートは改良され、100 を超える研究室で再検討された（Hermens ら、2000）。そして最終のレポートが "SENIAM 8: European Recommendations for Surface Electromyography, 1999" として冊子および CD-ROM で出版された。

　SENIAM が推奨する事柄は次のとおりである。

1. 電極のサイズと形状（四角形、円形など）、材質（Ag、AgCl、Ag/AgCl など）
2. 電極の種類（単極、双極、1 次元配列、2 次元配列）
3. 皮膚の前処理、電極間距離
4. 筋に対する電極の位置と方向（27 個の筋について推奨法が含まれている）

10.3　筋電図信号の処理

　EMG 信号を増幅すると、他の生理学的信号やバイオメカニクス的信号と比較したり、相関関係を分析するような処理が可能となる。生の EMG 信号は記録したり相関関係を分析するようなことに適していない場合があるため、EMG を他の形式へと変換する必要性が生じる。例えば EMG には高い周波数成分が含まれているため、ペンレコーダで直接記録することはできない。大半のレコーダは周波数応答特性が 0 から 60Hz であり、EMG の高周波成分の大半がみられないことになる。

　より一般的なオンライン処理としては次のようなものがある。

1. 半波整流もしくは全波整流（後者は絶対値を求めることに相当する）
2. 包絡線検出（半波もしくは全波整流器の後のローパスフィルタ）
3. 全波整流された信号の筋収縮中の全時間に渡る積分
4. 全波整流された信号のある定められた時間の積分。一定時間が過ぎると積分値はゼロにリセットされ、この積分処理が繰り返される。
5. 全波整流された信号の積分。積分値が事前に定められた値に達すると値がゼロにリセットされ、この積分処理が繰り返される。

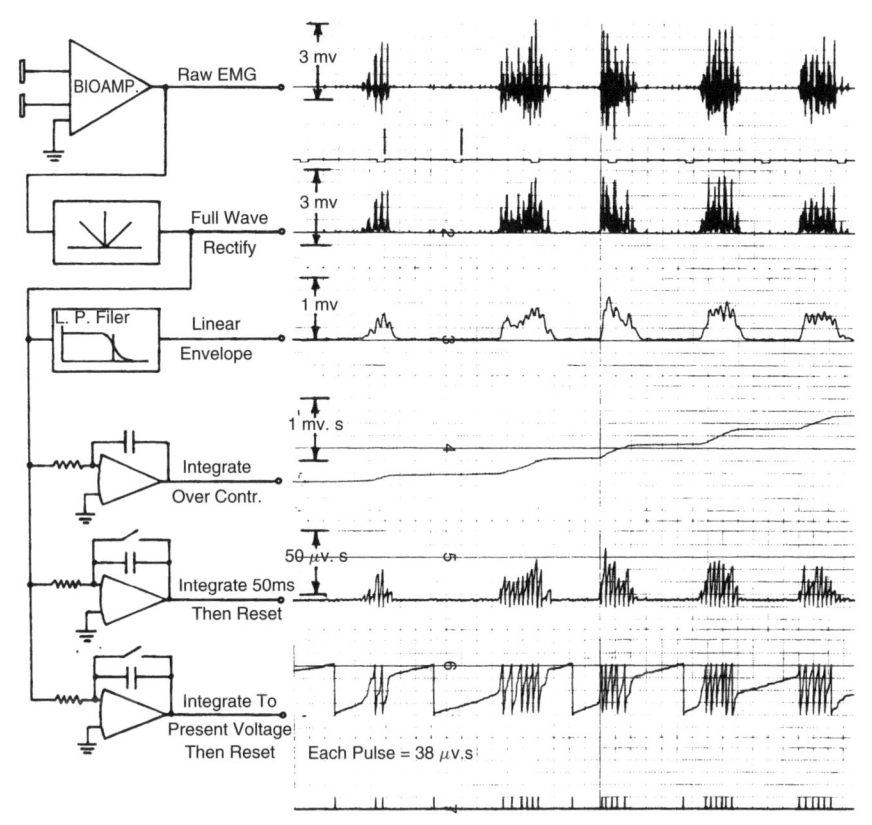

図10.15 一般的なEMG処理システムと処理結果の概略図。各処理結果は同期して示している。詳細については本文を参照。

これらの処理方法の概略について説明したものを図10.15に示す。また、それぞれの処理結果例についても併せて示す。次にこれらの詳細について説明する。

10.3.1 全波整流

全波整流器はEMGの絶対値（通常、極性は正）を出力する。EMGを記録する際、低周波成分を10Hz付近でカットしているため、未処理のEMGの平均値はゼロである。しかしながら、全波整流信号はゼロを横切らないため、ゼロでない平均値（バイアス）を持つ。その値は筋収縮の強さによって上下する。全波整流信号それ自体の定量的利用には多少限界があるが、この信号はその他の処理の入力として役立つ。全波整流信号は、さまざまな筋群の一過性の活動時の半定量的評価において主に用いられる。全波整流信号の振幅変化は、筋の収縮レベル変化の視覚的な指標となる。整流信号の振幅の単位は、元のEMGと同じmVである。

10.3.2 包絡線

　全波整流信号をローパスフィルタに通して処理すると、"包絡線"と呼ばれる信号が得られる。包絡線はEMGの変化の傾向に追随するうえ張力曲線と形状がとても似ており、移動平均に相当する値となる。包絡線の単位はmVで示される。この信号の正式名については混同されることが多い。多くの研究者が、この信号を"積分筋電図（IEMG：integrated EMG）"と呼ぶ。この呼び方は間違ったものである。それは、積分という用語は数学的な"積分"という用語と混同し易く、またこれは全く異なる処理だからである。

　何らかの生物物理学的基礎に基づいて正当化できる結果を出力するような信号処理を行う必要がある。生理学的基礎に基づかず、生のEMGを全波整流し、高い周波数でローパスフィルタをかける研究者がいる（Forssberg、1985；Murrayら、1985）。包絡線と筋張力や関節モーメントを関係付けようとするのであれば、包絡線を出力する処理は、バイオメカニクス的な筋張力発生のメカニズムを模して行われるべきである。筋張力の基本的な構成単位は単収縮である。モーターユニットの動員の結果として単収縮の加重（summation）が生じ、モーターユニット活動電位の重畳と一致する。モーターユニット活動電位とその結果として生じる単収縮波形には、生来的な遅れがある。全波整流信号をインパルス、単収縮をその応答と考えた場合、理想的な系の伝達関数を定めることができる。全波整流後のモーターユニット活動電位の持続時間は約10msである。一方、単収縮波形がピークとなる時間（単収縮時間）は50‐110msであり、300msまで力が持続する。この波形から、モーターユニット活動電位と単収縮の関係はインパルスと応答の関係に近いものであることがわかる。これまでの単収縮波形分析の結果、単収縮波形は2次の系であり、臨界制動か、わずかに過制動の振舞いをすることがわかってきた（Crosby、1978；Milner-Brownら、1973）。これらの応答のカットオフ周波数は2.3から7.8Hzに分布する。図10.16は、モーターユニット活動電位と単収縮の関係をモデル化するために、EMGの包絡線を示したものである。臨界制動の2次のローパスフィルタのカットオフ周波数がf_cである場合、単収縮時間Tとf_cには次の関係が成り立つ。

$$f_c = 1/2\pi T \qquad (式 10.8)$$

　図10.16内の表は、文献で報告されている単収縮時間の範囲におけるf_cとTの関係を示したものである。単収縮時間が約106msのヒラメ筋の場合、f_c = 1.5Hzのフィルタが必要となる。単収縮波形の形状と時間については9.0.5節を参照頂きたい。等尺性かつ非等張性の収縮において、筋張力と包絡線の波形の間には高い相関関係があることが報告されている（CalvertとChapman、1977；Crosby、1978）。また、9.3.1節および図9.20を参照頂きたい。そこでは筋収縮を、質量・バネ・ダンパーからなる臨界制動の系としてモデル化した。本節で説明した臨界制動ローパスフィルタは、前の章で説明した機械系と全く同じ応答特性を

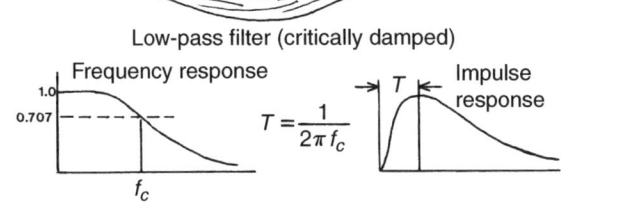

図10.16 臨界制動ローパスフィルタによるEMGの包絡線処理。筋で記録されたインパルス応答と合致するように調整されたフィルタが用いられている。全波整流EMGはインパルス列として振舞う。フィルタされると、インパルス列は筋の単収縮応答を模したものとなる。また、段階的収縮中には単収縮の重畳を模したものとなる。

持つ。つまり、筋張力波形とモデルから出力される波形の整合性は、機械モデルで使われたカットオフ周波数と同じ値を持つ包絡線検出器から得られるであろう整合性と、全く同じものである。

10.3.3 真の数学的積分器

　図10.15に示すように、数学的積分器にはいくつかの異なる形式がある。積分器の目的は"曲線下の面積"を測ることである。従って全波整流信号の積分値は、何らかのEMG活動がある限り常に増加する。最も単純な形式では、あるプリセット時刻から積分を開始し、筋活動が存在する時間中積分し続ける。この形式では、積分値が欲しい区間の値を記録することができる。その区間では、単一の収縮があるかもしれないし、一連の収縮があるかもしれない。正しく積分された信号の単位はミリボルト秒（mV·s）である。任意の収縮中のEMG平均値を調べる唯一正確な方法は、積分値を収縮時間で除すものである。これにより、mVの単位で平均値が得られる。

　積分器の2番目の形式は、一定の時間間隔（40から200ms）で積分信号をゼロにリセットするものである。そのような手法では、時間ごとのEMG振幅の傾向を示す一連のピークが生じる。各ピーク値はその時刻より前の一定時間のEMG平均値を示し、その一連のピーク値は"移動"平均となる。各ピーク値の単位はmV·sである。そして、ある収縮中の全ピークの合計値は、前の段落で説明したような積分信号となる。このリセットする積分形式と包絡線には、非常に似た点がある。両方とも、筋活動の変化の傾向に追随する。リセット時間をと

ても長くした場合、EMG活動の急な変動には追随できなくなる。また、短くした場合は変化の傾向にノイズが現れる。積分信号のピークを積分時間で除す場合も信号の振幅はmVとなる。

3番目の形式は、電圧レベルでリセットするものである。収縮前に積分は開始される。筋活動が大きい場合、積分器はリセットレベルまで急速に充電される。活動が小さい場合、リセットレベルに達するまでにより長い時間がかかる。つまり、筋収縮の強さはリセットの頻度で計測される。リセットパルスの頻度が多いということは、筋活動レベルが高いことを表している。また、頻度が少ないということは、筋活動レベルが低いことを表している。直観的に、そのような関係は神経系における活動電位の頻度と類似しているため、神経生理学者にとって使い易いものである。ある時間の総パルス数はEMG活動レベルと比例する。つまり、電圧レベルの閾値と積分器の利得が既知であれば、EMG活動の総量（単位はmV·s）を求めることができる。

10.4　筋電図とバイオメカニクス的変数間の関係

EMGと筋機能に関するいくつかの測定尺度間の関係を導くことが、生のEMGを処理する主な目的である。"筋張力を予測するうえで、EMGはどれほど有益なのか？"という問題が長年考えられてきた。EMGと筋張力の関係が明らかになれば、安価かつ非侵襲的に筋張力を求められるためとても魅力的である。また、EMGには筋の代謝、パワー、疲労状態、動員されている収縮要素に関する情報が含まれる可能性がある。

10.4.1　筋電図と等尺性筋張力の関係

Bouisset（1973）のレビュー論文は、通常の等尺性収縮におけるEMGと筋張力に関する知見をまとめたものであり、非常に参考になるものである。包絡線検出器を通して得られるEMGの値は、EMG−張力関係を比較するため、特に張力が時変の場合に広く使われてきた。張力が一定の条件下で実験を実施する場合、全波整流された信号の平均を計算するだけで十分である。この値は、長い時定数を用いた包絡線回路から得られる値と同じである。EMG振幅と張力間の関係は、線形と非線形両方のものが見出されてきた。線形の関係を報告した研究の典型的なものは、ヒトふくらはぎの筋について研究を行ったLippold（1952）による初期のものである。一方、ZunigaとSimons（1969）やVredenbregtとRau（1973）は、肘関節の屈曲筋について関節角度の広い範囲に渡って調べ、張力とEMGの関係がきわめて非線形であることを示した。これらの両研究では、実験の際に筋の静的較正をある一定の筋長条件下で行っている。両研究の結果を再現したものを図10.17に示した。

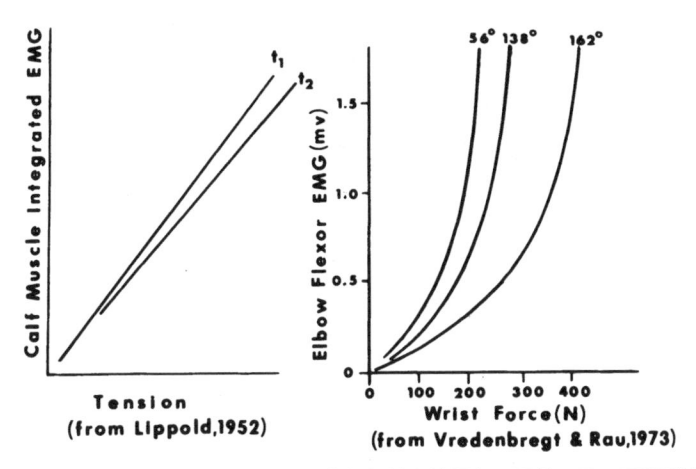

図10.17 等尺性収縮中におけるEMGの平均振幅値と筋張力の関係。その関係が線形であることを示す研究者がいる一方で、EMGの振幅が張力よりも急激に増加することを示す研究者もいる。

　EMG活動レベルを示す別の手法は、ある時間間隔の中での活動電位数をカウントすることである。Closeら（1960）は、単位時間あたりのカウント数とIEMGが線形関係にあることを示した。ここでは筋張力の増大にともない、単位時間当たりのカウント数がほぼ線形に増加した。

　力と包絡線EMGの関係もまた、張力が動的に変化する間保たれる。このことを最初に実証したのは、Inmanら（1952）であった。彼らは、等尺性の力発揮をしている筋から得られた包絡線EMGとフォーストランスデューサから得られる信号が良く合致することを明らかにした。GottliebとAgarwal（1971）はこの関係を、2次のローパス系を用いて数学的にモデル化した。動的な収縮条件下では、図10.18に示すように張力はEMG信号から遅れることがわかる。この遅れは、単収縮がモーターユニット活動電位の発生から40-100ms遅れてピークに達することに起因する。つまり、各モーターユニットが動員されているため、単収縮の加重の結果もまた同様にEMGから遅れるのである。

　これはある程度再現性のある関係であるにも関らず、依然として疑問が残る。1つの関節周りで多数の筋が活動するような動的条件下で、これらの関係はどれほど妥当なものであろう？　つまり、次のようなことである。

1. 筋長が変化すると、この関係はどのように変化するのか？　長さ変化は単に筋の機械的利得を変化させるだけなのか、それとも筋線維（アクチンとミオシン）の重なり具合の変化はEMG自体に影響するのか（VredenbregtとRau、1973）？
2. 主働筋同士は、特に、そのうちいくつかの筋が複数の機能を有している場合、関節における負荷をどのように分担しているのか（VredenbregtとRau、1973）？

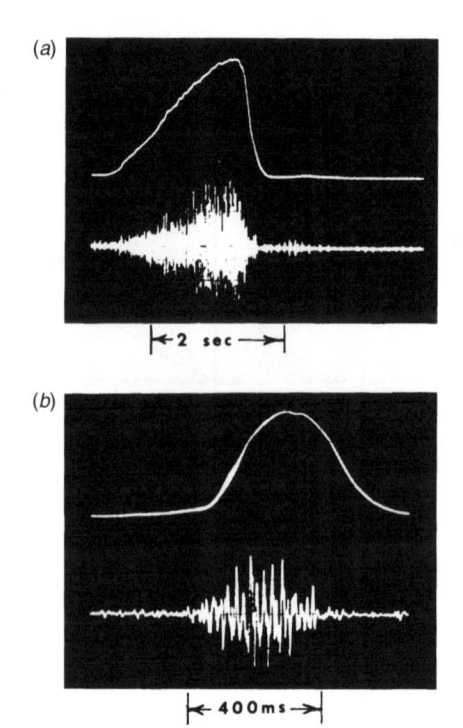

図10.18 ストレージ型オシロスコープで記録したEMGと筋張力。上腕二頭筋を等尺性収縮させた際の記録である。筋張力が立ち上がり始める時刻、最大張力に達する時刻、EMG消失後に筋張力が低下する時刻に、EMGの変化から遅れがあることに注意を要する。(*a*) 張力を徐々に立ち上げ、そして、急速に脱力した際の記録。(*b*) 短時間（400ms）の収縮中の記録。

3. 多くの動作において拮抗筋が活動する。拮抗筋による余分かつ未知の力によって、予測される力はどれほど変わるのか？現在までの知見を基にすると、筋長が急激に変化しない条件かつ筋の大まかな張力値についてであれば、適切に較正された包絡線EMGを推定に用いることができると考えられる。

10.4.2　筋の短縮/伸長中の筋電図

　筋が正もしくは負の仕事をするためには、張力発揮中に筋長が変化する必要がある。よって、このようなより現実的な条件下で、EMGが張力をどの程度うまく予測できるかについて知ることは重要である。ある主要な研究がKomi (1973) によってなされた。この研究では、被験者は等速性の筋テスト機器上で、正および負の仕事を行った。制御された速度において筋を伸長もしくは短縮している間、被験者には最大張力で力発揮するよう指示された。EMGの振幅は、筋の短縮中に張力が低下しても、また、エキセントリックな収縮中（9.2.2節参照）に張力が増大しても、ほとんど一定のままであるということが基本的知見として明らかになった。このような結果は、EMGの振幅は収縮要素の活動状態を示すものであり、腱において記録される張力とは全く異なるものであるという説を支持する

ものである。また、その後のKomiら（1987）の結果を合わせて考えると、これらの結果は、負の仕事に関連したEMGの振幅が、正の仕事に関連する振幅よりもかなり小さいことを示している。よってこのような知見は、EMGの振幅が筋代謝の相対的尺度であるとすると、負の仕事の代謝コストが正の仕事の代謝コストよりも多少小さいことを明らかにした実験結果を支持するものである。

10.4.3　疲労時の筋電図変化

虚血（酸素が不十分な状態）や何らかの代謝基質の局所的枯渇のために、筋組織が収縮要素に代謝によるエネルギーを供給できなくなる時に筋疲労が起きる。疲労は、筋活動（表面EMGレベルや刺激頻度）が一定のままであると仮定すると、機械的には張力の減少として表される。逆に、疲労が起きた後に張力を一定に維持するためには、既に動員されているモーターユニットの発火頻度減少を補うよう、新しいユニットの追加動員が必要となる（VredenbregtとRau、1973）。またこのような知見は、モーターユニットの全て、もしくはいくつかについて、単収縮張力のピーク値が低下していることや単収縮時間が増加していることを示している。これらの変化の最終的な結果が張力の減少である。疲労は筋張力を減少させるだけでなく、運動活動電位の形状も変える可能性がある。高強度の随意収縮において、個々のモーターユニット活動電位の形状変化を見ることは不可能である。ただし、動員されているモーターユニット活動電位の平均持続時間（10.1.4節参照）が長くなっていることは、自己相関分析によってわかる。また、EMGスペクトルの偏移はこれらの持続時間の変化を反映する。Kadeforsら（1973）はより高い周波数成分が減少することを明らかにした。最終的な結果としてEMG周波数スペクトルは減少する。次に示す各項目はその原因となるものである。

1. 活動電位の筋線維方向の導電速度が、疲労していない状態における速度（4.5m/s）よりも遅くなること（Mortimerら、1970；Krogh-LundとJørgensen、1991）。
2. 活動電位の持続時間がより短いモーターユニットで、より大きくかつより速い収縮速度のものがいくつか脱落すること。
3. モーターユニットの発火が同期する傾向があること。EMGの振幅が増大するにつれてこの傾向は大きくなる。通常、各モーターユニットは、同じ筋内の他のユニットとは独立に発火する。そのため、EMGはランダムに発火している多数のモーターユニット活動電位の和と考えることができる。しかしながら、疲労している際はEMGや力データにおいて振戦（8－10Hz）している様子がはっきりとわかる。これらの変動は元々神経科学的なものであり、モーターユニットの同期した群発的な発火によって引き起こされる。

疲労を示すEMG尺度の中で、主要なものはEMGの振幅の増大であり、周波数スペクトルの低下である。周波数中央値（Median Power Frequency）f_m はそれらの尺度の1つであり、パワースペクトル密度関数から得られる周波数である。周波数中央値においては、その周波数よりも高い周波数の総パワーと低い周波数の総パワーが等しくなる。次式はその関係を示したものである。

$$\int_0^{f_m} X^2(f)\,df = \int_{f_m}^{\infty} X^2(f)\,df = \frac{1}{2}\int_0^{\infty} X^2(f)\,df \quad \text{(式 10.9)}$$

ここで、$X(f)$ は周波数 f の高調波の振幅、$X^2(f)$ は周波数 f におけるパワーである。

Krogh-Lund と Jørgensen（1991）の論文は、これら尺度の大部分を示している代表的なものである。その中で、導電速度は10％低下し、周波数中央値は45％低下し、2乗平均平方根（RMS：Root Mean Square）で示した振幅は250％増大したことが報告されている。また、周波数中央値については、低周波帯域幅（15－45Hz）における振幅や、高周波帯域幅（＞95Hz）と低周波帯域幅の比率と高い相関関係があることが示されている（Allison と Fujiwara、2002）。代替的に使用でき、かつごく一般的な統計尺度（Oberg ら、1994）として平均パワー周波数（MPF：Mean Power Frequency）が挙げられ、次式によって求めることができる。

$$\mathrm{MPF} = \frac{\int_0^F f \cdot X^2(f)\,df}{\int_0^F X^2(f)\,df} \mathrm{Hz} \quad \text{(式 10.10)}$$

ここで、F は解析された周波数の中で最大のものである。

実質的にはこれら2つの周波数尺度に差はなく、また、これらの尺度と疲労に関する他の尺度との相関関係においても差はない（Kerr と Callaghan、1999）。

10.5　引用文献

Allison, G. T. and T. Fujiwara. "The Relationship between EMG Median Frequency and Low Frequency Band Amplitude Changes at Different Levels of Muscle Capacity," *Clin. Biomech.* **17**: 464–469, 2002.

Andreassen, S. and A. Rosenfalck. "Relationship of Intracellular and Extracellular Action Potentials of Skeletal Muscle Fibers," *CRC Crit. Rev. Bioeng.* **6**: 267–306, 1981.

Basmajian, J. V. "Electrodes and Electrode Connectors," in *New Developments in Electromyography and Clinical Neurophysiology*, Vol. **1**, J. E. Desmedt, Ed. (Karger, Basel, Switzerland, 1973), 502–510.

Bouisset, S. "EMG and Muscle Force in Normal Motor Activities," in *New*

Developments in Electromyography and Clinical Neurophysiology, Vol. **1**, J. E. Desmedt, Ed. (Karger, Basel, Switzerland, 1973), 547–583.

Boyd, D. C., P. D. Lawrence, and P. J. A. Bratty. "On Modelling the Single Motor Unit Action Potential," *IEEE Trans. Biomed. Eng.* **BME-25**: 236–242, 1978.

Buchthal, F., C. Guld, and P. Rosenfalck. "Propagation Velocity in Electrically Activated Fibers in Man," *Acta Physiol. Scand.* **34**: 75–89, 1955.

Buchthal, F., F. Erminio, and P. Rosenfalck. "Motor Unit Territory in Different Human Muscles," *Acta Physiol. Scand.* **45**: 72–87, 1959.

Calvert, T. W. and A. B. Chapman. "Relationship Between Surface EMG and Force Transients in Muscle: Simulation and Experimental Results," *Proc. IEEE* **65**: 682–689, 1977.

Close, J. R., E. D. Nickel, and A. B. Todd. "Motor Unit Action Potential Counts," *J. Bone Jt. Surg.* **42-A**: 1207–1222, 1960.

Crosby, P. A. "Use of Surface Electromyography as a Measure of Dynamic Force in Human Limb Muscles," *Med. Biol. Eng. Comput.* **16**: 519–524, 1978.

DeLuca, C. J. "Precision Decomposition of EMG Signals," *Methods Clin. Neurophysiol.* **4**: 1–28, 1993.

DeLuca, C. J., R. S. LeFever, M. P. McCue, and A. P. Xenakis. "Control Scheme Governing Concurrently Active Motor Units during Voluntary Contractions," *J. Physiol.* **329**: 129–142, 1982.

Erim, Z., C. J. DeLuca, K. Mineo, and T. Aoki. "Rank-Ordered Regulation of Motor Units," *Muscle & Nerve* **19**: 563–573, 1996.

Forssberg, H. "Ontogeny of Human Locomotor Control," *Exp. Brain Res.* **57**: 480–493, 1985.

Fuglevand, A. J., D. A. Winter, A. E. Patla, and D. Stashuk. "Detection of Motor Unit Action Potentials with Surface Electrodes: Influence of Electrode Size and Spacing," *Biol. Cybernetics* **67**: 143–153, 1992.

Gersten, J. W., F. S. Cenkovich, and G. D. Jones. "Harmonic Analysis of Normal and Abnormal Electromyograms," *Am. J. Phys. Med.* **44**: 235–240, 1965.

Gottlieb, G. L. and G. C. Agarwal. "Dynamic Relationship between Isometric Muscle Tension and the Electromyogram in Man," *J. Appl. Physiol.* **30**: 345–351, 1971.

Hermens, H. J., B. Freriks, C. Disselhorst-Klug, and G. Rau. "Development of Recommendations for SEMG Sensors and Sensor Placement Procedures," *J. Electromyogr. Kinesiol.* **10**: 361–374, 2000.

Inman, V. T., H. J. Ralston, J. B. Saunders, B. Feinstein, and E. W. Wright. "Relation of Human Electromyogram to Muscular Tension," *Electroencephalogr. Clin. Neurophysiol.* **4**: 187–194, 1952.

Johansson, S., L. E. Larsson, and R. Ortengren. "An Automated Method for the Frequency Analysis of Myoelectric Signals Evaluated by an Investigation of the Spectral Changes Following Strong Sustained Contractions," *Med. Biol. Eng.* **8**: 257–264, 1970.

Kadaba, M. P., M. E. Wootten, J. Gainey, and G. V. B. Cochran. "Repeatability of Phasic Muscle Activity: Performance of Surface and Intramuscular Wire Electrodes in Gait Analysis," *J. Orthop. Res.* **3**: 350–359, 1985.

Kadefors, R. "Myo-electric Signal Processing as an Estimation Problem," in *New Developments in Electromyography and Clinical Neurophysiology*, Vol. **1**, J. E. Desmedt, Ed. (Karger, Basel, Switzerland, 1973), 519–532.

Kadefors, R., I. Petersen, and H. Broman. "Spectral Analysis of Events in the Electromyogram," in *New Developments in Electromyography and Clinical Neurophysiology*, Vol. **1,** J. E. Desmedt, Ed. (Karger, Basel, Switzerland, 1973); 628–637.

Kerr, D. and J. P. Callaghan. "Establishing a Relationship Between Spectral Indicators of Fatigue and Ratings of Perceived Discomfort," *Proc. 31st Conf. Human Factors Assoc. Canada*: 301–307, 1999.

Komi, P. V. "Relationship between Muscle Tension, EMG, and Velocity of Contraction under Concentric and Eccentric Work," in *New Developments in Electromyography and Clinical Neurophysiology*, Vol. **1**, J. E. Desmedt, Ed. (Karger, Basel, Switzerland, 1973), 596–606.

Komi, P. V. and E. R. Buskirk. "Reproducibility of Electromyographic Measures with Inserted Wire Electrodes and Surface Electrodes," *Electromyography* **10**: 357–367, 1970.

Komi, P. V., M. Kaneko, and O. Aura. "EMG Activity of the Leg Extensor Muscles with Special Reference to Mechanical Efficiency in Concentric and Eccentric Exercise," *Int. J. Sports Med.* **8**: 22–29, Suppl., 1987.

Krogh-Lund, C. and K. Jørgensen. "Changes in Conduction Velocity, Median Frequency, and Root-Mean-Square Amplitude of the Electromyogram During 25% Maximal Voluntary Contraction of the Triceps Brachii Muscle, to Limit of Endurance," *Eur. J. Physiol.* **63**: 60–69, 1991.

Kwatny, E., D. H. Thomas, and H. G. Kwatny. "An Application of Signal Processing Techniques to the Study of Myoelectric Signals," *IEEE Trans. Biomed. Eng.* **BME-17**: 303–312, 1970.

Lippold, O. C. J. "The Relationship Between Integrated Action Potentials in a Human Muscle and its Isometric Tension," *J. Physiol.* **177**: 492–499, 1952.

Lorente de No, R. "A Study of Nerve Physiology: Analysis of the Distribution of Action Currents of Nerve in Volume Conductors," *Studies from Rockefeller Inst. Med. Res.* **132**: 384–477, 1947.

McGill, K. C., L. J. Dorfman, J. E. Howard, and E. V. Valaines. "Decomposition Analysis of the Surface Electromyogram," in *Proc. 9th Ann. Conf. IEEE Eng. Med. Biol. Soc.*, 2001-2003, 1987.

Milner-Brown, H. S. and R. B. Stein. "The Relation between Surface Electromyogram and Muscular Force," *J. Physiol.* **246**: 549-569, 1975.

Milner-Brown, H. S., R. B. Stein, and R. Yemm. "Contractile Properties of Human Motor Units During Voluntary Isometric Contractions," *J.Physiol.* **228**: 285-306, 1973.

Mortimer, J. T., R. Magnusson, and I. Petersen. "Conduction Velocity in Ischemic Muscle: Effect on EMG Frequency Spectrum," *Am. J. Physiol.* **219**: 1324-1329, 1970.

Murray, M. P., G. B. Spurr, S. B. Sepic, G. M. Gardner, and L. A. Mollinger. "Treadmill vs. Floor Walking: Kinematics, Electromyogram and Heart Rate," *J. Appl. Physiol.* **59**: 87-91, 1985.

Öberg, T., L. Sandsjö, and R. Kadefors. "EMG Mean Power Frequency: Obtaining a Reference Value," *Clin. Biomech.* **9**: 253-257, 1994.

Person, R. S. and L. N. Mishin. "Auto and Crosscorrelation Analysis of the Electrical Activity of Muscles," *Med. Biol. Eng.* **2**: 155-159, 1964.

Plonsey, R. "Volume Conductor Fields of Action Currents," *Biophys. J.* **4**: 317-328, 1964.

Plonsey, R. "The Active Fiber in a Volume Conductor," *IEEE Trans. Biomed. Eng.* **BME-21**: 371-381, 1974.

Rosenfalck, P. "Intra and Extracellular Potential Fields of Active Nerve and Muscle Fibres," *Acta Physiol. Scand.* **321**: 1-165, Suppl., 1969.

Vredenbregt, J. and G. Rau. "Surface Electromyography in Relation to Force, Muscle Length and Endurance," in *New Developments in Electromyography and Clinical Neurophysiology*, Vol. **1**, J. E. Desmedt, Ed. (Karger, Basel, Switzerland, 1973), 607-622.

Winter, D. A., A. J. Fuglevand, and A. J. Archer. "Crosstalk in Surface Electromyography: Theoretical and Practical Estimates," *J. Electromyogr. Kinesiol.* **4**: 15-26, 1994.

Winter, D. A., G. Rau, R. Kadefors, R. Broman, and C. DeLuca. "Units, Terms and Standards in Reporting EMG research," *Report of an AD Hoc Committee of the Internat. Soc. Electrophysiol, Kinesiol.* Aug. 1980.

Zuniga, E. N. and D. G. Simons. "Non-linear Relationship between Averaged Electromyogram Potential and Muscle Tension in Normal Subjects," *Arch. Phys. Med.* **50**: 613-620, 1969.

11

協同的な運動生成

11.0 イントロダクション

　神経・筋・骨格系は要素間の相互作用が非常に強く、協同的な動作を行うため、全身運動の中で特定の関節の特定の変数が果たす役割を切り離して解釈することはほとんど不可能である。さまざまなレベルにおける統合的な振舞いについて1.2節に示した。そこでの最初の3つのレベルは神経−筋間に関するものであり、関節モーメントを生み出す過程における統合であった。最終的な運動パターンを生み出すメカニズムを理解するためには、運動を観察し、各関節において筋がどのようにして最終目的に貢献しているかを明らかにする必要がある。また、1つの動作中に、ある筋群が複数のサブタスクを同時にこなさなくてはならない場合もある。

　バイオメカニクスは、3次元空間内で行われる全身運動を計測・分析する分野として発達した。従って通常の日常生活や、内的・外的な外乱に対する応答の中でみられる全身の協同的な運動について、バイオメカニクスの知識と技術を用いて調べることができる。これらの全身運動の分析を行った例をいくつか簡潔に示す。

1. MacKinnonとWinter（1993）は通常歩行中の前額面におけるバランス制御について報告した。股関節外転筋はHATセグメントに掛かる重力と慣性力に予測的に応答し、片脚支持期においてもこのセグメントをほぼ垂直に保つことができた。

2. Engら（1992）は腕の運動に対する全身の応答を矢状面において調べた。股関節、膝関節、足関節のモーメントは、肩関節のモーメントに対し適切な向きに予測的に応答した。肩関節の屈曲モーメントは身体後面の筋群（股関節伸展筋、膝関節屈曲筋、足関節底屈筋）による姿勢応答を生み出した。一方で肩関節伸展のモーメントは身体前面の筋群（股関節屈曲筋、膝関節伸展筋、足関節背屈筋）による姿勢応答を生み出した。
3. Rietdykら（1999）は立位姿勢中に左右方向の外乱を上体に加え、全身のバランス回復メカニズムを調べた。

ヒトの歩行は複雑な2脚運動で、同時に満たされるべきサブタスクが多く、これらはストライドの周期の中で常に変化し続ける。これらのタスクには相補的なものもあれば競合的なものもある（Winter、1991）。筋はエネルギーを生成・吸収すると同時にバランスを制御し、下方向への重力の影響にも対処する。この章では協同的な運動パターンの主要な例について詳細を解説し、動力学的データやEMGのデータからどのようにしてこれらの協同的運動を調べるのかについて解説する。

ここでは協同という単語を、"複数の筋が同一の目的のために協力して活動すること"と定義する。この種の協同を調べるためには、動作の目的と、筋群がどの期間に協力して機能するのかという点について明らかにする必要がある。

11.1 サポートモーメント

5.2.6節では、歩行の支持期における下肢3関節のモーメントについて詳細を述べた。また、脚全体の伸展パターンについての考え方としてサポートモーメント $M_s = M_k - M_a - M_h$ を導入した（Winter、1980）。ここでのモーメントの定義は図5.14に示すとおりである。同一被験者に試行を反復させ、その時の関節モーメントの変動に着目すると、協同運動について非常に多くの情報を得ることができる（Winter、1984、1991）。図11.1は同一被験者の9日間にわたるデータのアンサンブル平均である。この時、被験者には自然な歩調で歩くように指示した。このプロットにおいてはモーメントの向きの定義が第5章とは異なっており、それぞれの関節の伸展モーメントが正にプロットされているので、サポートモーメントは $M_s = M_h + M_k + M_a$ となる。

これら9回の試行における関節運動のキネマティクスは一貫した特徴を示している。1ストライドにおける関節角度曲線のばらつきの標準偏差は足関節で1.5°、膝関節で1.9°、股関節で1.8°であった。単位時間あたりの歩数についてのばらつきは2%以下であった。グラフからわかるとおり、M_h と M_k については遊脚期には無視できる程度のばらつきしかないが、支持脚期には大きなばらつきが見られる（$CV_h = 68\%$、$CV_k = 60\%$）。一方で $M_h + M_k$ をみるとそのばらつきは大幅に低下している（$CV_{h+k} = 21\%$）。下肢3関節のモーメントの和 M_s について

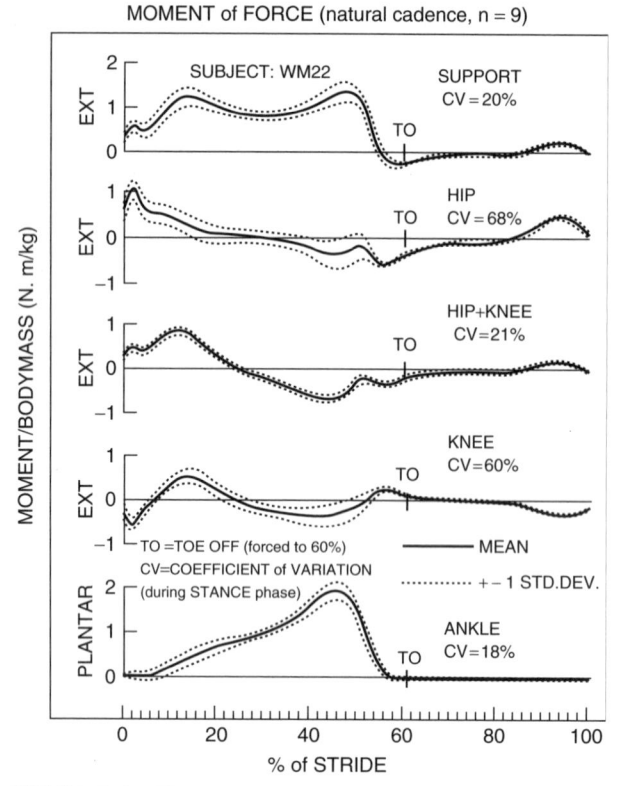

MOMENT of FORCE (natural cadence, n = 9)

図11.1 同一被験者から9日間にわたって取得したデータのアンサンブル平均。モーメントの値を示している。それぞれの関節での伸展モーメントを正としており、サポートモーメントは $M_s = M_h + M_k + M_a$ である。股関節と膝関節のモーメントの和 $M_h + M_k$ を見ると、これら2関節の活動の間にはトレード・オフがあるため、その分散が大きく減少していることがわかる。詳細は本文を参照。(Winter, D.A., Biomechanics and Motor Control of Human Gait: Normal, Elderly and Pathological, 2nd Edition, Waterloo Biomechanics, 1991より許可を得て掲載)

は $CV_s = 20\%$ となっている。このため股関節と膝関節には試行毎に"トレード・オフ"があることがわかる。つまりある日には股関節がより大きな伸展モーメントを発揮し、膝関節がより大きな屈曲モーメントを発揮する、そして別の日にはその逆の振舞いをする、という具合である。このような日間変動を共分散の分析により定量することができる。図11.2には複数日に渡ってデータ取得を行った際の分散・共分散と、もう1人の被験者が1分間隔で連続して10試行を行った際の分散・共分散を示している。股関節と膝関節の分散・共分散は次の関係を満たす。ここで単位は $(\mathrm{N \cdot m})^2$ である。

$$\sigma_{hk}^2 = \sigma_h^2 + \sigma_k^2 - \sigma_{h+k}^2 \tag{式 11.1}$$

ここで σ_h^2 と σ_k^2 = 支持期における股関節と膝関節モーメントの分散の平均
σ_{h+k}^2 = 支持期における股関節と膝関節モーメントの和の分散の平均
σ_{hk}^2 = 支持期における股関節と膝関節モーメントの共分散の平均

DAY-TO-DAY

$\sigma_h^2 = 15.9^2$

$\sigma_{hk}^2 = 19.1^2$ (89%) $\sigma_{k+h}^2 = 6.9^2$

$\sigma_k^2 = 12.6^2$

$\sigma_{ak}^2 = 14.3^2$ (76%) $\sigma_{a+k}^2 = 8.1^2$

$\sigma_a^2 = 10.5^2$

TRIAL-TO-TRIAL

$\sigma_h^2 = 5.5^2$

$\sigma_{hk}^2 = 6.5^2$ (72%) $\sigma_{k+h}^2 = 4.1^2$

$\sigma_k^2 = 5.4^2$

$\sigma_{ak}^2 = 5.6^2$ (49%) $\sigma_{a+k}^2 = 5.7^2$

$\sigma_a^2 = 5.9^2$

ALL UNITS IN N.m

$\sigma_{hk}^2 = \sigma_h^2 + \sigma_k^2 - \sigma_{h+k}^2$ $\mathrm{COV} = \dfrac{\sigma_{hk}^2}{\sigma_h^2 + \sigma_k^2} \times 100\%$

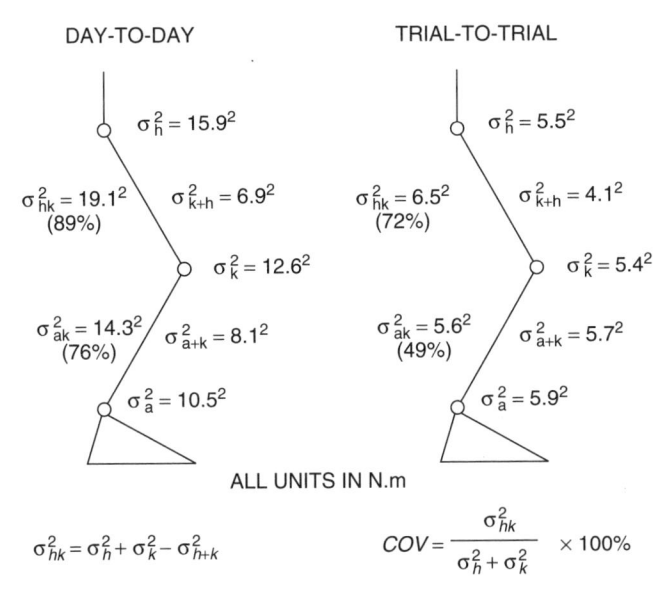

図11.2 図11.1に示した関節モーメントのデータの分散・共分散分析と、もう1人の被験者が1分間隔で試行を10回繰り返した際の同様の分析結果。股関節と膝関節のモーメントの間には高い共分散が見られ（89%）、膝関節と足関節のモーメントの間にも中程度の共分散が見られる（75%）。試行間の共分散も高い値ではあるが、それぞれの関節における分散が小さいためやや低くなっている。詳細は本文を参照。(Winter, D.A., Biomechanics and Motor Control of Human Gait: Normal, Elderly and Pathological, 2nd Edition, Waterloo Biomechanics, 1991より許可を得て掲載)

σ_{hk}^2 は取り得る最大値に対する割合で表現できる。$\sigma_{h+k}^2 = 0$ の際にこの値は100%になるが、これは M_h と M_k の日間変動が全く同期しておらず、お互いに完全に打ち消し合うことを意味する。このように σ_{hk}^2 の取り得る最大値は $\sigma_{hk}^2 = \sigma_h^2 + \sigma_k^2$ となり、共分散を比率で表すと次のとおりとなる。

$$\mathrm{COV} = \sigma_{hk}^2 / (\sigma_h^2 + \sigma_k^2) \times 100\% \tag{式11.2}$$

図11.2から自明なように、9日間のデータにおいては $\sigma_{hk}^2 = 19.1$ $(\mathrm{N \cdot m})^2$ であり、これは取り得る最大値の89%である。σ_{hk}^2 も取り得る最大値の76%である。1分間隔で試行した場合に試行間の共分散は小さくなっているが、これは複数日に渡ってデータ取得した際に比べてそれぞれの関節における値の分散が劇的に小さくなるためである。

11.1.1　サポートモーメントと床反力垂直成分の関係

サポートモーメント M_s は下肢3関節の伸展モーメントの和であるため、脚全体がどの程度地面を蹴っているかを表す参考指標となる。M_s の波形は、垂直方向の床反力 F_y と同様に2峰性の形状をしている。これを確認するために、成人からなる3つのグループについて M_s と F_y の平均曲線の相関係数を計算した

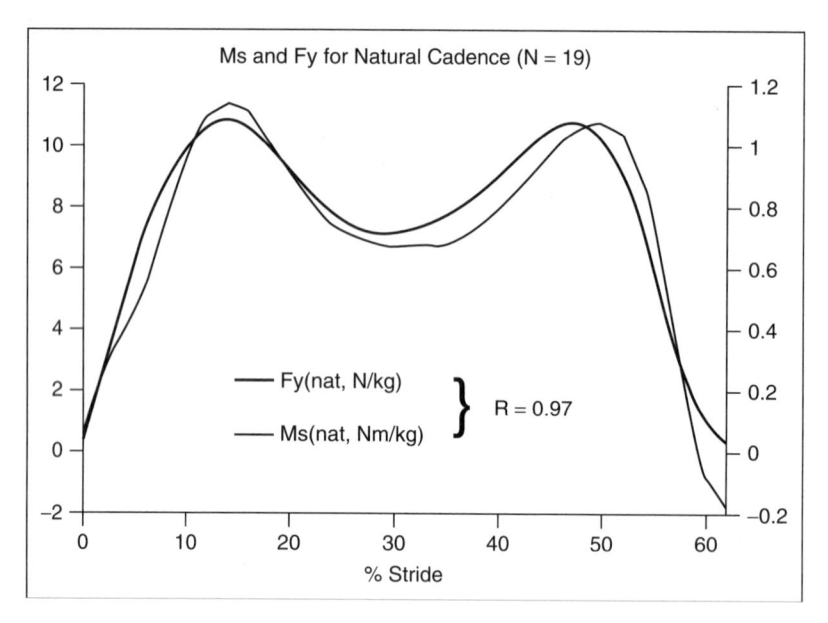

図11.3 床反力垂直成分F_yの平均とサポートモーメントM_sの平均をプロットしたもの。19名の被験者が自然な歩調で歩いた際のデータ。これらの波形は非常に似ており、線形回帰の相関係数は$r = 0.97$であった。(Winter, D.A., Biomechanics and Motor Control of Human Gait: Normal, Elderly and Pathological, 2nd Edition, Waterloo Biomechanics, 1991 より許可を得て掲載)

(Winter、1991)。すなわち通常の歩調で歩くグループ、速い歩調で歩くグループ（通常＋20ステップ/分）、遅い歩調で歩くグループ（通常－20ステップ/分）である。図11.3に、通常の歩調で歩くグループの19名の被験者のM_sとF_yの平均波形を示す。これら2つの波形はほぼ完全に合致していることがわかり、これは$r = 0.97$という相関係数の値からも確認できる。速く歩いた19名のグループでは$r = 0.95$であり、遅く歩いた17名のグループでは$r = 0.90$であった。病的な歩行でみられる、正常とは異なるモーメントのパターンの際にも、高い相関係数が報告されている。69歳の膝関節置換を行った女性について2度の歩行試行を行った際には$r = 0.96$という値が得られている。69歳の膝関節置換を行った男性について2度の歩行試行を行った際には$r = 0.92$という値が得られている。

11.2　立位中の左右方向・前後方向のバランス

11.2.1　静的立位

　立位姿勢は多くの研究の対象とされてきており、左右方向と前後方向の姿勢保持とバランスが主要な課題とされてきた（HorakとNashner、1986；Winterら、

1996；Gageら、2003)。これまで主として注目されてきた変数は圧力中心（COP）や質量中心（COM）の位置である。5.2.9節で逆さ振り子モデルを用いて示したとおり、姿勢の揺らぎの角度が8°以下の際は、左右方向についても前後方向についてもCOPとCOMの運動が水平方向の加速度に関連付けられる（Winterら、1996)。

$$\text{COP} - \text{COM} = -I\ddot{x}/Wd = -K\ddot{x} \quad (\text{式 11.3})$$

ここで I = 揺らぎ方向における全身の慣性モーメント（足関節周り）
$\ddot{x}$ = 揺らぎ方向の身体COMの加速度
d = 足関節から身体COMへの垂直距離
W = 足関節より上の身体重量（質量と重力加速度の積）

このようにCOP − COMを、姿勢制御機構において水平方向の加速度を制御する際の誤差信号とみなすことができる。また、ここでCNSがどのようにしてCOPの位置を制御して安定したバランスを実現するのかという点について考える必要がある。静的立位時の前後方向については、足関節の背屈筋群と底屈筋群によりCOPの位置が制御される（HorakとNashner、1986)。一方で左右方向についてはCOPの位置は股関節の外転筋群・内転筋群によって制御され、これは"ロード・アンロード（load/unload)"のメカニズムと呼ばれている（Winterら、1996)。図11.4に静的立位時について、このメカニズムをまとめる。ここでは2つのフォースプレートを用いて、垂直方向の床反力とそれぞれのCOPの位置を求めている。垂直方向の床反力は体重の50%程度でゆらぎ、このゆらぎは左右ほぼ同じ大きさで逆の位相になっていることに注意を要する。左右方向のCOPは左右脚における垂直方向の床反力の重み付け平均から得られ、図に示した定義では右側の床反力と同じ位相になる。水平方向の床反力は無視できる。そのため逆ダイナミクス計算を行うと左・右の股関節モーメント曲線は左・右の垂直方向床反力曲線と同じ形状になる。このように、"ロード・アンロード"のメカニズムは股関節の外転・内転モーメントによって実現されるが、これらのモーメントは大きさが全く同じで位相が180°ずれたものとなる。これらCOPとCOMの波形を分析した結果、これらの運動パターンは単純なスティフネス（剛性）による制御に帰着できることがわかった（Winterら、1998)。このスティフネスによる制御は反射によるものではない。その理由としてはCOPが実質的にCOMと同じ位相で動いており、COPの方がCOMよりも振れ幅が大きいだけであること、COP − COMのエラー信号（式11.3）がCOMをバランスの中心方向へ加速し続けること、などが挙げられる。このメカニズムは左右脚における協同的運動であるとみなせる。なぜならこの運動ではCNSが左右股関節の外転筋と内転筋の張力を低いレベルに保ち、左右方向への身体の揺れに応じて外転・内転モーメントが小さく変動し、左右方向のバランスを保てるように制御しているからである。ここでは定常的な反射的制御を行っていないため、反射のための感覚器を待機状態において、予期しない外乱に対処できるよう準備しておける。最終的には

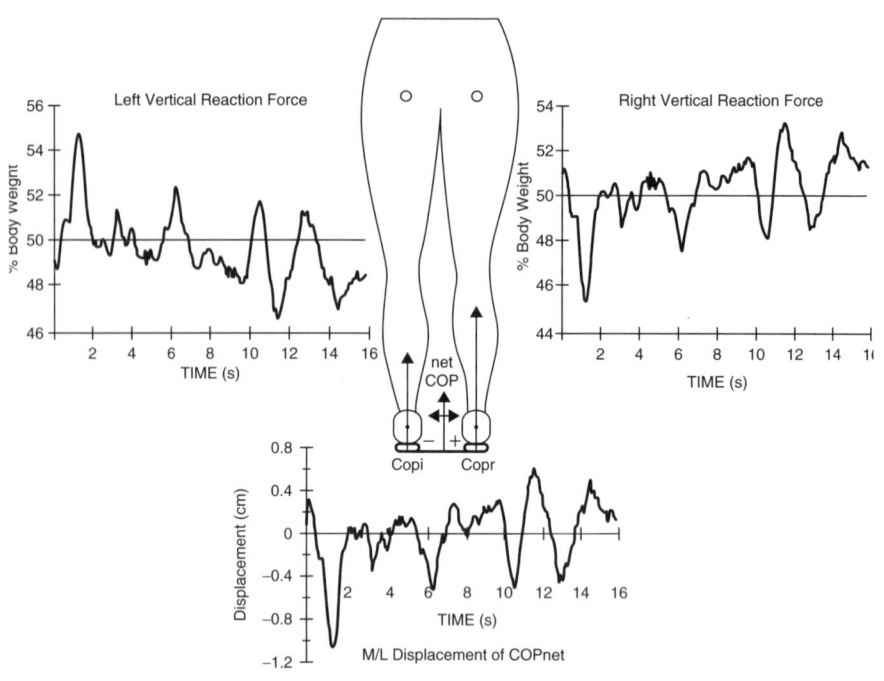

図11.4 被験者が静止立位を保っている際の、左右脚に掛かる床反力の垂直成分。この場合床反力は体重の50%前後の値付近を揺らぐが、その揺らぎの大きさは左右で等しく、位相が正反対になる。左右方向のCOPの位置はこれらの値の加重平均となり、ここで示した定義では右側の床反力と同じ位相になる。静止立位を保つための協同動作としてこのロード・アンロードのメカニズムが果たす役割については本文を参照。(Winter, D.A., Biomechanics and Motor Control of Human Gait: Normal, Elderly and Pathological, 2nd Edition, Waterloo Biomechanics, 1991より許可を得て掲載)

何がCOMの位置を揺らがせるのかが問題となる。ここまでに述べた研究では、COMの位置を推定するために体幹に4つのセグメントを持つ14セグメントの全身モデルが用いられた（4.1.7.2節参照）。これは体幹内部の質量、主として肺と心臓の質量が変動するため分割した考慮が必要となるためである（Winterら、1966；HunterとKearney、1981）。

11.2.2 労働現場での作業中の左右方向バランス

ヒトは両脚の上に立っている際、静かに立っているか上肢で何かを行っているかに関わらず、その姿勢を保たなくてはならない。前後方向のバランスは底屈筋群と背屈筋群によって制御される（HorakとNashner、1986）が、左右方向のバランスは股関節外転筋群と内転筋群によって制御される（Winterら、1996）。左右方向のバランスは"ロード・アンロード"のメカニズムによって制御される。このメカニズムにおいては片方の股関節の外転筋張力が増加した際に、逆側の股関節の外転筋張力が減少する。このパターンでは骨盤とHATセグメントを持ち上げる際に、同側の脚の荷重を増やし、対側の脚の荷重を減らす。この荷重の増

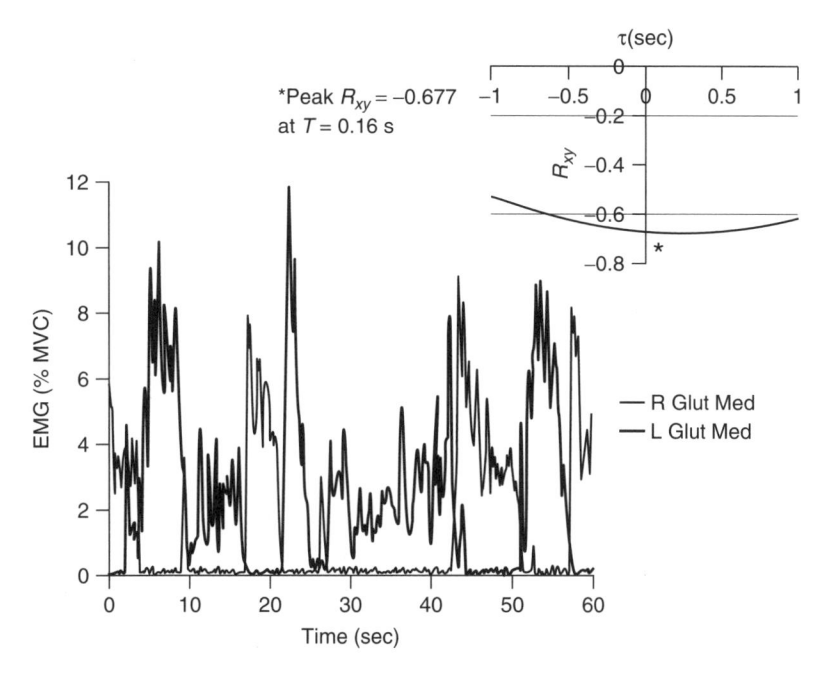

図11.5 左右の中殿筋のEMGを60秒間示したもの。EMGは包絡線処理を施したものである。協同的な、相互に活動・停止するパターンが見られる。R_{xy}（右上のプロット）は$\tau=\pm 1$秒についてプロットしてあるが、$\tau=0.16$秒でピーク値-0.677を示している。左右の筋では活動の位相が異なっており、協同的なロード・アンロードのメカニズムが見られる。この活動パターンを示す被験者グループが感じた腰痛の程度については本文を参照。

減によって圧力中心は同側の足方向へ移動し、身体の質量中心を対側方向へ加速させる。

この協同的動作を人間工学的タスクの中で調査した研究がある。Nelson-Wongら（2008）は被験者を作業台の前に立たせ、さまざまな上肢作業を2時間行わせた。彼らは左右の中殿筋から表面筋電図を記録し、疲労をもたらすこの作業中の協同的動作を、左右の殿筋活動の相互相関係数（2.1節参照）を求めることで定量した。その結果、右の殿筋の活動が増加した際に左の殿筋の活動が低下し（あるいはその逆）、負の相関係数が得られた（典型的な被験者の例については図11.5参照）。この被験者については$R_{xy}(\tau)$は2時間の試行のうち、ある15分のブロックで相関係数-0.677というピーク値を示した。図11.5では$R_{xy}(\tau)$は$\tau=\pm 1$秒について示してあり、この区間では平らに近い遷移をしている。これは左右の殿筋の筋活動時間が十分に長かったためである。$\tau=0.16$秒におけるR_{xy}のピークは、左右の筋活動が実質的に逆位相になっていることを示している。

逆にロード・アンロードのメカニズムが働かない際には正の相関関係がみられた（15分間のブロック中で$R_{xy}(\tau)=0.766$）。左右の殿筋の活動は同時に増加・減少しており、効率の悪い共収縮をしていることがわかる（図11.6）。$R_{xy}(\tau)$のピーク値は$\tau=0.06$秒で得られており、この15分間の記録では左右の殿筋の活動が同じ位相であり、左右の外転筋群がバランスを保つために同時に力を発揮し

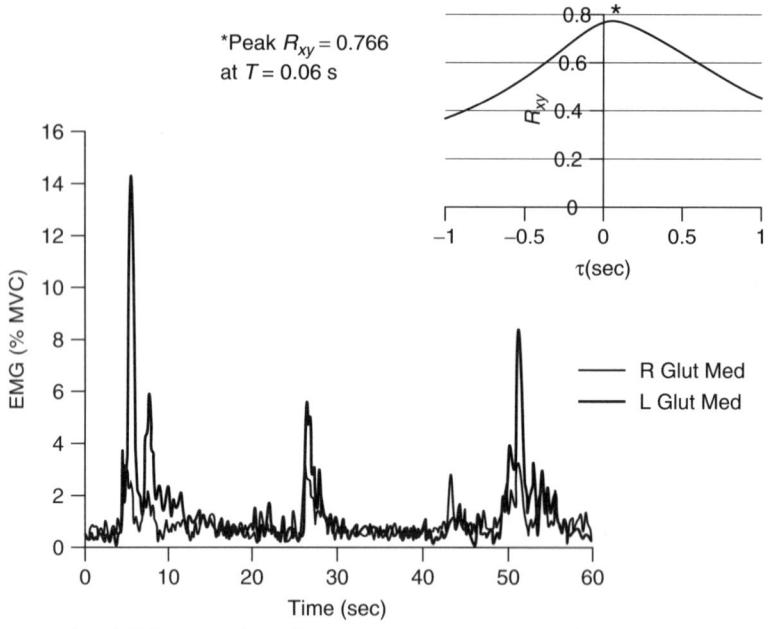

図11.6 左右の中殿筋のEMGを60秒間示したもの。EMGは包絡線処理を施したものである。ここでは拮抗筋の共収縮のパターンが見られる。R_{xy}（右上のプロット）は$\tau=\pm1$秒についてプロットしてあるが、$\tau=0.06$秒でピーク値0.766を示している。これは左右の筋が実質的に同時に活動しており、効率の悪い共収縮をしていることを示している。この活動パターンを示す被験者グループが感じた腰痛の程度については本文を参照。

ていることがわかる。

　この2時間にわたる労働現場での研究では（Nelson-Wongら、2008）、23名の被験者が視覚的なアナログスケールを用いて、15分間の作業タスクにおける痛みのレベルを0から40までの間で報告した。効率の悪い共収縮パターンを示した15名の被験者では痛みのレベルが増加した。痛みの程度は最初は4であり、最後には32になっていた。他の8名の被験者はで効率の良いロード・アンロードのメカニズムが働いていたが、このグループでは痛みのレベルは最初の1からゆっくり増加して最後は8になった。これら2グループを比べると主要因（殿筋の筋放電）の効果は有意であり、$p<0.0005$であった。

11.3　歩行中の動的バランス

11.3.1　定常歩行におけるヒトの逆さ振り子モデル

　歩行の1サイクル中には片脚支持期が2回あり（それぞれが歩行サイクルの約40%を占める）、短い両脚支持期が2回ある。足が両方とも平らに地面に着くことはない。踵接地をする時、足は水平から約20°傾いており、足底を床に平ら

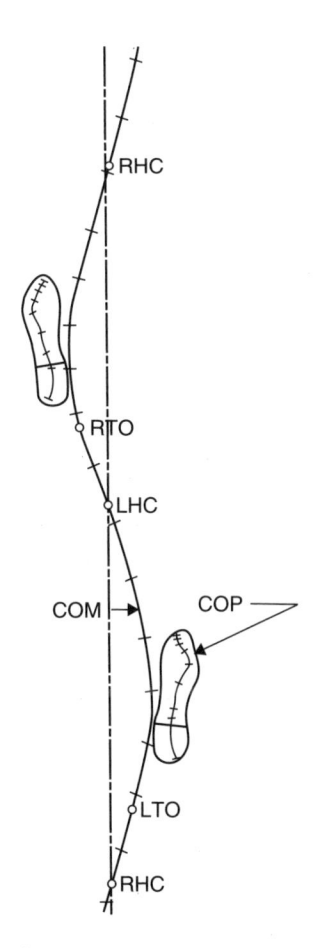

図11.7 定常歩行の2ステップにおけるCOMとCOPの軌跡。COMの軌跡の上に、キーとなるイベントが起こる箇所を示してある。LTO：左爪先離地、LHC：左踵接地、RTO：右爪先離地、RHC：右踵接地。COMは左右を問わず足の支持面内を通らないことに注意。逆さ振り子モデルにおいてバランスを保つ課題の詳細については本文を参照。(Winter, D.A., Biomechanics and Motor Control of Human Gait: Normal, Elderly and Pathological, 2nd Edition, Waterloo Biomechanics, 1991より許可を得て掲載)

に付けるため速い角速度で底屈している。この際、蹴り出し側の足は地面から離れかけており、中足骨と爪先にのみ荷重が掛かっている。足底のCOPと身体のCOMの軌跡を詳細に調べると、ヒトの身体は逆さ振り子のようになっており、その制御は困難な課題であることがわかる。この困難さを示すため図11.7に2歩の間のCOPとCOMの軌跡を示す。最初にわかるのは、COMは支持面の中を全く通らないということである。COMは足よりも少し内側を通って前方へ進んでいく。そのため、それぞれ40％の片脚支持期（LTOからLHCまで、そしてRTOからRHCまで）に身体は片脚で支持された逆さ振り子となり、その水平方向の加速度はCOPからCOMを結ぶベクトルで決定される（5.2.9節の逆さ振り子の方程式を参照）。LTOからはCOMの左右方向の軌跡は右足側に寄って行く。その後、次に左足を着く位置に向けて内側方向へ加速されることがわかる。中央の直線で示す矢状面ではCOMがCOPよりも後方にある際には減速され、

COMが動いてCOPよりも前方に来ると加速されることがわかる。これはCOMの速度を見ると明らかで、支持期の前半では減速しており、後半では加速している。ヒトが歩行中に転倒してしまうまでにはせいぜい400ms程度しか余裕がないため、CNSには困難な課題となる。遊脚の足の軌跡によってその足が次にどこに置かれるかが決まり、それにより次の片脚支持期の安定性が決まる。

11.3.2 歩行の開始

歩行の開始の際、身体の前後方向・左右方向の運動を制御する筋の協同的な働きが一層明らかになる。静止立位の非常に安定したバランス状態から約2歩で歩行状態に遷移するためには、前後方向の運動に関連する筋（底屈筋と背屈筋）と左右方向の運動に関連する筋（股関節の外転筋と内転筋）の協調が必要である。歩行開始時の運動パターンの目的は、静止立位の状態からできるだけ短い期間に定常的なCOPとCOMのパターン（11.3.1節に示した）に遷移することである。

歩行開始時のCOPとCOMの軌跡を評価した最初の研究において、図11.8に示すパターンが得られた（Jianら、1993）。この研究で逆さ振り子モデル（式11.3）の妥当性を評価した。その結果前後方向でも左右方向でも平均−0.94の相関係数を得た。歩行開始の最初のタスクはCOMを前方の、支持脚の方向へ加速することである。COPは最初逆方向に小さな動きをし、後方かつ遊脚の方へと動く。COPの後方へのこの移動は、底屈筋群の活動の急な減少によってなされる。遊脚の方への左右方向の移動は、遊脚の外転筋群の活動増加と支持脚の外転筋群の活動減少によって、一時的に遊脚に荷重を掛けることによってなされる。式(11.3)から予測されるように、この一時的なCOPの移動がCOMを前方かつ支持脚方向の望ましい位置へと加速させる。これが爪先離地段階に起こる振舞いである。面白いことに、この歩行開始初期の遊脚の床反力の増加と支持脚の床反力の減少は、グラフとしてかなり以前に報告されているが（Herman、1973）、これに関するコメントはなされてこなかった。この後、支持脚の外転筋群の活動が増加し、遊脚の外転筋群の活動が低下するにつれて、COPは支持脚の方へ急激に移動する。そして遊脚の股関節屈曲筋と膝関節伸展筋が遊脚を上・前方に加速する。RTOの瞬間にはCOPは左足の下にあり、その運動は左の底屈筋群によって制御される。この片脚支持期の開始時点を0％とする。この瞬間、COMは前方に6cm程度動いているが、その曲線の様子からCOMは前方に加速されており、支持脚の足部よりも前にあることがわかる。この片脚支持期には、支持脚の底屈筋がその活動を増加させ、COPが前方に急激に動き、蹴り出し期の最初の段階となる。同時に右の遊脚が前方に振り出され、この1歩目の歩行周期の35％の時点でRHC1が起こる。両脚支持期に、COPは急激に右足の方向へ動く。COMは前方に25cm程移動して（図には示していない）、右足（支持脚の足）の内側を通って前方へ向かう（Jianら、1993）。このようにして、最初の1歩の終わりまでにはCOMの軌跡は図11.7に示したような定常歩行のパターンとな

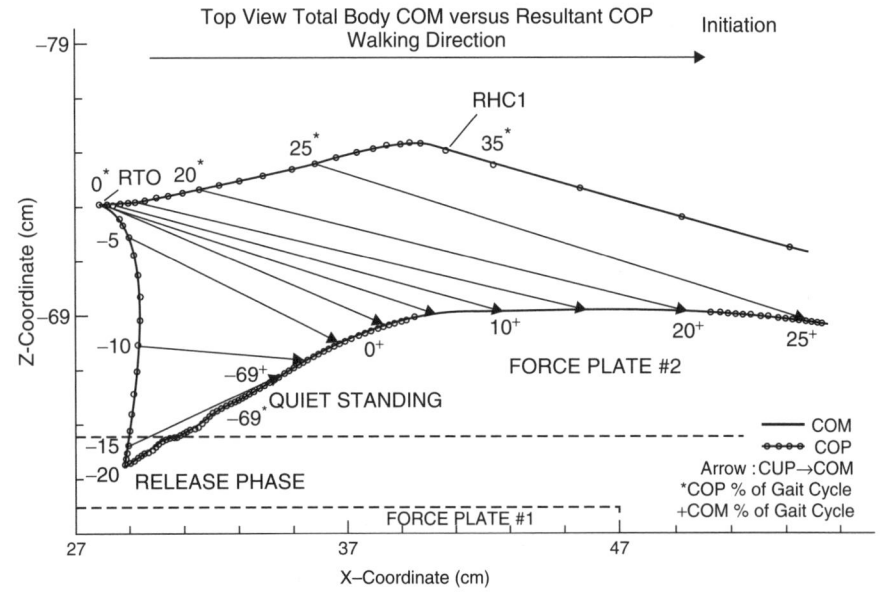

図11.8 歩行開始に際してのCOMとCOPの軌跡。被験者は始め静止立位を保っており、左足はフォースプレート2の上に、右足はフォースプレート1の上に置いている。静止立位の姿勢（最初の歩行周期の−69%の時点）からCOPは後方かつ遊脚側の方へと動きだし、歩行周期の−20%までに爪先離地が起こる位置まで移動する。その後に急激に支持脚側の足の方向へ移動して、右爪先離地（RTO）の時に支持足へ達する。COPの位置からCOMの位置へのベクトルはCOMの加速度を示すもので、加速度の値は逆さ振り子モデルに基づいて求める。求めるCOMの軌跡を実現するためのCOP位置の制御については本文を参照。

る。若年者、高齢者、パーキンソン病患者の歩行開始の動作を非常に詳細に分析した研究がある（Hallidayら、1998）。実質的に全ての運動学的・動力学的変数を評価して基本的にわかったことは、時間的なパターンはこれらのグループで一緒であるが、最終的に到達する定常歩行の速度に応じてスケールされた振舞いをするということである。若年被験者の歩行速度が最も高かった。健康な高齢者の速度はそれよりも遅く、パーキンソン病患者の速度が最も遅かった。いくつか存在した有意な相違も、その変数を歩行速度で除算して規格化すると消失した。加齢や疾病によって制御能力は低下するものの、協同的な動作パターンは存在していることがこの結果からわかる。

11.3.3 歩行の停止

定常歩行を停止する際には、より困難な姿勢制御の課題を課せられることになる。歩行停止の際は前方への身体の運動量を2歩の間にゼロにしなくてはならない。また、COMが停止しかけた際、COPの位置をCOMよりも少し前方に移動させるように制御しなくてはならない。右足がフォースプレート2に接地してから左足がフォースプレート1に接地するまでのCOMとCOPの軌跡を図11.9に示す。これ以前に左足がフォースプレート3（ここでは示していない）に接地し

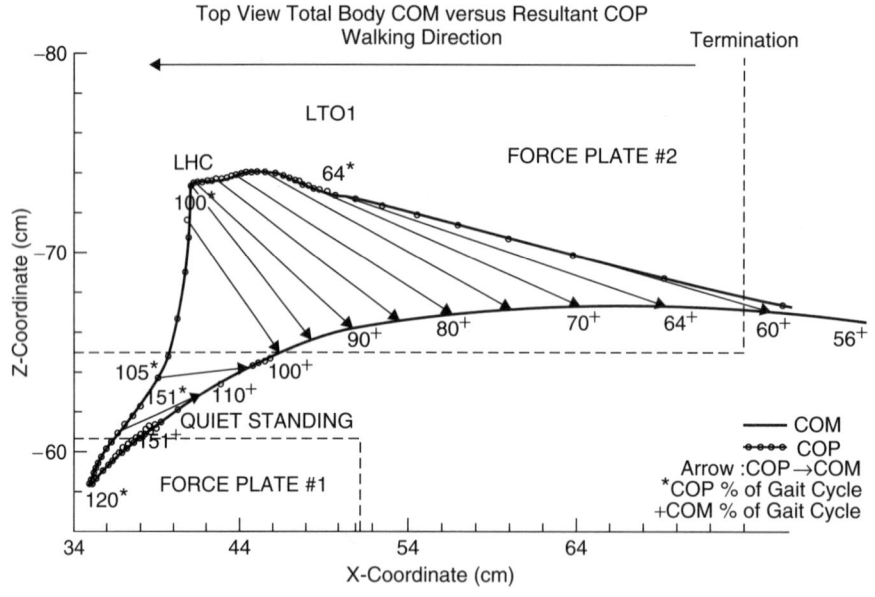

図11.9 歩行停止の際のCOPとCOMの軌跡。最後の2歩を示している。右足はフォースプレート2の上、左足はフォースプレート1の上にある。歩行の最後の1ストライド、左踵接地（LHC）からLHCまでを0-100％として、ここでは56-100％を示してある。56-64％が両脚支持期、64-100％が片脚支持期、100-151％が最後の両脚支持期である。COPは両脚支持期に急激に前方の右足方向へと移動し、LHCまでは右足の下で前方へ移動し続ける。この時点で左足に荷重が掛かり始め、COPは急激に左足方向へ移動する。120％の時点でCOPはCOMの前で止まる。望ましいCOMの軌跡を得るための協同的な運動パターンについては本文を参照。

た瞬間にライトを点灯させ、被験者に停止するよう指示している。このストライドでは、左足の接地を0％とし、64％の時点がLTO1であり、この瞬間に全ての体重が右足で支持された。この64％までは両脚支持期で、COPの軌跡は急激に前方へ動き左足から右足へ移動した（56％から64％の期間）。両脚支持期にCOPは前方へ移動しており、矢印で示すCOP-COMのベクトルからもCOMが急激に減速していることがわかる。右脚の片脚支持期（64％から100％）に右の底屈筋群の活動が劇的に増加する。これによりCOPが前方に移動し、COP-COMのベクトルによる減速効果が増大し、ストライドの100％までにCOMの前方への速度は70％程度まで低下する。この右脚の片脚支持期に、左の遊脚は股関節伸展筋と膝関節屈曲筋の効果で減速され、歩幅は通常の半分程度になる。LHCの後に左足の荷重が増加してCOPは左・前方に移動し、120％の時点でCOPはCOMの軌跡の少し前方で停止する。この左足の荷重増加は、左股関節外転筋群の活動増加と、右股関節外転筋群の活動低下による右脚の荷重の減少によって達成される。120％から151％の最終段階ではCOMが最後の減速をするが、この際COPが後方に移動し（両脚の底屈筋群の活動が減少する）、少し右側に移動して（右股関節外転筋群の活動が増加し、左股関節外転筋群の活動が低下する）、身体の動きが止まって静止立位となる。この歩行の停止における協同的動作で最も顕著なものは、両脚外転筋群の活動が予測的に制御されることである。

これによってCOPの位置がCOMよりも前に置かれるようになっている。前方への速度は約85%が右の底屈筋群によって減速され、残りの約15%は左の底屈筋群によって減速される。

　未発表の研究成果であるが、歩行停止に関して興味深い成果が2件得られている。1つは末梢の感覚機能が失われている状態で実験を実施したものであり、もう1つは脚に虚血ブロックを施した状態で実施したものである。これらの実験の結果、両足で荷重を支持する最終局面において、COPの軌跡が非常に大きく乱れることがわかった。具体的にはCOPの軌跡は前後方向・左右方向ともにCOMの軌跡をオーバーシュートする。これは、COPとCOMの位置をモニタリングしてフィードバックするという大きな役割を、末梢の感覚器官が担っていることを示している。

11.4　引用文献

Eng, J. J., Winter, D.A., MacKinnon, C. D., and A. E. Patla. "Interaction of reactive moments and centre of mass displacement for postural control during voluntary arm movements," *Neurosci. Res. Communications* **11**: 73-80, 1992.

Gage,W. H.,Winter, D. A., Frank, J. S., and A. L. Adkin. "Kinematic and Kinetic Validity of the Inverted Pendulum Model in Quiet Standing," *Gait & Posture* **19**: 124-132, 2003.

Halliday, S. E., Winter, D. A., Frank, J. S., Patla, A. E., and F. Prince. "The initiation of gait in young, elderly and Parkinson's disease subjects," *Gait and Posture* **8**: 8-14, 1998.

Herman, R., Cook, T., Cozzens, B., and W. Freedman. "Control of postural reactions in man: initiation of gait," *In: Stein, R. B., Pearson, K. G., Redford, J. B. (Eds), Control of Posture and Locomotion*, Plenum Press, New York, 363-388, 1973.

Horak, F. B. and L. M. Nashner. "Central programming of postural movements: adaptation to altered support surface configurations," *J.Neurophysiol*. **55**: 1369-1381, 1986

Hunter, I. W. and R. E. Kearney. "Respiratory components of human postural sway," *Neurosci. Lett*. **25**: 155-159, 1981.

Jian, Y., Winter, D. A., Ishac, M. G., and L. Gilchrist. "Trajectory of the body COG and COP during initiation and termination of gait," *Gait & Posture* **1**: 9-22, 1993.

MacKinnon, C. D. and D. A. Winter. "Control of whole body balance in the frontal plane during human walking," *J. Biomech*. **26**: 633-644, 1993.

Nelson-Wong, E., Gregory, D. E., Winter, D. A., and J. P. Callaghan. "Gluteus medius muscle activation patterns as a predictor of low back pain during standing," *Clin. Biomech.* **23**: 545–553, 2008.

Rietdyk, S., Patla, A. E., Winter, D.A., Ishac, M. G., and C. E. Little. "Balance recovery from medio-lateral perturbations of the upper body during standing," *J. Biomech.* **32**: 1149–1158, 1999.

Winter, D. A. "Overall principle of lower limb support during stance phase of gait," *J. Biomech.* **13**: 923–927, 1980.

Winter, D. A. "Kinematic and kinetic patterns in human gait; variability and compensating effects," *Human Movement Sci.* **3**: 51–76, 1984.

Winter, D. A. *The Biomechanics and Motor Control of Human Gait: Normal, Elderly and Pathological*, 2nd Edition, Waterloo Biomechanics, Waterloo, Ont., 1991

Winter, D. A., Lodge, M. A., and W. T. Josenhans. "The elimination of respiratory signals from the ultralow-frequency ballistocardiogram," *Am. Ht. Journal* **71**: 666–670, 1966.

Winter, D. A., Prince, F., Frank, J. S., Powell, C., and K. F. Zabjek. "A unified theory regarding A/P and M/L balance during quiet stance," *J. Neurophysiol.* **75**: 2334–2343, 1996.

Winter, D. A., Patla, A. E., Prince, F., Ishak, M., and K. Gielo-Perzak. "Stiffness control of balance in quiet standing," *J. Neurophysiol.* **80**: 1211–1221, 1998.

付録 A

運動学、動力学、エネルギー学のデータ

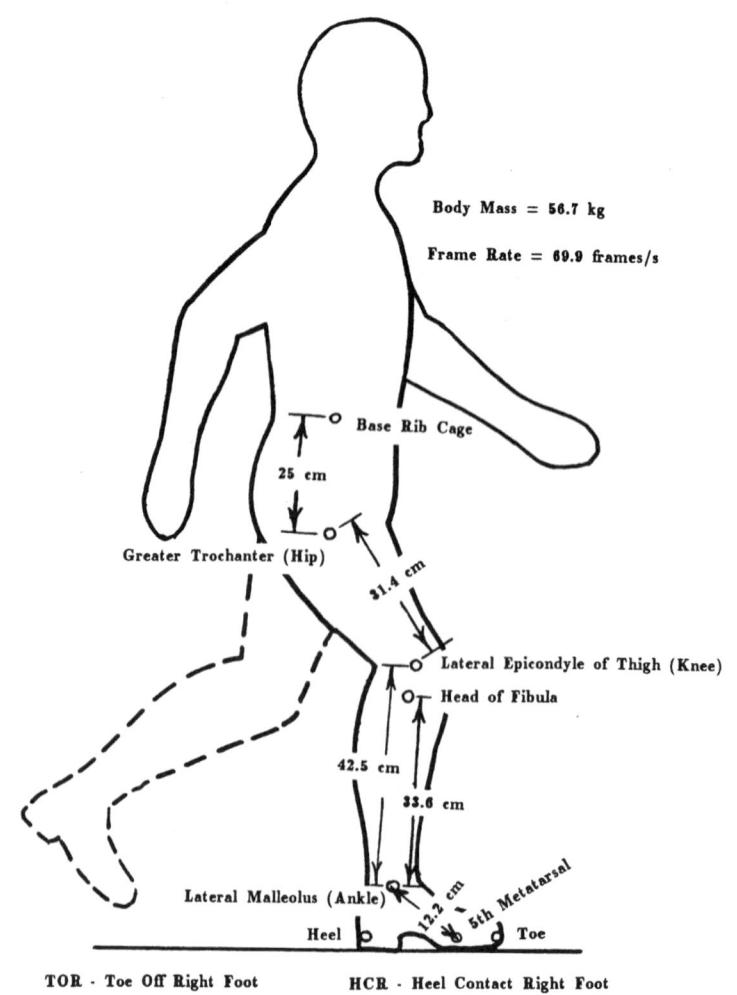

図A.1　歩行実験におけるマーカ位置・身体質量・フレームレート情報

表A.1 未処理の座標データ (cm)

FRAME	TIME S	BASE X	RIB CAGE Y	RIGHT X	HIP Y	RIGHT X	KNEE Y	RIGHT X	FIBULA Y	RIGHT X	ANKLE Y	RIGHT X	HEEL Y	RIGHT X	METAT. Y	RIGHT X	TOE Y
1	0.000	46.98	104.41	44.94	78.58	41.00	47.40	35.91	40.53	9.31	21.44	2.95	24.24	7.53	9.35	11.73	3.63
2	0.014	49.22	104.79	47.31	78.58	45.02	46.89	40.06	40.02	12.70	22.46	7.23	26.02	10.54	10.63	13.72	4.77
3	0.029	51.10	105.17	49.57	78.71	48.68	47.27	44.23	40.15	16.49	23.73	10.64	27.30	14.20	12.03	17.63	6.43
4	0.043	53.13	105.30	51.74	79.21	52.50	47.53	48.43	40.15	20.81	24.37	14.71	27.55	18.78	12.53	22.47	6.94
5	0.057	54.86	105.43	53.33	79.09	56.13	47.91	52.70	40.78	24.96	24.24	18.72	27.42	23.17	12.66	27.12	7.32
6	0.072	56.81	106.06	55.41	79.98	59.87	48.67	56.56	41.29	29.33	24.62	23.09	27.17	28.31	12.41	32.51	6.81
7	0.086	58.25	106.32	56.73	80.49	63.34	49.44	60.29	41.80	33.57	23.73	26.95	26.02	33.44	12.03	38.02	6.81
8	0.100	60.03	106.95	58.89	81.00	66.90	50.84	64.36	42.69	38.78	23.22	31.27	25.01	39.55	11.26	44.38	6.30
9	0.114	61.56	107.08	60.79	81.12	69.96	51.09	67.79	43.20	43.11	22.21	35.73	22.84	45.01	10.24	50.36	6.04
10	0.129	63.54	107.46	62.78	82.01	73.22	51.73	71.31	43.84	48.15	21.06	40.64	20.93	51.46	8.97	57.05	5.28
11	0.143	65.20	107.85	64.69	82.40	76.27	53.00	74.74	44.86	53.23	20.04	45.73	19.02	57.56	8.21	63.54	5.15
12	0.157	66.92	107.85	66.67	82.78	79.01	53.51	77.86	45.11	58.27	18.52	51.27	16.86	63.99	7.44	70.23	5.03
13	0.172	68.77	107.59	68.65	82.65	81.62	54.15	80.73	45.49	63.68	16.86	56.56	14.44	70.30	6.30	76.79	4.52
14	0.186	70.37	107.59	70.88	83.16	83.99	54.53	83.48	45.87	69.22	15.59	62.23	12.66	76.73	5.79	83.48	4.77
15	0.200	72.43	107.59	73.19	82.90	86.56	54.78	86.30	46.00	74.72	14.44	68.23	11.01	83.63	5.66	90.12	5.54
16	0.215	74.00	107.59	74.89	83.03	88.51	54.91	88.89	46.13	80.36	13.43	74.13	9.10	89.53	5.28	96.14	5.54
17	0.229	75.68	107.59	76.95	82.90	90.57	54.91	90.95	45.87	85.86	12.66	80.01	7.57	95.53	5.79	102.40	6.55
18	0.243	77.67	107.08	79.19	82.65	93.06	54.65	93.32	46.00	91.54	12.03	86.32	6.55	101.72	5.79	108.84	7.70
19	0.257	79.55	106.95	81.20	82.40	94.56	54.02	95.45	45.62	96.85	11.64	92.02	5.41	107.79	6.17	114.16	8.97
20	0.272	81.47	107.21	83.12	82.14	96.10	54.02	96.99	45.24	101.45	11.77	97.50	5.15	113.28	7.70	119.39	10.88
21	0.286	83.53	106.45	85.69	81.50	98.16	53.25	99.18	44.73	106.56	11.77	103.13	4.77	118.78	8.21	124.38	12.15
22	0.300	85.86	105.68	87.77	80.49	99.73	51.86	101.13	43.84	110.68	11.52	108.39	4.14	123.15	9.35	128.24	13.30
23	0.315	87.74	105.81	89.91	80.61	101.36	51.73	103.14	43.71	114.85	12.15	112.43	4.90	126.94	10.88	131.77	15.33
24	0.329	90.34	105.17	92.25	80.49	103.57	51.09	105.36	43.58	118.33	12.15	116.30	5.28	130.55	11.39	135.39	16.23
25	0.343	92.25	104.79	94.41	80.10	105.23	50.96	107.26	43.46	120.75	12.28	118.84	4.65	133.22	11.64	137.80	16.73
26	0.357	94.36	104.16	97.03	79.72	107.59	50.84	109.50	42.69	122.99	12.03	121.34	4.14	135.21	11.39	139.79	16.23
27	0.372	96.57	103.77	99.37	79.98	109.93	50.58	111.58	42.95	124.31	11.90	122.14	3.75	136.27	10.37	140.85	15.21

(continued)

表A.1 (Continued)

FRAME	TIME S	BASE RIB X	CAGE Y	RIGHT X	HIP Y	RIGHT X	KNEE Y	RIGHT X	FIBULA Y	RIGHT X	ANKLE Y	RIGHT X	HEEL Y	RIGHT X	METAT. Y	RIGHT X	TOE Y
28	0.386	98.73	103.52	101.53	79.34	112.34	50.46	113.87	41.80	124.94	10.63	122.65	3.25	137.16	8.97	141.99	13.68
29	0.400	101.40	103.26	104.45	79.60	114.89	50.33	116.28	41.80	125.83	9.61	123.03	3.50	137.66	7.95	142.88	11.90
30	0.415	103.60	103.65	106.78	79.60	116.96	50.46	118.11	41.80	127.02	9.74	123.20	4.14	138.34	6.30	144.45	10.24
31	0.429	105.94	103.65	108.86	79.60	118.53	50.33	119.81	41.55	127.82	9.48	123.12	4.01	138.77	5.41	145.13	8.59
32	0.443	108.22	103.52	111.28	80.10	120.44	50.58	121.71	42.18	128.33	9.61	123.24	4.14	139.27	4.65	145.38	6.81
33	0.458	110.75	104.03	113.80	80.49	122.84	50.96	124.24	42.44	129.07	9.35	123.60	4.14	139.51	4.14	146.38	6.30
34	0.472	112.91	104.03	115.58	81.38	125.25	51.86	126.14	42.57	129.45	9.61	123.98	4.39	139.63	3.37	146.25	5.41
35	0.486	115.20	104.28	117.36	81.89	127.54	51.86	128.05	42.44	129.83	9.74	123.98	4.26	140.01	3.63	147.14	5.41
36	0.500	116.74	104.54	118.78	81.63	128.32	51.86	128.83	42.69	129.46	9.10	123.48	4.14	139.39	3.75	146.52	4.77
37	0.515	119.05	105.43	120.96	81.63	129.87	51.86	130.13	42.95	129.74	9.35	123.89	4.65	139.80	3.63	146.54	4.90
38	0.529	121.31	105.30	123.10	82.27	130.86	51.60	131.49	42.18	130.10	9.23	124.24	4.52	140.02	3.75	147.27	4.52
39	0.543	123.28	106.19	124.93	83.03	132.18	52.36	132.31	42.82	130.53	9.61	124.55	4.90	140.45	3.75	147.33	5.28
40	0.558	125.03	106.19	126.94	82.78	133.04	51.35	132.79	42.44	130.37	9.35	124.64	4.26	140.55	3.50	147.04	4.77
41	0.572	127.21	106.83	128.61	83.03	133.58	51.73	132.81	42.44	130.27	9.61	124.67	4.77	139.94	3.63	147.19	4.52
42	0.586	128.71	106.95	130.24	83.03	134.31	51.35	133.17	43.20	129.98	8.97	123.75	4.77	139.91	3.37	146.91	4.77
43	0.601	130.90	107.34	132.04	82.90	134.72	50.96	133.70	42.57	130.39	9.61	124.54	4.14	140.19	3.50	147.31	4.52
44	0.615	132.52	107.97	133.03	83.41	135.70	52.62	134.56	43.20	130.23	9.61	124.12	4.52	139.90	4.01	146.78	4.26
45	0.629	134.48	107.85	134.86	83.54	136.26	51.86	134.73	42.95	129.89	9.48	123.91	4.77	139.82	3.63	146.95	4.26
46	0.643	136.33	108.10	136.20	83.80	137.09	51.86	135.18	43.07	130.22	10.24	124.37	4.90	140.02	3.37	147.02	4.77
47	0.658	138.33	108.23	138.08	82.90	137.95	51.47	135.66	42.69	130.06	9.99	124.08	4.77	140.11	3.75	146.99	4.26
48	0.672	140.14	108.48	139.38	82.90	138.74	51.60	136.19	42.69	130.47	10.12	124.36	5.03	140.01	3.25	147.01	4.01
49	0.686	142.20	107.97	140.67	82.78	139.15	51.09	136.73	42.57	130.49	9.99	124.64	5.28	140.16	3.12	147.04	4.52
50	0.701	144.05	107.46	142.02	82.65	140.11	51.09	137.05	42.57	130.56	9.99	124.20	4.90	139.60	3.63	146.85	4.01
51	0.715	146.01	107.08	143.85	82.01	140.92	50.58	137.87	42.06	130.49	10.24	124.76	4.77	140.03	3.50	147.28	3.75
52	0.729	148.58	107.46	146.04	82.40	142.22	50.84	138.66	42.44	131.27	10.24	125.17	5.28	140.18	3.63	147.18	4.14
53	0.744	149.92	106.57	147.51	81.63	143.05	50.58	139.23	41.93	130.96	10.12	125.24	5.03	140.25	3.37	147.25	4.01
54	0.758	152.34	106.32	148.90	81.50	143.69	50.71	140.12	42.57	131.47	10.63	125.49	5.66	140.50	3.37	147.50	3.88
55	0.772	153.94	105.81	150.50	81.12	144.27	50.46	140.45	42.95	131.03	10.63	124.80	6.17	140.07	2.99	146.94	3.75

56	0.786	156.15	105.30	152.46	81.00	145.59	50.71	141.52	42.31	131.34	10.63	125.61	5.92	140.50	3.37	147.24	3.88
57	0.801	158.65	104.92	154.57	81.00	147.07	50.58	142.61	42.18	131.80	10.75	125.94	7.06	140.70	3.50	147.45	3.75
58	0.815	160.50	104.66	156.30	80.61	148.41	50.71	143.83	43.20	132.12	12.15	125.89	7.70	140.65	4.01	147.39	4.14
59	0.829	162.61	104.41	157.90	80.10	149.75	50.33	144.66	42.31	131.94	12.03	125.96	7.83	140.34	3.75	146.95	3.75
60	0.844	164.58	104.03	159.88	80.23	151.22	50.33	146.26	42.82	132.26	12.66	126.03	8.46	140.41	3.75	147.02	3.88
61	0.858	166.66	103.77	162.08	80.23	153.30	50.33	147.96	42.69	132.69	12.92	126.58	9.61	140.20	4.26	146.69	4.26
62	0.872	168.90	104.03	164.19	79.60	155.41	50.07	150.06	42.57	133.39	13.93	126.90	10.50	140.01	3.88	146.76	4.01
63	0.887	171.00	103.90	166.42	79.85	157.01	50.07	152.30	42.69	133.97	14.83	127.48	12.28	140.21	3.88	146.83	3.75
64	0.901	173.53	103.14	169.07	78.96	160.29	49.06	154.95	42.06	135.48	14.95	128.73	13.04	140.95	4.14	147.06	3.50
65	0.915	175.81	103.52	171.74	79.47	163.22	49.06	157.62	42.31	136.75	16.48	129.62	14.83	141.08	4.65	147.18	3.75
66	0.929	179.23	103.14	175.16	78.83	166.89	48.55	161.03	41.04	139.14	17.37	132.15	16.10	141.94	5.28	148.31	3.75
67	0.944	181.49	103.14	177.80	78.58	170.04	48.16	164.69	41.42	140.90	18.64	134.02	18.52	142.42	5.79	148.40	2.99
68	0.958	183.65	103.77	180.60	79.09	174.11	48.04	168.25	41.55	143.69	19.79	136.95	21.57	143.69	7.57	149.04	2.86
69	0.972	184.86	103.39	182.44	77.94	176.97	47.02	171.50	40.15	145.54	20.42	139.43	23.35	144.14	7.95	148.59	3.63
70	0.987	187.71	104.28	185.67	78.83	181.73	47.53	176.00	40.15	149.53	21.82	143.81	25.13	146.86	9.74	150.17	3.50
71	1.001	188.82	104.16	187.29	78.20	184.36	46.89	179.40	39.51	152.68	22.21	146.95	25.90	149.11	10.75	151.91	4.26
72	1.015	191.13	104.92	189.48	78.83	188.33	47.27	184.00	39.89	156.39	23.73	150.54	27.17	153.34	12.03	156.52	4.14
73	1.030	192.42	105.55	190.89	79.09	191.78	47.66	187.71	40.53	159.84	24.24	153.73	27.68	157.17	12.28	160.73	5.66
74	1.044	194.40	106.19	193.00	79.60	195.29	48.16	191.47	41.04	163.99	24.37	157.50	27.93	161.82	12.66	165.38	5.92
75	1.058	196.18	105.94	195.16	79.72	199.10	48.93	195.79	41.42	168.44	24.50	161.95	27.04	167.29	12.15	170.98	6.43
76	1.072	197.69	106.06	196.42	80.10	202.66	49.31	199.47	41.55	172.50	23.61	165.88	25.77	171.99	10.88	176.57	6.68
77	1.087	199.57	106.70	198.68	81.00	206.19	50.33	203.39	42.44	177.30	22.84	170.56	25.01	177.81	10.12	182.65	6.17
78	1.101	201.17	107.21	200.53	81.63	209.57	51.22	206.90	43.20	182.08	21.95	175.08	23.10	183.74	9.61	189.21	6.17
79	1.115	202.99	107.59	202.48	82.14	212.66	52.11	210.63	43.84	187.09	21.06	179.83	21.57	189.76	8.97	195.61	4.90
80	1.130	204.67	107.59	204.80	82.65	215.74	52.62	213.83	44.47	192.20	19.66	184.95	19.28	196.02	7.19	201.75	4.77
81	1.144	206.27	107.46	206.78	82.52	218.49	53.13	216.96	44.47	197.36	17.88	190.11	16.73	202.45	6.81	208.94	4.39
82	1.158	208.30	107.72	209.07	83.03	221.28	53.89	219.88	45.24	202.96	16.86	195.58	14.57	209.19	5.41	215.94	3.75
83	1.173	210.18	107.72	211.07	83.03	223.80	54.02	222.91	45.24	208.15	15.59	201.27	12.53	215.14	4.90	222.65	4.26
84	1.187	211.95	107.46	212.97	82.78	226.20	54.40	225.70	45.49	213.86	13.68	207.37	10.12	221.88	4.39	229.13	3.50
85	1.201	213.83	107.21	215.10	82.90	228.59	54.65	228.21	45.49	219.43	12.79	213.45	8.59	228.72	3.75	235.59	3.88
86	1.215	215.63	107.08	217.03	82.65	230.52	54.65	230.52	45.11	224.92	11.39	219.32	6.68	234.84	4.26	241.72	4.90
																	5.28

(continued)

297

表A.1 (Continued)

FRAME	TIME S	BASE RIB CAGE X	Y	RIGHT HIP X	Y	RIGHT KNEE X	Y	RIGHT FIBULA X	Y	RIGHT ANKLE X	Y	RIGHT HEEL X	Y	RIGHT METAT. X	Y	RIGHT TOE X	Y
87	1.230	217.58	106.70	219.11	82.65	232.85	54.65	232.60	45.24	230.94	11.39	225.85	5.66	241.38	4.52	247.74	6.30
88	1.244	219.36	106.45	220.89	82.27	234.63	53.64	234.76	44.47	236.28	11.01	232.09	4.52	247.86	4.52	254.10	7.32
89	1.258	221.06	105.94	222.71	81.63	236.07	53.13	236.84	44.35	241.80	10.37	237.35	4.01	253.00	6.05	259.36	9.48
90	1.273	223.53	105.55	225.18	81.12	238.29	52.75	239.18	43.46	247.07	10.63	243.89	3.63	259.41	7.06	265.01	11.26
91	1.287	225.31	104.92	227.60	81.00	239.81	51.73	241.47	43.33	252.03	11.01	249.23	3.63	264.24	8.84	269.33	12.92
92	1.301	227.33	104.66	229.75	80.10	241.33	50.84	243.36	42.82	255.83	11.01	253.54	3.63	268.31	9.86	273.40	14.32
93	1.316	229.28	104.41	231.57	79.98	243.03	50.46	245.32	42.82	259.31	11.26	257.53	4.14	271.78	10.75	276.49	15.84
94	1.330	231.49	104.03	234.16	79.60	245.23	50.33	247.40	42.82	262.03	12.15	260.50	4.01	274.75	11.26	278.95	16.48
95	1.344	233.80	103.52	236.47	79.21	247.67	49.82	249.57	42.31	263.95	10.88	262.55	3.63	276.42	10.88	281.39	15.72
96	1.358	235.62	103.01	238.80	78.83	250.00	49.82	251.91	41.68	265.27	10.24	263.49	3.12	277.74	9.99	282.70	14.70
97	1.373	238.04	103.01	241.60	79.21	252.80	50.33	254.32	42.06	266.41	9.86	264.12	2.99	278.63	8.59	283.72	13.43
98	1.387	240.34	103.14	244.29	79.21	255.23	50.20	256.50	41.55	267.06	9.23	264.14	3.37	279.15	7.44	284.50	11.39
99	1.401	242.88	103.01	246.83	79.09	257.39	50.07	258.92	41.42	268.72	9.48	264.52	3.63	280.42	6.05	286.15	9.10
100	1.416	245.09	102.63	249.16	79.34	259.60	50.07	260.74	41.68	269.78	9.23	264.69	3.63	281.10	4.90	287.08	7.95
101	1.430	247.53	103.26	251.60	79.72	261.90	50.96	263.30	42.57	270.18	9.48	265.21	4.26	281.25	4.39	287.86	6.68
102	1.444	249.91	102.88	253.73	80.36	264.42	50.96	265.95	42.44	270.78	9.10	265.18	3.63	281.47	3.50	288.09	5.54
103	1.459	251.81	103.39	255.63	81.00	266.70	51.60	267.59	42.82	271.15	9.23	265.30	4.39	281.84	3.63	288.20	5.15
104	1.473	253.96	104.16	257.65	81.38	268.47	51.47	269.23	42.69	271.40	9.23	265.16	3.88	281.96	3.25	288.45	5.03
105	1.487	256.07	104.28	259.51	81.25	269.56	51.35	270.19	42.31	271.34	8.59	265.36	3.50	281.52	2.74	288.14	4.39
106	1.501	257.61	105.05	260.92	81.63	270.34	51.60	270.85	42.44	270.85	8.84	264.99	3.88	281.15	2.35	287.77	4.52

表 A.2(a) フィルタ処理後のマーカ運動学データ — 胸郭・大転子(股関節)

| | FRAME | TIME S | \multicolumn{5}{c}{BASE RIB CAGE} | \multicolumn{5}{c}{RIGHT HIP} |
			X M	VX M/S	AX M/S/S	Y M	VY M/S	AY M/S/S	X M	VX M/S	AX M/S/S	Y M	VY M/S	AY M/S/S
TOR	1	0.000	0.4695	1.43	0.3	1.0435	0.22	1.0	0.4474	1.64	−2.2	0.7870	0.01	3.3
	2	0.014	0.4900	1.41	−1.6	1.0467	0.23	0.5	0.4706	1.59	−4.6	0.7875	0.07	4.3
	3	0.029	0.5100	1.38	−2.9	1.0501	0.24	0.4	0.4928	1.51	−5.6	0.7889	0.14	4.8
	4	0.043	0.5294	1.33	−3.4	1.0535	0.24	0.6	0.5138	1.43	−5.3	0.7914	0.21	4.7
	5	0.057	0.5481	1.28	−3.3	1.0570	0.25	0.6	0.5336	1.36	−3.9	0.7948	0.27	3.9
	6	0.072	0.5661	1.24	−2.5	1.0607	0.26	0.2	0.5526	1.31	−2.0	0.7991	0.32	2.6
	7	0.086	0.5836	1.21	−1.5	1.0644	0.26	−0.7	0.5712	1.30	−0.2	0.8039	0.34	1.2
	8	0.100	0.6007	1.20	−0.5	1.0680	0.24	−1.8	0.5898	1.31	1.0	0.8089	0.35	−0.2
	9	0.114	0.6178	1.20	0.2	1.0713	0.21	−2.8	0.6086	1.33	1.7	0.8139	0.34	−1.5
	10	0.129	0.6349	1.20	0.5	1.0739	0.16	−3.5	0.6278	1.36	1.9	0.8185	0.31	−2.8
	11	0.143	0.6521	1.21	0.5	1.0759	0.11	−3.7	0.6474	1.38	1.9	0.8226	0.26	−3.8
	12	0.157	0.6695	1.22	0.5	1.0770	0.05	−3.4	0.6673	1.41	1.6	0.8259	0.20	−4.4
	13	0.172	0.6869	1.22	0.5	1.0774	0.01	−2.7	0.6876	1.43	1.1	0.8283	0.13	−4.6
	14	0.186	0.7044	1.23	0.6	1.0773	−0.02	−2.1	0.7082	1.44	0.5	0.8298	0.07	−4.7
	15	0.200	0.7221	1.24	1.0	1.0767	−0.05	−1.9	0.7288	1.44	0.2	0.8302	0.00	−4.7
	16	0.215	0.7400	1.26	1.6	1.0758	−0.08	−2.1	0.7495	1.45	0.3	0.8298	−0.07	−4.6
	17	0.229	0.7581	1.29	2.2	1.0745	−0.11	−2.3	0.7702	1.45	0.7	0.8283	−0.13	−4.4
	18	0.243	0.7768	1.32	2.8	1.0727	−0.14	−2.5	0.7910	1.47	1.1	0.8260	−0.19	−4.0
	19	0.257	0.7960	1.37	3.0	1.0704	−0.18	−2.8	0.8121	1.48	1.4	0.8228	−0.25	−3.1
	20	0.272	0.8158	1.41	2.9	1.0675	−0.22	−2.8	0.8335	1.51	1.7	0.8189	−0.28	−1.7
	21	0.286	0.8363	1.45	2.5	1.0640	−0.26	−2.4	0.8552	1.53	1.8	0.8147	−0.30	0.1

(*continued*)

表A.2(a) (Continued)

			BASE RIB CAGE						RIGHT HIP					
FRAME	TIME S	X M	VX M/S	AX M/S/S	Y M	VY M/S	AY M/S/S	X M	VX M/S	AX M/S/S	Y M	VY M/S	AY M/S/S
22	0.300	0.8573	1.48	2.0	1.0600	−0.29	−1.6	0.8773	1.56	1.9	0.8105	−0.28	1.6
23	0.315	0.8787	1.51	1.4	1.0557	−0.31	−0.7	0.8997	1.59	2.1	0.8067	−0.25	2.3
24	0.329	0.9003	1.52	1.1	1.0512	−0.31	0.3	0.9226	1.62	2.2	0.8033	−0.21	2.6
25	0.343	0.9222	1.54	1.3	1.0468	−0.30	1.7	0.9460	1.65	2.1	0.8005	−0.18	2.8
26	0.357	0.9443	1.56	1.6	1.0427	−0.26	3.2	0.9698	1.68	1.6	0.7983	−0.13	3.1
27	0.372	0.9668	1.58	1.8	1.0392	−0.21	4.4	0.9940	1.69	0.8	0.7967	−0.09	3.7
HCR 28	0.386	0.9896	1.61	1.5	1.0367	−0.14	5.0	1.0183	1.70	−0.4	0.7959	−0.03	4.4
29	0.400	1.0128	1.63	0.9	1.0353	−0.06	4.9	1.0425	1.68	−1.7	0.7959	0.04	4.9
30	0.415	1.0362	1.64	0.0	1.0349	0.00	4.3	1.0664	1.65	−3.0	0.7970	0.11	5.0
31	0.429	1.0596	1.63	−0.9	1.0353	0.06	3.7	1.0897	1.60	−4.0	0.7991	0.18	4.5
32	0.443	1.0828	1.61	−1.8	1.0366	0.11	3.2	1.1121	1.53	−4.7	0.8023	0.24	3.1
33	0.458	1.1056	1.58	−2.5	1.0384	0.15	2.9	1.1336	1.46	−4.7	0.8060	0.27	1.1
34	0.472	1.1279	1.54	−2.8	1.0408	0.19	2.7	1.1540	1.40	−3.8	0.8100	0.27	−0.6
35	0.486	1.1496	1.50	−2.6	1.0438	0.23	2.3	1.1736	1.36	−2.3	0.8139	0.25	−1.5
36	0.500	1.1707	1.46	−2.2	1.0473	0.26	1.8	1.1928	1.34	−1.0	0.8173	0.23	−1.4
37	0.515	1.1915	1.43	−2.0	1.0512	0.28	1.0	1.2118	1.33	−0.8	0.8205	0.21	−1.3
38	0.529	1.2118	1.41	−2.1	1.0552	0.29	0.3	1.2307	1.31	−1.4	0.8234	0.19	−1.6
39	0.543	1.2317	1.38	−2.1	1.0594	0.29	−0.2	1.2494	1.29	−2.4	0.8260	0.17	−2.0
40	0.558	1.2511	1.35	−1.8	1.0634	0.28	−0.7	1.2675	1.25	−3.2	0.8282	0.14	−2.0
41	0.572	1.2702	1.32	−1.3	1.0673	0.27	−1.1	1.2850	1.20	−3.6	0.8300	0.11	−1.7
42	0.586	1.2890	1.31	−0.7	1.0710	0.25	−1.6	1.3018	1.14	−3.3	0.8314	0.09	−1.6

43	0.601	1.3076	1.30	−0.2	1.0744	0.22	−2.4	1.3178	1.10	−2.6	0.8325	0.07	−1.9
44	0.615	1.3263	1.30	0.3	1.0773	0.18	−3.2	1.3332	1.07	−1.7	0.8333	0.03	−2.7
45	0.629	1.3450	1.31	0.7	1.0796	0.13	−4.0	1.3484	1.05	−0.9	0.8335	−0.01	−3.3
46	0.643	1.3638	1.33	1.0	1.0810	0.07	−4.6	1.3633	1.04	−0.3	0.8330	−0.06	−3.3
47	0.658	1.3829	1.34	1.1	1.0815	0.00	−5.0	1.3782	1.04	0.3	0.8318	−0.11	−2.6
48	0.672	1.4021	1.36	1.1	1.0809	−0.08	−4.8	1.3931	1.05	1.1	0.8300	−0.14	−1.8
49	0.686	1.4217	1.37	1.1	1.0793	−0.14	−4.0	1.4083	1.07	1.9	0.8279	−0.16	−1.2
50	0.701	1.4414	1.39	0.9	1.0769	−0.19	−3.0	1.4239	1.11	2.2	0.8255	−0.17	−0.8
51	0.715	1.4614	1.40	0.6	1.0739	−0.23	−2.3	1.4400	1.14	1.8	0.8230	−0.18	−0.5
52	0.729	1.4814	1.40	0.4	1.0704	−0.26	−1.9	1.4564	1.16	1.2	0.8204	−0.18	−0.2
53	0.744	1.5015	1.41	0.5	1.0666	−0.28	−1.3	1.4731	1.17	1.1	0.8178	−0.18	0.2
54	0.758	1.5217	1.42	0.8	1.0624	−0.29	−0.5	1.4900	1.19	1.4	0.8151	−0.18	0.5
55	0.772	1.5421	1.43	0.9	1.0582	−0.29	0.5	1.5071	1.21	1.8	0.8127	−0.17	0.6
56	0.786	1.5626	1.44	0.7	1.0541	−0.28	1.3	1.5247	1.24	1.9	0.8103	−0.16	0.5
57	0.801	1.5833	1.45	0.5	1.0503	−0.25	1.9	1.5426	1.27	2.3	0.8081	−0.15	0.4
58	0.815	1.6041	1.46	0.7	1.0468	−0.22	2.1	1.5610	1.31	3.1	0.8059	−0.15	0.4
59	0.829	1.6250	1.47	1.5	1.0439	−0.19	2.1	1.5800	1.36	4.5	0.8038	−0.14	0.3
60	0.844	1.6461	1.50	2.6	1.0413	−0.16	1.9	1.5999	1.44	6.0	0.8018	−0.14	0.0
61	0.858	1.6678	1.54	3.6	1.0392	−0.14	1.5	1.6210	1.53	7.2	0.7998	−0.14	−0.3
62	0.872	1.6903	1.60	4.0	1.0373	−0.12	1.2	1.6436	1.64	7.7	0.7977	−0.15	−0.3
63	0.887	1.7136	1.66	3.6	1.0357	−0.10	1.5	1.6679	1.75	7.3	0.7955	−0.15	−0.1
64	0.901	1.7377	1.70	1.8	1.0343	−0.08	2.3	1.6937	1.85	5.5	0.7933	−0.15	0.2
65	0.915	1.7623	1.71	−1.0	1.0334	−0.04	3.2	1.7208	1.91	2.5	0.7911	−0.15	0.7
66	0.929	1.7866	1.67	−4.0	1.0332	0.01	4.0	1.7483	1.92	−1.1	0.7891	−0.13	1.3
67	0.944	1.8101	1.60	−6.0	1.0338	0.07	4.3	1.7756	1.88	−4.2	0.7873	−0.11	2.0
68	0.958	1.8323	1.50	−6.4	1.0353	0.14	4.2	1.8020	1.80	−6.4	0.7859	−0.08	2.9
69	0.972	1.8531	1.41	−5.8	1.0377	0.19	3.8	1.8270	1.69	−7.5	0.7851	−0.03	3.8

(continued)

表A.2(a) (Continued)

	FRAME	TIME S	BASE RIB CAGE X M	VX M/S	AX M/S/S	Y M	VY M/S	AY M/S/S	RIGHT HIP X M	VX M/S	AX M/S/S	Y M	VY M/S	AY M/S/S
TOR	70	0.987	1.8727	1.34	−4.7	1.0409	0.24	3.0	1.8505	1.58	−7.7	0.7851	0.03	4.5
	71	1.001	1.8914	1.28	−3.5	1.0447	0.28	1.8	1.8723	1.48	−6.8	0.7861	0.10	4.8
	72	1.015	1.9093	1.24	−2.4	1.0489	0.30	0.4	1.8927	1.39	−5.0	0.7880	0.17	4.6
	73	1.030	1.9268	1.21	−1.4	1.0532	0.29	−0.8	1.9120	1.33	−3.0	0.7909	0.23	4.1
	74	1.044	1.9440	1.20	−0.7	1.0572	0.27	−1.3	1.9308	1.30	−1.1	0.7947	0.29	3.5
	75	1.058	1.9610	1.19	−0.3	1.0610	0.26	−1.1	1.9493	1.30	0.5	0.7991	0.33	2.8
	76	1.072	1.9780	1.19	0.1	1.0645	0.24	−1.1	1.9680	1.32	1.7	0.8042	0.37	1.5
	77	1.087	1.9951	1.19	0.4	1.0679	0.22	−1.6	1.9870	1.35	2.4	0.8096	0.38	−0.4
	78	1.101	2.0122	1.20	0.7	1.0710	0.19	−2.6	2.0066	1.39	2.5	0.8149	0.36	−2.3
	79	1.115	2.0294	1.21	1.0	1.0735	0.15	−3.4	2.0267	1.42	2.0	0.8198	0.31	−3.9
	80	1.130	2.0469	1.23	1.3	1.0753	0.10	−3.7	2.0473	1.45	1.1	0.8238	0.24	−4.8
	81	1.144	2.0647	1.25	1.3	1.0763	0.04	−3.8	2.0681	1.45	0.1	0.8268	0.17	−5.0
	82	1.158	2.0827	1.27	1.0	1.0765	−0.01	−3.7	2.0889	1.45	−0.8	0.8287	0.10	−4.9
	83	1.173	2.1009	1.28	0.7	1.0760	−0.06	−3.6	2.1095	1.43	−1.1	0.8297	0.03	−4.7
	84	1.187	2.1193	1.29	0.5	1.0748	−0.11	−3.4	2.1298	1.42	−1.1	0.8296	−0.03	−4.4
	85	1.201	2.1378	1.30	0.6	1.0728	−0.16	−3.0	2.1500	1.40	−0.7	0.8287	−0.09	−4.2
	86	1.215	2.1563	1.30	0.8	1.0702	−0.20	−2.7	2.1699	1.40	0.1	0.8270	−0.15	−4.1
	87	1.230	2.1751	1.32	1.1	1.0671	−0.24	−2.3	2.1899	1.40	1.0	0.8244	−0.21	−3.8
	88	1.244	2.1940	1.34	1.5	1.0635	−0.27	−1.8	2.2100	1.43	2.0	0.8210	−0.26	−3.1
	89	1.258	2.2133	1.36	1.6	1.0595	−0.29	−1.1	2.2306	1.46	2.6	0.8169	−0.30	−2.0
	90	1.273	2.2329	1.38	1.6	1.0552	−0.30	−0.3	2.2518	1.50	2.6	0.8124	−0.32	−0.7

91	1.287	2.2529	1.41	1.7	1.0510	−0.30	0.4	2.2735	1.54	2.6	0.8078	−0.32	0.6
92	1.301	2.2731	1.43	1.9	1.0468	−0.29	0.8	2.2957	1.57	2.8	0.8033	−0.30	1.8
93	1.316	2.2938	1.46	2.2	1.0428	−0.27	1.3	2.3185	1.62	3.3	0.7992	−0.27	3.0
94	1.330	2.3149	1.49	2.4	1.0390	−0.25	1.9	2.3419	1.67	3.5	0.7957	−0.22	4.0
95	1.344	2.3365	1.53	2.6	1.0356	−0.22	2.8	2.3661	1.72	3.1	0.7930	−0.15	4.8
96	1.358	2.3587	1.57	2.6	1.0328	−0.17	3.5	2.3910	1.75	2.0	0.7913	−0.08	5.3
97	1.373	2.3813	1.60	2.2	1.0307	−0.12	3.7	2.4163	1.77	0.2	0.7908	0.00	5.3
98	1.387	2.4045	1.63	1.3	1.0294	−0.06	3.9	2.4417	1.76	−1.7	0.7913	0.07	5.2
99	1.401	2.4279	1.64	0.1	1.0289	−0.01	4.1	2.4667	1.72	−3.5	0.7929	0.15	4.8
100	1.416	2.4514	1.63	−1.1	1.0292	0.05	4.5	2.4909	1.66	−4.7	0.7955	0.21	4.0
101	1.430	2.4746	1.61	−2.3	1.0304	0.12	4.7	2.5142	1.59	−5.2	0.7989	0.26	2.4
102	1.444	2.4974	1.57	−3.2	1.0327	0.19	4.4	2.5364	1.51	−5.3	0.8029	0.28	0.6
103	1.459	2.5194	1.52	−4.0	1.0358	0.25	3.5	2.5575	1.44	−5.2	0.8069	0.28	−1.0
104	1.473	2.5407	1.45	−4.9	1.0398	0.29	2.1	2.5775	1.36	−5.2	0.8108	0.25	−1.8
105	1.487	2.5610	1.37	−6.4	1.0441	0.31	0.4	2.5965	1.29	−6.0	0.8142	0.22	−2.0
106	1.501	2.5800	1.27	−8.6	1.0485	0.30	−1.1	2.6143	1.19	−7.9	0.8171	0.19	−2.1

HCR

表 A.2(b) フィルタ処理後のマーカ運動学データ − 大腿骨外側上顆（膝関節）・腓骨頭

FRAME	TIME S	RIGHT KNEE X M	VX M/S	AX M/S/S	Y M	VY M/S	AY M/S/S	RIGHT FIBULA X M	VX M/S	AX M/S/S	Y M	VY M/S	AY M/S/S
TOR 1	0.000	0.4075	2.66	6.0	0.4754	−0.13	5.9	0.3570	2.84	8.4	0.4052	−0.16	5.1
2	0.014	0.4461	2.71	1.6	0.4741	−0.03	8.3	0.3985	2.93	3.7	0.4036	−0.07	7.1
3	0.029	0.4850	2.71	−1.5	0.4746	0.10	9.5	0.4407	2.95	0.0	0.4034	0.05	8.2
4	0.043	0.5235	2.67	−3.5	0.4771	0.24	9.4	0.4829	2.93	−2.8	0.4049	0.17	8.2
5	0.057	0.5613	2.61	−4.8	0.4815	0.37	8.2	0.5244	2.87	−4.8	0.4082	0.28	7.1
6	0.072	0.5980	2.53	−5.8	0.4877	0.48	6.1	0.5649	2.79	−5.9	0.4130	0.37	5.4
7	0.086	0.6336	2.44	−6.5	0.4952	0.55	3.6	0.6041	2.70	−6.7	0.4189	0.44	3.4
8	0.100	0.6678	2.34	−7.0	0.5034	0.58	1.2	0.6420	2.60	−7.2	0.4255	0.47	1.4
9	0.114	0.7006	2.24	−7.4	0.5118	0.58	−0.7	0.6784	2.49	−7.7	0.4324	0.48	−0.7
10	0.129	0.7319	2.13	−7.8	0.5200	0.56	−2.4	0.7133	2.38	−8.1	0.4391	0.45	−2.5
11	0.143	0.7615	2.02	−8.0	0.5278	0.51	−4.1	0.7464	2.26	−8.3	0.4453	0.40	−4.1
12	0.157	0.7896	1.90	−7.9	0.5347	0.44	−5.7	0.7779	2.14	−8.4	0.4506	0.34	−5.1
13	0.172	0.8159	1.79	−7.6	0.5404	0.35	−7.0	0.8076	2.02	−8.3	0.4549	0.26	−5.7
14	0.186	0.8407	1.68	−7.2	0.5447	0.24	−7.8	0.8357	1.90	−8.1	0.4580	0.17	−6.0
15	0.200	0.8641	1.58	−6.7	0.5474	0.13	−8.3	0.8620	1.79	−7.9	0.4598	0.08	−6.1
16	0.215	0.8860	1.49	−6.2	0.5483	0.01	−8.3	0.8868	1.68	−7.4	0.4604	0.00	−5.9
17	0.229	0.9067	1.41	−5.6	0.5476	−0.11	−8.0	0.9100	1.57	−6.5	0.4597	−0.09	−5.6
18	0.243	0.9263	1.33	−4.7	0.5451	−0.22	−7.1	0.9318	1.49	−5.1	0.4579	−0.16	−5.0
19	0.257	0.9448	1.27	−3.2	0.5412	−0.31	−5.6	0.9526	1.43	−3.3	0.4551	−0.23	−3.9
20	0.272	0.9627	1.24	−1.2	0.5361	−0.38	−3.6	0.9727	1.40	−1.4	0.4514	−0.27	−2.4
21	0.286	0.9803	1.24	0.9	0.5303	−0.42	−0.9	0.9925	1.39	0.2	0.4472	−0.30	−0.6
22	0.300	0.9981	1.27	2.8	0.5242	−0.41	1.8	1.0124	1.40	1.2	0.4430	−0.29	0.6
23	0.315	1.0165	1.32	4.2	0.5186	−0.36	3.8	1.0326	1.42	1.7	0.4389	−0.28	1.1

24	0.329	1.0358	1.39	5.0	0.5138	-0.30	4.7	1.0531	1.45	1.8	0.4350	-0.26	1.0
25	0.343	1.0561	1.46	4.8	0.5100	-0.23	4.7	1.0741	1.48	1.6	0.4314	-0.25	1.0
26	0.357	1.0776	1.52	3.7	0.5072	-0.17	4.4	1.0953	1.50	1.0	0.4279	-0.23	1.5
27	0.372	1.0997	1.57	1.8	0.5053	-0.10	4.2	1.1169	1.51	0.2	0.4247	-0.21	2.6
28	0.386	1.1223	1.58	-0.2	0.5042	-0.05	4.1	1.1384	1.50	-0.8	0.4220	-0.16	4.0
29	0.400	1.1448	1.56	-1.6	0.5039	0.01	4.2	1.1598	1.48	-1.5	0.4202	-0.09	4.9
30	0.415	1.1669	1.53	-2.1	0.5046	0.07	4.1	1.1808	1.46	-1.9	0.4194	-0.02	4.8
31	0.429	1.1885	1.50	-2.3	0.5061	0.13	3.5	1.2015	1.43	-2.6	0.4196	0.05	3.7
32	0.443	1.2097	1.46	-3.2	0.5083	0.17	2.0	1.2216	1.38	-4.0	0.4207	0.09	1.9
33	0.458	1.2304	1.41	-5.3	0.5110	0.19	-0.1	1.2410	1.31	-6.2	0.4221	0.10	0.1
34	0.472	1.2500	1.31	-7.7	0.5138	0.17	-2.1	1.2592	1.21	-8.5	0.4235	0.09	-1.1
35	0.486	1.2679	1.19	-9.5	0.5160	0.13	-3.3	1.2755	1.07	-9.9	0.4247	0.07	-1.7
36	0.500	1.2839	1.04	-9.8	0.5175	0.08	-3.5	1.2898	0.92	-10.4	0.4255	0.04	-1.6
37	0.515	1.2977	0.90	-9.3	0.5182	0.03	-2.9	1.3019	0.77	-10.4	0.4260	0.02	-1.0
38	0.529	1.3097	0.78	-8.2	0.5183	-0.01	-2.0	1.3119	0.63	-9.8	0.4262	0.02	-0.1
39	0.543	1.3200	0.67	-7.0	0.5180	-0.03	-0.9	1.3198	0.49	-8.3	0.4265	0.02	0.6
40	0.558	1.3288	0.58	-5.4	0.5175	-0.03	0.3	1.3260	0.39	-6.0	0.4269	0.03	0.8
41	0.572	1.3365	0.51	-3.4	0.5171	-0.02	1.3	1.3309	0.32	-3.3	0.4274	0.04	0.4
42	0.586	1.3435	0.48	-1.5	0.5170	0.00	1.3	1.3352	0.29	-1.2	0.4281	0.05	-0.3
43	0.601	1.3502	0.47	-0.1	0.5172	0.02	0.2	1.3393	0.29	0.0	0.4287	0.04	-1.1
44	0.615	1.3570	0.48	0.7	0.5175	0.01	-1.4	1.3435	0.29	0.5	0.4291	0.01	-1.8
45	0.629	1.3639	0.49	1.0	0.5175	-0.02	-2.5	1.3477	0.30	0.8	0.4291	-0.02	-2.0
46	0.643	1.3710	0.51	1.0	0.5169	-0.06	-2.6	1.3521	0.32	1.1	0.4287	-0.04	-1.8
47	0.658	1.3784	0.52	1.0	0.5157	-0.10	-2.0	1.3567	0.33	1.4	0.4278	-0.07	-1.1
48	0.672	1.3859	0.54	1.2	0.5141	-0.12	-1.0	1.3617	0.35	1.6	0.4268	-0.08	-0.3
49	0.686	1.3937	0.55	1.4	0.5123	-0.13	0.1	1.3669	0.38	1.8	0.4256	-0.08	0.5
50	0.701	1.4018	0.58	1.4	0.5105	-0.12	1.1	1.3725	0.41	1.9	0.4246	-0.06	1.3

HCR

(continued)

表A.2(b) (Continued)

| FRAME | TIME S | RIGHT KNEE ||||||| RIGHT FIBULA |||||||
		X M	VX M/S	AX M/S/S	Y M	VY M/S	AY M/S/S	X M	VX M/S	AX M/S/S	Y M	VY M/S	AY M/S/S
51	0.715	1.4102	0.59	1.1	0.5089	−0.10	1.7	1.3785	0.43	1.8	0.4238	−0.04	1.9
52	0.729	1.4188	0.61	1.1	0.5077	−0.07	1.8	1.3849	0.46	1.8	0.4235	−0.01	2.1
53	0.744	1.4275	0.62	1.8	0.5069	−0.04	1.6	1.3917	0.49	2.2	0.4236	0.02	1.6
54	0.758	1.4366	0.66	3.2	0.5065	−0.02	1.1	1.3988	0.52	3.0	0.4241	0.04	0.8
55	0.772	1.4463	0.72	4.7	0.5062	−0.01	0.5	1.4066	0.57	4.1	0.4247	0.04	0.2
56	0.786	1.4571	0.79	5.7	0.5061	−0.01	−0.3	1.4151	0.64	5.4	0.4254	0.04	−0.1
57	0.801	1.4690	0.88	6.5	0.5059	−0.02	−1.0	1.4248	0.73	6.8	0.4260	0.04	−0.4
58	0.815	1.4822	0.98	7.5	0.5055	−0.04	−1.5	1.4359	0.83	8.5	0.4265	0.03	−0.9
59	0.829	1.4969	1.09	8.9	0.5048	−0.06	−2.0	1.4486	0.97	10.4	0.4269	0.02	−1.5
60	0.844	1.5135	1.23	10.6	0.5037	−0.10	−2.5	1.4635	1.13	12.1	0.4270	−0.01	−2.1
61	0.858	1.5322	1.40	12.3	0.5021	−0.14	−3.1	1.4809	1.31	13.4	0.4267	−0.04	−2.7
62	0.872	1.5534	1.58	13.8	0.4999	−0.18	−3.2	1.5011	1.51	14.2	0.4257	−0.09	−3.2
63	0.887	1.5775	1.79	14.5	0.4969	−0.23	−2.8	1.5242	1.72	14.4	0.4242	−0.14	−3.3
64	0.901	1.6046	2.00	13.8	0.4933	−0.26	−1.9	1.5503	1.93	14.1	0.4219	−0.18	−2.9
65	0.915	1.6346	2.19	11.7	0.4894	−0.28	−0.8	1.5793	2.12	13.0	0.4189	−0.22	−2.2
66	0.929	1.6671	2.33	9.0	0.4853	−0.28	0.5	1.6110	2.30	11.4	0.4156	−0.24	−1.2
67	0.944	1.7014	2.44	6.1	0.4812	−0.27	2.0	1.6450	2.45	9.4	0.4119	−0.26	−0.1
68	0.958	1.7369	2.51	3.5	0.4776	−0.23	3.8	1.6810	2.57	7.6	0.4083	−0.25	1.8
69	0.972	1.7732	2.54	1.6	0.4747	−0.16	5.6	1.7185	2.66	5.9	0.4049	−0.20	4.3
TOR 70	0.987	1.8097	2.55	0.3	0.4730	−0.07	7.1	1.7572	2.74	4.1	0.4024	−0.12	6.8
71	1.001	1.8462	2.55	−0.3	0.4728	0.04	8.1	1.7967	2.78	2.3	0.4014	−0.01	8.2
72	1.015	1.8826	2.54	−0.5	0.4743	0.16	8.2	1.8368	2.80	0.6	0.4021	0.11	8.0
73	1.030	1.9190	2.54	−0.8	0.4775	0.28	7.6	1.8769	2.80	−0.9	0.4045	0.22	6.7

74	1.044	1.9552	2.52	−1.5	0.4823	0.38	6.4	1.9168	2.78	−2.2	0.4083	0.30	5.1
75	1.058	1.9911	2.49	−2.8	0.4884	0.46	4.8	1.9563	2.74	−3.6	0.4132	0.36	3.7
76	1.072	2.0265	2.44	−4.3	0.4955	0.52	3.0	1.9951	2.68	−4.9	0.4188	0.41	2.3
77	1.087	2.0610	2.37	−5.7	0.5032	0.55	1.0	2.0329	2.60	−6.1	0.4249	0.43	0.7
78	1.101	2.0943	2.28	−6.8	0.5112	0.55	−1.1	2.0694	2.50	−7.0	0.4311	0.43	−1.2
79	1.115	2.1262	2.18	−7.4	0.5189	0.52	−2.8	2.1044	2.40	−7.7	0.4371	0.40	−2.9
80	1.130	2.1565	2.07	−7.7	0.5260	0.47	−4.1	2.1379	2.28	−8.0	0.4424	0.34	−4.2
81	1.144	2.1853	1.96	−7.7	0.5323	0.40	−5.0	2.1697	2.17	−8.0	0.4469	0.28	−5.0
82	1.158	2.2124	1.85	−7.6	0.5375	0.32	−6.0	2.1999	2.05	−8.1	0.4504	0.20	−5.7
83	1.173	2.2381	1.74	−7.4	0.5416	0.23	−6.9	2.2284	1.94	−8.0	0.4527	0.12	−6.1
84	1.187	2.2622	1.63	−7.2	0.5442	0.13	−7.9	2.2553	1.82	−7.7	0.4537	0.03	−6.2
85	1.201	2.2848	1.53	−6.9	0.5452	0.01	−8.7	2.2805	1.72	−6.9	0.4534	−0.06	−5.9
86	1.215	2.3060	1.44	−6.3	0.5443	−0.12	−8.9	2.3043	1.63	−5.5	0.4519	−0.14	−5.1
87	1.230	2.3259	1.35	−5.4	0.5416	−0.25	−8.1	2.3270	1.56	−3.9	0.4493	−0.21	−4.0
88	1.244	2.3446	1.28	−4.0	0.5372	−0.35	−6.2	2.3489	1.51	−2.5	0.4459	−0.26	−2.4
89	1.258	2.3625	1.24	−2.0	0.5315	−0.43	−3.6	2.3703	1.49	−1.5	0.4420	−0.28	−0.8
90	1.273	2.3800	1.22	0.3	0.5250	−0.46	−0.7	2.3914	1.47	−0.9	0.4380	−0.28	0.7
91	1.287	2.3975	1.25	2.9	0.5184	−0.45	2.2	2.4124	1.46	−0.3	0.4341	−0.26	1.6
92	1.301	2.4156	1.31	5.4	0.5122	−0.39	4.7	2.4333	1.46	0.7	0.4305	−0.23	1.7
93	1.316	2.4349	1.40	6.9	0.5071	−0.31	6.2	2.4542	1.48	1.7	0.4274	−0.21	1.6
94	1.330	2.4556	1.51	7.1	0.5033	−0.22	6.7	2.4756	1.51	2.5	0.4246	−0.19	1.7
95	1.344	2.4779	1.60	5.8	0.5009	−0.12	6.4	2.4975	1.55	2.6	0.4220	−0.16	2.3
96	1.358	2.5014	1.67	3.7	0.4998	−0.03	5.4	2.5200	1.59	2.1	0.4200	−0.12	3.3
97	1.373	2.5257	1.71	1.3	0.4999	0.03	4.3	2.5429	1.61	1.2	0.4186	−0.07	4.1
98	1.387	2.5502	1.71	−0.7	0.5008	0.09	3.4	2.5661	1.62	−0.1	0.4180	0.00	4.4
99	1.401	2.5746	1.69	−2.4	0.5025	0.13	2.7	2.5893	1.61	−1.9	0.4185	0.06	3.9
100	1.416	2.5984	1.64	−4.3	0.5047	0.17	1.6	2.6121	1.57	−4.4	0.4197	0.11	2.2
HCR												

(continued)

表A.2(b) (Continued)

| FRAME | TIME S | RIGHT KNEE ||||||| RIGHT FIBULA |||||||
		X M	VX M/S	AX M/S/S	Y M	VY M/S	AY M/S/S	X M	VX M/S	AX M/S/S	Y M	VY M/S	AY M/S/S
101	1.430	2.6214	1.56	−6.8	0.5072	0.18	0.0	2.6341	1.48	−7.5	0.4215	0.12	0.0
102	1.444	2.6431	1.45	−9.5	0.5098	0.17	−1.5	2.6545	1.35	−10.6	0.4232	0.11	−1.7
103	1.459	2.6628	1.29	−11.7	0.5120	0.13	−2.5	2.6727	1.18	−12.7	0.4246	0.07	−2.5
104	1.473	2.6800	1.11	−12.7	0.5136	0.10	−2.6	2.6883	0.99	−13.3	0.4253	0.04	−2.2
105	1.487	2.6945	0.93	−12.3	0.5147	0.06	−2.2	2.7010	0.80	−12.6	0.4256	0.01	−1.6
106	1.501	2.7065	0.76	−11.4	0.5153	0.03	−1.7	2.7111	0.63	−11.4	0.4256	−0.01	−1.0

表 A.2(c) フィルタ処理後のマーカ運動学データ － 外果(足関節)・踵

	FRAME	TIME S	RIGHT ANKLE							RIGHT HEEL						
			X M	VX M/S	AX M/S/S	Y M	VY M/S	AY M/S/S	X M	VX M/S	AX M/S/S	Y M	VY M/S	AY M/S/S
TOR	1	0.000	0.0939	2.24	19.1	0.2143	0.80	−6.3	0.0300	2.39	17.2	0.2360	1.32	−15.9
	2	0.014	0.1279	2.50	16.4	0.2251	0.68	−10.0	0.0659	2.59	12.0	0.2531	1.03	−22.6
	3	0.029	0.1653	2.71	13.5	0.2337	0.51	−13.2	0.1042	2.73	8.0	0.2655	0.67	−26.3
	4	0.043	0.2054	2.88	10.8	0.2396	0.30	−15.2	0.1440	2.82	5.7	0.2723	0.28	−27.2
	5	0.057	0.2477	3.02	8.7	0.2423	0.07	−16.0	0.1849	2.89	4.8	0.2734	−0.11	−26.1
	6	0.072	0.2917	3.13	7.4	0.2417	−0.16	−15.5	0.2267	2.96	5.4	0.2692	−0.47	−23.7
	7	0.086	0.3372	3.23	6.7	0.2379	−0.37	−14.1	0.2696	3.05	7.0	0.2600	−0.79	−20.4
	8	0.100	0.3841	3.32	6.4	0.2311	−0.56	−12.1	0.3138	3.16	9.0	0.2466	−1.05	−16.4
	9	0.114	0.4322	3.41	6.5	0.2219	−0.72	−9.7	0.3599	3.30	10.5	0.2299	−1.26	−11.9
	10	0.129	0.4817	3.51	6.7	0.2106	−0.84	−7.1	0.4083	3.46	11.3	0.2107	−1.39	−7.3
	11	0.143	0.5326	3.60	6.8	0.1979	−0.92	−4.0	0.4590	3.63	11.2	0.1900	−1.47	−3.0
	12	0.157	0.5848	3.70	6.4	0.1844	−0.95	−0.5	0.5120	3.78	10.5	0.1687	−1.48	1.0
	13	0.172	0.6384	3.79	5.4	0.1707	−0.93	3.0	0.5671	3.93	9.3	0.1477	−1.44	4.5
	14	0.186	0.6931	3.85	3.7	0.1577	−0.86	6.2	0.6242	4.05	7.5	0.1276	−1.35	7.3
	15	0.200	0.7486	3.89	1.3	0.1460	−0.76	8.6	0.6829	4.14	5.2	0.1090	−1.23	9.7
	16	0.215	0.8045	3.89	−1.6	0.1360	−0.62	10.1	0.7427	4.20	2.1	0.0925	−1.07	11.6
	17	0.229	0.8600	3.85	−5.1	0.1282	−0.47	10.7	0.8029	4.20	−1.7	0.0783	−0.90	12.9
	18	0.243	0.9145	3.75	−8.8	0.1226	−0.31	10.3	0.8628	4.15	−6.2	0.0668	−0.70	13.3
	19	0.257	0.9672	3.60	−12.5	0.1192	−0.17	8.9	0.9215	4.02	−11.4	0.0582	−0.51	12.6
	20	0.272	1.0173	3.39	−16.2	0.1177	−0.06	6.7	0.9779	3.82	−17.1	0.0521	−0.34	10.8
	21	0.286	1.0641	3.13	−20.0	0.1175	0.02	3.9	1.0309	3.53	−23.2	0.0483	−0.21	8.1
	22	0.300	1.1068	2.82	−23.6	0.1182	0.05	0.7	1.0790	3.16	−28.9	0.0462	−0.11	4.6

(continued)

表A.2(c) *(Continued)*

	FRAME	TIME S	\multicolumn{5}{c	}{RIGHT ANKLE}	\multicolumn{5}{c	}{RIGHT HEEL}
			X M	VX M/S	AX M/S/S	Y M	VY M/S	AY M/S/S	X M	VX M/S	AX M/S/S	Y M	VY M/S	AY M/S/S
	23	0.315	1.1447	2.46	−26.3	0.1190	0.04	−2.5	1.1212	2.71	−33.1	0.0451	−0.07	1.1
	24	0.329	1.1771	2.07	−27.4	0.1193	−0.02	−5.1	1.1565	2.21	−35.2	0.0441	−0.08	−1.1
	25	0.343	1.2038	1.67	−26.3	0.1185	−0.11	−6.5	1.1844	1.70	−34.7	0.0428	−0.11	−1.2
	26	0.357	1.2249	1.31	−23.1	0.1162	−0.21	−6.1	1.2051	1.22	−31.6	0.0411	−0.12	0.4
	27	0.372	1.2413	1.01	−18.3	0.1126	−0.28	−3.7	1.2192	0.80	−26.1	0.0395	−0.09	2.4
HCR	28	0.386	1.2539	0.79	−13.3	0.1081	−0.31	−0.2	1.2280	0.47	−19.3	0.0384	−0.05	3.5
	29	0.400	1.2639	0.63	−9.2	0.1037	−0.29	3.0	1.2327	0.25	−12.5	0.0381	0.01	3.3
	30	0.415	1.2720	0.53	−6.7	0.0999	−0.23	4.6	1.2350	0.11	−6.8	0.0385	0.05	2.1
	31	0.429	1.2789	0.44	−5.5	0.0972	−0.16	4.7	1.2360	0.05	−2.7	0.0394	0.07	0.9
	32	0.443	1.2846	0.37	−5.1	0.0955	−0.09	3.7	1.2365	0.04	−0.4	0.0404	0.07	0.1
	33	0.458	1.2894	0.30	−4.8	0.0945	−0.05	2.3	1.2370	0.04	0.5	0.0414	0.07	−0.3
	34	0.472	1.2931	0.23	−4.3	0.0940	−0.03	1.2	1.2377	0.05	0.8	0.0424	0.06	−0.4
	35	0.486	1.2960	0.18	−3.3	0.0937	−0.02	0.6	1.2384	0.06	0.9	0.0432	0.06	−0.3
	36	0.500	1.2982	0.14	−2.4	0.0935	−0.01	0.5	1.2394	0.08	0.9	0.0440	0.05	−0.5
	37	0.515	1.2999	0.11	−1.9	0.0934	0.00	0.5	1.2406	0.09	0.2	0.0448	0.05	−0.8
	38	0.529	1.3012	0.08	−2.1	0.0935	0.01	0.4	1.2419	0.08	−1.1	0.0453	0.03	−1.0
	39	0.543	1.3022	0.05	−2.2	0.0936	0.01	0.3	1.2429	0.06	−2.2	0.0457	0.02	−0.9
	40	0.558	1.3026	0.02	−2.0	0.0938	0.01	0.5	1.2435	0.02	−2.5	0.0458	0.00	−0.6
	41	0.572	1.3026	−0.01	−1.3	0.0940	0.02	1.0	1.2435	−0.01	−1.8	0.0458	0.00	0.0
	42	0.586	1.3023	−0.02	−0.5	0.0945	0.04	1.3	1.2431	−0.03	−0.7	0.0458	0.00	0.6
	43	0.601	1.3020	−0.02	0.3	0.0952	0.06	1.2	1.2425	−0.04	0.3	0.0459	0.02	1.1

44	0.615	1.3017	−0.01	0.9	0.0962	0.08	0.6	1.2421	−0.02	1.1	0.0463	0.04	1.0
45	0.629	1.3016	0.00	1.5	0.0974	0.08	−0.2	1.2418	0.00	1.6	0.0469	0.05	0.5
46	0.643	1.3018	0.03	1.7	0.0985	0.07	−0.9	1.2420	0.02	1.8	0.0477	0.05	−0.1
47	0.658	1.3024	0.05	1.6	0.0994	0.05	−1.1	1.2425	0.05	1.7	0.0484	0.04	−0.5
48	0.672	1.3034	0.07	1.3	0.1000	0.04	−0.9	1.2433	0.07	1.6	0.0489	0.03	−0.5
49	0.686	1.3046	0.09	0.9	0.1005	0.03	−0.3	1.2445	0.09	1.3	0.0494	0.03	0.1
50	0.701	1.3059	0.10	0.5	0.1009	0.03	0.3	1.2460	0.11	0.9	0.0498	0.04	1.2
51	0.715	1.3074	0.11	0.1	0.1014	0.04	0.8	1.2477	0.12	0.2	0.0504	0.06	2.3
52	0.729	1.3090	0.10	−0.4	0.1020	0.05	1.4	1.2494	0.12	−0.6	0.0516	0.10	3.1
53	0.744	1.3104	0.10	−0.5	0.1029	0.08	1.9	1.2510	0.10	−0.9	0.0534	0.15	3.4
54	0.758	1.3117	0.09	−0.2	0.1042	0.11	2.6	1.2523	0.09	−0.6	0.0559	0.20	3.5
55	0.772	1.3129	0.09	0.3	0.1061	0.15	3.2	1.2536	0.08	−0.3	0.0591	0.25	3.5
56	0.786	1.3142	0.10	0.8	0.1086	0.20	3.6	1.2547	0.08	−0.1	0.0631	0.30	3.5
57	0.801	1.3157	0.11	1.4	0.1118	0.25	3.6	1.2559	0.08	0.3	0.0677	0.35	3.8
58	0.815	1.3174	0.14	2.7	0.1158	0.30	3.2	1.2571	0.09	1.5	0.0731	0.41	4.6
59	0.829	1.3196	0.19	4.7	0.1205	0.35	3.2	1.2585	0.12	3.5	0.0794	0.48	5.9
60	0.844	1.3227	0.27	7.2	0.1257	0.39	3.5	1.2606	0.19	6.1	0.0869	0.58	7.4
61	0.858	1.3274	0.39	9.8	0.1317	0.45	4.0	1.2640	0.30	9.1	0.0960	0.69	8.5
62	0.872	1.3340	0.55	12.2	0.1385	0.51	4.4	1.2692	0.45	12.3	0.1068	0.82	9.3
63	0.887	1.3432	0.74	14.0	0.1463	0.57	4.5	1.2769	0.65	15.4	0.1195	0.96	9.9
64	0.901	1.3552	0.95	15.0	0.1549	0.64	4.4	1.2878	0.89	17.8	0.1343	1.11	10.0
65	0.915	1.3704	1.17	15.3	0.1645	0.70	3.6	1.3024	1.16	19.1	0.1511	1.25	9.1
66	0.929	1.3887	1.39	15.2	0.1749	0.74	2.2	1.3210	1.44	19.2	0.1700	1.37	6.1
67	0.944	1.4101	1.61	15.1	0.1857	0.76	0.6	1.3436	1.71	18.0	0.1902	1.42	0.8
68	0.958	1.4346	1.82	14.9	0.1967	0.76	−1.1	1.3699	1.95	15.8	0.2106	1.39	−5.7

(continued)

表A.2(c) (Continued)

| | FRAME | TIME S | RIGHT ANKLE ||||||| RIGHT HEEL |||||||
			X M	VX M/S	AX M/S/S	Y M	VY M/S	AY M/S/S	X M	VX M/S	AX M/S/S	Y M	VY M/S	AY M/S/S
TOR	69	0.972	1.4622	2.03	14.4	0.2074	0.73	−3.0	1.3995	2.16	12.9	0.2299	1.26	−11.7
	70	0.987	1.4928	2.23	13.4	0.2175	0.67	−5.3	1.4317	2.32	9.9	0.2467	1.05	−16.4
	71	1.001	1.5261	2.41	12.2	0.2266	0.58	−8.2	1.4659	2.44	7.8	0.2600	0.79	−19.6
	72	1.015	1.5619	2.58	11.3	0.2340	0.44	−11.3	1.5016	2.55	7.3	0.2693	0.49	−21.8
	73	1.030	1.5999	2.74	10.7	0.2391	0.25	−13.9	1.5387	2.65	7.8	0.2741	0.17	−22.9
	74	1.044	1.6401	2.89	10.2	0.2413	0.04	−15.2	1.5774	2.77	8.5	0.2741	−0.16	−22.6
	75	1.058	1.6824	3.03	9.7	0.2403	−0.18	−15.1	1.6178	2.89	9.0	0.2694	−0.48	−21.1
	76	1.072	1.7267	3.16	9.3	0.2361	−0.39	−13.8	1.6601	3.03	9.4	0.2604	−0.76	−18.8
	77	1.087	1.7729	3.29	8.8	0.2291	−0.58	−11.9	1.7044	3.16	9.8	0.2475	−1.02	−16.2
	78	1.101	1.8209	3.42	8.2	0.2197	−0.73	−9.7	1.7506	3.31	10.3	0.2314	−1.23	−13.3
	79	1.115	1.8706	3.53	7.5	0.2082	−0.85	−7.3	1.7990	3.46	10.8	0.2124	−1.40	−9.9
	80	1.130	1.9218	3.63	6.9	0.1953	−0.94	−4.5	1.8495	3.62	11.2	0.1914	−1.51	−5.8
	81	1.144	1.9745	3.72	6.2	0.1814	−0.98	−1.5	1.9024	3.78	11.3	0.1692	−1.56	−1.4
	82	1.158	2.0284	3.81	5.5	0.1672	−0.98	1.7	1.9576	3.94	10.8	0.1467	−1.55	3.0
	83	1.173	2.0834	3.88	4.6	0.1533	−0.93	5.0	2.0150	4.09	9.5	0.1249	−1.48	6.9
	84	1.187	2.1394	3.94	3.3	0.1405	−0.84	8.1	2.0745	4.21	7.4	0.1044	−1.35	10.2
	85	1.201	2.1961	3.98	1.3	0.1293	−0.70	10.6	2.1354	4.30	4.5	0.0862	−1.19	12.8
	86	1.215	2.2531	3.98	−1.7	0.1204	−0.54	11.8	2.1974	4.34	0.6	0.0705	−0.99	14.5
	87	1.230	2.3098	3.93	−5.8	0.1140	−0.36	11.6	2.2595	4.32	−4.2	0.0579	−0.77	15.0
	88	1.244	2.3654	3.81	−10.9	0.1100	−0.21	10.2	2.3208	4.22	−10.1	0.0485	−0.56	14.3
	89	1.258	2.4188	3.61	−16.6	0.1081	−0.07	7.9	2.3801	4.03	−16.9	0.0420	−0.36	12.4
	90	1.273	2.4688	3.33	−22.3	0.1079	0.02	4.8	2.4360	3.73	−24.2	0.0381	−0.20	9.5

91	1.287	2.5142	2.98	−26.8	0.1087	0.07	1.1	2.4869	3.34	−30.9	0.0362	−0.09	6.0
92	1.301	2.5539	2.57	−29.4	0.1098	0.05	−2.6	2.5314	2.85	−35.8	0.0356	−0.03	2.6
93	1.316	2.5876	2.14	−29.4	0.1103	−0.01	−5.3	2.5684	2.31	−38.0	0.0354	−0.01	0.2
94	1.330	2.6151	1.73	−27.1	0.1095	−0.10	−6.1	2.5975	1.76	−37.1	0.0352	−0.02	−0.5
95	1.344	2.6369	1.36	−22.7	0.1074	−0.18	−4.5	2.6188	1.25	−33.1	0.0347	−0.03	0.3
96	1.358	2.6541	1.08	−17.4	0.1043	−0.23	−1.6	2.6333	0.82	−26.6	0.0343	−0.01	1.7
97	1.373	2.6677	0.87	−12.5	0.1009	−0.23	1.2	2.6422	0.49	−19.1	0.0343	0.02	2.4
98	1.387	2.6789	0.72	−9.3	0.0978	−0.19	2.9	2.6473	0.27	−12.1	0.0349	0.05	2.0
99	1.401	2.6882	0.60	−8.0	0.0954	−0.15	3.1	2.6500	0.14	−6.9	0.0359	0.08	0.8
100	1.416	2.6960	0.49	−7.8	0.0936	−0.10	2.5	2.6514	0.07	−3.7	0.0371	0.08	−0.6
101	1.430	2.7023	0.38	−7.8	0.0924	−0.08	1.5	2.6521	0.04	−2.2	0.0381	0.06	−1.7
102	1.444	2.7068	0.27	−7.7	0.0915	−0.06	0.7	2.6524	0.01	−1.5	0.0388	0.03	−2.3
103	1.459	2.7098	0.16	−7.0	0.0907	−0.05	0.4	2.6525	0.00	−1.1	0.0390	0.00	−2.2
104	1.473	2.7114	0.07	−5.5	0.0899	−0.05	0.5	2.6523	−0.02	−0.8	0.0387	−0.03	−1.5
105	1.487	2.7117	0.00	−3.4	0.0893	−0.04	0.7	2.6519	−0.03	−0.4	0.0381	−0.05	−0.6
106	1.501	2.7114	−0.03	−1.2	0.0888	−0.03	0.8	2.6515	−0.03	−0.1	0.0373	−0.05	0.2

HCR

表 A.2(d) フィルタ処理後のマーカ運動学データ − 第5中足骨・爪先

RIGHT METATARSAL / RIGHT TOE

FRAME	TIME S	X M	VX M/S	AX M/S/S	Y M	VY M/S	AY M/S/S	X M	VX M/S	AX M/S/S	Y M	VY M/S	AY M/S/S
TOR 1	0.000	0.0845	1.63	33.7	0.0926	0.83	−3.5	0.1283	1.34	38.1	0.0464	0.35	5.6
2	0.014	0.1114	2.12	33.5	0.1042	0.74	−9.6	0.1515	1.92	40.8	0.0521	0.40	1.3
3	0.029	0.1452	2.59	30.8	0.1137	0.56	−14.4	0.1833	2.51	39.0	0.0580	0.38	−4.1
4	0.043	0.1854	3.00	26.7	0.1201	0.33	−17.1	0.2232	3.04	34.1	0.0630	0.29	−8.4
5	0.057	0.2311	3.35	22.4	0.1230	0.07	−17.4	0.2702	3.48	28.1	0.0662	0.14	−10.3
6	0.072	0.2813	3.64	18.4	0.1222	−0.17	−15.9	0.3229	3.84	22.3	0.0671	−0.01	−9.8
7	0.086	0.3353	3.88	15.0	0.1180	−0.38	−13.0	0.3801	4.12	17.1	0.0659	−0.14	−7.7
8	0.100	0.3923	4.07	12.0	0.1112	−0.55	−9.2	0.4407	4.33	12.7	0.0631	−0.23	−4.6
9	0.114	0.4517	4.22	9.4	0.1024	−0.65	−4.8	0.5039	4.48	8.9	0.0594	−0.27	−1.2
10	0.129	0.5130	4.34	7.1	0.0927	−0.68	−0.5	0.5689	4.59	5.6	0.0554	−0.26	2.1
11	0.143	0.5758	4.43	5.0	0.0828	−0.66	3.2	0.6351	4.64	2.8	0.0518	−0.21	5.2
12	0.157	0.6396	4.48	3.0	0.0737	−0.59	6.5	0.7018	4.67	0.3	0.0493	−0.12	7.8
13	0.172	0.7040	4.51	0.9	0.0659	−0.48	9.2	0.7685	4.65	−2.1	0.0485	0.01	10.1
14	0.186	0.7686	4.51	−1.3	0.0601	−0.33	11.1	0.8349	4.61	−4.5	0.0497	0.17	11.7
15	0.200	0.8330	4.47	−3.6	0.0565	−0.16	12.3	0.9003	4.52	−7.1	0.0534	0.35	12.6
16	0.215	0.8966	4.41	−5.8	0.0555	0.02	12.7	0.9642	4.40	−9.9	0.0596	0.53	12.8
17	0.229	0.9590	4.31	−8.5	0.0572	0.20	12.5	1.0262	4.24	−13.2	0.0686	0.71	11.9
18	0.243	1.0197	4.16	−12.1	0.0614	0.38	11.2	1.0855	4.03	−16.8	0.0801	0.87	9.5
19	0.257	1.0780	3.96	−16.6	0.0680	0.53	8.7	1.1414	3.76	−20.2	0.0936	0.99	5.7
20	0.272	1.1330	3.69	−21.4	0.0765	0.63	4.5	1.1930	3.45	−23.1	0.1083	1.04	0.6
21	0.286	1.1835	3.35	−25.7	0.0859	0.66	−0.9	1.2400	3.10	−25.2	0.1232	1.00	−5.5
22	0.300	1.2288	2.95	−28.9	0.0952	0.60	−7.2	1.2817	2.73	−26.4	0.1370	0.88	−12.1

	23	0.315	1.2680	2.52	−30.8	0.1031	0.45	−13.2	1.3180	2.35	−26.8	0.1483	0.66	−18.5
	24	0.329	1.3009	2.07	−31.0	0.1081	0.22	−17.6	1.3488	1.96	−26.1	0.1558	0.35	−23.5
	25	0.343	1.3274	1.63	−29.5	0.1094	−0.05	−19.2	1.3741	1.60	−23.9	0.1583	−0.01	−25.5
	26	0.357	1.3477	1.23	−25.9	0.1066	−0.33	−17.7	1.3945	1.28	−20.3	0.1554	−0.38	−24.1
	27	0.372	1.3626	0.89	−21.0	0.1001	−0.56	−13.5	1.4107	1.02	−15.8	0.1474	−0.70	−19.4
	28	0.386	1.3732	0.63	−15.6	0.0907	−0.71	−7.6	1.4237	0.83	−11.9	0.1353	−0.94	−12.6
	29	0.400	1.3807	0.45	−10.9	0.0797	−0.78	−1.4	1.4343	0.68	−9.2	0.1206	−1.06	−4.9
	30	0.415	1.3860	0.32	−7.3	0.0685	−0.75	4.0	1.4432	0.56	−7.7	0.1050	−1.08	2.4
	31	0.429	1.3899	0.24	−5.1	0.0582	−0.66	7.9	1.4504	0.46	−6.9	0.0898	−0.99	8.2
	32	0.443	1.3928	0.18	−3.7	0.0496	−0.53	9.9	1.4563	0.37	−6.2	0.0765	−0.84	11.9
	33	0.458	1.3949	0.13	−2.8	0.0431	−0.38	10.2	1.4609	0.28	−5.6	0.0658	−0.65	13.2
	34	0.472	1.3965	0.10	−1.9	0.0387	−0.24	9.0	1.4644	0.21	−4.8	0.0578	−0.46	12.3
HCR	35	0.486	1.3977	0.08	−1.0	0.0363	−0.12	6.8	1.4668	0.15	−3.7	0.0525	−0.30	10.3
	36	0.500	1.3987	0.07	−0.4	0.0353	−0.04	4.2	1.4685	0.10	−2.5	0.0492	−0.17	7.7
	37	0.515	1.3997	0.07	−0.5	0.0351	0.00	2.0	1.4697	0.07	−1.8	0.0476	−0.08	5.0
	38	0.529	1.4006	0.06	−1.2	0.0353	0.01	0.5	1.4706	0.05	−1.7	0.0469	−0.03	2.4
	39	0.543	1.4013	0.03	−1.9	0.0355	0.01	−0.1	1.4712	0.02	−1.7	0.0467	−0.01	0.5
	40	0.558	1.4016	0.00	−1.8	0.0357	0.01	−0.2	1.4713	0.00	−1.4	0.0466	−0.01	−0.5
	41	0.572	1.4014	−0.02	−1.2	0.0359	0.01	−0.1	1.4712	−0.02	−0.9	0.0463	−0.02	−0.7
	42	0.586	1.4010	−0.03	−0.3	0.0360	0.01	−0.2	1.4709	−0.02	−0.4	0.0459	−0.03	−0.5
	43	0.601	1.4005	−0.03	0.3	0.0361	0.00	−0.5	1.4705	−0.03	0.1	0.0453	−0.04	−0.1
	44	0.615	1.4001	−0.02	0.6	0.0361	−0.01	−0.9	1.4701	−0.02	0.5	0.0448	−0.04	0.0
	45	0.629	1.3998	−0.01	0.6	0.0359	−0.02	−0.8	1.4699	−0.01	0.7	0.0443	−0.04	−0.1
	46	0.643	1.3997	0.00	0.5	0.0355	−0.03	−0.3	1.4698	0.00	0.7	0.0437	−0.04	−0.3
	47	0.658	1.3997	0.00	0.3	0.0351	−0.03	0.2	1.4698	0.01	0.7	0.0431	−0.05	−0.3
	48	0.672	1.3997	0.00	0.5	0.0346	−0.02	0.6	1.4700	0.02	0.7	0.0424	−0.05	−0.2

(continued)

表A.2(d) *(Continued)*

		RIGHT METATARSAL							RIGHT TOE					
FRAME	TIME S	X M	VX M/S	AX M/S/S	Y M	VY M/S	AY M/S/S	X M	VX M/S	AX M/S/S	Y M	VY M/S	AY M/S/S
49	0.686	1.3998	0.01	0.9	0.0344	−0.01	0.6	1.4703	0.03	0.6	0.0417	−0.05	0.0
50	0.701	1.4001	0.03	1.2	0.0343	−0.01	0.2	1.4708	0.04	0.4	0.0410	−0.05	0.3
51	0.715	1.4006	0.05	1.0	0.0342	−0.01	−0.2	1.4714	0.04	0.0	0.0403	−0.04	0.5
52	0.729	1.4014	0.06	0.5	0.0340	−0.01	−0.1	1.4719	0.03	−0.5	0.0397	−0.03	0.6
53	0.744	1.4023	0.06	−0.1	0.0338	−0.01	0.6	1.4724	0.02	−0.8	0.0393	−0.03	0.6
54	0.758	1.4031	0.05	−0.6	0.0337	0.00	1.3	1.4726	0.01	−0.9	0.0390	−0.02	0.8
55	0.772	1.4038	0.04	−1.1	0.0339	0.03	1.6	1.4727	0.00	−1.0	0.0388	0.00	0.8
56	0.786	1.4043	0.02	−1.6	0.0345	0.05	1.1	1.4725	−0.02	−1.3	0.0389	0.01	0.8
57	0.801	1.4045	0.00	−1.9	0.0353	0.06	0.3	1.4721	−0.04	−1.4	0.0390	0.01	0.7
58	0.815	1.4042	−0.03	−1.5	0.0361	0.06	−0.4	1.4714	−0.06	−1.0	0.0393	0.01	0.2
59	0.829	1.4035	−0.05	−0.4	0.0369	0.05	−0.5	1.4705	−0.07	−0.1	0.0394	0.00	−0.3
60	0.844	1.4028	−0.04	1.2	0.0374	0.04	0.2	1.4695	−0.06	1.0	0.0394	−0.02	−1.0
61	0.858	1.4023	−0.01	3.0	0.0380	0.05	1.8	1.4687	−0.04	2.1	0.0390	−0.04	−1.7
62	0.872	1.4024	0.04	4.6	0.0389	0.09	4.0	1.4684	0.00	2.8	0.0381	−0.08	−2.1
63	0.887	1.4035	0.12	5.8	0.0406	0.17	6.4	1.4687	0.04	3.2	0.0368	−0.10	−1.8
64	0.901	1.4058	0.21	7.2	0.0437	0.27	8.3	1.4696	0.09	3.5	0.0353	−0.10	−0.8
65	0.915	1.4094	0.32	9.2	0.0485	0.40	9.3	1.4712	0.14	4.6	0.0340	−0.07	1.0
66	0.929	1.4149	0.47	12.4	0.0552	0.54	9.0	1.4737	0.22	7.3	0.0333	−0.01	3.0
67	0.944	1.4229	0.68	16.9	0.0639	0.66	7.3	1.4775	0.35	12.7	0.0337	0.07	5.0
68	0.958	1.4343	0.95	22.1	0.0741	0.75	4.1	1.4837	0.58	20.7	0.0354	0.17	6.3
69	0.972	1.4502	1.31	26.8	0.0852	0.78	−0.2	1.4941	0.94	29.5	0.0385	0.26	6.4

TOR												
70	0.987	1.4717	1.72	29.7	0.0963	0.74	−5.4	1.5107	1.43	36.3	0.0428	0.32	3.4
71	1.001	1.4994	2.16	30.2	0.1063	0.62	−10.6	1.5349	1.98	39.0	0.0478	0.35	0.3
72	1.015	1.5335	2.59	28.5	0.1142	0.44	−14.7	1.5673	2.54	37.5	0.0530	0.33	−3.4
73	1.030	1.5734	2.97	25.3	0.1188	0.20	−16.9	1.6075	3.05	33.2	0.0574	0.26	−7.0
74	1.044	1.6185	3.31	21.7	0.1200	−0.05	−16.6	1.6546	3.49	27.9	0.0603	0.13	−9.3
75	1.058	1.6681	3.59	18.2	0.1175	−0.27	−14.3	1.7074	3.85	22.5	0.0612	−0.01	−9.9
76	1.072	1.7213	3.83	15.2	0.1121	−0.45	−10.8	1.7647	4.13	17.5	0.0601	−0.15	−8.5
77	1.087	1.7776	4.03	12.7	0.1046	−0.58	−7.3	1.8256	4.35	13.2	0.0570	−0.25	−5.7
78	1.101	1.8365	4.19	10.4	0.0955	−0.66	−4.3	1.8892	4.51	9.7	0.0528	−0.31	−2.1
79	1.115	1.8975	4.33	8.3	0.0856	−0.70	−1.4	1.9547	4.63	6.7	0.0482	−0.31	1.5
80	1.130	1.9603	4.43	6.4	0.0754	−0.70	1.7	2.0215	4.70	4.0	0.0439	−0.27	4.7
81	1.144	2.0243	4.51	4.7	0.0655	−0.66	4.9	2.0892	4.74	1.0	0.0406	−0.18	7.5
82	1.158	2.0892	4.57	3.1	0.0566	−0.56	8.1	2.1571	4.73	−1.9	0.0388	−0.05	9.9
83	1.173	2.1548	4.60	1.5	0.0493	−0.43	10.9	2.2246	4.69	−4.5	0.0391	0.11	12.0
84	1.187	2.2208	4.61	−0.6	0.0444	−0.25	13.2	2.2912	4.61	−6.5	0.0418	0.29	13.4
85	1.201	2.2866	4.58	−3.4	0.0421	−0.05	14.7	2.3564	4.50	−8.4	0.0474	0.49	14.0
86	1.215	2.3518	4.51	−7.0	0.0430	0.17	15.1	2.4199	4.37	−10.7	0.0558	0.69	13.7
87	1.230	2.4155	4.38	−11.3	0.0469	0.38	14.2	2.4813	4.20	−13.9	0.0671	0.88	12.1
88	1.244	2.4771	4.19	−16.3	0.0539	0.57	11.6	2.5399	3.97	−18.0	0.0811	1.04	8.4
89	1.258	2.5353	3.91	−21.8	0.0634	0.71	6.8	2.5948	3.68	−22.4	0.0968	1.12	2.6
90	1.273	2.5890	3.56	−27.2	0.0743	0.77	0.1	2.6451	3.33	−26.3	0.1132	1.11	−4.7
91	1.287	2.6371	3.14	−31.4	0.0853	0.72	−7.3	2.6900	2.93	−28.8	0.1286	0.99	−12.6
92	1.301	2.6787	2.66	−33.6	0.0948	0.56	−14.1	2.7289	2.51	−29.5	0.1415	0.75	−20.0
93	1.316	2.7133	2.18	−33.4	0.1013	0.31	−18.8	2.7617	2.09	−28.2	0.1501	0.42	−25.4
94	1.330	2.7410	1.71	−30.8	0.1038	0.02	−20.6	2.7886	1.70	−25.4	0.1534	0.02	−27.6

(continued)

表A.2(d) (Continued)

<table>
<tr><th rowspan="2">FRAME</th><th rowspan="2">TIME
S</th><th colspan="6">RIGHT METATARSAL</th><th colspan="6">RIGHT TOE</th></tr>
<tr><th>X
M</th><th>VX
M/S</th><th>AX
M/S/S</th><th>Y
M</th><th>VY
M/S</th><th>AY
M/S/S</th><th>X
M</th><th>VX
M/S</th><th>AX
M/S/S</th><th>Y
M</th><th>VY
M/S</th><th>AY
M/S/S</th></tr>
<tr><td>95</td><td>1.344</td><td>2.7622</td><td>1.30</td><td>-26.1</td><td>0.1019</td><td>-0.28</td><td>-19.0</td><td>2.8103</td><td>1.36</td><td>-21.4</td><td>0.1508</td><td>-0.37</td><td>-25.8</td></tr>
<tr><td>96</td><td>1.358</td><td>2.7781</td><td>0.96</td><td>-20.4</td><td>0.0959</td><td>-0.52</td><td>-14.5</td><td>2.8275</td><td>1.09</td><td>-16.8</td><td>0.1427</td><td>-0.72</td><td>-20.6</td></tr>
<tr><td>97</td><td>1.373</td><td>2.7898</td><td>0.71</td><td>-15.0</td><td>0.0869</td><td>-0.69</td><td>-8.3</td><td>2.8413</td><td>0.88</td><td>-12.6</td><td>0.1304</td><td>-0.96</td><td>-12.9</td></tr>
<tr><td>98</td><td>1.387</td><td>2.7985</td><td>0.53</td><td>-11.0</td><td>0.0762</td><td>-0.76</td><td>-1.9</td><td>2.8527</td><td>0.73</td><td>-10.0</td><td>0.1153</td><td>-1.08</td><td>-4.2</td></tr>
<tr><td>99</td><td>1.401</td><td>2.8050</td><td>0.40</td><td>-8.5</td><td>0.0651</td><td>-0.75</td><td>3.5</td><td>2.8621</td><td>0.60</td><td>-9.0</td><td>0.0994</td><td>-1.08</td><td>3.6</td></tr>
<tr><td>100</td><td>1.416</td><td>2.8099</td><td>0.29</td><td>-7.2</td><td>0.0548</td><td>-0.66</td><td>7.1</td><td>2.8697</td><td>0.47</td><td>-9.0</td><td>0.0843</td><td>-0.98</td><td>9.3</td></tr>
<tr><td>101</td><td>1.430</td><td>2.8134</td><td>0.20</td><td>-6.2</td><td>0.0461</td><td>-0.54</td><td>8.6</td><td>2.8755</td><td>0.34</td><td>-8.9</td><td>0.0714</td><td>-0.81</td><td>12.4</td></tr>
<tr><td>102</td><td>1.444</td><td>2.8155</td><td>0.11</td><td>-5.4</td><td>0.0393</td><td>-0.42</td><td>8.5</td><td>2.8794</td><td>0.21</td><td>-8.0</td><td>0.0610</td><td>-0.63</td><td>12.9</td></tr>
<tr><td>103</td><td>1.459</td><td>2.8166</td><td>0.04</td><td>-4.4</td><td>0.0342</td><td>-0.30</td><td>7.4</td><td>2.8816</td><td>0.11</td><td>-6.3</td><td>0.0535</td><td>-0.44</td><td>11.6</td></tr>
<tr><td>104</td><td>1.473</td><td>2.8167</td><td>-0.01</td><td>-2.9</td><td>0.0306</td><td>-0.21</td><td>6.1</td><td>2.8825</td><td>0.03</td><td>-4.1</td><td>0.0483</td><td>-0.29</td><td>9.2</td></tr>
<tr><td>105</td><td>1.487</td><td>2.8162</td><td>-0.04</td><td>-1.1</td><td>0.0283</td><td>-0.13</td><td>4.9</td><td>2.8825</td><td>-0.01</td><td>-1.8</td><td>0.0451</td><td>-0.18</td><td>6.5</td></tr>
<tr><td>106</td><td>1.501</td><td>2.8155</td><td>-0.04</td><td>0.3</td><td>0.0270</td><td>-0.07</td><td>3.5</td><td>2.8822</td><td>-0.02</td><td>-0.1</td><td>0.0431</td><td>-0.11</td><td>4.1</td></tr>
</table>

HCR

表 A.3(a) 並進・回転の運動学データ — 足部

	FRAME	TIME S	THETA DEG	OMEGA R/S	ALPHA R/S/S	CofM-X M	VEL-X M/S	ACC-X M/S/S	CofM-Y M	VEL-Y M/S	ACC-Y M/S/S
TOR	1	0.000	85.6	−5.01	118.27	0.089	1.937	26.39	0.153	0.814	−4.92
	2	0.014	82.2	−3.11	138.72	0.120	2.310	24.92	0.165	0.707	−9.81
	3	0.029	80.5	−1.04	142.01	0.155	2.650	22.11	0.174	0.533	−13.77
	4	0.043	80.5	0.96	132.71	0.195	2.942	18.72	0.180	0.313	−16.13
	5	0.057	82.1	2.75	115.36	0.239	3.185	15.54	0.183	0.072	−16.70
	6	0.072	85.0	4.25	93.06	0.287	3.386	12.91	0.182	−0.164	−15.72
	7	0.086	89.1	5.41	68.58	0.336	3.555	10.83	0.178	−0.378	−13.58
	8	0.100	93.9	6.22	44.92	0.388	3.696	9.20	0.171	−0.553	−10.64
	9	0.114	99.2	6.70	25.05	0.442	3.818	7.94	0.162	−0.682	−7.27
	10	0.129	104.9	6.93	10.88	0.497	3.923	6.90	0.152	−0.761	−3.80
	11	0.143	110.6	7.01	2.33	0.554	4.015	5.88	0.140	−0.791	−0.37
	12	0.157	116.3	7.00	−2.26	0.612	4.092	4.69	0.129	−0.771	2.99
	13	0.172	122.1	6.94	−4.67	0.671	4.149	3.15	0.118	−0.705	6.11
	14	0.186	127.7	6.87	−5.67	0.731	4.182	1.18	0.109	−0.597	8.65
	15	0.200	133.3	6.78	−5.01	0.791	4.183	−1.12	0.101	−0.457	10.42
	16	0.215	138.8	6.72	−3.24	0.851	4.150	−3.73	0.096	−0.299	11.39
	17	0.229	144.3	6.69	−3.16	0.909	4.076	−6.80	0.093	−0.132	11.57
	18	0.243	149.8	6.63	−8.11	0.967	3.955	−10.45	0.092	0.032	10.78
	19	0.257	155.2	6.46	−19.17	1.023	3.778	−14.54	0.094	0.177	8.80
	20	0.272	160.4	6.08	−34.96	1.075	3.539	−18.79	0.097	0.284	5.61
	21	0.286	165.2	5.46	−53.64	1.124	3.240	−22.83	0.102	0.337	1.47
	22	0.300	169.3	4.55	−73.48	1.168	2.886	−26.24	0.107	0.326	−3.24
	23	0.315	172.6	3.36	−91.19	1.206	2.490	−28.53	0.111	0.245	−7.83

(*continued*)

表A.3(a) (Continued)

FRAME	TIME S	THETA DEG	OMEGA R/S	ALPHA R/S/S	CofM-X M	VEL-X M/S	ACC-X M/S/S	CofM-Y M	VEL-Y M/S	ACC-Y M/S/S
24	0.329	174.8	1.94	−102.29	1.239	2.070	−29.23	0.114	0.102	−11.35
25	0.343	175.8	0.43	−104.08	1.266	1.654	−27.90	0.114	−0.080	−12.86
26	0.357	175.5	−1.03	−97.50	1.286	1.272	−24.51	0.111	−0.266	−11.90
27	0.372	174.1	−2.36	−85.55	1.302	0.953	−19.64	0.106	−0.420	−8.61
28	0.386	171.7	−3.48	−68.80	1.314	0.710	−14.43	0.099	−0.512	−3.92
29	0.400	168.4	−4.32	−43.96	1.322	0.540	−10.02	0.092	−0.532	0.78
30	0.415	164.6	−4.74	−10.50	1.329	0.424	−7.03	0.084	−0.490	4.32
31	0.429	160.6	−4.63	24.51	1.334	0.339	−5.31	0.078	−0.409	6.26
32	0.443	157.0	−4.04	52.05	1.339	0.272	−4.39	0.073	−0.311	6.77
33	0.458	154.0	−3.14	67.24	1.342	0.214	−3.77	0.069	−0.215	6.26
34	0.472	151.9	−2.11	68.18	1.345	0.164	−3.06	0.066	−0.132	5.12
35	0.486	150.6	−1.19	55.74	1.347	0.126	−2.15	0.065	−0.069	3.71
36	0.500	149.9	−0.52	35.86	1.348	0.103	−1.38	0.064	−0.026	2.36
37	0.515	149.7	−0.16	17.08	1.350	0.087	−1.21	0.064	−0.001	1.25
38	0.529	149.7	−0.03	4.56	1.351	0.068	−1.64	0.064	0.010	0.46
39	0.543	149.7	−0.03	−1.79	1.352	0.040	−2.06	0.065	0.012	0.10
40	0.558	149.6	−0.08	−4.87	1.352	0.009	−1.91	0.065	0.013	0.16
41	0.572	149.5	−0.17	−7.39	1.352	−0.015	−1.21	0.065	0.017	0.43
42	0.586	149.3	−0.29	−10.28	1.352	−0.026	−0.40	0.065	0.025	0.54
43	0.601	149.0	−0.46	−12.53	1.351	−0.026	0.26	0.066	0.033	0.31
44	0.615	148.6	−0.65	−12.14	1.351	−0.018	0.76	0.066	0.034	−0.11
45	0.629	148.0	−0.81	−8.07	1.351	−0.004	1.07	0.067	0.029	−0.47
46	0.643	147.2	−0.88	−1.88	1.351	0.012	1.10	0.067	0.021	−0.60

TOR

47	0.658	146.5	−0.86	3.55	1.351	0.027	0.96	0.067	0.012	−0.45
48	0.672	145.8	−0.78	6.31	1.352	0.039	0.86	0.067	0.008	−0.13
49	0.686	145.2	−0.68	5.50	1.352	0.052	0.88	0.067	0.009	0.13
50	0.701	144.7	−0.62	1.74	1.353	0.065	0.85	0.068	0.012	0.22
51	0.715	144.2	−0.63	−2.68	1.354	0.076	0.55	0.068	0.015	0.32
52	0.729	143.7	−0.70	−5.69	1.355	0.080	0.05	0.068	0.021	0.66
53	0.744	143.1	−0.80	−7.38	1.356	0.077	−0.32	0.068	0.034	1.25
54	0.758	142.4	−0.91	−10.45	1.357	0.071	−0.42	0.069	0.056	1.91
55	0.772	141.6	−1.10	−17.81	1.358	0.065	−0.41	0.070	0.088	2.38
56	0.786	140.6	−1.42	−28.50	1.359	0.059	−0.42	0.072	0.125	2.38
57	0.801	139.2	−1.91	−38.25	1.360	0.053	−0.24	0.074	0.156	1.90
58	0.815	137.4	−2.52	−45.01	1.361	0.053	0.57	0.076	0.179	1.39
59	0.829	135.1	−3.20	−49.94	1.362	0.069	2.14	0.079	0.196	1.33
60	0.844	132.2	−3.94	−52.91	1.363	0.114	4.22	0.082	0.217	1.88
61	0.858	128.6	−4.71	−52.39	1.365	0.190	6.40	0.085	0.250	2.88
62	0.872	124.5	−5.44	−49.61	1.368	0.297	8.37	0.089	0.300	4.16
63	0.887	119.7	−6.13	−47.15	1.373	0.429	9.90	0.093	0.369	5.46
64	0.901	114.4	−6.79	−43.01	1.380	0.580	11.08	0.099	0.456	6.34
65	0.915	108.6	−7.36	−31.69	1.390	0.746	12.24	0.106	0.550	6.44
66	0.929	102.4	−7.70	−10.02	1.402	0.930	13.82	0.115	0.640	5.61
67	0.944	96.0	−7.65	21.54	1.417	1.141	16.00	0.125	0.711	3.93
68	0.958	89.8	−7.08	60.42	1.434	1.388	18.51	0.135	0.752	1.50
69	0.972	84.4	−5.92	100.83	1.456	1.671	20.60	0.146	0.754	−1.62
70	0.987	80.1	−4.20	133.15	1.482	1.977	21.55	0.157	0.706	−5.36
TOR										

(continued)

表A.3(a) (Continued)

FRAME	TIME S	THETA DEG	OMEGA R/S	ALPHA R/S/S	CofM-X M	VEL-X M/S	ACC-X M/S/S	CofM-Y M	VEL-Y M/S	ACC-Y M/S/S
71	1.001	77.5	−2.11	148.09	1.513	2.287	21.20	0.166	0.600	−9.39
72	1.015	76.7	0.04	142.55	1.548	2.583	19.88	0.174	0.437	−13.01
73	1.030	77.6	1.97	121.35	1.587	2.856	18.00	0.179	0.229	−15.37
74	1.044	79.9	3.51	93.05	1.629	3.098	15.92	0.181	−0.002	−15.93
75	1.058	83.3	4.63	65.70	1.675	3.311	13.95	0.179	−0.227	−14.68
76	1.072	87.5	5.39	44.39	1.724	3.497	12.25	0.174	−0.422	−12.28
77	1.087	92.1	5.90	29.92	1.775	3.661	10.74	0.167	−0.578	−9.59
78	1.101	97.1	6.24	20.34	1.829	3.804	9.31	0.158	−0.697	−7.02
79	1.115	102.4	6.48	13.82	1.884	3.927	7.94	0.147	−0.779	−4.37
80	1.130	107.8	6.64	9.60	1.941	4.031	6.65	0.135	−0.822	−1.42
81	1.144	113.3	6.75	7.77	1.999	4.118	5.44	0.123	−0.820	1.72
82	1.158	118.8	6.86	7.86	2.059	4.187	4.29	0.112	−0.772	4.87
83	1.173	124.5	6.98	7.28	2.119	4.240	3.03	0.101	−0.680	7.92
84	1.187	130.3	7.07	3.78	2.180	4.274	1.33	0.092	−0.546	10.66
85	1.201	136.1	7.09	−0.95	2.241	4.278	−1.08	0.086	−0.375	12.64
86	1.215	141.9	7.04	−3.31	2.302	4.243	−4.36	0.082	−0.184	13.44
87	1.230	147.6	6.99	−3.75	2.363	4.154	−8.57	0.080	0.009	12.89
88	1.244	153.3	6.93	−8.63	2.421	3.998	−13.62	0.082	0.184	10.90
89	1.258	159.0	6.74	−23.94	2.477	3.764	−19.21	0.086	0.321	7.37
90	1.273	164.4	6.25	−48.50	2.529	3.448	−24.71	0.091	0.395	2.47
91	1.287	169.2	5.36	−75.19	2.576	3.057	−29.09	0.097	0.391	−3.11

92	1.301	173.2	4.10	−96.87	2.616	2.616	−31.47	0.102	0.306
93	1.316	175.9	2.59	−110.55	2.650	2.157	−31.41	0.106	0.153
94	1.330	177.4	0.94	−117.61	2.678	1.718	−28.90	0.107	−0.039
95	1.344	177.5	−0.78	−118.51	2.700	1.331	−24.40	0.105	−0.229
96	1.358	176.1	−2.45	−109.12	2.716	1.020	−18.90	0.100	−0.376
97	1.373	173.5	−3.90	−84.77	2.729	0.790	−13.77	0.094	−0.460
98	1.387	169.7	−4.88	−46.31	2.739	0.626	−10.14	0.087	−0.478
99	1.401	165.5	−5.22	−1.86	2.747	0.500	−8.25	0.080	−0.446
100	1.416	161.2	−4.93	36.59	2.753	0.390	−7.47	0.074	−0.384
101	1.430	157.4	−4.18	59.94	2.758	0.286	−7.03	0.069	−0.310
102	1.444	154.3	−3.22	66.68	2.761	0.189	−6.52	0.065	−0.239
103	1.459	152.1	−2.27	61.71	2.763	0.100	−5.67	0.062	−0.178
104	1.473	150.6	−1.45	51.41	2.764	0.027	−4.22	0.060	−0.128
105	1.487	149.7	−0.80	39.26	2.764	−0.021	−2.28	0.059	−0.084
106	1.501	149.3	−0.33	25.63	2.763	−0.038	−0.45	0.058	−0.048

HCR

−8.34
−12.08
−13.34
−11.78
−8.07
−3.57
0.46
3.31
4.77
5.07
4.60
3.88
3.28
2.79
2.13

表 A.3(b) 並進・回転の運動学データ — 下腿

	FRAME	TIME S	THETA DEG	OMEGA R/S	ALPHA R/S/S	CofM-X M	VEL-X M/S	ACC-X M/S/S	CofM-Y M	VEL-Y M/S	ACC-Y M/S/S
TOR	1	0.000	39.8	−2.41	40.67	0.272	2.479	11.66	0.362	0.268	0.58
	2	0.014	38.0	−1.70	56.27	0.308	2.618	7.99	0.366	0.277	0.37
	3	0.029	37.0	−0.80	66.77	0.347	2.708	4.97	0.370	0.279	−0.29
	4	0.043	36.7	0.21	71.22	0.386	2.760	2.66	0.374	0.268	−1.25
	5	0.057	37.3	1.24	70.05	0.425	2.784	1.03	0.378	0.243	−2.27
	6	0.072	38.8	2.21	64.35	0.465	2.789	−0.07	0.381	0.203	−3.27
	7	0.086	41.0	3.08	55.75	0.505	2.782	−0.78	0.384	0.150	−4.09
	8	0.100	43.8	3.81	46.45	0.545	2.767	−1.20	0.385	0.086	−4.55
	9	0.114	47.2	4.41	38.02	0.584	2.748	−1.41	0.386	0.020	−4.61
	10	0.129	51.0	4.90	30.50	0.624	2.727	−1.52	0.386	−0.045	−4.42
	11	0.143	55.2	5.28	23.32	0.662	2.704	−1.61	0.385	−0.107	−4.07
	12	0.157	59.7	5.56	16.47	0.701	2.681	−1.73	0.383	−0.162	−3.47
	13	0.172	64.3	5.75	10.44	0.739	2.655	−1.99	0.380	−0.206	−2.63
	14	0.186	69.1	5.86	5.57	0.777	2.624	−2.49	0.377	−0.237	−1.74
	15	0.200	74.0	5.91	1.65	0.814	2.584	−3.23	0.374	−0.256	−0.98
	16	0.215	78.8	5.91	−2.00	0.851	2.531	−4.22	0.370	−0.265	−0.37
	17	0.229	83.6	5.85	−6.16	0.886	2.463	−5.38	0.366	−0.266	0.11
	18	0.243	88.4	5.73	−11.89	0.921	2.378	−6.44	0.362	−0.262	0.45
	19	0.257	93.0	5.51	−20.20	0.954	2.279	−7.20	0.358	−0.253	0.66
	20	0.272	97.4	5.16	−31.54	0.986	2.171	−7.72	0.355	−0.243	0.87
	21	0.286	101.5	4.61	−45.55	1.017	2.058	−8.18	0.352	−0.228	1.17
	22	0.300	105.0	3.85	−60.60	1.045	1.938	−8.64	0.348	−0.209	1.35
	23	0.315	107.8	2.88	−73.46	1.072	1.811	−8.98	0.346	−0.190	1.08

	24	0.329	109.7	1.75	−80.46	1.097	1.681	−9.03	0.343	−0.178	0.43
	25	0.343	110.7	0.58	−79.07	1.120	1.553	−8.67	0.340	−0.178	−0.16
	26	0.357	110.7	−0.51	−68.79	1.141	1.433	−7.92	0.338	−0.183	−0.14
	27	0.372	109.8	−1.39	−51.73	1.161	1.326	−6.93	0.335	−0.182	0.76
	28	0.386	108.4	−1.99	−32.87	1.179	1.235	−5.87	0.333	−0.161	2.26
	29	0.400	106.6	−2.33	−18.01	1.196	1.158	−4.90	0.331	−0.117	3.67
	30	0.415	104.6	−2.50	−9.85	1.212	1.095	−4.10	0.329	−0.056	4.33
	31	0.429	102.5	−2.61	−6.21	1.228	1.041	−3.70	0.329	−0.007	3.99
	32	0.443	100.3	−2.68	−2.78	1.242	0.989	−4.01	0.330	0.058	2.75
	33	0.458	98.1	−2.69	2.90	1.256	0.926	−5.05	0.331	0.086	0.98
	34	0.472	95.9	−2.60	10.00	1.269	0.844	−6.23	0.332	0.086	−0.67
	35	0.486	93.8	−2.41	15.87	1.280	0.748	−6.81	0.333	0.066	−1.61
	36	0.500	91.9	−2.15	18.47	1.290	0.650	−6.62	0.334	0.040	−1.74
	37	0.515	90.3	−1.88	17.56	1.299	0.559	−6.09	0.334	0.016	−1.43
	38	0.529	88.9	−1.64	14.51	1.306	0.475	−5.57	0.334	−0.001	−0.98
	39	0.543	87.6	−1.46	10.97	1.312	0.399	−4.93	0.334	−0.012	−0.39
	40	0.558	86.5	−1.33	7.87	1.317	0.334	−3.89	0.334	−0.012	0.40
	41	0.572	85.4	−1.24	5.13	1.322	0.288	−2.49	0.334	0.000	1.14
	42	0.586	84.4	−1.18	2.56	1.326	0.263	−1.08	0.334	0.020	1.31
	43	0.601	83.5	−1.16	0.58	1.329	0.257	0.06	0.334	0.037	0.64
	44	0.615	82.5	−1.17	−0.22	1.333	0.265	0.82	0.335	0.038	−0.53
	45	0.629	81.6	−1.17	0.10	1.337	0.281	1.24	0.336	0.022	−1.50
	46	0.643	80.6	−1.16	0.69	1.341	0.300	1.34	0.336	−0.005	−1.86
HCR	47	0.658	79.7	−1.15	0.65	1.345	0.319	1.27	0.335	−0.031	−1.62
	48	0.672	78.7	−1.14	−0.22	1.350	0.336	1.21	0.335	−0.051	−0.95
	49	0.686	77.8	−1.16	−1.19	1.355	0.353	1.17	0.334	−0.059	−0.09

(continued)

表A.3(b) *(Continued)*

FRAME	TIME S	THETA DEG	OMEGA R/S	ALPHA R/S/S	CofM-X M	VEL-X M/S	ACC-X M/S/S	CofM-Y M	VEL-Y M/S	ACC-Y M/S/S
50	0.701	76.8	−1.18	−1.64	1.360	0.370	1.00	0.333	−0.053	0.72
51	0.715	75.9	−1.20	−1.93	1.366	0.382	0.66	0.332	−0.038	1.30
52	0.729	74.9	−1.23	−2.99	1.371	0.389	0.45	0.332	−0.016	1.62
53	0.744	73.8	−1.29	−5.30	1.377	0.395	0.80	0.332	0.009	1.74
54	0.758	72.7	−1.39	−8.47	1.383	0.411	1.72	0.332	0.034	1.74
55	0.772	71.6	−1.53	−11.61	1.389	0.444	2.77	0.333	0.058	1.66
56	0.786	70.2	−1.72	−13.88	1.395	0.491	3.58	0.334	0.081	1.43
57	0.801	68.7	−1.93	−14.88	1.403	0.547	4.29	0.335	0.099	1.00
58	0.815	67.1	−2.14	−14.71	1.411	0.613	5.39	0.337	0.110	0.53
59	0.829	65.2	−2.35	−14.08	1.420	0.701	7.07	0.338	0.114	0.23
60	0.844	63.2	−2.55	−13.69	1.431	0.816	9.13	0.340	0.116	0.09
61	0.858	61.1	−2.74	−13.68	1.443	0.962	11.25	0.342	0.117	0.00
62	0.872	58.7	−2.94	−13.46	1.458	1.137	13.11	0.343	0.116	0.06
63	0.887	56.2	−3.13	−11.96	1.476	1.337	14.27	0.345	0.118	0.37
64	0.901	53.6	−3.28	−8.16	1.497	1.545	14.31	0.347	0.127	0.82
65	0.915	50.9	−3.36	−1.88	1.520	1.746	13.29	0.349	0.142	1.13
66	0.929	48.1	−3.33	6.33	1.547	1.926	11.68	0.351	0.159	1.26
67	0.944	45.4	−3.18	15.67	1.575	2.080	9.99	0.353	0.178	1.39
68	0.958	42.9	−2.88	25.25	1.606	2.211	8.47	0.356	0.199	1.66
69	0.972	40.7	−2.46	34.20	1.639	2.322	7.11	0.359	0.225	1.88
70	0.987	38.9	−1.91	42.20	1.672	2.415	5.93	0.362	0.253	1.75
71	1.001	37.6	−1.25	49.54	1.708	2.492	5.10	0.366	0.275	1.03
72	1.015	36.8	−0.49	56.03	1.744	2.560	4.60	0.370	0.282	−0.23

TOR

73	1.030	36.8	0.35	60.38	1.781	2.624	4.17	0.374	0.269	−1.71
74	1.044	37.4	1.24	61.40	1.819	2.680	3.53	0.378	0.234	−2.97
75	1.058	38.8	2.11	58.96	1.857	2.725	2.64	0.381	0.184	−3.79
76	1.072	40.9	2.92	53.72	1.897	2.755	1.59	0.383	0.125	−4.25
77	1.087	43.6	3.65	46.69	1.936	2.770	0.57	0.385	0.062	−4.57
78	1.101	46.8	4.26	38.96	1.976	2.771	−0.31	0.385	−0.006	−4.80
79	1.115	50.6	4.76	31.29	2.016	2.761	−0.96	0.384	−0.075	−4.73
80	1.130	54.6	5.15	24.07	2.055	2.744	−1.39	0.383	−0.141	−4.26
81	1.144	59.0	5.45	17.67	2.094	2.722	−1.68	0.380	−0.197	−3.51
82	1.158	63.6	5.66	12.52	2.133	2.696	−1.93	0.377	−0.241	−2.66
83	1.173	68.3	5.81	8.73	2.171	2.667	−2.22	0.373	−0.273	−1.78
84	1.187	73.1	5.91	6.21	2.209	2.632	−2.66	0.369	−0.292	−0.96
85	1.201	78.0	5.98	4.43	2.246	2.590	−3.35	0.365	−0.301	−0.35
86	1.215	82.9	6.04	1.90	2.283	2.536	−4.35	0.361	−0.302	0.05
87	1.230	87.9	6.04	−3.69	2.319	2.466	−5.61	0.356	−0.299	0.43
88	1.244	92.8	5.93	−14.21	2.354	2.376	−6.98	0.352	−0.290	0.92
89	1.258	97.6	5.63	−29.76	2.387	2.266	−8.35	0.348	−0.273	1.38
90	1.273	102.0	5.08	−48.61	2.418	2.137	−9.47	0.344	−0.250	1.67
91	1.287	105.9	4.24	−67.64	2.448	1.996	−9.96	0.341	−0.225	1.72
92	1.301	109.0	3.14	−82.66	2.476	1.853	−9.67	0.338	−0.201	1.54
93	1.316	111.0	1.88	−89.51	2.501	1.719	−8.82	0.335	−0.181	1.24
94	1.330	112.0	0.58	−85.71	2.525	1.600	−7.71	0.333	−0.166	1.20
95	1.344	112.0	−0.57	−71.95	2.547	1.499	−6.53	0.331	−0.147	1.66
96	1.358	111.1	−1.47	−52.52	2.568	1.414	−5.46	0.329	−0.118	2.38
97	1.373	109.6	−2.08	−33.63	2.587	1.343	−4.69	0.327	−0.079	2.96
98	1.387	107.7	−2.43	−20.13	2.606	1.279	−4.45	0.326	−0.033	3.19
HCR										

(*continued*)

表A.3(b) (Continued)

FRAME	TIME S	THETA DEG	OMEGA R/S	ALPHA R/S/S	CofM-X M	VEL-X M/S	ACC-X M/S/S	CofM-Y M	VEL-Y M/S	ACC-Y M/S/S
99	1.401	105.6	−2.65	−12.52	2.624	1.215	−4.84	0.326	0.012	2.88
100	1.416	103.4	−2.79	−7.44	2.641	1.141	−5.82	0.327	0.049	1.96
101	1.430	101.0	−2.86	−1.54	2.656	1.049	−7.22	0.328	0.068	0.66
102	1.444	98.7	−2.84	5.68	2.671	0.934	−8.71	0.329	0.068	−0.54
103	1.459	96.4	−2.70	12.64	2.683	0.800	−9.67	0.330	0.053	−1.23
104	1.473	94.2	−2.48	18.05	2.694	0.658	−9.59	0.330	0.033	−1.29
105	1.487	92.3	−2.19	21.86	2.702	0.526	−8.48	0.330	0.016	−0.96
106	1.501	90.7	−1.85	24.55	2.709	0.415	−6.99	0.331	0.005	−0.61

表 A.3(c) 並進・回転の運動学データ — 大腿

	FRAME	TIME S	THETA DEG	OMEGA R/S	ALPHA R/S/S	CofM-X M	VEL-X M/S	ACC-X M/S/S	CofM-Y M	VEL-Y M/S	ACC-Y M/S/S
TOR	1	0.000	82.7	3.29	24.42	0.430	2.081	1.36	0.652	−0.052	4.40
	2	0.014	85.5	3.59	18.34	0.460	2.073	−1.89	0.652	0.026	6.06
	3	0.029	88.6	3.81	12.48	0.489	2.027	−3.83	0.653	0.122	6.86
	4	0.043	91.8	3.95	5.97	0.518	1.963	−4.53	0.655	0.222	6.72
	5	0.057	95.1	3.98	−1.93	0.546	1.898	−4.32	0.659	0.314	5.74
	6	0.072	98.3	3.89	−10.64	0.572	1.840	−3.64	0.664	0.386	4.11
	7	0.086	101.4	3.68	−18.57	0.598	1.793	−2.92	0.670	0.432	2.20
	8	0.100	104.3	3.36	−24.25	0.624	1.756	−2.45	0.677	0.449	0.42
	9	0.114	106.9	2.99	−27.38	0.648	1.724	−2.28	0.683	0.444	−1.15
	10	0.129	109.2	2.58	−28.82	0.673	1.691	−2.31	0.689	0.417	−2.60
	11	0.143	111.2	2.16	−29.42	0.697	1.658	−2.41	0.695	0.369	−3.94
	12	0.157	112.8	1.74	−29.22	0.720	1.622	−2.53	0.700	0.304	−4.97
	13	0.172	114.0	1.33	−27.99	0.743	1.585	−2.69	0.704	0.227	−5.63
	14	0.186	114.9	0.94	−26.18	0.766	1.545	−2.83	0.706	0.143	−6.02
	15	0.200	115.6	0.58	−24.68	0.787	1.504	−2.79	0.708	0.055	−6.22
	16	0.215	115.9	0.23	−23.85	0.809	1.466	−2.51	0.708	−0.035	−6.23
	17	0.229	115.9	−0.11	−23.01	0.829	1.433	−2.04	0.707	−0.123	−5.97
	18	0.243	115.7	−0.43	−20.96	0.850	1.407	−1.40	0.704	−0.206	−5.34
	19	0.257	115.2	−0.70	−16.94	0.870	1.393	−0.55	0.701	−0.276	−4.22
	20	0.272	114.6	−0.91	−11.04	0.889	1.392	0.42	0.696	−0.326	−2.51
	21	0.286	113.7	−1.02	−4.04	0.909	1.405	1.38	0.692	−0.348	−0.34
	22	0.300	112.9	−1.03	2.83	0.930	1.431	2.28	0.687	−0.336	1.68
	23	0.315	112.1	−0.94	8.12	0.950	1.470	3.03	0.682	−0.300	2.98

(*continued*)

表A.3(c) *(Continued)*

	FRAME	TIME S	THETA DEG	OMEGA R/S	ALPHA R/S/S	CofM-X M	VEL-X M/S	ACC-X M/S/S	CofM-Y M	VEL-Y M/S	ACC-Y M/S/S
HCR	24	0.329	111.3	−0.79	10.77	0.972	1.518	3.42	0.678	−0.251	3.50
	25	0.343	110.8	−0.63	10.49	0.994	1.568	3.26	0.675	−0.200	3.62
	26	0.357	110.3	−0.49	7.65	1.016	1.611	2.48	0.672	−0.148	3.69
	27	0.372	110.0	−0.41	3.48	1.040	1.639	1.20	0.671	−0.094	3.92
	28	0.386	109.6	−0.39	0.13	1.063	1.645	−0.31	0.670	−0.036	4.29
	29	0.400	109.3	−0.41	−0.49	1.087	1.630	−1.67	0.669	0.029	4.62
	30	0.415	109.0	−0.41	1.69	1.110	1.597	−2.61	0.670	0.096	4.64
	31	0.429	108.6	−0.36	4.27	1.133	1.555	−3.28	0.672	0.161	4.04
	32	0.443	108.4	−0.29	3.58	1.154	1.503	−4.05	0.675	0.212	2.63
	33	0.458	108.2	−0.26	−2.78	1.175	1.439	−4.94	0.678	0.236	0.62
	34	0.472	107.9	−0.37	−13.38	1.196	1.362	−5.49	0.682	0.230	−1.26
	35	0.486	107.6	−0.64	−23.43	1.214	1.282	−5.38	0.685	0.200	−2.26
	36	0.500	106.9	−1.04	−28.36	1.232	1.208	−4.85	0.687	0.165	−2.32
	37	0.515	105.9	−1.45	−26.92	1.249	1.143	−4.43	0.690	0.134	−2.00
	38	0.529	104.5	−1.81	−20.92	1.265	1.082	−4.34	0.691	0.108	−1.77
	39	0.543	102.9	−2.05	−12.96	1.280	1.019	−4.36	0.693	0.083	−1.52
	40	0.558	101.2	−2.18	−4.84	1.294	0.957	−4.13	0.694	0.064	−1.01
	41	0.572	99.3	−2.19	2.16	1.307	0.901	−3.50	0.695	0.054	−0.44
	42	0.586	97.6	−2.11	6.84	1.320	0.857	−2.56	0.695	0.052	−0.31
	43	0.601	95.9	−1.99	8.52	1.332	0.828	−1.53	0.696	0.045	−0.97
	44	0.615	94.3	−1.87	7.81	1.344	0.813	−0.65	0.697	0.024	−2.12
	45	0.629	92.8	−1.77	6.10	1.355	0.809	−0.07	0.697	−0.015	−2.99
	46	0.643	91.4	−1.70	4.22	1.367	0.811	0.26	0.696	−0.062	−3.02

47	0.658	90.0	−1.65	2.22	1.378	0.817	0.61	0.695	−0.102	−2.35
48	0.672	88.7	−1.63	0.01	1.390	0.828	1.15	0.693	−0.129	−1.46
49	0.686	87.4	−1.65	−2.10	1.402	0.850	1.70	0.691	−0.143	−0.63
50	0.701	86.0	−1.69	−3.38	1.414	0.877	1.85	0.689	−0.147	0.01
51	0.715	84.6	−1.75	−3.24	1.427	0.902	1.51	0.687	−0.143	0.45
52	0.729	83.1	−1.79	−1.71	1.440	0.920	1.16	0.685	−0.134	0.67
53	0.744	81.7	−1.79	0.98	1.453	0.936	1.38	0.683	−0.124	0.79
54	0.758	80.2	−1.76	4.63	1.467	0.960	2.18	0.681	−0.112	0.78
55	0.772	78.8	−1.66	8.63	1.481	0.998	3.02	0.680	−0.101	0.58
56	0.786	77.5	−1.51	11.95	1.495	1.046	3.58	0.679	−0.095	0.20
57	0.801	76.3	−1.32	13.92	1.511	1.100	4.10	0.677	−0.096	−0.19
58	0.815	75.3	−1.11	14.82	1.527	1.163	5.02	0.676	−0.101	−0.46
59	0.829	74.5	−0.90	15.41	1.544	1.244	6.42	0.674	−0.109	−0.73
60	0.844	73.8	−0.67	16.49	1.562	1.347	7.98	0.673	−0.121	−1.12
61	0.858	73.4	−0.43	18.57	1.583	1.472	9.40	0.671	−0.141	−1.49
62	0.872	73.1	−0.14	21.54	1.605	1.616	10.36	0.669	−0.164	−1.58
63	0.887	73.1	0.19	24.59	1.629	1.768	10.40	0.666	−0.186	−1.28
64	0.901	73.4	0.56	27.13	1.655	1.913	9.09	0.663	−0.201	−0.68
65	0.915	74.1	0.97	29.35	1.683	2.028	6.50	0.660	−0.205	0.06
66	0.929	75.0	1.40	31.19	1.713	2.099	3.27	0.658	−0.199	0.94
67	0.944	76.4	1.86	31.71	1.743	2.122	0.24	0.655	−0.179	2.00
68	0.958	78.1	2.31	30.36	1.774	2.106	−2.10	0.652	−0.142	3.27
69	0.972	80.2	2.73	27.73	1.804	2.062	−3.60	0.651	−0.085	4.59
70	0.987	82.5	3.10	24.46	1.833	2.003	−4.23	0.650	−0.010	5.65
71	1.001	85.2	3.43	20.30	1.861	1.941	−3.96	0.650	0.076	6.21
72	1.015	88.2	3.68	14.67	1.888	1.889	−3.05	0.652	0.167	6.16

TOR

(*continued*)

表A.3(c) (Continued)

FRAME	TIME S	THETA DEG	OMEGA R/S	ALPHA R/S/S	CofM-X M	VEL-X M/S	ACC-X M/S/S	CofM-Y M	VEL-Y M/S	ACC-Y M/S/S
73	1.030	91.3	3.85	7.52	1.915	1.854	−2.02	0.655	0.253	5.61
74	1.044	94.5	3.90	−0.87	1.941	1.832	−1.28	0.659	0.328	4.76
75	1.058	97.7	3.82	−10.14	1.967	1.817	−0.93	0.665	0.389	3.66
76	1.072	100.7	3.61	−19.00	1.993	1.805	−0.88	0.671	0.432	2.15
77	1.087	103.6	3.28	−25.45	2.019	1.792	−1.09	0.677	0.451	0.23
78	1.101	106.1	2.88	−28.34	2.045	1.774	−1.51	0.683	0.439	−1.77
79	1.115	108.3	2.47	−27.92	2.070	1.749	−2.07	0.689	0.400	−3.40
80	1.130	110.1	2.08	−25.47	2.095	1.715	−2.71	0.695	0.342	−4.45
81	1.144	111.7	1.74	−22.64	2.119	1.671	−3.30	0.699	0.273	−5.04
82	1.158	113.0	1.43	−20.83	2.142	1.620	−3.72	0.703	0.198	−5.39
83	1.173	114.0	1.14	−20.75	2.165	1.565	−3.87	0.705	0.119	−5.64
84	1.187	114.9	0.84	−22.11	2.187	1.510	−3.74	0.706	0.036	−5.90
85	1.201	115.4	0.51	−23.89	2.208	1.458	−3.37	0.706	−0.050	−6.16
86	1.215	115.7	0.16	−24.95	2.229	1.413	−2.72	0.705	−0.140	−6.20
87	1.230	115.7	−0.20	−24.36	2.249	1.380	−1.76	0.702	−0.227	−5.66
88	1.244	115.4	−0.54	−21.36	2.268	1.363	−0.58	0.698	−0.302	−4.43
89	1.258	114.8	−0.81	−15.42	2.288	1.364	0.58	0.693	−0.354	−2.69
90	1.273	114.0	−0.98	−6.72	2.307	1.380	1.61	0.688	−0.379	−0.70
91	1.287	113.2	−1.01	3.05	2.327	1.410	2.71	0.682	−0.374	1.30
92	1.301	112.4	−0.89	10.92	2.348	1.457	3.92	0.677	−0.342	3.07
93	1.316	111.7	−0.69	14.55	2.369	1.522	4.86	0.673	−0.287	4.38
94	1.330	111.3	−0.48	13.64	2.391	1.596	5.04	0.669	−0.216	5.19
95	1.344	110.9	−0.30	9.66	2.415	1.666	4.28	0.667	−0.138	5.50

HCR	96	1.358	110.8	−0.20	5.05	2.439	1.718	2.72	0.665	−0.059
	97	1.373	110.6	−0.16	2.00	2.464	1.744	0.71	0.665	0.014
	98	1.387	110.5	−0.14	1.10	2.489	1.739	−1.30	0.666	0.080
	99	1.401	110.4	−0.13	0.73	2.513	1.706	−3.03	0.667	0.141
	100	1.416	110.3	−0.12	−1.58	2.537	1.652	−4.52	0.670	0.192
	101	1.430	110.2	−0.17	−7.15	2.561	1.577	−5.90	0.673	0.224
	102	1.444	110.0	−0.33	−14.74	2.583	1.483	−7.13	0.676	0.231
	103	1.459	109.6	−0.59	−21.06	2.603	1.373	−8.01	0.679	0.215
	104	1.473	109.0	−0.93	−22.96	2.622	1.254	−8.45	0.682	0.184
	105	1.487	108.1	−1.25	−19.15	2.639	1.132	−8.72	0.684	0.152
	106	1.501	107.0	−1.48	−10.16	2.654	1.005	−9.40	0.686	0.124

										5.33
										4.88
										4.42
										3.89
										2.92
										1.39
										−0.34
										−1.65
										−2.18
										−2.11
										−1.89

(continued)

表 A.3(d) 並進・回転の運動学データ − 1/2HAT（上半身）

	FRAME	TIME S	THETA DEG	OMEGA R/S	ALPHA R/S/S	CofM-X M	VEL-X M/S	ACC-X M/S/S	CofM-Y M	VEL-Y M/S	ACC-Y M/S/S
TOR	1	0.000	85.1	0.89	−11.61	0.473	1.377	1.23	1.080	0.035	2.76
	2	0.014	85.7	0.71	−13.17	0.492	1.379	−0.70	1.081	0.084	3.89
	3	0.029	86.2	0.52	−11.89	0.512	1.357	−2.11	1.083	0.146	4.49
	4	0.043	86.6	0.37	−8.26	0.531	1.319	−2.87	1.085	0.212	4.46
	5	0.057	86.8	0.28	−3.23	0.550	1.275	−2.98	1.089	0.274	3.80
	6	0.072	87.0	0.27	1.64	0.568	1.234	−2.50	1.093	0.321	2.60
	7	0.086	87.3	0.33	4.85	0.585	1.203	−1.64	1.098	0.348	1.19
	8	0.100	87.6	0.41	6.05	0.602	1.187	−0.74	1.103	0.355	−0.18
	9	0.114	88.0	0.50	6.17	0.619	1.182	−0.15	1.108	0.343	−1.50
	10	0.129	88.4	0.59	6.19	0.636	1.183	0.06	1.113	0.312	−2.81
	11	0.143	88.9	0.68	6.10	0.653	1.184	0.06	1.117	0.262	−3.89
	12	0.157	89.5	0.76	5.21	0.670	1.184	0.06	1.120	0.201	−4.54
	13	0.172	90.2	0.83	3.01	0.687	1.186	0.21	1.123	0.133	−4.81
	14	0.186	90.9	0.85	−0.12	0.704	1.190	0.56	1.124	0.063	−4.87
	15	0.200	91.6	0.82	−3.16	0.721	1.201	1.15	1.124	−0.007	−4.83
	16	0.215	92.2	0.76	−5.47	0.738	1.223	1.93	1.124	−0.075	−4.72
	17	0.229	92.8	0.67	−6.91	0.756	1.257	2.71	1.122	−0.142	−4.48
	18	0.243	93.3	0.56	−7.30	0.774	1.300	3.24	1.120	−0.203	−3.98
	19	0.257	93.7	0.46	−6.57	0.793	1.349	3.38	1.116	−0.255	−3.07
	20	0.272	94.1	0.37	−4.89	0.813	1.397	3.11	1.112	−0.291	−1.63
	21	0.286	94.3	0.32	−2.38	0.833	1.438	2.48	1.108	−0.302	0.10
	22	0.300	94.6	0.31	0.85	0.854	1.468	1.66	1.104	−0.288	1.53

23	0.315	94.8	0.34	3.98	0.875	1.486	0.95	1.100	−0.259	2.21
24	0.329	95.1	0.42	5.39	0.896	1.495	0.64	1.096	−0.225	2.40
25	0.343	95.5	0.50	3.95	0.918	1.504	0.91	1.093	−0.190	2.60
26	0.357	96.0	0.53	0.20	0.939	1.521	1.52	1.091	−0.151	3.07
27	0.372	96.4	0.50	−4.14	0.961	1.548	1.98	1.089	−0.102	3.79
28	0.386	96.8	0.41	−7.80	0.984	1.578	1.91	1.088	−0.042	4.62
29	0.400	97.1	0.28	−10.40| 1.006	1.602	1.32	1.088	0.030	5.28
30	0.415	97.2	0.12	−11.97| 1.029	1.616	0.50	1.089	0.109	5.48
31	0.429	97.3	−0.06	−12.71| 1.053	1.617	−0.32	1.091	0.186	4.93
32	0.443	97.1	−0.25	−12.51| 1.076	1.606	−1.04	1.094	0.250	3.50
33	0.458	96.9	−0.42	−10.48| 1.098	1.587	−1.63	1.098	0.287	1.45
34	0.472	96.4	−0.55	−6.07	1.121	1.560	−1.99	1.102	0.291	−0.50
35	0.486	96.0	−0.59	−0.55	1.143	1.530	−2.10	1.106	0.272	−1.54
36	0.500	95.5	−0.56	3.64	1.165	1.500	−2.10	1.110	0.247	−1.63
37	0.515	95.0	−0.49	4.75	1.186	1.470	−2.14	1.114	0.226	−1.49
38	0.529	94.7	−0.43	2.67	1.207	1.439	−2.14	1.117	0.205	−1.69
39	0.543	94.3	−0.41	−1.41	1.227	1.409	−1.93	1.119	0.178	−1.99
40	0.558	94.0	−0.47	−5.74	1.247	1.384	−1.49	1.122	0.148	−1.98
41	0.572	93.6	−0.58	−8.82	1.267	1.366	−0.95	1.124	0.121	−1.69
42	0.586	93.0	−0.72	−9.90	1.286	1.356	−0.43	1.125	0.099	−1.57
43	0.601	92.4	−0.86	−9.06	1.305	1.354	0.04	1.126	0.076	−1.99
44	0.615	91.6	−0.98	−7.22	1.325	1.357	0.42	1.127	0.042	−2.88
45	0.629	90.8	−1.07	−5.50	1.344	1.366	0.71	1.128	−0.006	−3.64
46	0.643	89.9	−1.14	−4.17	1.364	1.378	0.90	1.127	−0.062	−3.69
47	0.658	88.9	−1.19	−2.51	1.384	1.392	1.02	1.126	−0.112	−3.04
48	0.672	87.9	−1.21	0.15	1.404	1.407	1.07	1.124	−0.149	−2.20
49	0.686	87.0	−1.18	3.16	1.424	1.422	1.00	1.122	−0.175	−1.53

HCR

(continued)

表A.3(d) (Continued)

FRAME	TIME S	THETA DEG	OMEGA R/S	ALPHA R/S/S	CofM-X M	VEL-X M/S	ACC-X M/S/S	CofM-Y M	VEL-Y M/S	ACC-Y M/S/S
50	0.701	86.0	−1.12	4.79	1.444	1.435	0.80	1.119	−0.192	−1.05
51	0.715	85.1	−1.05	4.15	1.465	1.445	0.57	1.116	−0.205	−0.71
52	0.729	84.3	−1.00	2.30	1.486	1.452	0.52	1.113	−0.213	−0.43
53	0.744	83.5	−0.98	1.15	1.506	1.460	0.71	1.110	−0.217	−0.07
54	0.758	82.7	−0.97	1.51	1.527	1.472	0.94	1.107	−0.215	0.31
55	0.772	81.9	−0.94	2.94	1.549	1.487	0.88	1.104	−0.208	0.52
56	0.786	81.2	−0.88	5.03	1.570	1.497	0.44	1.101	−0.200	0.55
57	0.801	80.5	−0.79	7.77	1.591	1.499	−0.02	1.098	−0.192	0.60
58	0.815	79.9	−0.66	10.87	1.613	1.497	−0.02	1.096	−0.183	0.79
59	0.829	79.4	−0.48	13.59	1.634	1.499	0.59	1.093	−0.169	0.91
60	0.844	79.1	−0.27	15.25	1.656	1.513	1.59	1.091	−0.156	0.79
61	0.858	78.9	−0.05	15.83	1.677	1.544	2.58	1.089	−0.147	0.58
62	0.872	79.0	0.18	15.92	1.700	1.587	3.10	1.086	−0.140	0.55
63	0.887	79.2	0.41	15.99	1.723	1.633	2.64	1.085	−0.131	0.71
64	0.901	79.7	0.64	15.90	1.747	1.663	0.88	1.083	−0.119	0.95
65	0.915	80.3	0.86	15.03	1.770	1.658	−1.90	1.081	−0.104	1.21
66	0.929	81.1	1.07	12.34	1.794	1.608	−4.71	1.080	−0.085	1.50
67	0.944	82.0	1.22	6.89	1.816	1.523	−6.30	1.079	−0.061	1.88
68	0.958	83.1	1.27	−0.81	1.838	1.428	−6.22	1.078	−0.031	2.43
69	0.972	84.1	1.19	−8.51	1.857	1.345	−5.08	1.078	0.008	3.16
TOR 70	0.987	85.0	1.02	−13.55	1.876	1.283	−3.73	1.078	0.059	3.86
71	1.001	85.8	0.81	−14.47	1.894	1.239	−2.53	1.079	0.119	4.26

72	1.015	86.3	0.61	−11.76	1.911	1.210	−1.56	1.082	0.181	4.25
73	1.030	86.8	0.47	−7.13	1.929	1.194	−0.86	1.085	0.240	3.91
74	1.044	87.1	0.40	−2.15	1.946	1.185	−0.45	1.089	0.293	3.44
75	1.058	87.4	0.41	2.49	1.962	1.181	−0.25	1.093	0.339	2.73
76	1.072	87.8	0.48	6.25	1.979	1.178	−0.13	1.098	0.371	1.47
77	1.087	88.2	0.59	8.26	1.996	1.177	0.01	1.104	0.381	−0.38
78	1.101	88.8	0.71	7.82	2.013	1.178	0.23	1.109	0.360	−2.42
79	1.115	89.4	0.81	4.89	2.030	1.184	0.59	1.114	0.312	−4.04
80	1.130	90.1	0.85	0.35	2.047	1.195	1.00	1.118	0.245	−4.95
81	1.144	90.8	0.82	−4.02	2.064	1.212	1.25	1.121	0.170	−5.20
82	1.158	91.4	0.74	−6.62	2.082	1.231	1.20	1.123	0.096	−5.05
83	1.173	92.0	0.63	−7.20	2.099	1.247	0.97	1.124	0.026	−4.71
84	1.187	92.5	0.53	−6.49	2.117	1.259	0.81	1.124	−0.039	−4.37
85	1.201	92.9	0.45	−5.14	2.135	1.270	0.83	1.123	−0.099	−4.19
86	1.215	93.2	0.38	−3.23	2.154	1.283	1.00	1.121	−0.159	−4.11
87	1.230	93.5	0.35	−0.73	2.172	1.299	1.26	1.118	−0.217	−3.86
88	1.244	93.8	0.36	1.86	2.191	1.319	1.47	1.115	−0.269	−3.18
89	1.258	94.1	0.41	3.58	2.210	1.341	1.52	1.110	−0.308	−2.09
90	1.273	94.4	0.47	3.89	2.229	1.362	1.48	1.106	−0.329	−0.83
91	1.287	94.9	0.52	3.56	2.249	1.383	1.53	1.101	−0.332	0.43
92	1.301	95.3	0.57	3.94	2.269	1.406	1.67	1.096	−0.317	1.62
93	1.316	95.8	0.63	5.06	2.289	1.431	1.80	1.092	−0.285	2.69
94	1.330	96.3	0.71	5.42	2.309	1.457	1.92	1.088	−0.240	3.68
95	1.344	96.9	0.79	3.53	2.330	1.486	2.11	1.085	−0.180	4.53
96	1.358	97.6	0.81	−0.84	2.352	1.517	2.27	1.083	−0.110	5.12
97	1.373	98.3	0.76	−6.35	2.374	1.551	2.12	1.082	−0.034	5.43
98	1.387	98.9	0.63	−11.08	2.396	1.578	1.49	1.082	0.045	5.56

HCR

(continued)

表A.3(d) (Continued)

FRAME	TIME S	THETA DEG	OMEGA R/S	ALPHA R/S/S	CofM-X M	VEL-X M/S	ACC-X M/S/S	CofM-Y M	VEL-Y M/S	ACC-Y M/S/S
99	1.401	99.3	0.45	−13.91	2.419	1.593	0.57	1.083	0.125	5.41
100	1.416	99.6	0.23	−14.78	2.442	1.594	−0.38	1.086	0.200	4.65
101	1.430	99.7	0.02	−13.99	2.465	1.582	−1.19	1.089	0.258	3.12
102	1.444	99.6	−0.17	−11.75	2.487	1.560	−1.90	1.093	0.289	1.13
103	1.459	99.4	−0.31	−8.21	2.509	1.528	−2.78	1.097	0.291	−0.64
104	1.473	99.1	−0.40	−3.79	2.531	1.481	−4.11	1.101	0.271	−1.69
105	1.487	98.8	−0.42	0.37	2.552	1.410	−6.06	1.105	0.242	−2.07
106	1.501	98.4	−0.39	2.87	2.571	1.308	−8.68	1.108	0.212	−2.24

表 A.4 関節の運動学データ — 足関節・膝関節・股関節

			ANKLE			KNEE			HIP		
FRAME	TIME S	THETA DEG	OMEGA R/S	ALPHA R/S/S	THETA DEG	OMEGA R/S	ALPHA R/S/S	THETA DEG	OMEGA R/S	ALPHA R/S/S
TOR											
1	0.000	−15.2	−2.29	94.89	46.7	6.74	−21.91	−2.4	2.39	36.03
2	0.014	−16.4	−0.82	98.72	52.1	6.23	−46.59	−0.2	2.89	31.50
3	0.029	−16.5	0.54	84.63	56.9	5.41	−65.29	2.3	3.30	24.37
4	0.043	−15.6	1.60	63.13	61.0	4.37	−77.66	5.2	3.58	14.23
5	0.057	−13.9	2.34	41.31	64.1	3.19	−84.77	8.2	3.70	1.30
6	0.072	−11.7	2.78	20.10	66.2	1.94	−87.62	11.3	3.62	−12.28
7	0.086	−9.3	2.92	−0.74	67.3	0.68	−86.54	14.2	3.35	−23.42
8	0.100	−6.9	2.76	18.70	67.3	−0.53	−81.99	16.8	2.95	−30.30
9	0.114	−4.8	2.38	30.23	66.4	−1.66	−75.17	19.0	2.48	−33.55
10	0.129	−3.0	1.90	34.13	64.6	−2.68	−67.64	20.8	1.99	−35.01
11	0.143	−1.7	1.41	32.12	62.0	−3.60	−60.31	22.2	1.48	−35.53
12	0.157	−0.7	0.98	26.84	58.7	−4.41	−53.09	23.3	0.98	−34.42
13	0.172	−0.1	0.64	20.23	54.8	−5.11	−45.78	23.8	0.50	−30.99
14	0.186	0.3	0.40	13.59	50.3	−5.72	−38.95	24.1	0.09	−26.06
15	0.200	0.6	0.25	−8.03	45.4	−6.23	−32.91	24.0	−0.25	−21.52
16	0.215	0.7	0.17	−3.87	40.1	−6.66	−26.57	23.7	−0.53	−18.38
17	0.229	0.9	0.14	−0.56	34.5	−6.99	−18.05	23.1	−0.77	−16.10
18	0.243	1.0	0.15	2.33	28.7	−7.17	−5.87	22.4	−0.99	−13.65
19	0.257	1.1	0.21	4.60	22.8	−7.16	10.65	21.5	−1.16	−10.37
20	0.272	1.3	0.29	5.47	16.9	−6.87	31.09	20.5	−1.28	−6.16
21	0.286	1.6	0.36	3.83	11.5	−6.27	53.59	19.4	−1.34	−1.66

(*continued*)

表A.4 (Continued)

	FRAME	TIME S	ANKLE THETA DEG	ANKLE OMEGA R/S	ANKLE ALPHA R/S/S	KNEE THETA DEG	KNEE OMEGA R/S	KNEE ALPHA R/S/S	HIP THETA DEG	HIP OMEGA R/S	HIP ALPHA R/S/S
	22	0.300	1.9	0.40	-0.84	6.7	-5.34	74.76	18.3	-1.33	1.98
	23	0.315	2.2	0.34	-8.36	2.7	-4.13	90.62	17.2	-1.28	4.14
	24	0.329	2.5	0.16	-19.22	-0.1	-2.75	97.96	16.2	-1.21	5.38
	25	0.343	2.5	-0.21	-33.28	-1.8	-1.33	95.28	15.2	-1.13	6.53
	26	0.357	2.1	-0.79	-46.39	-2.3	-0.02	82.64	14.3	-1.03	7.45
	27	0.372	1.2	-1.54	-50.65	-1.8	1.04	62.40	13.6	-0.92	7.62
HCR	28	0.386	-0.4	-2.24	-38.30	-0.6	1.76	40.55	12.8	-0.81	7.93
	29	0.400	-2.5	-2.63	-7.99	1.1	2.20	24.37	12.2	-0.69	9.91
	30	0.415	-4.7	-2.47	30.12	3.0	2.46	16.62	11.7	-0.52	13.66
	31	0.429	-6.5	-1.77	59.60	5.1	2.67	12.93	11.4	-0.30	16.99
	32	0.443	-7.6	-0.77	70.70	7.4	2.83	5.97	11.2	-0.04	16.09
	33	0.458	-7.8	0.25	64.54	9.8	2.84	-8.17	11.3	0.16	7.69
	34	0.472	-7.2	1.08	46.87	12.1	2.60	-27.06	11.5	0.18	-7.32
	35	0.486	-6.0	1.59	24.33	14.0	2.07	-44.04	11.6	-0.05	-22.88
	36	0.500	-4.6	1.77	4.14	15.4	1.34	-53.13	11.4	-0.47	-32.00
	37	0.515	-3.1	1.71	-8.73	16.2	0.55	-52.57	10.8	-0.96	-31.67
	38	0.529	-1.8	1.52	-13.85	16.3	-0.17	-44.30	9.8	-1.38	-23.59
	39	0.543	-0.6	1.31	-13.32	15.9	-0.72	-31.51	8.6	-1.64	-11.54
	40	0.558	0.4	1.14	-9.71	15.2	-1.07	-17.12	7.2	-1.71	0.90
	41	0.572	1.2	1.04	-6.42	14.2	-1.21	-3.98	5.8	-1.61	10.98
	42	0.586	2.1	0.96	-6.79	13.2	-1.18	5.07	4.5	-1.40	16.74
	43	0.601	2.8	0.84	-10.34	12.3	-1.06	8.50	3.5	-1.13	17.58

44	0.615	3.4	0.66		11.4	−0.94	7.49	2.7	−0.89	15.03
45	0.629	3.9	0.49	−12.36	10.7	−0.85	4.99	2.0	−0.70	11.60
46	0.643	4.2	0.39	−9.52	10.1	−0.80	3.03	1.5	−0.56	8.39
47	0.658	4.6	0.40	−3.26	9.4	−0.76	1.90	1.1	−0.46	4.74
48	0.672	4.9	0.49	3.33	8.8	−0.74	1.14	0.8	−0.43	−0.13
49	0.686	5.3	0.60	7.14	8.2	−0.73	0.45	0.4	−0.47	−5.26
50	0.701	5.9	0.63	4.92	7.6	−0.73	0.18	0.0	−0.58	−8.17
51	0.715	6.4	0.51	−3.15	7.0	−0.72	1.21	−0.5	−0.70	−7.39
52	0.729	6.7	0.30	−11.50	6.4	−0.69	4.06	−1.2	−0.79	−4.00
53	0.744	6.9	0.10	−14.34	5.9	−0.61	8.77	−1.8	−0.81	−0.17
54	0.758	6.9	−0.01	−10.68	5.4	−0.44	15.06	−2.5	−0.79	3.12
55	0.772	6.9	−0.02	−4.17	5.2	−0.18	22.07	−3.1	−0.73	5.70
56	0.786	6.8	−0.01	0.00	5.1	0.19	28.41	−3.7	−0.63	6.92
57	0.801	6.8	−0.05	−1.14	5.5	0.63	32.98	−4.2	−0.53	6.16
58	0.815	6.8	−0.22	−7.42	6.2	1.13	35.54	−4.6	−0.45	3.95
59	0.829	6.5	−0.55	−17.46	7.3	1.65	36.64	−4.9	−0.41	1.81
60	0.844	5.9	−1.04	−28.75	8.9	2.18	37.19	−5.2	−0.40	1.24
61	0.858	4.8	−1.62	−37.44	10.9	2.71	37.90	−5.6	−0.38	2.74
62	0.872	3.2	−2.21	−40.93	13.3	3.26	39.00	−5.9	−0.32	5.62
63	0.887	1.2	−2.79	−40.94	16.2	3.83	40.04	−6.1	−0.22	8.61
64	0.901	−1.4	−3.40	−41.67	19.6	4.41	39.95	−6.2	−0.08	11.23
65	0.915	−4.4	−4.03	−43.21	23.5	4.97	37.59	−6.2	0.10	14.31
66	0.929	−8.0	−4.50	−38.18	27.8	5.48	32.25	−6.0	0.33	18.85
67	0.944	−11.8	−4.54	−17.72	32.4	5.90	23.44	−5.7	0.64	24.81
68	0.958	−15.4	−3.97	18.41	37.4	6.15	10.87	−5.0	1.04	31.17
69	0.972	−18.3	−2.84	59.42	42.5	6.21	−4.80	−4.0	1.53	36.24

(continued)

表A.4 (Continued)

FRAME	TIME S	ANKLE THETA DEG	ANKLE OMEGA R/S	ANKLE ALPHA R/S/S	KNEE THETA DEG	KNEE OMEGA R/S	KNEE ALPHA R/S/S	HIP THETA DEG	HIP OMEGA R/S	HIP ALPHA R/S/S
TOR 70	0.987	−20.1	−1.36	104.21	47.6	6.02	−21.92	−2.5	2.08	38.01
71	1.001	−20.5	0.14	96.45	52.4	5.58	−38.75	−0.5	2.62	34.78
72	1.015	−19.8	1.40	72.74	56.7	4.91	−53.72	1.8	3.07	26.42
73	1.030	−18.2	2.22	42.50	60.4	4.04	−65.55	4.5	3.38	14.66
74	1.044	−16.2	2.61	15.01	63.4	3.03	−74.32	7.3	3.49	1.29
75	1.058	−14.0	2.65	−3.93	65.4	1.92	−80.71	10.2	3.41	−12.63
76	1.072	−11.8	2.50	−13.24	66.5	0.73	−83.96	12.9	3.13	−25.25
77	1.087	−9.9	2.28	−16.29	66.6	−0.48	−82.70	15.3	2.69	−33.71
78	1.101	−8.1	2.03	−17.51	65.7	−1.64	−76.99	17.3	2.17	−36.16
79	1.115	−6.5	1.77	−18.73	63.9	−2.69	−68.11	18.9	1.66	−32.81
80	1.130	−5.2	1.50	−19.65	61.3	−3.59	−57.74	20.1	1.23	−25.82
81	1.144	−4.1	1.21	−19.37	58.0	−4.34	−48.02	20.9	0.92	−18.62
82	1.158	−3.2	0.94	−17.21	54.2	−4.96	−40.91	21.6	0.70	−14.21
83	1.173	−2.5	0.72	−13.87	49.9	−5.51	−37.09	22.1	0.51	−13.55
84	1.187	−2.0	0.55	−10.79	45.2	−6.02	−35.35	22.4	0.31	−15.62
85	1.201	−1.6	0.41	−7.88	40.0	−6.52	−32.90	22.6	0.06	−18.75
86	1.215	−1.3	0.32	−3.38	34.5	−6.96	−26.57	22.5	−0.23	−21.73
87	1.230	−1.1	0.31	3.27	28.6	−7.28	−14.15	22.2	−0.56	−23.63
88	1.244	−0.8	0.42	9.14	22.6	−7.37	4.76	21.6	−0.90	−23.22
89	1.258	−0.4	0.58	10.06	16.5	−7.14	28.98	20.7	−1.22	−19.01
90	1.273	0.1	0.70	4.80	10.9	−6.54	56.01	19.6	−1.45	−10.61

91	1.287	0.7	0.71	−4.67	5.8	−5.54	81.46	18.3	−1.52	−0.51
92	1.301	1.3	0.57	−16.27	1.8	−4.21	99.89	17.1	−1.46	6.98
93	1.316	1.7	0.25	−29.67	−1.1	−2.68	107.07	15.9	−1.32	9.49
94	1.330	1.7	−0.28	−44.20	−2.6	−1.15	101.58	14.9	−1.19	8.22
95	1.344	1.2	−1.02	−54.99	−3.0	0.22	85.39	14.0	−1.09	6.14
96	1.358	0.0	−1.85	−53.10	−2.3	1.30	63.88	13.1	−1.01	5.89
97	1.373	−1.8	−2.53	−31.93	−0.8	2.05	43.96	12.3	−0.92	8.35
98	1.387	−4.1	−2.77	4.96	1.1	2.55	29.90	11.6	−0.78	12.18
99	1.401	−6.4	−2.39	43.33	3.4	2.90	20.18	11.1	−0.57	14.65
100	1.416	−8.0	−1.53	67.62	5.9	3.13	9.21	10.7	−0.36	13.20
101	1.430	−8.9	−0.46	71.62	8.5	3.17	−6.47	10.5	−0.20	6.83
102	1.444	−8.8	0.52	59.88	11.0	2.94	−24.49	10.4	−0.16	−2.99
103	1.459	−8.0	1.25	41.13	13.3	2.47	−39.25	10.2	−0.28	−12.86
104	1.473	−6.7	1.70	22.10	15.1	1.82	−46.90	9.9	−0.53	−19.17
105	1.487	−5.2	1.89	5.23	16.3	1.13	−47.03	9.4	−0.83	−19.53
106	1.501	−3.7	1.85	−10.10	16.9	0.48	−40.67	8.5	−1.09	−13.02

HCR

表 A.5(a) 関節反力と関節モーメント - 足関節・膝関節

<table>
<tr><th colspan="2"></th><th colspan="8">FOOT SEGMENT</th><th colspan="6">LEG SEGMENT</th></tr>
<tr><th></th><th></th><th colspan="2">GROUND</th><th colspan="2">ANKLE</th><th>GROUND</th><th>ANKLE</th><th colspan="2">ANKLE</th><th colspan="2">KNEE</th><th>ANKLE</th><th>KNEE</th></tr>
<tr><th>FRAME</th><th>TIME S</th><th>RX N</th><th>RY N</th><th>RX N</th><th>RY N</th><th>CofP X M</th><th>MOMENT N.M</th><th>RX N</th><th>RY N</th><th>RX N</th><th>RY N</th><th>MOMENT N.M</th><th>MOMENT N.M</th></tr>
<tr><td>TOR 1</td><td>0.000</td><td>0.0</td><td>0.0</td><td>20.9</td><td>3.9</td><td>0.000</td><td>1.6</td><td>-20.9</td><td>-3.9</td><td>52.0</td><td>31.6</td><td>-1.6</td><td>7.0</td></tr>
<tr><td>2</td><td>0.014</td><td>0.0</td><td>0.0</td><td>19.8</td><td>0.0</td><td>0.000</td><td>1.6</td><td>-19.8</td><td>0.0</td><td>41.1</td><td>27.1</td><td>-1.6</td><td>7.0</td></tr>
<tr><td>3</td><td>0.029</td><td>0.0</td><td>0.0</td><td>17.6</td><td>-3.1</td><td>0.000</td><td>1.5</td><td>-17.6</td><td>3.1</td><td>30.8</td><td>22.2</td><td>-1.5</td><td>6.9</td></tr>
<tr><td>4</td><td>0.043</td><td>0.0</td><td>0.0</td><td>14.9</td><td>-5.0</td><td>0.000</td><td>1.3</td><td>-14.9</td><td>5.0</td><td>22.0</td><td>17.8</td><td>-1.3</td><td>6.5</td></tr>
<tr><td>5</td><td>0.057</td><td>0.0</td><td>0.0</td><td>12.3</td><td>-5.5</td><td>0.000</td><td>1.1</td><td>-12.3</td><td>5.5</td><td>15.1</td><td>14.6</td><td>-1.1</td><td>5.8</td></tr>
<tr><td>6</td><td>0.072</td><td>0.0</td><td>0.0</td><td>10.3</td><td>-4.7</td><td>0.000</td><td>0.9</td><td>-10.3</td><td>4.7</td><td>10.1</td><td>12.7</td><td>-0.9</td><td>4.8</td></tr>
<tr><td>7</td><td>0.086</td><td>0.0</td><td>0.0</td><td>8.6</td><td>-3.0</td><td>0.000</td><td>0.7</td><td>-8.6</td><td>3.0</td><td>6.5</td><td>12.2</td><td>-0.7</td><td>3.6</td></tr>
<tr><td>8</td><td>0.100</td><td>0.0</td><td>0.0</td><td>7.3</td><td>-0.7</td><td>0.000</td><td>0.6</td><td>-7.3</td><td>0.7</td><td>4.1</td><td>13.4</td><td>-0.6</td><td>2.3</td></tr>
<tr><td>9</td><td>0.114</td><td>0.0</td><td>0.0</td><td>6.3</td><td>2.0</td><td>0.000</td><td>0.5</td><td>-6.3</td><td>-2.0</td><td>2.5</td><td>15.9</td><td>-0.5</td><td>1.0</td></tr>
<tr><td>10</td><td>0.129</td><td>0.0</td><td>0.0</td><td>5.5</td><td>4.8</td><td>0.000</td><td>0.4</td><td>-5.5</td><td>-4.8</td><td>1.4</td><td>19.1</td><td>-0.4</td><td>-0.1</td></tr>
<tr><td>11</td><td>0.143</td><td>0.0</td><td>0.0</td><td>4.7</td><td>7.5</td><td>0.000</td><td>0.4</td><td>-4.7</td><td>-7.5</td><td>0.4</td><td>22.8</td><td>-0.4</td><td>-1.0</td></tr>
<tr><td>12</td><td>0.157</td><td>0.0</td><td>0.0</td><td>3.7</td><td>10.2</td><td>0.000</td><td>0.5</td><td>-3.7</td><td>-10.2</td><td>-0.9</td><td>27.1</td><td>-0.5</td><td>-1.9</td></tr>
<tr><td>13</td><td>0.172</td><td>0.0</td><td>0.0</td><td>2.5</td><td>12.6</td><td>0.000</td><td>0.5</td><td>-2.5</td><td>-12.6</td><td>-2.8</td><td>31.8</td><td>-0.5</td><td>-2.7</td></tr>
<tr><td>14</td><td>0.186</td><td>0.0</td><td>0.0</td><td>0.9</td><td>14.7</td><td>0.000</td><td>0.6</td><td>-0.9</td><td>-14.7</td><td>-5.7</td><td>36.2</td><td>-0.6</td><td>-3.5</td></tr>
<tr><td>15</td><td>0.200</td><td>0.0</td><td>0.0</td><td>-0.9</td><td>16.1</td><td>0.000</td><td>0.6</td><td>0.9</td><td>-16.1</td><td>-9.5</td><td>39.6</td><td>-0.6</td><td>-4.2</td></tr>
<tr><td>16</td><td>0.215</td><td>0.0</td><td>0.0</td><td>-3.0</td><td>16.8</td><td>0.000</td><td>0.6</td><td>3.0</td><td>-16.8</td><td>-14.2</td><td>42.0</td><td>-0.6</td><td>-4.9</td></tr>
<tr><td>17</td><td>0.229</td><td>0.0</td><td>0.0</td><td>-5.4</td><td>17.0</td><td>0.000</td><td>0.6</td><td>5.4</td><td>-17.0</td><td>-19.7</td><td>43.4</td><td>-0.6</td><td>-5.8</td></tr>
<tr><td>18</td><td>0.243</td><td>0.0</td><td>0.0</td><td>-8.3</td><td>16.3</td><td>0.000</td><td>0.6</td><td>8.3</td><td>-16.3</td><td>-25.5</td><td>43.7</td><td>-0.6</td><td>-6.8</td></tr>
<tr><td>19</td><td>0.257</td><td>0.0</td><td>0.0</td><td>-11.5</td><td>14.8</td><td>0.000</td><td>0.5</td><td>11.5</td><td>-14.8</td><td>-30.7</td><td>42.7</td><td>-0.5</td><td>-8.0</td></tr>
<tr><td>20</td><td>0.272</td><td>0.0</td><td>0.0</td><td>-14.9</td><td>12.2</td><td>0.000</td><td>0.3</td><td>14.9</td><td>-12.2</td><td>-35.5</td><td>40.7</td><td>-0.3</td><td>-9.4</td></tr>
<tr><td>21</td><td>0.286</td><td>0.0</td><td>0.0</td><td>-18.1</td><td>9.0</td><td>0.000</td><td>0.1</td><td>18.1</td><td>-9.0</td><td>-39.9</td><td>38.2</td><td>-0.1</td><td>-11.1</td></tr>
<tr><td>22</td><td>0.300</td><td>0.0</td><td>0.0</td><td>-20.8</td><td>5.2</td><td>0.000</td><td>-0.1</td><td>20.8</td><td>-5.2</td><td>-43.9</td><td>34.9</td><td>0.1</td><td>-12.8</td></tr>
<tr><td>23</td><td>0.315</td><td>0.0</td><td>0.0</td><td>-22.7</td><td>1.6</td><td>0.000</td><td>-0.3</td><td>22.7</td><td>-1.6</td><td>-46.6</td><td>30.6</td><td>0.3</td><td>-14.3</td></tr>
</table>

24	0.329	0.0	0.0	−23.2		0.000	−0.5	23.2	1.2	−47.3	26.1	0.5	−15.1
25	0.343	0.0	0.0	−22.2		0.000	−0.5	22.2	2.4	−45.3	23.3	0.5	−14.6
26	0.357	0.0	0.0	−19.5		0.000	−0.5	19.5	1.7	−40.6	24.1	0.5	−12.7
27	0.372	0.0	0.0	−15.6		0.000	−0.3	15.6	−1.0	−34.1	29.1	0.3	−9.5
28	0.386	37.3	87.1	−48.7		1.227	−1.7	48.7	82.4	−64.3	−50.2	1.7	−33.8
29	0.400	−4.2	192.6	−3.8	−184.1	1.244	4.6	3.8	184.1	−16.8	−148.2	−4.6	−19.9
30	0.415	−43.7	304.1	38.2	−292.9	1.261	8.3	−38.2	292.9	27.2	−255.2	−8.3	−7.6
31	0.429	−74.0	404.2	69.8	−391.4	1.291	2.8	−69.8	391.4	59.9	−354.6	−2.8	−4.5
32	0.443	−91.9	476.6	88.4	−463.4	1.290	6.9	−88.4	463.4	77.7	−429.9	−6.9	7.8
33	0.458	102.7	521.7	99.7	−508.9	1.301	4.6	−99.7	508.9	86.3	−480.2	−4.6	14.5
34	0.472	110.5	552.9	108.1	−541.1	1.304	5.0	−108.1	541.1	91.5	−516.7	−5.0	24.8
35	0.486	114.2	579.8	112.5	−569.0	1.311	2.6	−112.5	569.0	94.3	−547.2	−2.6	31.6
36	0.500	110.5	599.6	109.4	−589.9	1.317	0.5	−109.4	589.9	91.7	−568.4	0.5	35.0
37	0.515	−98.1	604.5	97.1	−595.7	1.316	0.2	−97.1	595.7	80.9	−573.4	−0.2	37.8
38	0.529	−79.8	589.9	78.5	−581.7	1.321	−3.5	−78.5	581.7	63.7	−558.2	3.5	32.5
39	0.543	−62.0	558.1	60.3	−550.2	1.322	−5.1	−60.3	550.2	47.2	−525.1	5.1	28.1
40	0.558	−48.7	516.7	47.2	−508.7	1.325	−6.6	−47.2	508.7	36.8	−481.5	6.6	24.8
41	0.572	−39.8	473.4	38.8	−465.3	1.333	−10.5	−38.8	465.3	32.2	−436.1	10.5	20.2
42	0.586	−33.0	433.4	32.7	−425.2	1.335	−10.6	−32.7	425.2	29.8	−395.6	10.6	19.8
43	0.601	−27.0	400.3	27.2	−392.2	1.345	−14.1	−27.2	392.2	27.4	−364.4	14.1	15.8
44	0.615	−21.8	377.1	22.4	−369.4	1.358	−18.7	−22.4	369.4	24.6	−344.7	18.7	10.9
45	0.629	−18.1	365.0	19.0	−357.6	1.369	−22.5	−19.0	357.6	22.3	−335.4	22.5	7.8
46	0.643	−16.6	362.3	17.4	−355.0	1.377	−25.3	−17.4	355.0	21.0	−333.8	25.3	6.6
47	0.658	−16.8	366.5	17.6	−359.1	1.384	−27.9	−17.6	359.1	21.0	−337.2	27.9	6.6
48	0.672	−16.8	375.0	17.5	−367.3	1.390	−30.3	−17.5	367.3	20.7	−343.7	30.3	7.0
49	0.686	−14.5	386.1	15.2	−378.2	1.396	−33.5	−15.2	378.2	18.3	−352.3	33.5	5.9
50	0.701	−9.6	400.3	10.3	−392.4	1.406	−38.8	−10.3	392.4	13.0	−364.3	38.8	2.3
51	0.715	−3.8	418.8	4.2	−410.8	1.417	−45.1	−4.2	410.8	6.0	−381.2	45.1	−2.3
52	0.729	2.2	441.0	−2.1	−432.7	1.412	−45.4	2.1	432.7	−0.9	−402.2	45.4	−0.1
53	0.744	8.7	465.8	−9.0	−457.0	1.424	−53.5	9.0	457.0	−6.8	−426.3	53.5	−5.0

HCR

(continued)

表A.5(a) (Continued)

<table>
<tr><th rowspan="3">FRAME</th><th rowspan="3">TIME
S</th><th colspan="6">FOOT SEGMENT</th><th colspan="6">LEG SEGMENT</th></tr>
<tr><th colspan="2">GROUND</th><th colspan="2">ANKLE</th><th>GROUND</th><th>ANKLE</th><th colspan="2">ANKLE</th><th colspan="2">KNEE</th><th>ANKLE</th><th>KNEE</th></tr>
<tr><th>RX
N</th><th>RY
N</th><th>RX
N</th><th>RY
N</th><th>CofP X
M</th><th>MOMENT
N.M</th><th>RX
N</th><th>RY
N</th><th>RX
N</th><th>RY
N</th><th>MOMENT
N.M</th><th>MOMENT
N.M</th></tr>
<tr><td>54</td><td>0.758</td><td>16.5</td><td>493.7</td><td>-16.8</td><td>-484.4</td><td>1.428</td><td>-58.8</td><td>16.8</td><td>484.4</td><td>-12.3</td><td>-453.7</td><td>58.8</td><td>-6.2</td></tr>
<tr><td>55</td><td>0.772</td><td>26.8</td><td>523.9</td><td>-27.1</td><td>-514.2</td><td>1.432</td><td>-64.8</td><td>27.1</td><td>514.2</td><td>-19.7</td><td>-483.6</td><td>64.8</td><td>-7.9</td></tr>
<tr><td>56</td><td>0.786</td><td>40.1</td><td>552.6</td><td>-40.4</td><td>-542.9</td><td>1.436</td><td>-71.2</td><td>40.4</td><td>542.9</td><td>-30.9</td><td>-513.0</td><td>71.2</td><td>-10.4</td></tr>
<tr><td>57</td><td>0.801</td><td>54.8</td><td>576.8</td><td>-55.0</td><td>-567.5</td><td>1.440</td><td>-77.3</td><td>55.0</td><td>567.5</td><td>-43.5</td><td>-538.7</td><td>77.3</td><td>-12.5</td></tr>
<tr><td>58</td><td>0.815</td><td>68.1</td><td>595.8</td><td>-67.6</td><td>-586.9</td><td>1.444</td><td>-82.7</td><td>67.6</td><td>586.9</td><td>-53.3</td><td>-559.3</td><td>82.7</td><td>-12.4</td></tr>
<tr><td>59</td><td>0.829</td><td>79.6</td><td>608.6</td><td>-77.9</td><td>-599.7</td><td>1.447</td><td>-87.0</td><td>77.9</td><td>599.7</td><td>-59.1</td><td>-573.0</td><td>87.0</td><td>-10.0</td></tr>
<tr><td>60</td><td>0.844</td><td>90.8</td><td>612.1</td><td>-87.4</td><td>-602.8</td><td>1.451</td><td>-89.7</td><td>87.4</td><td>602.8</td><td>-63.1</td><td>-576.4</td><td>89.7</td><td>-6.4</td></tr>
<tr><td>61</td><td>0.858</td><td>101.5</td><td>602.3</td><td>-96.4</td><td>-592.2</td><td>1.455</td><td>-89.8</td><td>96.4</td><td>592.2</td><td>-66.5</td><td>-566.1</td><td>89.8</td><td>-2.2</td></tr>
<tr><td>62</td><td>0.872</td><td>110.4</td><td>576.1</td><td>-103.8</td><td>-565.0</td><td>1.459</td><td>-86.7</td><td>103.8</td><td>565.0</td><td>-68.9</td><td>-538.7</td><td>86.7</td><td>2.3</td></tr>
<tr><td>63</td><td>0.887</td><td>115.6</td><td>530.3</td><td>-107.7</td><td>-518.2</td><td>1.463</td><td>-79.7</td><td>107.7</td><td>518.2</td><td>-69.7</td><td>-491.1</td><td>79.7</td><td>6.5</td></tr>
<tr><td>64</td><td>0.901</td><td>114.5</td><td>463.0</td><td>-105.7</td><td>-450.2</td><td>1.467</td><td>-68.6</td><td>105.7</td><td>450.2</td><td>-67.5</td><td>-421.9</td><td>68.6</td><td>10.1</td></tr>
<tr><td>65</td><td>0.915</td><td>105.2</td><td>377.3</td><td>-95.5</td><td>-364.4</td><td>1.470</td><td>-54.3</td><td>95.5</td><td>364.4</td><td>-60.1</td><td>-335.2</td><td>54.3</td><td>12.5</td></tr>
<tr><td>66</td><td>0.929</td><td>88.2</td><td>282.1</td><td>-77.2</td><td>-269.9</td><td>1.474</td><td>-38.8</td><td>77.2</td><td>269.9</td><td>-46.1</td><td>-240.4</td><td>38.8</td><td>13.3</td></tr>
<tr><td>67</td><td>0.944</td><td>65.7</td><td>190.1</td><td>-53.0</td><td>-179.1</td><td>1.478</td><td>-24.2</td><td>53.0</td><td>179.1</td><td>-26.4</td><td>-149.3</td><td>24.2</td><td>12.5</td></tr>
<tr><td>68</td><td>0.958</td><td>41.4</td><td>110.8</td><td>-26.7</td><td>-101.8</td><td>1.482</td><td>-12.3</td><td>26.7</td><td>101.8</td><td>-4.1</td><td>-71.2</td><td>12.3</td><td>10.6</td></tr>
<tr><td>69</td><td>0.972</td><td>18.4</td><td>44.4</td><td>-2.1</td><td>-37.9</td><td>1.486</td><td>-3.6</td><td>2.1</td><td>37.9</td><td>16.9</td><td>-6.8</td><td>3.6</td><td>6.8</td></tr>
<tr><td>TOR 70</td><td>0.987</td><td>0.0</td><td>0.0</td><td>17.1</td><td>3.5</td><td>0.000</td><td>1.4</td><td>-17.1</td><td>-3.5</td><td>32.9</td><td>34.3</td><td>-1.4</td><td>3.6</td></tr>
<tr><td>71</td><td>1.001</td><td>0.0</td><td>0.0</td><td>16.8</td><td>0.3</td><td>0.000</td><td>1.4</td><td>-16.8</td><td>-0.3</td><td>30.4</td><td>29.2</td><td>-1.4</td><td>4.6</td></tr>
<tr><td>72</td><td>1.015</td><td>0.0</td><td>0.0</td><td>15.8</td><td>-2.5</td><td>0.000</td><td>1.4</td><td>-15.8</td><td>2.5</td><td>28.0</td><td>23.0</td><td>-1.4</td><td>5.7</td></tr>
<tr><td>73</td><td>1.030</td><td>0.0</td><td>0.0</td><td>14.3</td><td>-4.4</td><td>0.000</td><td>1.3</td><td>-14.3</td><td>4.4</td><td>25.4</td><td>17.2</td><td>-1.3</td><td>6.4</td></tr>
<tr><td>74</td><td>1.044</td><td>0.0</td><td>0.0</td><td>12.6</td><td>-4.9</td><td>0.000</td><td>1.1</td><td>-12.6</td><td>4.9</td><td>22.1</td><td>13.4</td><td>-1.1</td><td>6.3</td></tr>
<tr><td>75</td><td>1.058</td><td>0.0</td><td>0.0</td><td>11.1</td><td>-3.9</td><td>0.000</td><td>0.9</td><td>-11.1</td><td>3.9</td><td>18.1</td><td>12.2</td><td>-0.9</td><td>5.5</td></tr>
<tr><td>76</td><td>1.072</td><td>0.0</td><td>0.0</td><td>9.7</td><td>-2.0</td><td>0.000</td><td>0.7</td><td>-9.7</td><td>2.0</td><td>14.0</td><td>12.8</td><td>-0.7</td><td>4.3</td></tr>
<tr><td>77</td><td>1.087</td><td>0.0</td><td>0.0</td><td>8.5</td><td>0.2</td><td>0.000</td><td>0.6</td><td>-8.5</td><td>-0.2</td><td>10.0</td><td>14.1</td><td>-0.6</td><td>3.0</td></tr>
</table>

78	1.101	0.0	0.0	7.4	2.2	0.000	0.5	−7.4	−2.2	6.6	15.6	−0.5	1.8
79	1.115	0.0	0.0	6.3	4.3	0.000	0.5	−6.3	−4.3	3.7	17.8	−0.5	0.6
80	1.130	0.0	0.0	5.3	6.7	0.000	0.5	−5.3	−6.7	1.6	21.5	−0.5	−0.5
81	1.144	0.0	0.0	4.3	9.2	0.000	0.5	−4.3	−9.2	−0.2	25.9	−0.5	−1.5
82	1.158	0.0	0.0	3.4	11.7	0.000	0.6	−3.4	−11.7	−1.7	30.7	−0.6	−2.2
83	1.173	0.0	0.0	2.4	14.1	0.000	0.6	−2.4	−14.1	−3.5	35.5	−0.6	−2.7
84	1.187	0.0	0.0	1.1	16.3	0.000	0.7	−1.1	−16.3	−6.0	39.8	−0.7	−3.1
85	1.201	0.0	0.0	−0.9	17.8	0.000	0.8	0.9	−17.8	−9.8	43.0	−0.8	−3.6
86	1.215	0.0	0.0	−3.5	18.5	0.000	0.8	3.5	−18.5	−15.1	44.7	−0.8	−4.3
87	1.230	0.0	0.0	−6.8	18.0	0.000	0.7	6.8	−18.0	−21.7	45.3	−0.7	−5.6
88	1.244	0.0	0.0	−10.8	16.4	0.000	0.6	10.8	−16.4	−29.4	45.0	−0.6	−7.4
89	1.258	0.0	0.0	−15.3	13.6	0.000	0.4	15.3	−13.6	−37.5	43.5	−0.4	−9.7
90	1.273	0.0	0.0	−19.6	9.7	0.000	0.1	19.6	−9.7	−44.8	40.3	−0.1	−12.3
91	1.287	0.0	0.0	−23.1	5.3	0.000	−0.2	23.1	−5.3	−49.6	36.0	0.2	−14.5
92	1.301	0.0	0.0	−25.0	1.2	0.000	−0.4	25.0	−1.2	−50.8	31.4	0.4	−15.9
93	1.316	0.0	0.0	−24.9	−1.8	0.000	−0.5	24.9	1.8	−48.4	27.6	0.5	−15.9
94	1.330	0.0	0.0	−22.9	−2.8	0.000	−0.6	22.9	2.8	−43.5	26.5	0.6	−14.5
95	1.344	0.0	0.0	−19.4	−1.6	0.000	−0.5	19.4	1.6	−36.8	29.0	0.5	−11.7
96	1.358	0.0	0.0	−15.0	1.4	0.000	−0.3	15.0	−1.4	−29.5	33.9	0.3	−8.2
97	1.373	0.0	0.0	−10.9	4.9	0.000	0.0	10.9	−4.9	−23.4	39.0	0.0	−4.9
98	1.387	0.0	0.0	−8.1	8.2	0.000	0.3	8.1	−8.2	−19.9	42.8	−0.3	−2.8
99	1.401	0.0	0.0	−6.5	10.4	0.000	0.5	6.5	−10.4	−19.4	44.2	−0.5	−2.0
100	1.416	0.0	0.0	−5.9	11.6	0.000	0.6	5.9	−11.6	−21.4	42.9	−0.6	−2.4
101	1.430	0.0	0.0	−5.6	11.8	0.000	0.7	5.6	−11.8	−24.8	39.7	−0.7	−3.2
102	1.444	0.0	0.0	−5.2	11.4	0.000	0.7	5.2	−11.4	−28.4	36.1	−0.7	−4.1
103	1.459	0.0	0.0	−4.5	10.9	0.000	0.6	4.5	−10.9	−30.3	33.7	−0.6	−4.6
104	1.473	0.0	0.0	−3.4	10.4	0.000	0.6	3.4	−10.4	−28.9	33.1	−0.6	−4.2
105	1.487	0.0	0.0	−1.8	10.0	0.000	0.6	1.8	−10.0	−24.4	33.6	−0.6	−3.2
106	1.501	0.0	0.0	−0.4	9.5	0.000	0.6	0.4	−9.5	−19.0	34.0	−0.6	−2.1

HCR

表A.5(b) 関節反力と関節モーメント － 股関節

			\multicolumn{4}{c}{THIGH SEGMENT}		
			KNEE		HIP		KNEE	HIP
	FRAME	TIME S	RX N	RY N	RX N	RY N	MOMENT N.M	MOMENT N.M
TOR	1	0.000	−52.0	−31.6	59.7	112.1	−7.0	22.9
	2	0.014	−41.1	−27.1	30.3	117.1	−7.0	17.8
	3	0.029	−30.8	−22.2	9.1	116.7	−6.9	13.8
	4	0.043	−22.0	−17.8	−3.8	111.5	−6.5	10.8
	5	0.057	−15.1	−14.6	−9.4	102.8	−5.8	8.5
	6	0.072	−10.1	−12.7	−10.6	91.7	−4.8	6.7
	7	0.086	−6.5	−12.2	−10.0	80.4	−3.6	5.0
	8	0.100	−4.1	−13.4	−9.8	71.3	−2.3	3.4
	9	0.114	−2.5	−15.9	−10.4	65.0	−1.0	2.0
	10	0.129	−1.4	−19.1	−11.7	60.0	0.1	0.9
	11	0.143	−0.4	−22.8	−13.3	56.1	1.0	0.0
	12	0.157	0.9	−27.1	−15.2	54.5	1.9	−0.8
	13	0.172	2.8	−31.8	−18.1	55.5	2.7	−1.5
	14	0.186	5.7	−36.2	−21.7	57.6	3.5	−2.5
	15	0.200	9.5	−39.6	−25.3	59.9	4.2	−3.6
	16	0.215	14.2	−42.0	−28.4	62.3	4.9	−5.0
	17	0.229	19.7	−43.4	−31.3	65.1	5.8	−6.7
	18	0.243	25.5	−43.7	−33.4	69.0	6.8	−8.7
	19	0.257	30.7	−42.7	−33.9	74.4	8.0	−10.5
	20	0.272	35.5	−40.7	−33.1	82.1	9.4	−12.2
	21	0.286	39.9	−38.2	−32.1	91.9	11.1	−14.0
	22	0.300	43.9	−34.9	−30.9	100.1	12.8	−16.0
	23	0.315	46.6	−30.6	−29.4	103.1	14.3	−17.9
	24	0.329	47.3	−26.1	−27.9	101.5	15.1	−19.1
	25	0.343	45.3	−23.3	−26.8	99.4	14.6	−18.7
	26	0.357	40.6	−24.1	−26.5	100.7	12.7	−16.1
	27	0.372	34.1	−29.1	−27.3	106.9	9.5	−11.7
HCR	28	0.386	64.3	50.2	−66.1	29.7	33.8	−54.4
	29	0.400	16.8	148.2	−26.3	−66.4	19.9	−37.6
	30	0.415	−27.2	255.2	12.4	−173.3	7.6	−23.5
	31	0.429	−59.9	354.6	41.3	−276.1	4.5	−20.8
	32	0.443	−77.7	429.9	54.7	−359.4	−7.8	−11.1
	33	0.458	−86.3	480.2	58.3	−421.0	−14.5	−7.8
	34	0.472	−91.5	516.7	60.4	−468.3	−24.8	−0.4
	35	0.486	−94.3	547.2	63.8	−504.4	−31.6	4.7
	36	0.500	−91.7	568.4	64.2	−526.0	−35.0	7.3
	37	0.515	−80.9	573.4	55.7	−529.1	−37.8	9.9
	38	0.529	−63.7	558.2	39.0	−512.7	−32.5	5.0
	39	0.543	−47.2	525.1	22.5	−478.1	−28.1	3.0
	40	0.558	−36.8	481.5	13.4	−431.6	−24.8	4.7
	41	0.572	−32.2	436.1	12.3	−383.0	−20.2	6.5
	42	0.586	−29.8	395.6	15.2	−341.7	−19.8	12.0

表A.5(b) (*Continued*)

	FRAME	TIME S	THIGH SEGMENT					
			KNEE		HIP		KNEE	HIP
			RX N	RY N	RX N	RY N	MOMENT N.M	MOMENT N.M
	43	0.601	−27.4	364.4	18.7	−314.3	−15.8	12.5
	44	0.615	−24.6	344.7	21.0	−301.1	−10.9	10.9
	45	0.629	−22.3	335.4	21.9	−296.7	−7.8	10.1
	46	0.643	−21.0	333.8	22.5	−295.3	−6.6	11.2
	47	0.658	−21.0	337.2	24.4	−295.0	−6.6	13.8
	48	0.672	−20.7	343.7	27.3	−296.3	−7.0	16.7
	49	0.686	−18.3	352.3	27.9	−300.2	−5.9	17.7
	50	0.701	−13.0	364.3	23.4	−308.6	−2.3	15.2
	51	0.715	−6.0	381.2	14.5	−323.0	2.3	11.2
	52	0.729	0.9	402.2	5.7	−342.8	0.1	14.6
	53	0.744	6.8	426.3	1.0	−366.2	5.0	12.2
	54	0.758	12.3	453.7	0.1	−393.6	6.2	14.7
	55	0.772	19.7	483.6	−2.5	−424.7	7.9	16.6
	56	0.786	30.9	513.0	−10.6	−456.2	10.4	16.5
	57	0.801	43.5	538.7	−20.3	−484.2	12.5	16.1
	58	0.815	53.3	559.3	−24.8	−506.3	12.4	18.3
	59	0.829	59.1	573.0	−22.7	−521.5	10.0	23.6
	60	0.844	63.1	576.4	−17.8	−527.1	6.4	29.5
	61	0.858	66.5	566.1	−13.2	−519.0	2.2	34.4
	62	0.872	68.9	538.7	−10.1	−492.1	−2.3	37.3
	63	0.887	69.7	491.1	−10.7	−442.7	−6.5	37.2
	64	0.901	67.5	421.9	−16.0	−370.1	−10.1	33.6
	65	0.915	60.1	335.2	−23.2	−279.2	−12.5	27.5
	66	0.929	46.1	240.4	−27.5	−179.5	−13.3	20.7
	67	0.944	26.4	149.3	−25.0	−82.3	−12.5	15.2
	68	0.958	4.1	71.2	−16.0	2.9	−10.6	11.9
	69	0.972	−16.9	6.8	−3.5	74.9	−6.8	9.3
TOR	70	0.987	−32.9	−34.3	8.9	122.0	−3.6	9.0
	71	1.001	−30.4	−29.2	7.9	120.0	−4.6	10.4
	72	1.015	−28.0	−23.0	10.7	113.5	−5.7	12.3
	73	1.030	−25.4	−17.2	14.0	104.6	−6.4	13.6
	74	1.044	−22.1	−13.4	14.8	96.0	−6.3	13.4
	75	1.058	−18.1	−12.2	12.8	88.5	−5.5	11.8
	76	1.072	−14.0	−12.8	9.0	80.7	−4.3	9.4
	77	1.087	−10.0	−14.1	3.9	71.1	−3.0	6.8
	78	1.101	−6.6	−15.6	−2.0	61.1	−1.8	4.2
	79	1.115	−3.7	−17.8	−8.0	54.2	−0.6	2.0
	80	1.130	−1.6	−21.5	−13.8	51.8	0.5	0.4
	81	1.144	0.2	−25.9	−18.9	53.0	1.5	−0.7
	82	1.158	1.7	−30.7	−22.8	55.8	2.2	−1.4
	83	1.173	3.5	−35.5	−25.5	59.1	2.7	−1.7
	84	1.187	6.0	−39.8	−27.3	62.0	3.1	−2.1

(*continued*)

表A.5(b) (Continued)

	FRAME	TIME S	\multicolumn{6}{c}{THIGH SEGMENT}
			KNEE RX N	KNEE RY N	HIP RX N	HIP RY N	KNEE MOMENT N.M	HIP MOMENT N.M
	85	1.201	9.8	−43.0	−28.9	63.7	3.6	−3.0
	86	1.215	15.1	−44.7	−30.5	65.2	4.3	−4.5
	87	1.230	21.7	−45.3	−31.7	68.8	5.6	−6.7
	88	1.244	29.4	−45.0	−32.7	75.5	7.4	−9.4
	89	1.258	37.5	−43.5	−34.2	83.8	9.7	−12.8
	90	1.273	44.8	−40.3	−35.7	92.0	12.3	−16.4
	91	1.287	49.6	−36.0	−34.2	99.0	14.5	−19.0
	92	1.301	50.8	−31.4	−28.5	104.4	15.9	−19.7
	93	1.316	48.4	−27.6	−20.9	108.1	15.9	−18.6
	94	1.330	43.5	−26.5	−14.9	111.6	14.5	−15.7
	95	1.344	36.8	−29.0	−12.5	115.8	11.7	−11.5
	96	1.358	29.5	−33.9	−14.1	119.7	8.2	−6.7
HCR	97	1.373	23.4	−39.0	−19.4	122.3	4.9	−2.9
	98	1.387	19.9	−42.8	−27.3	123.5	2.8	−1.0
	99	1.401	19.4	−44.2	−36.7	121.9	2.0	−1.4
	100	1.416	21.4	−42.9	−47.1	115.1	2.4	−3.9
	101	1.430	24.8	−39.7	−58.3	103.2	3.2	−7.8
	102	1.444	28.4	−36.1	−68.8	89.8	4.1	−12.0
	103	1.459	30.3	−33.7	−75.7	80.0	4.6	−14.7
	104	1.473	28.9	−33.1	−76.9	76.4	4.2	−14.9
	105	1.487	24.4	−33.6	−73.9	77.2	3.2	−12.8
	106	1.501	19.0	−34.0	−72.3	78.9	2.1	−10.4

表 A.6 セグメントの位置エネルギー(PE)・並進の運動エネルギー(TKE)・回転の運動エネルギー(RKE)・全エネルギー — 足部・下腿・大腿・1/2HAT(上半身)

FRAME	TIME S	FOOT SEGMENT PE J	TKE J	RKE J	TOTAL J	LEG SEGMENT PE J	TKE J	RKE J	TOTAL J	THIGH SEGMENT PE J	TKE J	RKE J	TOTAL J	H.A.T. SEGMENT PE J	TKE J	RKE J	TOTAL J
1	0.000	1.2	1.8	0.0	3.0	9.5	8.3	0.1	17.9	36.3	12.3	0.3	48.8	203.6	18.2	0.4	222.3
2	0.014	1.3	2.3	0.0	3.6	9.6	9.2	0.1	18.9	36.2	12.2	0.3	48.8	203.8	18.3	0.3	222.4
3	0.029	1.4	2.9	0.0	4.3	9.7	9.9	0.0	19.6	36.3	11.7	0.4	48.4	204.1	17.9	0.1	222.1
4	0.043	1.4	3.5	0.0	4.9	9.8	10.2	0.0	20.0	36.4	11.1	0.4	47.9	204.6	17.2	0.1	221.8
5	0.057	1.4	4.0	0.0	5.5	9.9	10.4	0.0	20.3	36.7	10.5	0.4	47.6	205.2	16.3	0.0	221.6
6	0.072	1.4	4.6	0.0	6.0	10.0	10.4	0.1	20.5	36.9	10.0	0.4	47.4	206.0	15.6	0.0	221.7
7	0.086	1.4	5.1	0.0	6.5	10.0	10.3	0.2	20.5	37.3	9.6	0.4	47.3	207.0	15.1	0.1	222.1
8	0.100	1.3	5.5	0.1	6.9	10.1	10.2	0.3	20.5	37.6	9.3	0.3	47.2	207.9	14.8	0.1	222.8
9	0.114	1.3	6.0	0.1	7.3	10.1	10.1	0.3	20.5	38.0	9.0	0.2	47.2	208.9	14.6	0.1	223.6
10	0.129	1.2	6.3	0.1	7.6	10.1	9.9	0.4	20.4	38.3	8.6	0.2	47.1	209.8	14.4	0.2	224.3
11	0.143	1.1	6.6	0.1	7.8	10.1	9.8	0.5	20.3	38.7	8.2	0.1	47.0	210.6	14.1	0.2	224.9
12	0.157	1.0	6.9	0.1	8.0	10.0	9.6	0.5	20.2	38.9	7.7	0.1	46.7	211.2	13.9	0.3	225.4
13	0.172	0.9	7.0	0.1	8.0	9.9	9.4	0.6	20.0	39.1	7.3	0.0	46.5	211.6	13.7	0.4	225.7
14	0.186	0.8	7.1	0.1	8.0	9.9	9.2	0.6	19.7	39.3	6.8	0.0	46.1	211.9	13.7	0.4	225.9
15	0.200	0.8	7.0	0.1	7.9	9.8	9.0	0.6	19.4	39.4	6.4	0.0	45.8	212.0	13.9	0.4	226.2
16	0.215	0.7	6.9	0.1	7.7	9.7	8.6	0.6	18.9	39.4	6.1	0.0	45.5	211.9	14.4	0.3	226.6
17	0.229	0.7	6.6	0.1	7.4	9.6	8.2	0.6	18.3	39.3	5.9	0.0	45.2	211.6	15.4	0.2	227.2
18	0.243	0.7	6.2	0.1	7.0	9.5	7.6	0.6	17.7	39.2	5.7	0.0	44.9	211.1	16.7	0.2	227.9
19	0.257	0.7	5.7	0.1	6.5	9.4	7.0	0.5	16.9	39.0	5.7	0.0	44.7	210.5	18.1	0.1	228.7
20	0.272	0.8	5.0	0.1	5.8	9.3	6.4	0.5	16.1	38.7	5.8	0.0	44.6	209.7	19.6	0.1	229.4
21	0.286	0.8	4.2	0.0	5.0	9.2	5.7	0.4	15.3	38.5	5.9	0.0	44.4	208.9	20.8	0.1	229.7

(*continued*)

表A.6 *(Continued)*

FRAME	TIME S	FOOT SEGMENT PE J	TKE J	RKE J	TOTAL J	LEG SEGMENT PE J	TKE J	RKE J	TOTAL J	THIGH SEGMENT PE J	TKE J	RKE J	TOTAL J	H.A.T. SEGMENT PE J	TKE J	RKE J	TOTAL J
22	0.300	0.8	3.3	0.0	4.2	9.1	5.1	0.3	14.4	38.2	6.1	0.0	44.3	208.1	21.5	0.0	229.7
23	0.315	0.9	2.5	0.0	3.4	9.0	4.4	0.1	13.6	37.9	6.4	0.0	44.3	207.4	21.9	0.1	229.3
24	0.329	0.9	1.7	0.0	2.6	9.0	3.8	0.1	12.8	37.7	6.7	0.0	44.4	206.7	22.0	0.1	228.8
25	0.343	0.9	1.1	0.0	2.0	8.9	3.3	0.0	12.2	37.5	7.1	0.0	44.6	206.1	22.1	0.1	228.4
26	0.357	0.9	0.7	0.0	1.5	8.8	2.8	0.0	11.6	37.4	7.4	0.0	44.8	205.7	22.5	0.1	228.3
27	0.372	0.8	0.4	0.0	1.3	8.8	2.4	0.0	11.2	37.3	7.6	0.0	44.9	205.3	23.1	0.1	228.6
28	0.386	0.8	0.3	0.0	1.1	8.7	2.1	0.1	10.8	37.2	7.7	0.0	44.9	205.1	23.9	0.1	229.2
29	0.400	0.7	0.2	0.0	1.0	8.6	1.8	0.1	10.5	37.2	7.5	0.0	44.8	205.1	24.7	0.0	229.8
30	0.415	0.7	0.2	0.0	0.9	8.6	1.6	0.1	10.3	37.3	7.3	0.0	44.5	205.3	25.2	0.0	230.5
31	0.429	0.6	0.1	0.0	0.7	8.6	1.4	0.1	10.2	37.4	6.9	0.0	44.3	205.7	25.5	0.0	231.1
32	0.443	0.6	0.1	0.0	0.7	8.6	1.3	0.1	10.0	37.5	6.5	0.0	44.1	206.3	25.4	0.0	231.7
33	0.458	0.5	0.0	0.0	0.6	8.6	1.2	0.1	9.9	37.7	6.0	0.0	43.8	207.0	25.0	0.1	232.1
34	0.472	0.5	0.0	0.0	0.5	8.7	1.0	0.1	9.8	37.9	5.4	0.0	43.3	207.8	24.2	0.2	232.2
35	0.486	0.5	0.0	0.0	0.5	8.7	0.8	0.1	9.6	38.1	4.8	0.0	42.9	208.6	23.2	0.2	232.0
36	0.500	0.5	0.0	0.0	0.5	8.7	0.6	0.1	9.4	38.2	4.2	0.0	42.5	209.3	22.2	0.2	231.7
37	0.515	0.5	0.0	0.0	0.5	8.7	0.4	0.1	9.2	38.4	3.8	0.0	42.2	209.9	21.3	0.1	231.3
38	0.529	0.5	0.0	0.0	0.5	8.7	0.3	0.0	9.1	38.4	3.3	0.1	41.9	210.5	20.3	0.1	230.9
39	0.543	0.5	0.0	0.0	0.5	8.7	0.2	0.0	9.0	38.5	3.0	0.1	41.6	211.0	19.4	0.1	230.5
40	0.558	0.5	0.0	0.0	0.5	8.7	0.1	0.0	8.9	38.6	2.6	0.1	41.3	211.5	18.6	0.1	230.2
41	0.572	0.5	0.0	0.0	0.5	8.7	0.1	0.0	8.9	38.6	2.3	0.1	41.1	211.8	18.1	0.1	230.1
42	0.586	0.5	0.0	0.0	0.5	8.7	0.1	0.0	8.8	38.7	2.1	0.1	40.9	212.1	17.8	0.2	230.2
43	0.601	0.5	0.0	0.0	0.5	8.7	0.1	0.0	8.9	38.7	1.9	0.1	40.8	212.4	17.7	0.4	230.4

44	0.615	0.5	0.0	0.0	0.5	8.8	0.1	0.0	8.9	38.7	1.9	0.1	40.7	212.6	17.7	0.5	230.8
45	0.629	0.5	0.0	0.0	0.5	8.8	0.1	0.0	8.9	38.7	1.9	0.1	40.7	212.6	17.9	0.6	231.1
46	0.643	0.5	0.0	0.0	0.5	8.8	0.1	0.0	8.9	38.7	1.9	0.1	40.7	212.5	18.3	0.7	231.5
47	0.658	0.5	0.0	0.0	0.5	8.8	0.1	0.0	8.9	38.6	1.9	0.1	40.6	212.3	18.7	0.7	231.7
48	0.672	0.5	0.0	0.0	0.5	8.8	0.2	0.0	8.9	38.6	2.0	0.1	40.6	211.9	19.2	0.8	231.9
49	0.686	0.5	0.0	0.0	0.5	8.7	0.2	0.0	8.9	38.4	2.1	0.1	40.6	211.5	19.7	0.7	231.9
50	0.701	0.5	0.0	0.0	0.5	8.7	0.2	0.0	8.9	38.3	2.2	0.1	40.6	211.0	20.2	0.6	231.8
51	0.715	0.5	0.0	0.0	0.5	8.7	0.2	0.0	8.9	38.2	2.4	0.1	40.7	210.4	20.5	0.6	231.5
52	0.729	0.5	0.0	0.0	0.5	8.7	0.2	0.0	8.9	38.1	2.5	0.1	40.6	209.9	20.7	0.6	231.1
53	0.744	0.5	0.0	0.0	0.5	8.7	0.2	0.0	8.9	38.0	2.5	0.1	40.6	209.3	20.9	0.5	230.7
54	0.758	0.5	0.0	0.0	0.5	8.7	0.2	0.0	8.9	37.9	2.6	0.1	40.6	208.7	21.3	0.5	230.5
55	0.772	0.5	0.0	0.0	0.6	8.7	0.3	0.0	8.9	37.8	2.9	0.1	40.7	208.1	21.7	0.5	230.2
56	0.786	0.6	0.0	0.0	0.6	8.7	0.3	0.0	9.0	37.7	3.1	0.1	40.9	207.6	21.9	0.4	229.9
57	0.801	0.6	0.0	0.0	0.6	8.8	0.4	0.1	9.1	37.7	3.5	0.0	41.2	207.1	22.0	0.3	229.3
58	0.815	0.6	0.0	0.0	0.6	8.8	0.5	0.1	9.2	37.6	3.9	0.0	41.5	206.5	21.9	0.2	228.6
59	0.829	0.6	0.0	0.0	0.6	8.8	0.7	0.1	9.4	37.5	4.4	0.0	41.9	206.1	21.9	0.1	228.1
60	0.844	0.6	0.0	0.0	0.7	8.9	0.9	0.1	9.6	37.4	5.2	0.0	42.6	205.6	22.3	0.0	227.9
61	0.858	0.7	0.0	0.0	0.7	8.9	1.3	0.1	9.9	37.3	6.2	0.0	43.5	205.2	23.1	0.0	228.3
62	0.872	0.7	0.1	0.0	0.8	9.0	1.7	0.2	10.3	37.2	7.5	0.0	44.7	204.8	24.4	0.0	229.3
63	0.887	0.7	0.1	0.1	0.9	9.0	2.4	0.2	10.9	37.1	9.0	0.0	46.0	204.5	25.8	0.1	230.4
64	0.901	0.8	0.2	0.1	1.1	9.1	3.2	0.2	11.6	36.9	10.5	0.0	47.4	204.1	26.7	0.2	231.1
65	0.915	0.8	0.3	0.1	1.2	9.1	4.1	0.2	12.5	36.7	11.8	0.0	48.5	203.8	26.5	0.4	230.7
66	0.929	0.9	0.5	0.1	1.5	9.2	5.0	0.2	13.4	36.6	12.6	0.0	49.2	203.6	24.9	0.6	229.1
67	0.944	1.0	0.7	0.1	1.8	9.2	5.8	0.2	14.3	36.4	12.9	0.1	49.4	203.4	22.3	0.6	226.5
68	0.958	1.1	1.0	0.1	2.1	9.3	6.6	0.1	15.2	36.3	12.6	0.1	49.1	203.2	19.6	0.8	223.7
69	0.972	1.1	1.3	0.0	2.5	9.4	7.3	0.1	16.0	36.2	12.1	0.2	48.5	203.2	17.4	0.7	221.3

(continued)

表A.6 (Continued)

| FRAME | TIME S | FOOT SEGMENT ||| LEG SEGMENT ||| THIGH SEGMENT ||| H.A.T. SEGMENT |||
		PE J	TKE J	RKE J	TOTAL J	PE J	TKE J	RKE J	TOTAL J	PE J	TKE J	RKE J	TOTAL J	PE J	TKE J	RKE J	TOTAL J
70	0.987	1.2	1.7	0.0	3.0	9.5	7.9	0.1	17.4	36.1	11.4	0.3	47.8	203.3	15.8	0.5	219.7
71	1.001	1.3	2.2	0.0	3.5	9.6	8.4	0.0	18.0	36.2	10.7	0.3	47.2	203.5	14.9	0.3	218.7
72	1.015	1.4	2.7	0.0	4.1	9.7	8.8	0.0	18.5	36.3	10.2	0.4	46.8	203.9	14.4	0.2	218.5
73	1.030	1.4	3.3	0.0	4.7	9.8	9.3	0.0	19.1	36.4	9.9	0.4	46.8	204.5	14.3	0.1	218.9
74	1.044	1.4	3.8	0.0	5.2	9.9	9.6	0.0	19.5	36.7	9.8	0.4	46.9	205.2	14.3	0.1	219.6
75	1.058	1.4	4.4	0.0	5.8	10.0	9.9	0.1	20.0	37.0	9.8	0.4	47.1	206.1	14.5	0.1	220.7
76	1.072	1.4	4.9	0.0	6.3	10.0	10.1	0.2	20.3	37.3	9.8	0.3	47.4	207.0	14.7	0.1	221.8
77	1.087	1.3	5.5	0.0	6.8	10.1	10.2	0.2	20.5	37.6	9.7	0.3	47.6	208.1	14.7	0.2	223.0
78	1.101	1.2	5.9	0.1	7.2	10.1	10.2	0.3	20.6	38.0	9.5	0.2	47.7	209.1	14.6	0.3	224.0
79	1.115	1.1	6.4	0.1	7.6	10.0	10.2	0.4	20.6	38.3	9.1	0.2	47.6	210.0	14.4	0.3	224.8
80	1.130	1.1	6.7	0.1	7.8	10.0	10.1	0.5	20.5	38.6	8.7	0.1	47.4	210.8	14.3	0.4	225.5
81	1.144	1.0	7.0	0.1	8.0	9.9	9.9	0.5	20.4	38.9	8.1	0.1	47.1	211.3	14.4	0.4	226.1
82	1.158	0.9	7.2	0.1	8.1	9.9	9.8	0.6	20.2	39.1	7.6	0.1	46.7	211.7	14.7	0.3	226.6
83	1.173	0.8	7.3	0.1	8.2	9.8	9.6	0.6	19.9	39.2	7.0	0.0	46.2	211.9	14.9	0.2	227.0
84	1.187	0.7	7.4	0.1	8.2	9.7	9.3	0.6	19.6	39.3	6.5	0.0	45.8	211.8	15.2	0.1	227.2
85	1.201	0.7	7.3	0.1	8.1	9.5	9.1	0.6	19.2	39.3	6.0	0.0	45.3	211.6	15.6	0.1	227.4
86	1.215	0.6	7.2	0.1	7.9	9.4	8.7	0.6	18.8	39.2	5.7	0.0	44.9	211.3	16.1	0.1	227.4
87	1.230	0.6	6.8	0.1	7.5	9.3	8.2	0.6	18.2	39.0	5.5	0.0	44.6	210.8	16.7	0.1	227.5
88	1.244	0.6	6.4	0.1	7.1	9.2	7.6	0.6	17.5	38.8	5.5	0.0	44.4	210.1	17.4	0.1	227.6
89	1.258	0.7	5.7	0.1	6.4	9.1	6.9	0.6	16.6	38.6	5.6	0.0	44.2	209.3	18.2	0.1	227.6
90	1.273	0.7	4.8	0.1	5.5	9.0	6.2	0.5	15.6	38.3	5.8	0.0	44.1	208.5	18.9	0.1	227.5

91	1,287	0.8	3.8	0.0	4.6	8.9	5.4	0.3	14.6	38.0	6.0	0.0	44.0	207.6	19.4	0.1	227.2
92	1,301	0.8	2.8	0.0	3.6	8.8	4.6	0.2	13.6	37.7	6.4	0.0	44.0	206.7	20.0	0.2	226.8
93	1,316	0.8	1.9	0.0	2.7	8.8	4.0	0.1	12.8	37.4	6.8	0.0	44.2	205.9	20.5	0.2	226.5
94	1,330	0.8	1.2	0.0	2.0	8.7	3.5	0.0	12.2	37.2	7.4	0.0	44.6	205.1	21.0	0.3	226.4
95	1,344	0.8	0.7	0.0	1.5	8.6	3.0	0.0	11.7	37.1	7.9	0.0	45.0	204.6	21.5	0.3	226.4
96	1,358	0.8	0.5	0.0	1.3	8.6	2.7	0.0	11.3	37.0	8.4	0.0	45.4	204.2	22.3	0.3	226.8
97	1,373	0.7	0.3	0.0	1.1	8.6	2.4	0.1	11.0	37.0	8.6	0.0	45.6	204.0	23.1	0.3	227.4
98	1,387	0.7	0.2	0.0	1.0	8.5	2.2	0.1	10.8	37.0	8.6	0.0	45.6	204.0	24.0	0.2	228.2
99	1,401	0.6	0.2	0.0	0.8	8.5	2.0	0.1	10.6	37.1	8.3	0.0	45.4	204.2	24.6	0.1	228.9
100	1,416	0.6	0.1	0.0	0.7	8.5	1.7	0.1	10.4	37.2	7.8	0.0	45.1	204.7	24.8	0.0	229.5
101	1,430	0.5	0.1	0.0	0.6	8.6	1.5	0.1	10.2	37.4	7.2	0.0	44.6	205.3	24.7	0.0	230.0
102	1,444	0.5	0.0	0.0	0.6	8.6	1.2	0.1	9.9	37.6	6.4	0.0	44.0	206.1	24.2	0.0	230.3
103	1,459	0.5	0.0	0.0	0.5	8.6	0.9	0.1	9.6	37.8	5.5	0.0	43.3	206.9	23.3	0.1	230.2
104	1,473	0.5	0.0	0.0	0.5	8.6	0.6	0.1	9.3	37.9	4.6	0.0	42.5	207.6	21.8	0.1	229.5
105	1,487	0.5	0.0	0.0	0.5	8.6	0.4	0.1	9.1	38.1	3.7	0.0	41.8	208.3	19.7	0.1	228.1
106	1,501	0.5	0.0	0.0	0.5	8.6	0.2	0.1	8.9	38.2	2.9	0.1	41.1	208.9	16.9	0.1	225.9

表 A.7 パワーの産生(GEN)・吸収(ABS)・移動速度・セグメントの角速度 — 足関節・膝関節・股関節

		Muscle Power Gen(+)/ABS(−)			Rate of Transfer Across Joints and Muscle							Segment Angular Velocity			
					Leg to Foot		Thigh to Leg		Pelvis to Thigh						
FRAME	TIME S	Ankle W	Knee W	Hip W	Joint W	Muscle W	Joint W	Muscle W	Joint W	Muscle W	Foot R/S	Leg R/S	Thigh R/S	Hat R/S
2	0.014	−2.8	−37.3	51.4	49.4	−2.7	110.5	0.0	56.1	12.6	3.46	−1.70	3.59	0.71
3	0.029	−0.4	−32.0	45.6	46.0	−1.2	85.6	0.0	29.6	7.2	1.06	−0.80	3.81	0.52
4	0.043	1.3	−24.4	38.7	41.3	0.3	62.9	1.4	17.6	4.0	1.18	0.21	3.95	0.37
5	0.057	2.1	−15.9	31.6	36.8	1.4	44.7	7.2	14.8	2.4	3.14	1.24	3.98	0.28
6	0.072	2.3	−8.0	24.3	32.8	2.0	31.6	10.6	15.2	1.8	4.74	2.21	3.89	0.27
7	0.086	2.0	−2.1	16.8	28.9	2.2	22.6	11.0	14.6	1.6	5.91	3.08	3.68	0.33
8	0.100	1.6	1.0	10.0	24.6	2.1	17.4	7.6	12.2	1.4	6.66	3.81	3.36	0.41
9	0.114	1.2	1.4	5.1	20.1	2.1	14.9	3.0	8.2	1.0	7.03	4.41	2.99	0.50
10	0.129	1.0	−0.2	1.9	15.2	2.1	13.7	−0.2	2.6	0.6	7.16	4.90	2.58	0.59
11	0.143	0.8	−3.3	0.0	10.0	2.3	12.5	−2.3	−3.8	0.0	7.17	5.28	2.16	0.68
12	0.157	0.7	−7.3	−0.8	4.1	2.7	10.3	−3.3	−10.6	−0.6	7.13	5.56	1.74	0.76
13	0.172	0.7	−12.1	−0.8	−2.3	3.1	6.1	−3.6	−18.4	−1.3	7.08	5.75	1.33	0.83
14	0.186	0.7	−17.3	−0.2	−9.1	3.4	−0.8	−3.3	−27.4	−2.1	7.06	5.86	0.94	0.85
15	0.200	0.7	−22.4	0.9	−15.6	3.7	−10.0	−2.4	−36.6	−2.1	7.06	5.91	0.58	0.82
16	0.215	0.7	−27.9	2.6	−22.0	3.8	−20.9	−1.1	−45.3	−1.2	7.06	5.91	0.23	0.76
17	0.229	0.7	−34.4	5.2	−28.7	3.7	−32.6	0.0	−54.1	0.0	7.02	5.85	−0.11	0.67
18	0.243	0.7	−42.0	8.5	−36.2	3.3	−43.6	0.0	−62.3	0.0	6.90	5.73	−0.43	0.56
19	0.257	0.5	−49.9	12.2	−44.1	2.6	−52.6	0.0	−68.6	0.0	6.66	5.51	−0.70	0.46
20	0.272	0.3	−57.2	15.7	−51.3	1.6	−59.6	0.0	−73.1	0.0	6.25	5.16	−0.91	0.37
21	0.286	0.1	−62.3	18.7	−56.6	0.4	−65.4	0.0	−76.3	0.0	5.61	4.61	−1.02	0.32
22	0.300	−0.1	−62.4	21.3	−58.4	−0.5	−69.8	0.0	−76.3	0.0	4.71	3.85	−1.03	0.31
23	0.315	−0.2	−54.6	23.0	−55.6	−1.0	−72.5	0.0	−72.4	0.0	3.53	2.88	−0.94	0.34

24	0.329	−0.2	−38.4	23.2	−47.9	−0.9	−73.4	0.0	−66.8	0.0	2.11	1.75	−0.79	0.42
25	0.343	0.0	−17.7	21.1	−36.8	−0.3	−71.5	0.0	−61.7	0.0	0.49	0.58	−0.63	0.50
26	0.357	0.4	0.2	16.6	−25.2	0.2	−65.9	6.3	−58.0	0.0	−1.27	−0.51	−0.49	0.53
27	0.372	0.4	9.3	10.8	−16.1	0.4	−56.4	3.9	−55.4	0.0	−2.99	−1.39	−0.41	0.50
28	0.386	4.0	53.9	44.0	−12.7	3.3	−99.0	13.3	−113.1	0.0	−4.40	−1.99	−0.39	0.41
29	0.400	−13.3	38.2	25.9	50.6	−10.7	−28.3	8.1	−47.0	0.0	−5.24	−2.33	−0.41	0.28
30	0.415	−23.5	16.0	12.3	86.6	−20.7	22.6	3.1	0.8	0.0	−5.34	−2.50	−0.41	0.12
31	0.429	−6.2	10.2	6.2	91.8	−7.4	43.2	1.6	15.1	1.3	−4.80	−2.61	−0.36	−0.06
32	0.443	−8.3	−18.6	0.4	76.0	−18.5	39.0	−2.2	−2.7	2.7	−3.88	−2.68	−0.29	−0.25
33	0.458	−0.7	−35.3	−1.3	55.5	−12.4	30.3	−3.8	−29.2	2.0	−2.85	−2.69	−0.26	−0.42
34	0.472	3.5	−55.3	−0.1	39.6	−9.3	31.1	−9.1	−43.5	0.1	−1.88	−2.60	−0.37	−0.55
35	0.486	3.3	−55.8	−0.2	29.2	−2.9	40.9	−20.3	−41.8	−2.8	−1.12	−2.41	−0.64	−0.59
36	0.500	−0.8	−38.8	−3.5	20.5	0.3	51.5	−36.2	−36.0	−4.1	−0.60	−2.15	−1.04	−0.56
37	0.515	0.3	−16.0	−9.5	11.5	−0.1	55.7	−54.9	−38.9	−4.9	−0.29	−1.88	−1.45	−0.49
38	0.529	−5.4	5.3	−6.9	3.2	0.4	52.9	−53.3	−48.4	−2.1	−0.12	−1.64	−1.81	−0.43
39	0.543	−7.3	16.6	−5.0	−2.5	0.1	46.3	−41.1	−51.6	−1.3	−0.02	−1.46	−2.05	−0.41
40	0.558	−9.0	21.0	−8.0	−6.7	0.0	37.1	−33.0	−42.9	−2.2	0.03	−1.33	−2.18	−0.47
41	0.572	−13.6	19.3	−10.4	−11.9	0.0	25.0	−25.0	−27.6	−3.7	0.06	−1.24	−2.19	−0.58
42	0.586	−12.8	18.4	−16.7	−18.5	0.0	12.9	−23.4	−12.7	−8.6	0.03	−1.18	−2.11	−0.72
43	0.601	−15.2	13.1	−14.2	−24.7	1.2	6.0	−18.3	−0.1	−10.8	−0.09	−1.16	−1.99	−0.86
44	0.615	−16.8	7.7	−9.7	−28.2	5.0	8.3	−12.8	12.1	−10.7	−0.27	−1.17	−1.87	−0.98
45	0.629	−16.6	4.7	−7.1	−28.3	9.7	18.3	−9.1	26.1	−10.8	−0.43	−1.17	−1.77	−1.07
46	0.643	−16.5	3.5	−6.3	−24.7	12.9	31.5	−7.7	41.5	−12.7	−0.51	−1.16	−1.70	−1.14
47	0.658	−18.4	3.3	−6.4	−18.7	13.7	43.7	−7.6	56.4	−16.4	−0.49	−1.15	−1.65	−1.19
48	0.672	−22.5	3.4	−7.1	−13.0	12.3	52.2	−8.0	69.0	−20.2	−0.41	−1.14	−1.63	−1.21
49	0.686	−28.1	2.9	−8.3	−10.0	10.7	54.6	−6.9	76.9	−20.9	−0.32	−1.16	−1.65	−1.18
50	0.701	−32.6	1.2	−8.7	−10.9	13.1	50.2	−2.7	78.3	−16.9	−0.34	−1.18	−1.69	−1.12

HCR

(*continued*)

表A.7 (Continued)

		Muscle Power Gen (+) / ABS (−)			Rate of Transfer Across Joints and Muscle							Segment Angular Velocity			
					Leg to Foot		Thigh to Leg		Pelvis to Thigh						
FRAME	TIME S	Ankle W	Knee W	Hip W	Joint W	Muscle W	Joint W	Muscle W	Joint W	Muscle W	Foot R/S	Leg R/S	Thigh R/S	Hat R/S
51	0.715	−31.2	−1.2	−7.8	−15.4	23.1	40.2	2.7	74.2	−11.7	−0.51	−1.20	−1.75	−1.05
52	0.729	−20.0	0.0	−11.5	−23.7	36.0	27.5	0.1	69.5	−14.6	−0.79	−1.23	−1.79	−1.00
53	0.744	−10.8	−2.5	−10.0	−36.4	58.2	14.7	6.4	68.6	−12.0	−1.09	−1.29	−1.79	−0.98
54	0.758	−3.8	−2.3	−11.7	−54.6	77.7	3.0	8.6	70.4	−14.2	−1.32	−1.39	−1.76	−0.97
55	0.772	−1.8	−1.0	−12.1	−80.0	97.4	−8.1	12.1	68.7	−15.6	−1.50	−1.53	−1.66	−0.94
56	0.786	−0.8	2.2	−10.4	−113.2	121.4	−19.1	15.7	59.9	−14.6	−1.71	−1.72	−1.51	−0.88
57	0.801	6.1	7.6	−8.5	−150.5	149.1	−27.8	16.4	48.6	−12.8	−2.01	−1.93	−1.32	−0.79
58	0.815	26.5	12.8	−8.3	−187.0	177.3	−31.0	13.8	42.8	−12.1	−2.46	−2.14	−1.11	−0.66
59	0.829	65.3	14.5	−9.8	−222.4	204.4	−28.5	9.0	44.0	−11.4	−3.10	−2.35	−0.90	−0.48
60	0.844	120.8	12.0	−11.8	−260.9	228.2	−22.8	4.3	49.0	−8.0	−3.89	−2.55	−0.67	−0.27
61	0.858	181.5	5.1	−13.0	−303.1	246.0	−15.9	0.9	54.8	−1.6	−4.76	−2.74	−0.43	−0.05
62	0.872	232.2	−6.3	−12.0	−344.4	254.6	−10.7	−0.3	57.2	0.0	−5.62	−2.94	−0.14	0.18
63	0.887	263.5	−21.7	−8.1	−376.4	249.1	−12.8	0.0	49.2	7.1	−6.43	−3.13	0.19	0.41
64	0.901	272.4	−38.9	−2.6	−387.8	225.0	−24.0	0.0	27.1	18.9	−7.25	−3.28	0.56	0.64
65	0.915	254.1	−54.0	2.8	−366.0	182.6	−36.6	0.0	−3.4	23.8	−8.03	−3.36	0.97	0.86
66	0.929	203.4	−62.7	6.9	−307.3	129.2	−39.1	0.0	−28.9	22.2	−8.58	−3.33	1.40	1.07
67	0.944	130.7	−62.9	9.8	−221.6	77.0	−24.4	0.0	−37.9	18.5	−8.57	−3.18	1.86	1.22
68	0.958	60.7	−54.9	12.4	−125.8	35.5	5.8	0.0	−29.0	15.0	−7.81	−2.88	2.31	1.27
69	0.972	14.0	−35.3	14.2	−31.8	8.9	44.1	0.0	−8.1	11.0	−6.31	−2.46	2.73	1.19
70	0.987	−3.3	−18.2	18.7	40.6	−2.6	81.8	0.0	18.1	9.2	−4.28	−1.91	3.10	1.02
TOR														

付録 B

バイオメカニクス的計測値およひ筋電図計測値に関する単位と定義

　使用する単位は全て SI 単位である。SI 単位系の基本構成は、明確に定義された 7 つの基本単位と 2 つの補助単位からなる。物理量の単位が基本単位か組立単位かによらず、いずれの物理量であっても唯一の測定単位が用いられる。組立単位とは複数個の基本単位の積や商によって表わされるものである。

表B.1　SI単位系の基本単位

物理量	記号	SI 単位系における名称	単位の記号
長さ	l	メートル	m
質量	m	キログラム	kg
時間	t	秒	s
電流	I	アンペア	A
温度	T	ケルビン	K
物質量	n	モル	mol
光度	I	カンデラ	cd
平面角	θ, ϕ, etc.	ラジアン	rad
立体角	Ω	ステラジアン	sr

表B.2 SI単位系の組立単位

物理量	記号	SI単位系における表記	単位の意味
速度	v	$m \cdot s^{-1}$	位置の時間変化率
加速度	a	$m \cdot s^{-2}$	速度の時間変化率
重力加速度	g	$m \cdot s^{-2}$	真空において自由落下する物体の重力による加速度。海水面レベルで $g = 9.80665 m \cdot s^{-2}$ である。
角速度	ω	$rad \cdot s^{-1}$	平面における線分の角度の時間変化率
角加速度	α	$rad \cdot s^{-2}$	角速度の時間変化率
角度変位	θ	ラジアン(rad)	線分の方位の変化量。最初の方位と最後の方位の間の平面角によって与えられる。
周期	T	秒(s)	周期的な事象が1サイクルに要する時間。より一般的には、任意の事象に要する時間、もしくは、ある局面に要する時間。
周波数	f	ヘルツ(Hz)	ある定められた時間内に起きる、周期的事象の繰り返し回数。1Hzは1秒毎に1回の繰り返し（もしくは周期）が起きることを意味する。($1Hz = 1s^{-1}$)
密度	ρ	$kg \cdot m^{-3}$	物体や物質の単位体積あたりの質量
比重	d		4℃の水の密度に対する物質の密度比
力	F	ニュートン（N）	ある物体が他の物体を、慣性座標系に対して加速させる際の影響の度合い。1Nの力は、質量1kgの物体を、慣性座標系に対して力を掛けた方向に $1\ m \cdot s^{-2}$ の加速度で加速させる。($1N = 1kg \cdot m \cdot s^{-2}$)
重量	G	N	重力加速度によって質点に掛かる力。物体の質量と重力加速度の積に等しい。($G = m \cdot g$)

表B.2 (Continued)

物理量	記号	SI単位系における表記	単位の意味
（質量）慣性モーメント	I	$kg \cdot m^2$	ある軸周りの角運動の加速に対する物体の抵抗度合いを示す尺度。物体を細かく分割した各微小物体の質量と、その微小物体と回転軸からの距離の2乗の積を微小物体ごとに求め、全微小物体について合計した値が慣性モーメントの値となる。
運動量	p	$kg \cdot m \cdot s^{-1}$	運動中の剛体が持つベクトル量。質量と質量中心速度の積から求まる。
角運動量	L	$kg \cdot m^2 \cdot s^{-1}$	ある点周りの剛体の運動量ベクトル。運動量と、点と速度ベクトルの垂直距離の積から求まる。平面運動の場合、角運動量は、その平面における回転中心点周りの慣性モーメントと角速度の積から求まる。
（力の）モーメント	M	$N \cdot m$	力によってある点周りに生じる、物体を回転させる影響の度合い。力と、力の作用線と回転中心点との垂直距離の積から求まる。
圧力、垂直応力 せん断応力	p	パスカル(Pa)	ある面積あたりに働く、もしくは分布する力の強さ（単位面積あたりの力）。1Paは、1Nの力が面積$1m^2$の面に対して一様かつ垂直に掛かる際の圧力のことである。($1Pa = 1N \cdot m^{-2}$)
垂直ひずみ せん断ひずみ	ε γ		外的な力によって物体には変形が生じる。力の方向に生じる物体の長さ変化が垂直ひずみであり、ひずみの値は長さ変化の割合によって表される。力に対して垂直な方向にひずみが生じるとき、その角度変化がせん断ひずみであり、ひずみの値は角度変化の割合によって表される。

(continued)

表B.2 (Continued)

物理量	記号	SI単位系における表記	単位の意味
ヤング率	E	Pa	応力－ひずみ曲線の最初の線形領域における応力とひずみの比率。
せん断弾性率	G		
仕事	W	ジュール (J)	物体に掛かる力と力方向への変位によって生じるエネルギー変化量。1Nの力がその力の方向に1m物体を移動させた時になされる仕事が1Jである（1 J=1N·m）。また、仕事はパワーの時間積分でもある（1 J=1W·s）。
力学的エネルギー	E	J	剛体が持つ、外部に対してできる仕事の容量。ポテンシャルエネルギーと運動エネルギーの和によって求められる。
ポテンシャルエネルギー	V	J	空間的基準に対する位置や形状に関連する、質量やバネのエネルギー。基準面から高さh上昇した位置における質量mの質点の位置エネルギーはmghである（gは重力加速度）。弾性定数kの線形バネが、長さeだけ伸長もしくは圧縮された際の弾性エネルギーは$k \cdot e^2/2$である。
運動エネルギー	T	J	並進および回転の速度に関連した質点のエネルギー。並進速度v、質量mの質点の並進の運動エネルギーTは$1/2 mv^2$である。平面上で角速度ωで回転する慣性モーメントIの物体の回転の運動エネルギーは$1/2 I\omega^2$である。

表B.2 (*Continued*)

物理量	記号	SI単位系における表記	単位の意味
パワー	P	ワット（W）	仕事がなされる、もしくは、エネルギーが消費される速度。ある力によって産生されるパワーは、力と、その力が掛かる点の速度の内積で求まる（$P=F \cdot V$）。あるモーメントによって産生されるパワーは、モーメントと、剛体の角速度の内積で求まる（$P=M \cdot \omega$）。
摩擦係数	μ		2つの物体が面接触している際、接触面に摩擦力が生じる。摩擦係数は、面に平行な方向の接触力と垂直な方向の接触力の比である。
粘性係数	η	$N \cdot s \cdot m^{-2}$	物質の形状変化に対する抵抗。粘性係数は、変形速度に対するせん断応力の比から計算される。
電荷	q	クーロン（C）	物質に蓄積される負電荷もしくは正電荷量。電子や陽子の電荷は 1.602×10^{-19}C である。また、1Cは、6.242×10^{18} 個の電子または陽子の電荷量である。[1A（アンペア）= $1 C \cdot s^{-1}$]
電圧、電位	E	ボルト（V）	単位電荷がなすことができる仕事のポテンシャル。（$1V = 1 J \cdot C^{-1}$）
電気抵抗	R	オーム（Ω）	導体素子の特性であり、負荷された電圧に反応して導体素子中に生じる電荷の流れに抵抗する。（$1\Omega = 1V \cdot A^{-1}$）
電気容量	C	ファラド（F）	電気素子の特性であり、蓄積可能な電荷の容量を数値化したもの。1Fの容量は、素子に1Cの電荷が蓄積した際に素子の電圧が1 V変化することを意味する。（$1F = 1C \cdot V^{-1}$）

表B.1およびB.2の注意点

1. 接頭文字は単位の乗数を指定するために用いられる。

接頭文字	乗数	記号	例
メガ	10^6	M	メガヘルツ（MHz）
キロ	10^3	k	キロワット（kW）
センチ	10^{-2}	c	センチメートル（cm）
ミリ	10^{-3}	m	ミリ秒（ms）
マイクロ	10^{-6}	μ	マイクロボルト（μV）

2. (a) 複数個の単位を掛けることによって複合的な単位が形成される場合、その単位の記号は次の例のように示す。

   Nmではなく、N·mもしくはN m

   (b) ある単位が他の単位によって除されて複合的な単位が形成される場合、その単位の記号は次の例のように示す。

   kg/m^3、もしくは、kgとm^{-3}の積としてkg·m^{-3}

3. 秒（second）を示す記号はsecではなくsである。そのため、記号を複数形にすべきではない。例えば、kgsはkg·sと、cmsはcm·sと間違われる可能性がある。

索引

あ
圧力中心　35, 110, 118-122, 127-130, 286-291

う
運動学　10, 45-80, 176-198
　　　２次元の運動学　45-80
　　　３次元の運動学　176-198
　　　運動学に関する問題　79, 80
　　　運動学的変数　46-48
　　　回転軸　98, 99
　　　角度　76, 77
　　　画像計測技術　53-64
　　　加速度　66, 67, 78, 79
　　　慣例的語法　46
　　　速度の計算　77, 78
　　　直接計測　48-53

え
エネルギー
　　　位置エネルギー　154-161, 214
　　　運動エネルギー　155-158, 213
　　　エネルギー吸収　140-143, 152, 153, 162-164, 166, 167, 197, 198
　　　エネルギー交換　148-161
　　　エネルギー生成　140-145, 152, 153, 197, 198
　　　エネルギー蓄積　154-161
　　　エネルギーに関する問題　172, 173
　　　エネルギーの移動　146-148, 166-171
　　　エネルギー保存則　139, 140
　　　総エネルギー量　154-161
　　　代謝エネルギー　148-154
　　　バネのポテンシャルエネルギー　214

お
オイラーの回転順序　179, 189-191

か
画像技術　53-64
　　　光電センサ　61-63
　　　シネマトグラフィ　55-57
　　　テレビジョン　58-61
　　　レンズの光学　54, 55
加速度計　50-53
カルダンの回転順序　177-179

き
キネシオロジー　1
逆動力学（逆ダイナミクス）　6, 108-110, 112-117
急速解放（クイックリリース）実験　96, 97
共収縮　150, 151, 285, 286
筋
　　　アクティブ・ステイト　241
　　　羽状角　100
　　　エキセントリックな張力発揮　236
　　　横断面積　82, 100-102
　　　応力　102
　　　起始と停止　82, 133
　　　筋線維　222
　　　筋長　101
　　　コンセントリックな張力発揮　234-236
　　　サルコメア　223
　　　質量　101
　　　収縮要素　223, 229-234, 240-244
　　　振戦　273
　　　力-長さ関係　229-234, 237, 238
　　　力-速さ関係　234-240
　　　張力とEMGの関係　241-244, 268-272

　　　　直列弾性要素　231-233
　　　　疲労　273, 274
　　　　並列弾性要素　230, 231
　　　　モーメントアーム長　102-104, 131-135
　　　　モデリング　240-244
筋収縮に伴う熱　154, 242
筋電図
　　　　記録用増幅器（アンプ）　254-266
　　　　筋モデルにおける適用　241-244
　　　　クロストーク（混信）　23, 262-265
　　　　周波数成分　253, 256-265, 273, 274
　　　　生物学的基礎　247-254
　　　　積分筋電図（IEMG）　268
　　　　同相信号（ハム）　259-262
　　　　同相信号除去　259-262
　　　　入力インピーダンス　256, 257
　　　　フィルタ　257-259
　　　　包絡線　5, 268, 269
　　　　モーターユニット活動電位　247-254
　　　　利得（ゲイン）　255, 256

く
グローブ型トランスデューサ　50, 51

こ
効率
　　　　筋の効率　148
　　　　仕事効率　149
　　　　力学的効率　149
ゴニオメータ　48-50

さ
サイズの原理　224-226
座標系
　　　　2次元の座標系　209-211
　　　　3次元の座標系　211-213
　　　　グローバル座標系　177, 180-187, 189, 207
　　　　マーカ座標系　180-187
　　　　ローカル座標系、解剖学的座標系　177, 180-187

し
仕事
　　　　外的仕事　140-142, 145, 146, 161-166
　　　　筋の仕事　142-145, 160, 161, 164
　　　　仕事の例　139, 146, 155, 156, 158
　　　　重力に抗した仕事　151, 152
　　　　正の仕事　142-145, 160, 161
　　　　内的仕事　140-142, 161-166
　　　　負の仕事　142-145, 160, 161
シミュレーション：順動力学を参照
自由度　204-208

順動力学（順ダイナミクス）
　　　　仮定　200, 201
　　　　実例　216-220
　　　　順動力学解析モデルのレビュー　201-203
　　　　順動力学シミュレーションの可能性　201
　　　　定式化　203-213
信号処理　9, 10, 14-43
　　　　AD変換　31
　　　　アンサンブル平均　25, 42, 43, 279-281
　　　　エイリアシング　32, 33
　　　　共分散の分析　280, 281
　　　　記録長の決定　33
　　　　サンプリング定理　32-35
　　　　相関解析　14-26
　　　　　　　自己相関　14, 16-20, 22, 23
　　　　　　　相互相関　14, 16, 17, 20-25, 264, 265, 284-286
　　　　速度と加速度の計算　66, 67, 77, 78
　　　　データの平滑化　67-75
　　　　　　　アナログおよびデジタルフィルタ　35-39, 68-75
　　　　　　　曲線回帰　67, 68
　　　　　　　フーリエ再構成　39-41
　　　　ハーモニクス（高調波）　27-30, 35-37
　　　　ピアソンの積率相関　15, 16
　　　　ホワイトノイズ　40, 41
人体計測学　11, 82-107
　　　　筋　99-104
　　　　実験的実測　95-99
　　　　人体計測学に関する問題　104, 105
　　　　人体測定表　86, 92, 94, 101
　　　　全身　82-99
身体・身体分節
　　　　エネルギー　159-161
　　　　慣性モーメント　89-91, 93-98, 109, 110
　　　　質量中心　35, 88, 89, 92-96, 127-130, 162, 282-291
　　　　重心　85, 157
　　　　ソマトタイプ　84
　　　　高さ（身長）　82, 83
　　　　ポンデラル指数　84
　　　　密度　83-85

す
数値微分　77, 78

そ
足圧計測　121, 122

た

体肢セグメント
  エネルギー　146-148, 154-161, 213, 214
  回転半径　89-91, 94
  慣性モーメント　83, 85-93
  質量　85-88, 90, 91, 94, 109
  質量中心　83, 85-93, 109
  定義　86, 94
  長さ　85-88, 90, 94-97
  密度　84, 85

ち
力
  慣性力　112-117, 127
  関節面接触力　111, 112, 131-135
  筋張力　131-135, 224-240
  重力　110-117, 127
  反力　108-117, 132-134, 188-198
  床反力　7, 110, 118-123
力のモーメント　43, 109, 110, 112-116, 123-127, 188-198, 279-282
  誤った計算法　125-127
  解釈　124, 125, 194-198, 279-281

と
動力学　10, 11, 108-136, 188-198
  動力学に関する問題　135, 136, 191-194

に
ニュートン方程式　111, 112-116, 189-194

は
バイオメカニクス的
  協同的な運動生成　12, 278-293
    サポートモーメント　124, 125, 279-282
    歩行中の体幹制御　23-25
    歩行の開始　288, 289
    歩行の停止　289-291
    ロード・アンロードのメカニズム　282-288
  計測　2, 3, 4 48-64
  逆さ振り子モデル　129, 130, 286-288
  評価　2, 3, 6, 7
  分析　5, 6
  モニタリング　3, 4
バランスボード法　97
パワー　138, 163, 164, 166-171
  筋パワー　139-146, 153, 164
  パワーバランス　166, 167

ひ
非効率な動作の要因　150
ヒル（Hill）の方程式　235

ふ
フォースプレート　118-124
フリー・ボディー・ダイアグラム　112-117

へ
平行軸の定理　90, 91, 94

も
モーターユニット（運動単位）　222-229, 248, 252
  運動終板　222, 248
  活動電位　224, 247-254
  最終共通路　8, 248
  サイズの原理　8, 224-226
  速筋　226
  単収縮　8, 227, 228
  遅筋　226
  動員　223-226

ら
ラグランジュ方程式　204-207

り
リンク・セグメント・モデル　109-114, 189-191
  モデル化における仮定　109

訳者紹介

長野明紀（ながの あきのり）

1996 年東京大学教養学部卒、1998 年東京大学大学院総合文化研究科修士課程修了、2001 年アリゾナ州立大学博士課程修了（Ph.D.）。株式会社日立製作所、ボストン大学、ハーバード・メディカル・スクール、理化学研究所等を経て 2006 年英国アバディーン大学講師。2007 年神戸大学大学院工学研究科講師、2009 年同准教授、2010 年神戸大学大学院システム情報学研究科准教授。2014 年より立命館大学スポーツ健康科学部教授（現在に至る）。専門はヒト身体筋骨格系のバイオメカニクスと運動制御。国際バイオメカニクス学会、日本バイオメカニクス学会、アメリカバイオメカニクス学会、日本体育学会に所属。

吉岡伸輔（よしおか しんすけ）

2003 年東京大学工学部卒、2005 年東京大学大学院総合文化研究科修士課程修了、2008 年同博士課程修了（博士（学術））。2005-2008 年理化学研究所生体力学シミュレーション特別研究ユニット JRA、2008-2010 年東京大学大学院深代研究室特任研究員、2010-2013 年立命館大学スポーツ健康科学部助教、2013 年東京大学大学院総合文化研究科准教授（現在に至る）。主に、下肢筋力と動作パフォーマンスの関連性についてバイオメカニクスの視点から研究を行っている。日本体育学会、日本バイオメカニクス学会に所属。

本書に関するご意見、ご感想をお聞かせ下さい。
customer@roundflat.jp まで E メールでお寄せ下さい。
お待ちしております。

バイオメカニクス
人体運動の力学と制御 ［原著第 4 版］

発　行	2011 年 5 月 27 日　初版第 1 刷発行
	2022 年 10 月 10 日　初版第 3 刷発行
著　者	David A. Winter
訳　者	長野明紀
	吉岡伸輔
発行者	大内　実
発行所	有限会社ラウンドフラット
	URL https://www.roundflat.jp/
	Email info@roundflat.jp
印刷所	シナノ書籍印刷

落丁、乱丁本がありましたら、お取替えいたします。弊社カスタマーサポートまでご連絡下さい。
本書は、法律に定めのある場合を除き、複製・複写することはできません。
©Round Flat 2011